中华医学会外科学分会疝与腹壁外科学组
上海市医学会普外科专科分会疝与腹壁外科学组 | 组译

疝外科内镜手术
循证临床实践

Laparo-endoscopic Hernia Surgery
Evidence Based Clinical Practice

主　编　Reinhard Bittner［德］

Ferdinand Köckerling［德］

Robert J. Fitzgibbons, Jr.［美］

Karl A. LeBlanc［美］

Sumeet K. Mittal［美］

Pradeep Chowbey［印］

主　译　唐健雄　李健文　陈　杰
副主译　黄　磊　乐　飞　杨慧琪

上海科学技术出版社

图书在版编目（CIP）数据

　　疝外科内镜手术循证临床实践 ／（德）莱因哈德·比
特纳等主编 ；唐健雄，李健文，陈杰主译. -- 上海 ：
上海科学技术出版社，2022.1
　　ISBN 978-7-5478-5499-0

　　Ⅰ. ①疝… Ⅱ. ①莱… ②唐… ③李… ④陈… Ⅲ.
①疝－腹腔疾病－内窥镜检 Ⅳ. ①R656.2

　　中国版本图书馆CIP数据核字（2021）第194165号

First published in English under the title
Laparo-endoscopic Hernia Surgery: Evidence Based Clinical Practice
edited by Reinhard Bittner, Ferdinand Köckerling, Robert J. Fitzgibbons, Jr., Karl A
LeBlanc, Sumeet K. Mittal and Pradeep Chowbey
Copyright © Springer-Verlag GmbH Germany, part of Springer Nature, 2018
This edition has been translated and published under licence from
Springer-Verlag GmbH, part of Springer Nature.

上海市版权局著作权合同登记号　09-2019-614号

疝外科内镜手术循证临床实践

主　　编　Reinhard Bittner［德］　Ferdinand Köckerling［德］　Robert J. Fitzgibbons, Jr.［美］
　　　　　Karl A. LeBlanc［美］　Sumeet K. Mittal［美］　Pradeep Chowbey［印］
主　　译　唐健雄　李健文　陈　杰
副主译　黄　磊　乐　飞　杨慧琪

上海世纪出版（集团）有限公司
上海科学技术出版社　出版、发行
（上海市闵行区号景路159弄A座10F-9F）
邮政编码201101　www.sstp.cn
浙江新华印刷技术有限公司印刷
开本 889×1194　1/16　印张 23.00
字数 640千字
2022年1月第1版　2022年1月第1次印刷
ISBN 978-7-5478-5499-0/R·2391
定价：298.00元

内容提要

　　本书由当今国际疝外科卓有建树的专家撰写，就目前疝外科的一些热门话题，结合最新文献和临床资料，作出了细致、全面、深入的分析、阐述和总结，并且利用现有数个权威疝外科学会提供的证据，就个体化诊治方案的制订，提出了高质量的观点和推荐。本书内容包括内镜视野角度的腹股沟区解剖，腹股沟疝的最新分型和诊断思路，腹股沟疝内镜修补手术的患者选择、手术指征、并发症防治、围手术期处理、护理及康复等，还介绍了最新的疝外科内镜修补理念和新技术。由于近年来食道裂孔疝越来越受到重视，本书特别介绍了食道裂口疝的内镜治疗技术。

　　全书内容丰富，图文并茂，可为疝和腹壁外科医师提供临床实践指导，也可作为教科书供低年资的普通外科医师学习。

译者名单

主　译

唐健雄　复旦大学附属华东医院

李健文　上海交通大学医学院附属瑞金医院

陈　杰　首都医科大学附属北京朝阳医院

副主译

黄　磊　复旦大学附属华东医院

乐　飞　上海交通大学医学院附属瑞金医院

杨慧琪　首都医科大学附属北京朝阳医院

译　者（按姓氏笔画排序）

于　愿　复旦大学附属上海市第五人民医院

王宝山　首都医科大学附属北京朝阳医院

乐　飞　上海交通大学医学院附属瑞金医院

邢晓伟　首都医科大学附属北京朝阳医院

庄秋林　复旦大学附属中山医院

刘亦婷　首都医科大学附属北京朝阳医院

刘雨辰　首都医科大学附属北京朝阳医院

汤　睿　同济大学附属东方医院

杜华栋　首都医科大学附属北京朝阳医院

李　宪　中国医科大学附属第四医院

李绍杰　复旦大学附属华东医院

李绍春　复旦大学附属华东医院

李健文　上海交通大学医学院附属瑞金医院

杨　硕　首都医科大学附属北京朝阳医院

杨建军　上海交通大学医学院附属第九人民医院

杨慧琪　首都医科大学附属北京朝阳医院

吴卫东　上海交通大学附属第一人民医院

吴立胜　中国科学技术大学附属第一医院

何　凯　复旦大学附属华山医院

邹振玉　首都医科大学附属北京朝阳医院

闵　凯　武汉市第一医院

汪　雪　成都市第五人民医院

张　剑　海军军医大学附属长征医院

张　辉　河南省人民医院

陈　杰　首都医科大学附属北京朝阳医院

陈吉彩　温州医科大学附属第一医院

陈富强　首都医科大学附属北京朝阳医院

孟云潇　复旦大学附属华东医院

赵学飞　首都医科大学附属北京朝阳医院

胡星辰　常州市第二人民医院

施小宇　浙江大学医学院附属第二医院

姚琪远　复旦大学附属华山医院

聂玉胜　首都医科大学附属北京朝阳医院

徐瀚斌　湖北省中西医结合医院

唐健雄　复旦大学附属华东医院

黄　磊　复旦大学附属华东医院

黄永刚　杭州市第一人民医院

黄耿文　中南大学湘雅医院

曹　桢　首都医科大学附属北京朝阳医院

曹春辉　浙江大学医学院附属第二医院

程志俭　复旦大学附属上海市第五人民医院

蔡　昭　复旦大学附属华东医院

蔡小燕　浙江大学医学院附属邵逸夫医院

薛　佩　上海交通大学医学院附属瑞金医院

魏士博　中国医科大学附属第四医院

作者名单

主 编

Reinhard Bittner
Em.Director of Surgical Department
Marienhospital Stuttgart
Stuttgart, Germany

Robert J. Fitzgibbons, Jr.
Department of General Surgery
Creighton University School of
Medicine
Omaha, Nebraska, USA

Sumeet K. Mittal
Norton Thoracic Institute, Dignity
Health
Creighton University School of
Medicine (Phoenix campus)
Phoenix, Arizona, USA

Ferdinand Köckerling
Academic Teaching Hospital of Charitè
Medical School, Vivantes Hospital
Department of Surgery and Center for
Minimally Invasive Surgery
Berlin, Germany

Karl A. LeBlanc
Louisiana State University School of
Medicine, Department of Surgery
Our Lady of the Lake Physician Group,
Department of Surgery
Baton Rouge, Louisiana, USA

Pradeep Chowbey
Minimal Access, Metabolic
and Bariatric Surgery
Max Super Specialty Hospital Saket
New Delhi, India

编 者

Stavros A. Antoniou
Department of General Surgery
University Hospital of Heraklion
Heraklion, 71 500, Greece
stavros.antoniou@hotmail.com

Maurice Arregui
Department of Surgery
St. Vincent Hospital
Indianapolis, IN, USA
mauricearregui@me.com
arregui@ameritech.net

Virinder Kumar Bansal
Department of Surgical Disciplines
All India Institute of Medical Sciences
Delhi, New Delhi 110029, India
drvkbansal@gmail.com

Brian Biggerstaff
Department of Surgery
Creighton University Medical Center
601 N 30th Street, Suite 3700
Omaha, NE68114, USA
BrianBiggerstaff@creighton.edu

Juliane Bingener-Casey
Department of Surgery
Mayo Clinic College of Medicine and Science
Rochester, MN, USA
bingenercasey.juliane@mayo.edu

Reinhard Bittner
Em.Director of Surgical Department
Marienhospital Stuttgart
Stuttgart, Germany
bittnerfamilie@web.de

Thomas Carus
Klinik für Allgemein-, Visceral- und Gefäßchirurgie
Asklepios Westklinikum Hamburg
Suurheid, Hamburg, Deutschland
Thomas.Carus@Klinikum-Bremen-Ost.de

David Chen
Lichtenstein Amid Hernia Clinic at UCLA
Section of Minimally Invasive Surgery
UCLA Division of General Surgery
Santa Monica, CA, USA
DCChen@mednet.ucla.edu

Pradeep Chowbey
Minimal Access, Metabolic and Bariatric Surgery
Max Super Specialty Hospital Saket
Delhi, New Delhi, India
pradeepchowbey@gmail.com

Alice Chung
Department of Surgery
University of Utah
Salt Lake City, UT, USA
alice.yuo@gmail.com

Andrew de Beaux
Royal Infirmary of Edinburgh
Edinburgh, UK
adebeaux@doctors.org.uk

Ulrich A. Dietz
Department of Surgery
Kantonsspital Olten
Baselstrasse 150, Olten, Solothurn
CH-4600, Switzerland
ulrich.dietz@spital.so.ch
dietz_u@chirurgie.uni-wuerzburg.de

Moshe Dudai
Surgery, Hernia-Excellence

Ramat Aviv Medical Center
Tel Aviv 69101, Israel
moshe.dudai@gmail.com

George Ferzli
Surgery, NYU Lutheran Medical Center
Brooklyn, NY, USA
doctorferzli@gmail.com

Robert J. Fitzgibbons, Jr.
Department of Surgery
Creighton University Medical Center
Omaha, NE, USA
fitzjr@creighton.edu

Rene H. Fortelny
General, Visceral and Oncological Surgery
Wilhelminenspital
Vienna, Austria
rene.fortelny@wienkav.at

Helga Fritsch
Anatomy, Histology and Embryology
Division of Clinical and Functional Anatomy/
Medical University of Innsbruck
Innsbruck, Austria
helga.fritsch@i-med.ac.at

Nalinikant Ghosh
Department of Surgical Disciplines
All India Institute of Medical Sciences
New Delhi, Delhi, India
ghoshnalinikanta@gmail.com

Claudia Hafner-Chvojka
Klinik für Anästhesiologie und operative
Intensivmedizin, Schmerztherapie
Marienhospital Stuttgart
Stuttgart 70199, Germany
claudia.hafner@vinzenz.de

Eric J. Hazebroek
Department of Surgery
St. Antonius Hospital
Nieuwegein, The Netherlands
ehazebroek@rijnstate.nl

Romed Hörmann
Anatomy, Histology and Embryology
Division of Clinical and Functional Anatomy/
Medical University of Innsbruck
Innsbruck, Austria

romed.hoermann@i-med.ac.at

Mazen Iskandar
Surgery, Mount Sinai Beth Israel
New York, NY 10003, USA
MazenElia.iskandar@mountsinai.org

Wilfried Junginger
Zollernstrasse 5
Tübingen 72074, Germany
wilfried.junginger@web.de

Rajesh Khullar
Max Institute of Minimal Access,
Metabolic & Bariatric Surgery
Max Super Speciality Hospital
Saket, New Delhi, India
rajesh.khullar@maxhealthcare.com

Andreas Koch
Day Surgery and Hernia Center
Gerhart-Hauptmann-Str.15
Cottbus 03042, Germany
akchirurg@aol.com

Ferdinand Köckerling
Department of General Surgery and
Center for Minimally Invasive Surgery
Vivantes Hospital Spandau
Berlin, Germany
ferdinand.koeckerling@vivantes.de

Asuri Krishna
Department of Surgical Disciplines
All India Institute of Medical Sciences
Delhi, New Delhi 110029, India
dr.asurikrishna@gmail.com

Jan F. Kukleta
Klinik Im Park Zurich (Hirslanden Group)
Visceral Surgery, NetworkHernia
Zurich, Switzerland
jfkukleta@bluewin.ch

Karl A. LeBlanc
Surgery, Our Lady of the Lake Physician Group
and Louisiana State University School of
Medicine, Baton Rouge, LA, USA
Karl.LeBlanc@ololrmc.com

Davide Lomanto
Minimally Invasive Surgical Centre
Department of Surgery
National University Hospital
Singapore 119074, Singapore
surdl@nus.edu.sg

Mahesh C. Misra
General and Minimally Invasive Surgery,
Surgical Disciplines
Mahatma Gandhi University of Medical
Sciences & Technology
Jaipur, Rajasthan, India
mcmisra@gmail.com

Sumeet K. Mittal
Norton Thoracic Institute, Dignity Health,
Creighton University School of Medicine
(Phoenix Campus)
Phoenix, AZ, USA
SumeetMittal@creighton.edu

Salvador Morales-Conde
Unit of Innovation in Minimally Invasive
Surgery, Department of General
and Digestive Surgery
University Hospital "Virgen del Rocío"
Sevilla 41010, Spain
smoralesc@gmail.com

Ellen Morrow
Department of Surgery
University of Utah
Salt Lake City, UT, USA
ellenhmorrow@gmail.com

Philip C. Müller
Department of General, Visceral and
Transplantation Surgery
University Hospital Heidelberg
Heidelberg, Germany
philip.mueller@hotmail.com

Beat Müller-Stich
Department of General Surgery
Heidelberg University Hospital
Heidelberg 69120, Germany
beat.mueller@med.uni-heidelberg.de

Henning Niebuhr
Hernia Surgery
Hanse-Hernienzentrum Hamburg
Hamburg 21031, Germany
dr.niebuhr@t-online.de

Jelmer E. Oor
Department of Surgery
St. Antonius Hospital
Nieuwegein, The Netherlands
j.oor@antoniusziekenhuis.nl

Rudoph Pointner
Tauernklinikum GmbH
Stefan-Zweig-Straße
Zell am See, Austria
rudolph.pointner@tauernklinikum.at

Bruce Ramshaw
Department of Surgery
University Surgeons Associates
Knoxville, TN, USA
bruceramshawmd@gmail.com

Wolfgang Reinpold
Department of Surgery and Hernia Center
Gross Sand Hospital, Teaching Hospital of the
University of Hamburg
Gross Sand 3D 21107, Hamburg, Germany
w.reinpold@gross-sand.de

Hrishikesh P. Salgaonkar
Minimally Invasive Surgical Centre, YLL School
of Medicine, National University of Singapore
Singapore 119074, Singapore
hrishikesh.salgaonkar@gmail.com

Rudolf Schrittwieser
Department of Surgery
LKH Hochsteiermark/Standort Bruck an der Mur
Bruck an der Mur, Austria
rudolf.schrittwieser@kages.at

Volker Schumpelick
Department of Surgery
University Hospital Aachen
Aachen 52074, Germany
volker@schumpelick.de

Jochen Schwarz
Hernia Center Rottenburg
Winghofer Medicum
Rottenburg, Germany
j-g.schwarz@t-online.de

Anil Sharma
Max Institute of Minimal Access, Metabolic
and Bariatric Surgery Max Healthcare
Delhi, New Delhi 110017, India

asharma736@yahoo.in

Shreya Shetty
Department of Surgery
Creighton University Medical Center
601 N 30th Street, Suite 3700
Omaha, NE 68131, USA
ShreyaShetty@creighton.edu

Bernd Stechemesser
Hernia Surgery
Hernienzentrum Köln
Köln, Germany
bernd.stechemesser@hernienzentrumkoeln.de

Baukje Van Den Heuvel
Surgery, VUMC
Amsterdam 1081 HV
The Netherlands
baukjevdh@vumc.nl

G. H. van Ramshorst
VU University Medical Center
Amsterdam, The Netherlands
gvanramshorst@rkz.nl

Burkhard H. A. von Rahden
Klinik für Allgemein-, Viszeral-, Gefäß
und Kinderchirurgie, Zentrum für operative
Medizin (ZOM)
Oberdürrbacherstraße 6
97080, Würzburg, Germany
Rahden_B@chirurgie.uni-wuerzburg.de

Dirk Weyhe
Department of Visceral Surgery
University of Oldenburg, School of Medicine
and Health Sciences, Pius-Hospital, Medical
Campus, Oldenburg, Germany
dirk.weyhe@pius-hospital.de
d.weyhe@elis-stiftung.de

Sujith Wijerathne
Minimally Invasive Surgical Centre
YLL School of Medicine, National University
of Singapore, Singapore 119074, Singapore
sujithwijerathne@gmail.com

Ralf M. Wilke
District Hospital Calw-Nagold, Department of
general, visceral and vascular surgery
Nagold, Germany
R.Wilke@klinikverbund-suedwest.de

中文版前言

Laparo-endoscopic Hernia Surgery: Evidence Based Clinical Practice 是疝和腹壁外科领域一本最新的专著。此书由国际著名的疝外科医师,来自德国的 R. Bittner 教授领衔主编,同时他还邀请了国际内镜疝学会(International Endohernia Society, IEHS)的成员参与撰写,其中包括欧洲疝学会和德国疝学会的 V. Schumpelick, R. Bittner, F. Köckerling, W. Reinpold, D. Weyhe, U. Dietz, A.Koc, R. H. Fortelny, S. Morales-Conde 等教授;美洲疝学会的 R. Fitzgibbons, K. A. LeBlanc, M. Arregui, B. Ramshaw 等教授;以及亚太疝学会的 P. Chowbey, D. Lomanto, A. Sharma 等教授。他们中的每一位都是具有丰富经验的内镜疝外科专家。

本书聚焦于内镜疝手术,涵盖了以下特别值得关注的要点:

(1)详细介绍了腹股沟区以及腹壁的解剖及其相关最新认识、主流技术和材料科技进展。

(2)系统地描述了腹股沟疝和各类腹壁疝的内镜手术技巧,并给予了全方位的述评,同时还介绍内镜食道裂孔疝手术的技巧等。

(3)此书的独特之处在于,不仅描述了大量的临床实践内容,而且还根据循证医学(牛津证据等级分类法)介绍了日常实践工作的科学背景。

(4)对疝外科领域的一些存在争议问题,尤其是一些特殊疝的内镜治疗,进行了深入浅出的讨论。该专著严格限制在内镜疝修补手术范围内,并将一些很有影响力的外科学会所认可的指南纳入其中,这些指南基于对相关文献的高级别证据分析。循证观点贯穿始终,将循证医学应用于内镜疝手术的临床实践中。

随着现代外科学的发展,疝外科手术也从经典的标准手术演变到当代新的手术方式,这种变革会一直持续,并使得疝病学领域不断出现新的认识、新的方法和新的材料。在这个不断发展的世界里,创新、发展将永远不会停止。此书是为了帮助提高当代外科医师在内镜疝修补术中的技能所做的一次非常有益的尝试。正如主编 R. Bittner 教授所言:全球每年约有超过 2 000 万的疝手术患者,由于患者数量巨大,诊治质量不仅对患者个人有影响,而且对各国的医疗保健体系和医疗资源的耗费也产生很大的影响。因此，找到最佳的治疗方案至关重要，内镜疝修补这一新领域的作用尤为关键。外科医师在尽最大努力为患者做医疗决策时，此书可能会提供许多有价值的帮助。

由于新冠病毒疫情的影响，翻译工作有所延迟。经过两年的努力，现在这本内镜疝手术领域的鸿篇巨著终于呈现在了读者面前。在这里我们要首先感谢 R. Bittner 教授和他所领衔的编写团队将这本书的中译本翻译工作交给了中国医师团队，同时要感谢上海科学技术出版社在购买版权和组织出版等方面给予翻译团队的鼎力帮助。我们还要衷心感谢来自复旦大学附属华东医院的唐健雄教授团队、上海交通大学医学院附属瑞金医院的李健文教授团队、首都医科大学附属北京朝阳医院的陈杰教授团队中的每一位译者，以及国内疝领域部分中青年精英，正是由于你们的倾情付出，才使此中译本做到"信达雅"。另外，以复旦大学附属华东医院黄磊教授为首的秘书处团队，在中译本的组稿、校稿、校样、出版中倾注了大量辛勤的汗水。这是一项艰巨宏大的工程，如果没有以上这些同事们齐心协力、孜孜不倦的努力，这项工作可能永远也完不成。

外科学是一门不断发展的科学，在过去的几十年里发展势头迅猛，每一位外科医师都在努力追求卓越。疝病学领域已经向微创外科的先进技术方向迈进了一大步，对于疝修补术来说内镜手术已成为又一个具有划时代意义的里程碑。我们由衷地希望广大读者在阅读该著作后能有所获益和感悟。

唐健雄

复旦大学附属华东医院

李健文

上海交通大学医学院附属瑞金医院

陈杰

首都医科大学附属北京朝阳医院

英文版前言一

当 Dr. Bittner 邀请我和他合作编撰这部著作时，我不禁想："为什么我们还需要编写一本关于疝修补的书？"但是，随后他解释道，打算用一个独特视角来撰写本书。他认为非常有必要编写一本聚焦于内镜手术的关于疝修补的书，并将一些很有影响力的外科学会认可的指南纳入其中，而这些指南源自对相关文献的审慎分析。当然，一些外科教科书描述的传统内容也将包含在每一个章节中，如历史回顾、解剖、发病率、手术细节和围手术期护理等。最终，本书提出的是循证医学的观点，而不仅仅是作者的观点。我瞬间意识到他是对的。于是，我恭敬地接受了邀请，并深感荣幸。

经过几年的努力，本书终于呈现在读者面前。浏览展现在眼前的作者名单，发现它真可谓内镜疝手术领域的"名人录"。本书的每一章都写得很翔实，赏心悦目。我相信，将循证科学应用于内镜疝手术临床实践的最初目标已经实现，甚至已被超越。

最后，最重要的是，读者应知晓这项工作的幕后策划者是 Dr. Reinhard Bittner。从最初构思到实际操作，是他一个人用无数的信件、电子邮件、电话，以及与作者面对面的交流来鼓励他们完成这项工作的。要知道，在当今事务繁多、快节奏的时代，这可是一项艰巨的任务。感谢 Dr. Bittner，因为没有他，这项工作永远不可能完成。是他让我不断努力，使我能够为这项工作贡献绵薄之力。我再一次表示衷心的感谢。

Robert J. Fitzgibbons, Jr., MD, FACS
Omaha, NE 68131, USA

英文版前言二

在数字媒体时代，写一本外科教科书还有意义吗？数字媒体可以在几秒内向世界各地每一位感兴趣的外科医师提供实验和临床研究的最新结果。但是，仅靠数字媒体来研究和学习疾病诊断、手术技术和术后护理等方面已得到良好印证的标准，特别是在外科新领域，如腹腔镜疝修补，那几乎是不可企及的。另一方面，一本书是作者多年工作经验的总结，撰写需要 2～3 年时间，但对于在日常工作中寻找精要的外科医师来说，只需要短时阅读就可以完全了解。因此，尽管目前数字化势不可挡，但纸质图书仍然不可或缺。

但是，目前已经有多本疝外科手术方面的书了，为什么还要写一本呢？本书主要专注于腹腔镜疝外科手术，有一些特别值得关注的特点：① 此书不仅提供了腹股沟疝和腹壁疝腹腔镜手术技巧方面全面、全方位的述评，而且包括了腹腔镜食管裂孔疝修补术的技巧。此外，此书还详细介绍了腹股沟区及腹壁手术解剖方面的最新认识、主流技术和网片科技。② 此书的独特之处在于，不仅描述了大量的临床实践内容，而且还根据循证医学（牛津证据等级分类法）介绍了日常工作的科学依据。③ 此书由来自三大洲具有丰富经验的腹腔镜外科专家所组成的国际团体 [国际内镜疝学会（ IEHS ）] 的前任主席们和各种会议的主席们撰写，其中包括德国疝学会的 V. Schumpelick, R. Bittner, F. Köckerling, W. Reinpold, D. Weyhe, U. Dietz, A. Koch；欧洲疝学会的 V. Schumpelick, R. H. Fortelny, S. Morales-Conde；美洲疝学会的 R. Fitzgibbons, K. A. LeBlanc, M. Arregui, B. Ramshaw；以及亚太疝学会的 P. Chowbey, D. Lomanto, A. Sharma。

总而言之，全世界每年约有 2 000 万位疝手术患者。由于患者数量巨大，诊治质量不仅影响患者疗效，而且对各国保健系统的耗费也产生影响。因此，找到最佳的治疗方案至关重要，这尤其适用于腹腔镜疝修补新领域。各位外科医师在尽最大努力为患者做日常诊治决策时，此书将是一个必不可少的助手。

Reinhard Bittner
Stuttgart, BW, Germany
Ferdinand Köckerling
Berlin, Germany

英文版前言三

为提供最佳的临床结果，每一位外科医师都在努力追求卓越。外科学是一个处于不断发展过程中的科学领域，在过去的几十年里发展势头迅猛。今天，当我们坐在时光机里，抓住手中的操控装置，在 20 世纪的道路上飞速前进时，对疝病学的追求已经向构成微创外科（minimal access surgery，MAS）的先进外科技术迈进了一大步。对于疝修补来说，腹腔镜手术已成为一项具有成本效益和能使患者满意的技术。

传统疝手术采用大切口，由于手术室调光不方便，原来运用放大镜，而现已革新为通过一个小孔，经腹腔镜放大视野来增加灵活性、便于操作，使得患者的住院时间更短，恢复得更快。

手术台上所面临的挑战增加了外科医师在腹腔镜疝修补手术方面的专业知识。学术记录和文献是一种媒介，它可使年轻的和即将工作的外科医师能够面对和处理复杂情况，并满足患者的需求。

能成为本书的主编之一，我感到无比荣幸。本书汇集了腹腔镜疝修补手术不断变化发展的经验和见解，认真缜密地讨论了各团队针对各种疝基于循证医学的临床实践方法。本书具有里程碑意义的精彩之处是那些包罗万象的专题，为便于清晰理解，每种类型的疝以精准的方式被汇编入这些专题。那些由全球著名疝病专家总结的临床技巧和手术经验值得高度赞扬。我想再次称赞编写者们及其团队，感谢他们在同一个平台来分享他们的经验，并为未来的腹腔镜外科医师打开新的大门。

追随外科手术发展的历程，从先前标准的手术方式到现代的手术方式，这种变化永无止境。这些变化可能表现在疝病学领域不断出现的新的认识、新的方法和新假体材料的植入。

我想得出的结论是，在这个不断发展的世界里，手术的安全性还远远不够。此书是为了提高当代外科医师在腹腔镜疝修补术中的安全水平而做的一次尝试。

Pradeep Chowbey
Saket, New Delhi, India

目　录

第一部分

腹 股 沟 疝

Inguinal Hernia

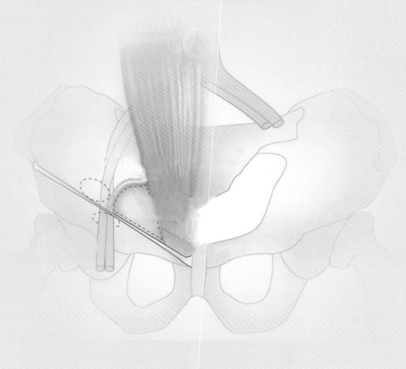

1 腹股沟区临床解剖：腹腔镜后入路

Clinical Anatomy of the Groin: Posterior Laparoscopic Approach

Reinhard Bittner, David Chen and Wolfgang Reinpold

汤睿 译，黄磊 校

　　深入了解腹股沟区解剖对于腹股沟疝手术的成功必不可少。1804年，Astley Paston Cooper 爵士就认为："在外科治疗领域里，没有一种人体疾病比各种疝更需要精确解剖学知识与外科技术的结合"[1]。虽然Bassini在1884年帮助阐明了腹股沟管前方的解剖结构[2]，开启了安全有效疝修补的现代时期，但对腹股沟管后方的解剖理解仍然有限。W. J. Lytle在1945年的报道中写道："手术医师对腹股沟管后方知之甚少，那是因为该结构在视野之外"[3]。20世纪90年代初，出现了腹腔镜入路的腹股沟管手术，然而，熟悉腹股沟区后方解剖结构者仍然很少，大多数外科医师对该区域的腹腔镜视野解剖学知识几乎一无所知[4]。腹腔镜技术新颖而吸引人，但由于没有坚实的解剖学知识基础，早期医师采用这种技术时导致了一些术中和术后并发症，包括血管、内脏和神经的损伤，同时复发率也高。对腹股沟管后方解剖的细致学习、对标准化现代腹腔镜技术的不断改进，以及反复对该区域实时清晰的观察，使得腹腔镜腹股沟疝修补术为各种腹股沟疝患者提供了理想的修补方案选项，成为一种安全、可重复、成功的手术。

　　腹腔镜疝修补术的基本解剖学原理是1991年Spaw在人体尸体解剖的基础上首次描述的[4]。他提出了"危险三角"这个术语，用来描述输精管和精索血管之间的三角区域。在这一三角中，髂外动脉和静脉隐藏在腹膜和腹横筋膜下，如果解剖不当，可能造成严重的血管损伤。Spaw在他的描述中并没有特别提到腹膜前间隙的神经解剖[4]，他描述的"人工合成材料的缝合或钉合应该沿着腹壁，在精索血管外侧进行"的说法，会造成许多患者严重神经损伤的后果。Rossner提出的腹股沟区神经解剖属于后入路腹股沟疝修补术需要解决的问题，他在1994年大致描述了腹股沟神经的走行，是第一个描述腹股沟神经解剖的学者[5]。Seid和Amos提供了更精确的有关神经解剖的描述，认为"危险三

角"应进一步向外侧延伸至髂前上棘[6]。笔者引入了"灾难梯形"的术语，描述了除危险三角内主要血管的潜在损伤以外，位于睾丸血管外侧、"疼痛三角"内的神经（股神经、生殖股神经、股外侧皮神经、髂腹股沟神经和髂腹下神经）也同样会面临危险[7, 8]。Annibali[7, 8]对腹股沟后区的解剖进行了最全面的分析，包括筋膜结构、血管和神经。近年，Rosenberger[9]，Loeweneck[10]和Reinpold[11]发表了关于神经走行及其变异的更详细报道，增加了我们对此区域解剖学的理解。

　　本专题对腹股沟解剖学阐述的目的是将尸体解剖的详细知识和大量的临床经验转化为相应的外科解剖学知识，从而优化腹股沟疝修补的手术技术和疗效。

放置腹腔镜镜头后腹股沟区的最初视野：腹膜标志

　　腹股沟区腹腔镜下的最初视野是腹膜的5条皱褶（图1-1），它们是切开腹膜时的指引标志。脐正中皱襞（韧带）位于中线位置，内含退化的脐尿管。它不是很清楚，不过它在腹股沟疝修补术中并不重要。脐内侧皱襞（韧带）是经腹视角最明显的标志，容易辨认，内含脐血管遗迹。脐内侧皱襞不应常规切断，这是因为脐血管有时可能未完全闭合，切断该皱襞会导致出血。如果必须延长腹膜切口，应平行于皱襞向头侧切开，以避免出血。

　　在这一视野，可能较难分辨脐外侧韧带，但它的辨识是所有皱襞中最重要的。此韧带包含腹壁下血管，将腹股沟区分成了内侧的Retzius间隙（耻骨后间隙）和外侧的Bogros间隙（腹股沟区后间隙）。脐外侧韧带在腹腔镜视野下可能较难被看到（图1-2），这取决于患者的体态和脂肪分布情况。然而，腹壁下血管是必须保护的，并且在分离腹膜瓣之前就应仔细地分辨评估。在体表触诊解剖标志可以精

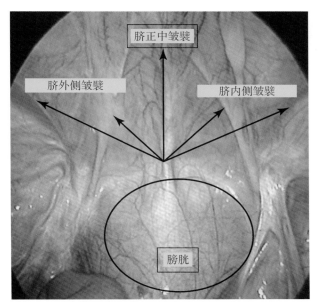

图1-1 腹膜的5条皱褶（皱襞）

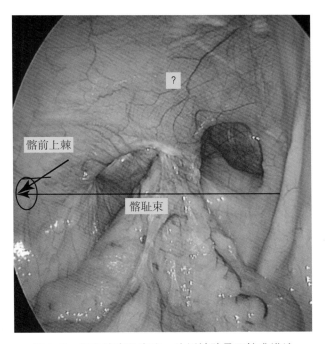

图1-2 复发性腹股沟疝。外侧皱襞是否较难辨认

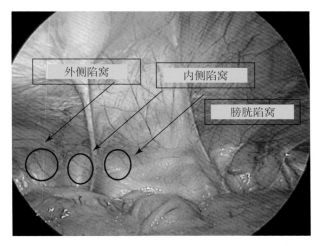

图1-3 三个平坦的陷窝

束形成的三角内，对应内环的位置，斜疝从此位置凸出。内侧陷窝位于脐外侧韧带与脐内侧韧带之间，下方是髂耻束（图1-4a），直疝疝囊在此区域从Hasselbach三角向外凸出。第三个陷窝（膀胱上窝）位于两侧脐内侧韧带之间的中央区域，在髂耻束、耻骨和膀胱的头侧。有些较罕见的疝在此缺损区域形成，被称为膀胱上疝（图1-4b、c）。第四个可能在这一区域发生疝的位置是股管，在髂耻束下方、股静脉内侧及耻骨与Cooper韧带上方形成的三角内。此区域的疝在腹腔镜下相比于全腹膜外疝修补术（total extraperitoneal prosthesis，TEP）或开放手术来说更容易确诊（图1-4d）。

腹膜前间隙的解剖结构：创建 TAPP 腹膜瓣或全腹膜外（TEP）分离平面后所见

腹横筋膜与腹膜前间隙

最初的腹腔镜腹股沟疝修补术是采用腹腔内补片（intraperitoneal onlay mesh，IPOM）覆盖缺损来修补腹股沟疝的。由于其无法安全、牢固地将补片固定在腹股沟区，补片就像"大海里的一叶扁舟"，因此这种修补方式会导致较高的复发率和并发症发生率。为解决这个问题，我们将补片放置在腹膜前间隙，直接贴附于后腹壁及骨盆的肌肉、肌腱和骨性结构上。腹膜前间隙位于内侧的腹膜与外侧的腹横筋膜之间。腹膜前间隙包含多少不一的脂肪组织、疏松的网状结缔组织及膜组织[12]。腹横筋膜可能是腹股沟最重要的筋膜结构，因为腹股沟疝的发生、发展及治疗都与其相关。

确地找到髂前上棘和耻骨结节，两者连线的髂耻束可将腹股沟区分为上区和危险的下区两个部分（图1-2）。与髂耻束相对应的是开放手术中的腹股沟韧带，因此也是需要辨认的最重要的解剖标志之一。腹壁下血管大约能在髂耻束中点处找到，在此区域仔细分离可以避免损伤此血管。

在这5条皱褶的基础上，在每侧腹股沟区都可辨认出3个平坦的陷窝，对应着可能出现的疝缺损部位（图1-3）。外侧陷窝位于脐外侧韧带与髂耻

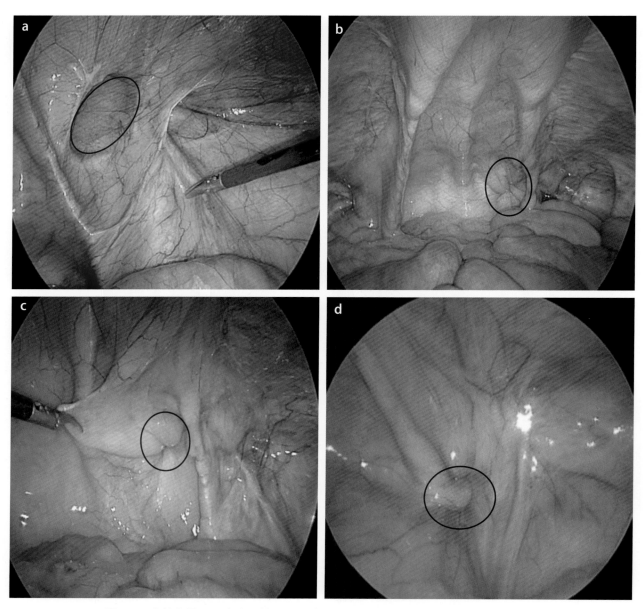

图1-4　疝的位置。a. 直疝和斜疝；b. 膀胱上疝；c. 膀胱上疝，部分回纳；d. 股疝

Cooper最初将腹横筋膜描述为包含坚韧前层和膜性深层的双层结构[1]，腹壁下血管位于其中。然而，腹横筋膜是否是双层，"深层或称为后方薄层"结构是否仅仅是腹膜外结缔组织（"腹膜外筋膜"）在局部的明显聚集[13, 14]，这些问题仍未得到解决[15]。这两层结构都很坚固，很难被突破，尤其在年轻的斜疝患者。深层结构（腹膜外筋膜）将腹膜前间隙分为脏侧间隙和壁侧间隙。Mirilas和Skandalakis[16]描述这种膜性分隔为，就像形成了第二个内环并分隔了解剖平面（图1-5）。

壁侧间隙包含了腹壁下血管和许多小分支血管，这可能会导致分离过程中较难处理的出血。生殖股神经和股外侧皮神经也在这个间隙内走行，应避免过度分离而导致神经"裸露"，以防止神经周围瘢痕形成，以及补片与神经直接接触。脏侧间隙内无血管，应该在这个平面进行分离。理解这种结构上的差异将极大地帮助我们进行正确的解剖分离，创建正确的腹膜前平面，并有助于预防血管、神经及补片相关并发症[17]。尽管已有许多尸检研究，但是腹横筋膜的性质仍然是外科医师和解剖学家争论的焦点[17, 18]。根据我们16 000多例腹腔镜疝修补术的临床经验，我们认为可能有两个原因导致了这种持续的不确定性：① 腹横筋膜的局部外形结构表象和强度存在很大的个体差异。② 尽管大多

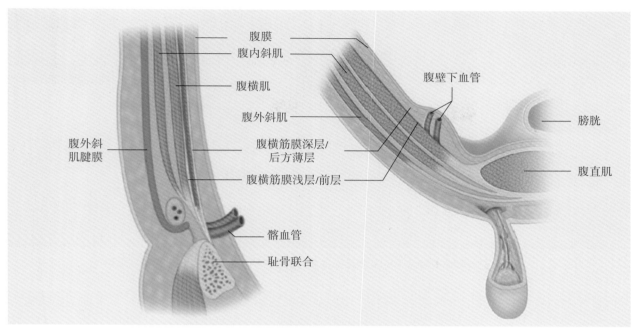

图1-5　腹股沟区腹壁平面示意图（修改自Colborn和Skandalakis[15]）

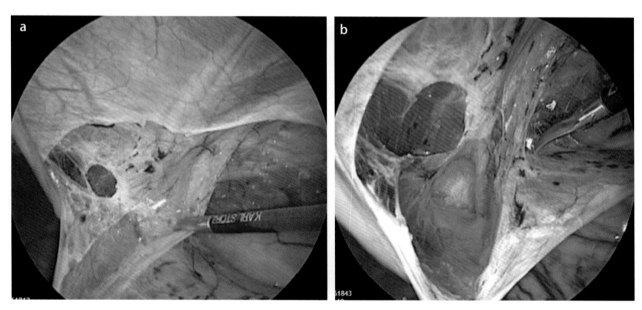

图1-6　a.内侧腹横筋膜的浅层及深层结构；b.打开深层后可见腹横筋膜浅层

数患者腹壁下血管内侧腹横筋膜之间的双层结构是可以识别的（图1-6），但也存在辨识困难的患者。一些患者，特别是肥胖患者，其脂肪组织和小血管可能充满腹膜前间隙，很难在内侧区域分离出连续平面。在腹壁下血管的外侧，深层腹横筋膜常不独立，与浅层紧密贴合。与内侧间隙相比，外侧间隙的分离平面直接位于深层的前方。由于在这个区域更容易被找到并分离出正确的平面，因此，建议从髂前上棘水平的腹股沟外侧区域开始分离（图1-

7）。充分切开腹膜后，大多数腹膜前的分离都可以通过将腹膜和脂肪组织从被腹横筋膜覆盖的腹壁上直接钝性剥离而安全、有效地进行。然而，当跨过腹壁下血管解剖内侧间隙时，需要突破深层，以便向腹直肌和耻骨联合处分离。

在内侧，腹横筋膜的两层均向下附着于Cooper韧带。而在外侧，它们的走行并不明确。如Stoppa[19]所述，在腹股沟内环周围，深层纤维包裹精索结构并形成部分精索鞘。精索鞘呈三角形，由位于腹股

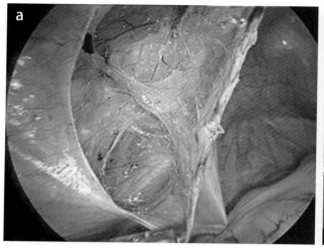
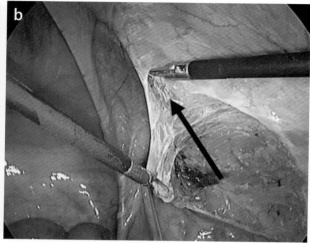

图1-7　a.腹横筋膜深层；b.从侧尾部进入内脏外侧间隙，腹横筋膜深层得到保护

沟内口深部的前方顶点和下方的基底面组成。输精管构成其内侧边界，而精索血管构成其外侧边界。精索腹壁化时，鞘的基底部在拉回的腹膜囊下方消失[19]。此外，精索鞘覆盖了位于三角深处的髂外血管。虽然精索鞘的来源并不明确，但不论如Stoppa[19]所认为的它是泌尿生殖筋膜的延长或是腹横筋膜深层的延续，对于外科医师来说，认识到这个鞘结构并且在解剖盆底时不予以破坏是至关重要的，只有在前方的腹股沟内环水平才能打开此鞘（图1-8）。对于斜疝，应在内环处切开此鞘，以识别及游离疝囊，并将精索结构腹壁化（图1-9）。

根据Stoppa等的研究[19]，精索鞘（腹横筋膜深层）连接着髂窝侧壁，同时可能是覆盖腹股沟神经的髂筋膜的一部分。总之，由于精索鞘保护着走行在其下方的髂外血管和神经，因此在精索鞘（腹横筋膜深层）与疝囊或腹膜囊分离（腹壁化）时应予以保留（图1-10）。外科医师必须保留这一个重要筋膜层的两个重要原因是：① 避免在分离过程中损伤血管或神经。② 避免神经和补片直接接触，因为这可能造成神经周围瘢痕形成，从而引起术后疼痛。出于同样的原因，不推荐置入有开叉的网片，因这会破坏筋膜的完整性，以使神经、精索血管和输精管处于危险境地。

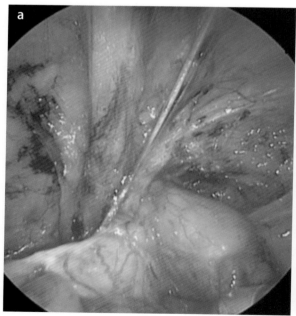
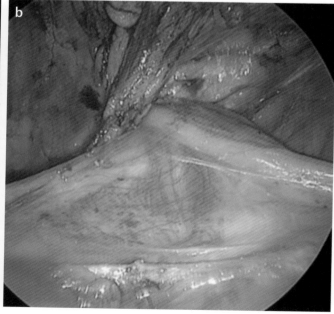

图1-8　a.腹横筋膜深层移行为精索鞘（Stoppa）；b.精索鞘包裹精索结构

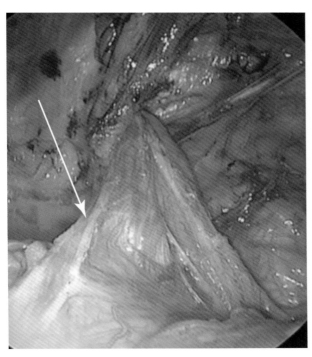

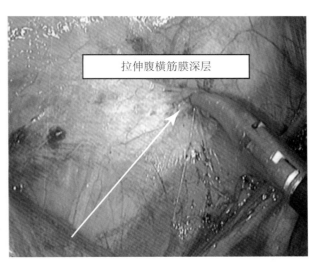

拉伸腹横筋膜深层

图1-10　深层（腹膜外筋膜）向外侧延续成髂筋膜，保护其后方神经

图1-9　在前方切开精索鞘以腹壁化疝囊/腹膜囊

腹膜前间隙与血管

血管的位置和走行通常相对固定，仅有几种常见的变异，通常容易识别。腹壁下血管或许是肌耻骨孔中最重要的标志，即使是肥胖患者，也很容易识别（见上文）。但是，如果疝囊巨大或存在脂肪瘤，血管可能向内侧移位，认识到这点十分重要（图1-11）。腹壁下血管将肌耻骨孔分为内侧区和外

侧区。正确的分离平面应该在这些血管的内侧（从腹腔镜后入路）。当进行TEP修补时，腹膜前间隙的形成也依赖于这一解剖平面。应用球囊分离时，在充气之前，应保持腹壁下血管在分离平面的上方，以得到腹部肌肉的保护。用镜头和人工分离这个间隙时，可以通过将腹壁血管与腹膜分离来获得腹壁下血管后方的间隙平面。腹壁下血管起源于髂外静脉，被脂肪组织和淋巴结包绕，在解剖腹股沟区时，必须注意和保留这些组织结构。这也同样适用于受精索鞘保护的髂血管。髂动脉位于盆底、腹膜前间隙的中部，可沿腹壁下血管向下到其起始处识别该动脉（图1-12）。髂血管旁伴有脂肪组织和

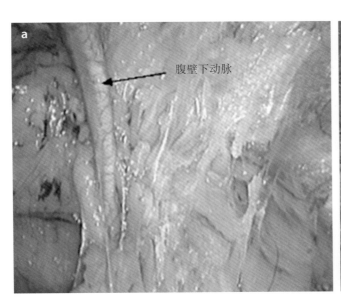

腹壁下动脉

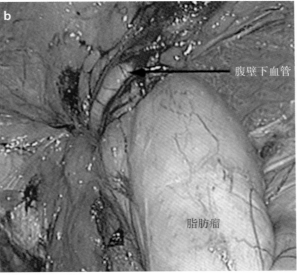

腹壁下血管

脂肪瘤

图1-11　a.腹膜及腹横筋膜深层剥离后可见腹壁下血管；b.腹壁下血管因脂肪瘤而向内侧移位

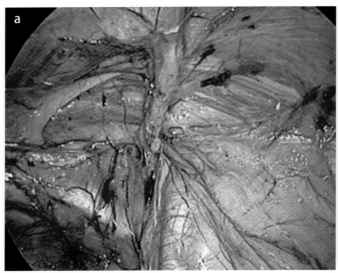
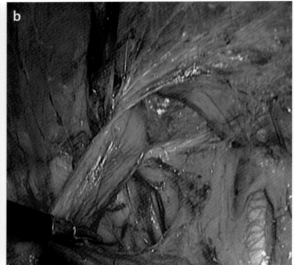

图1-12　a. 完全分离后的盆底，可以看到位于中央的髂动脉；b. 髂动脉向外侧移位

淋巴结，过度分离可能导致出血、潜在神经损伤或淋巴漏。保留精索鞘可以避免这些问题。髂静脉位于动脉的后方略偏内侧，在分离耻骨下支、髂血管和膀胱壁之间三角形凹槽时可以观察到（图1-13）。

对这一区域进行分离时应特别小心，注意寻找是否存在腹壁下血管与闭孔血管之间的交通支——死亡冠。在20%～30%的患者中可以发现这种变异，由于闭孔血管和髂血管的双重血供，若术中破裂出血可能难以控制，所以术中应予以重视（图1-14）。死亡冠出血时，必须对两个血流来源进行控制。在这一区域，耻骨动脉/静脉、腹壁下血管及闭孔血管之间可能存在多种变异的血管吻合支。这些小的血管分支构成一个血管网，供应耻骨、Cooper韧带、直疝和股环周围间隙（图1-15）。根据我们的临床经验，这些血管及其下面的耻骨被一层很薄的膜（腹横筋膜深层）覆盖，术中应注意不要破坏它。

正确的解剖平面可以使这层膜结构得以保留，同时钝性分离推开膀胱，形成耻骨后间隙以放置网片。在特殊情况下，如腹膜前补片修补术后复发，可能需要继续向下分离泌尿生殖间隙，直至到达发源于髂内动脉的残留的脐动脉起始处（图1-16）。输精管直接在动脉表面通过（图1-16a），外科医师在这个区域进行分离时要小心，也要注意有时脐动脉可能是开放的，一旦损伤可能造成难以控制的大出血。

睾丸血管很容易辨认，在髂外血管和腰大肌之间的尾侧及从尾-外侧到头-内侧的走行段最容易清楚辨别。睾丸血管外侧没有明显的其他血管结构。睾丸血管在内环入口处的三角形顶端与输精管相

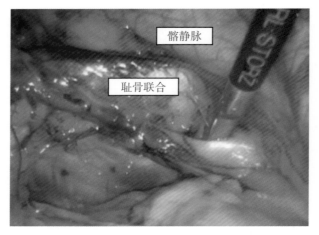

图1-13　解剖分离"凹槽"，暴露闭孔神经及髂静脉

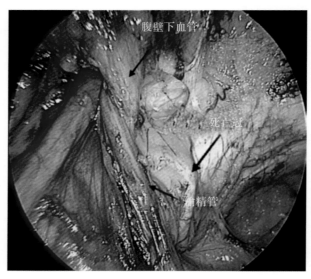

图1-14　死亡冠

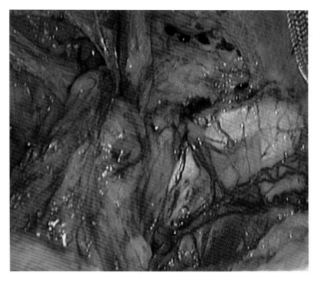

图1-15　受腹横筋膜深层保护的耻骨静脉网

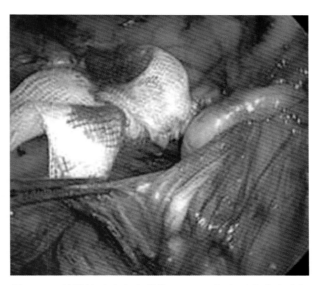

图1-17　输精管骑跨在腹膜前环，必须切断以完成腹壁化

遇。输精管沿着"腹膜前环"（腹横筋膜深层[20]）下行向内跨越髂血管，然后如同"弯曲的膝盖"那样改变方向，深入泌尿生殖膈，进入前列腺。为了完成腹壁化，切断这个"腹膜前环"是很重要的（图1-17）。

腹膜前间隙与神经的局部解剖

Rossner[5]、Seid和Amos[6]、Annibali等[7, 8]、Rosenberger等[9]、Loeweneck等[10] 以 及 最 近 的 Reinpold等[11]对腹股沟区的神经解剖进行了大量描述。共有6条神经与腹腔镜腹股沟疝修补术密切相关，所有的外科医师都应掌握这些神经解剖。解剖学上，髂腹下神经和髂腹股沟神经不经过腹腔镜

疝修补术所在的分离和修补平面，这两条神经通常在后腹膜区穿出，从髂前上棘旁的上方进入前腹壁和腹股沟管。然而，腰丛通常存在巨大变异，特别是远离脊髓起点向远端走行的分支。在约32%的病例中，髂腹股沟神经的走行可能在手术范围内，因此在髂前上棘附近进行螺旋钉固定时可能存在风险（Rosenberger）。

股神经发自第2、3、4腰神经腹支的背侧分支，位于髂血管外侧和睾丸血管外下方。股神经通常由腰大肌腱保护，周围由脂肪和淋巴组织、精索鞘或髂筋膜包绕。因此，在腹腔镜疝修补术中，这一神经的损伤极其罕见。据Loeweneck的资料，在所有关于神经损伤的报道中，只有1.2%为股神经损伤。

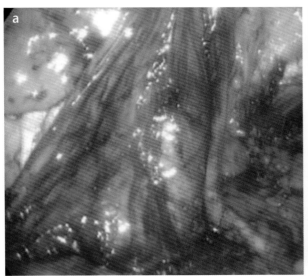

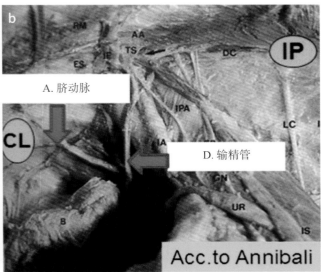

图1-16　a.发自髂内动脉的原位脐动脉遗迹；b.尸体解剖中所示的脐动脉

报道的闭孔神经损伤也极其少见，因为它与股神经具有相同的起源，深藏于耻骨和髂血管之间的三角内（图1-13）。腹腔镜腹股沟疝修补术中更常见的是生殖股神经和股外侧皮神经损伤（图1-18）。但总体而言，这些神经损伤的发生率不高于0.3%[21, 22]。虽然如此，但其中的每一个并发症都应该被认真对待，因为它可能给患者带来灾难性后果。在神经受到损伤、离断、钉合或与网片形成瘢痕时，患者可能会出现顽固性疼痛。因此，全面了解这些神经的走行分布，对于进行高质量的修补并获得最佳结果是必需的。虽然闭孔神经和股神经这些运动神经的走行在很大程度上是可预测且是恒定的，但生殖股神经和股外侧皮神经这些感觉神经的走行却表现出很大的变异性。

在腹腔镜疝修补术中损伤风险最大的是股外侧皮神经（占所有神经损伤的58.2%）和生殖股神经的股支（占所有神经损伤的31.2%）。生殖股神经生殖支损伤占所有神经损伤的4.7%。股外侧皮神经起源于第2和第3腰神经的背侧分支，它从腰中肌的外侧边缘穿出，并斜行穿过髂肌，向髂前上棘走行。随后，它从腹股沟韧带下方通过，穿过肌腔隙，然后越过缝匠肌进入大腿，并分出前支和后支。前支在腹股沟韧带下方约10 cm处浅出，形成分支分布于大腿前部及外侧皮肤，一直延伸到膝部。

后支分布于从大转子到大腿中部水平的皮肤。手术中，外科医师应注意股外侧皮神经通常会穿过手术野中央，但其走行大多数（57%）存在各种差异，可以是单支（44%）、双支（23%）或多支神经干（图1-19）。其穿出腹壁的位置通常在髂耻束水平的髂前上棘内侧2～4 cm处，出口位置也存在明显变异，可能出现在距中线最多6 cm处（距腹股沟内环外侧仅3 cm），有7%甚至从髂前上棘的头外侧穿出[9]。生殖股神经发自腰丛的上L1～2节段，向下走行并从腰大肌表面浅出，然后在腰大肌表面继续向后走向腹股沟管并分为两个分支——生殖支与股支（图1-18）。

男性的生殖支继续向下走行，支配阴囊皮肤，女性的生殖支与圆韧带伴行，支配阴阜及大阴唇。这支神经的走行可发生多种变异。与描述的典型解剖结构相比，只有14%的生殖支经过腹股沟管。44%案例的生殖支由2～5个分支组成（图1-20）。在49%案例中，该神经通过髂耻束在腹股沟深环外侧1～3 cm处穿入腹壁，同时有5%穿过血管腔隙[9]。

股支在腹股沟韧带（髂耻束）下方穿过，与髂外动脉相邻，支配大腿前上部皮肤。58%的案例存在2～5个分支，其中73%的案例在腹股沟深环外侧2～5 cm处穿入腹壁。该神经穿出的位置也存在较大变异，30%在髂耻束下方，16%在髂耻束上方，54%穿过髂耻束。极少数情况下，该神经靠近髂前上棘走行或穿过腹股沟管[9]。横跨腹膜前间隙的感觉神经的数量和走行同样存在很多变异，导致其与生殖支、股支、股外侧皮神经甚至髂腹股沟神经交错重叠，形成一片可能发生神经损伤的广大区域。鉴于此，适当地分离平面及提高对神经解剖学的认

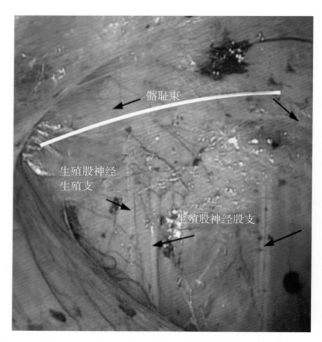

图1-18　疼痛三角，神经受腹横筋膜深层保护

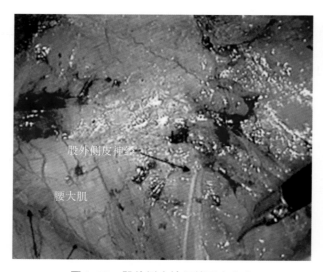

图1-19　股外侧皮神经的两支分支

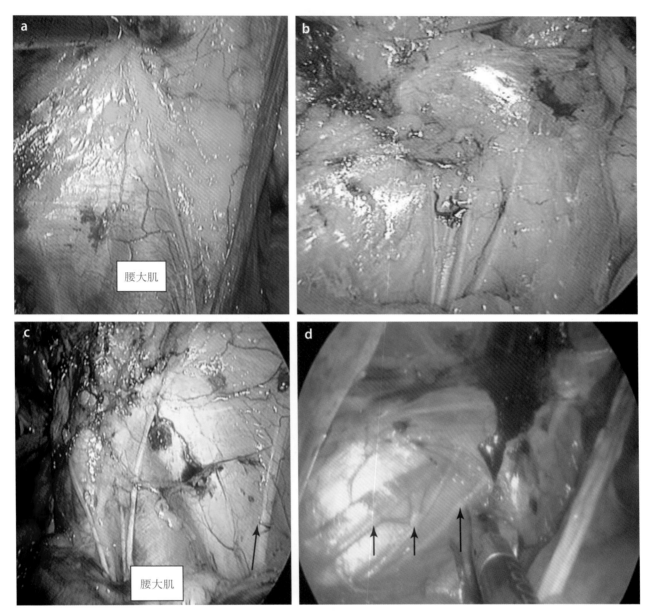

图 1-20　a. 仅见生殖股神经的一个分支；b. 可见生殖股神经的 4 个分支受到腹横筋膜深层保护；c. 可见生殖股神经的 3 个分支，外侧可见股外侧皮神经（箭头所示）；d. 可见生殖股神经的 3 个分支

识将最大限度地减少神经接触，降低损伤风险。

髂耻束与肌肉 / 血管间隙

　　髂耻束是腹股沟区最重要的标志之一，如同腹壁下动脉将腹股沟区分为内侧和外侧两个区域，髂耻束将腹股沟区分为上下两个区域。手术关键的一步应从反复触诊体表解剖标志确认髂耻束开始（图 1-21）。髂耻束下方的分离必须谨慎，因为这片区域（危险梯形）内有重要的组织结构——血管、精索及神经。在髂耻束这条线的上方，通常只有腹壁

血管具有危险性。然而，正如前面的神经解剖学内容所指出的，一些生殖股神经和股外侧皮神经的异常分支可以从髂耻束上方 1 ~ 2 cm 处穿透腹壁。髂耻束对应了开放视野下的腹股沟韧带，从外面看，髂耻束疏松地连接在腹股沟韧带上。它是腹横筋膜在髂外血管上方的一条增厚束带，侧面附着于髂棘，弯曲呈拱形跨越股鞘前方并与耻骨结节和耻骨肌线广泛附着。此外，髂耻束附着于髂耻弓，髂耻弓形成了一层隔膜将腹股沟韧带深部的空间分为外侧的肌间隙和内侧的血管间隙，后者容纳了髂血管和股神经。髂耻束位于腹股沟管内环下方，形成了

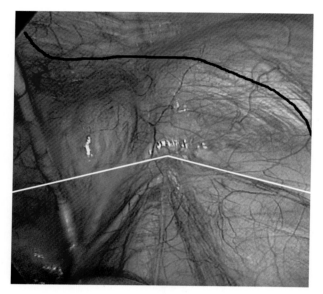

图1-21 腹腔镜下第一视野：反复核对解剖结构，辨认髂耻束（白线）

内环的整体腱膜结构[5]。在腹腔镜视野下，髂耻束构成了正常股管（股疝发生部位）的内侧边界和顶部，并非通常所述的腔隙韧带（图1-22）[5]。

总 结

深入了解腹股沟区解剖对于安全、成功地开展腹腔镜疝修补术是必不可少的。腹壁下血管及髂耻束是确定腹股沟区关键结构和疝特点的最主要解剖标志。对筋膜结构的透彻理解有助于在分离疝囊时辨识正确的平面，进行无损伤分离，更好地准备盆底平面，以便使网片放置平整。为了避免严重并发症，深入掌握腹股沟血管和神经的走行及其多种变异非常必要。需牢记在心的是："一个不熟悉解剖的外科医师就如同鼹鼠——制造出的只不过是一座座土丘（坟墓）而已"[23]。

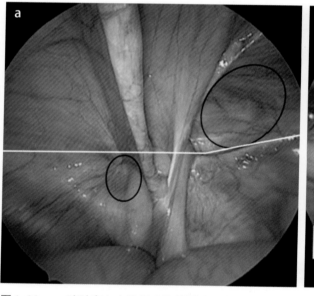
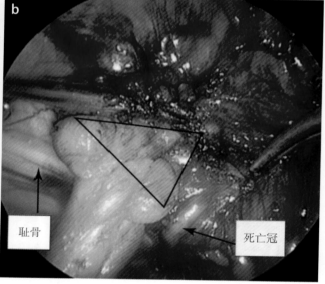

图1-22 a. 髂耻束上方的斜疝和髂耻束下方的股疝（肌间隙）；b. 腹膜分离后的股管（黑色三角所示为肌间隙）。股疝的部分脂肪内容物被回纳

参考文献

[1] Cooper AP. The anatomy and surgical treatment of crural and umbilical hernia. London: Longman; 1807: 3–4.

[2] Basssini E. Sulla cura radicale dell'ernia inguinale. Arch Soc Ital Chir. 1987;4:380.

[3] Lytle WJ. Internal inguinal ring. Br J Surg. 1945;32:441–6.

[4] Spaw AT, Ennis BW, Spaw LP. Laparoscopic hernia repair: the anatomical basis. J Laparoendosc Surg. 1991;1(5):269–77.

[5] Rosser J. The anatomical basis for laparoscopic hernia repair revisited. Surg Laparosc Endosc. 1994;4(1):36–44. Review.

[6] Seid AS, Amos E. Entrapment neuropathy in laparoscopic herniorrhaphy. Surg Endosc. 1994;8:1050–3.

[7] Annibali R, Quinn TH, Fitzgibbons RJ Jr. Nerve injury in the course of laparoscopic hernia repair: introducing the "triangle of pain". Clin Anat. 1993;6:370–1.

[8] Annibali R. Anatomie der Leistenregion- transperitoneale (laparoskopische) Perspektive. In: Bittner R, editor.

Laparoskopische Hernioplastik. Stuttgart: Hippokratis Verlag; 1995. S. 41–62.

[9] Rosenberger RJ, Loeweneck H, Meyer G. The cutaneous nerves encountered during laparoscopic repair of inguinal hernia: new anatomical findings for the surgeon. Surg Endosc. 2000;14(8):731–5.

[10] Loeweneck H. Neuroanatomie der Leistenregion bei besonderer Berücksichtigung endoskopischer Operationstechniken. In: Bittner R, Leibl BJ, Ulrich M, editors. Chirurgie der Leistenhernie. Basel: Karger Verlag; 2006. S. 1–19.

[11] Reinpold W, Schroeder AD, Schroeder M, Berger C, Röhr M, Wehrenberg U. Retroperitoneal anatomy of the iliohypogastric, ilioinguinal, genitofemoral, and lateral femoral cutaneous nerve: consequences for prevention and treatment of chronic inguinodynia. Hernia. 2015;19(4):539–48.

[12] Kingsnorth AN, Skandalakis PN, Colborn GL, Weidman TA, Skandalakis LJ, Skandalakis JE. Embryology, anatomy, and surgical applications of the preperitoneal space. Surg Clin North Am. 2000;80(1):1–24.

[13] Fowler R. The applied surgical anatomy of the peritoneal fascia of the groin and the "secondary" internal inguinal ring. Aust N Z J Surg. 1975;45(1):8–14.

[14] Lampe EW. Special comment: experiences with preperitoneal hernioplasty. In: Nyhus LM, Condon RE, editors. Hernia. Philadelphia: Lippincott; 1978: 242–7.

[15] Colborn GL, Skandalakis JE. Laparoscopic inguinal anatomy. Hernia. 1998;2:179–91.

[16] Mirilas P, Mentessidou A, Skandalakis JE. Secondary internal inguinal ring and associated surgical planes: surgical anatomy, embryology, applications. J Am Coll Surg. 2008;206(3):561–70.

[17] Page B, O'Dwyer PJ. Anatomy and physiology. In: LeBlanc K, editor. Laparoscopic hernia surgery. London: Arnold; 2003:41–6.

[18] Arregui ME. Surgical anatomy of the preperitoneal fasciae and posterior transversalis fasciae in the inguinal region. Hernia. 1997;1:101–10.

[19] Stoppa R, Diarra B, Mertl P. The retroparietal spermatic sheath-an anatomical structure of surgical interest. Hernia. 1997;1:55–9.

[20] Mainik F, Quast G, Flade-Kuthe R, Kuthe A, Schroedl F. The extraperitoneal loop in inguinal hernia repair following the totally extraperitoneal technique. Hernia. 2010;14(4):361–7.

[21] Bittner R, Schmedt CG, Schwarz J, Kraft K, Leibl BJ. Laparoscopic transperitoneal procedure for routine repair of groin hernia. Br J Surg. 2002;89(8):1062–6.

[22] Tamme C, Scheidbach H, Hampe C, Schneider C, Köckerling F. Totally extraperitoneal endoscopic inguinal hernia repair (TEP). Surg Endosc. 2003;17(2): 190–5.

[23] Voß H, Herrlinger R. Taschenbuch der Anatomie. Jena: Gustav-Fischer-Verlag; 1955. Prämble.

2 腹股沟疝的诊断
Diagnostics of Inguinal Hernias

Baukje Van Den Heuvel
蔡 昭 译，黄 磊 校

如何作诊断

概述

迄今为止，对腹股沟病症患者进行腹股沟区域仔细的体格检查，一直被认为是外科学的一项基本技能。早在18世纪，荷兰著名的外科医师 Petrus Camper 就强调："在我们身体的缺陷中，没有什么比疝更值得去做精确的研究了"[12]。目前，临床上腹股沟疝在不借助其他诊断方法的情况下，仅靠病史和体格检查，即可得到相当精准的诊断[17, 28]。绝大多数腹股沟疝患者的典型症状是腹股沟区域的不适或疼痛[10]，约有三分之一患者的腹股沟区域表现为无症状、无压痛的局部膨出。

腹股沟疝好发于男性，通常表现为腹股沟区域收放自如的肿块，在腹内压增高的情况下出现，诸如打喷嚏、咳嗽、用力或大笑时，在休息或平躺时复原。体格检查时，可以通过让患者在站立位往手背上吹气来引发腹股沟疝，这个过程被称为Valsalva法检查。当腹内压骤然升高时，腹股沟疝明显出现；当腹内压降低或平卧时，疝会缩小，此时就可以明确诊断为腹股沟疝，几乎没有必要用其他方法来辅助诊断。

然而，并不是所有的腹股沟疝患者都有上述表现，我们仍然应该对不同的诊断方法及相应的诊断步骤有所了解。首先，有些患者有间歇性出现肿块或肿块出现部位不明确的病史，但通过体格检查和Valsalva法检查都不能明确存在膨出，此时超声检查有助于诊断。超声检查是一种无创伤的动态检查方式，通过检查，那些潜在的经腹股沟管的斜疝或通过薄弱的腹壁而来的直疝能被相当准确地评估。对于临床上不明显的腹股沟疝，超声检查的特异性与手术探查的关联度是81%～100%，灵敏度是33%[26]。如果超声检查还不能确定诊断，可额外地进行动态MRI检查。MRI检查的优点是能够准确无误地诊断出其他的腹股沟区病变，它的特异性是

96%，灵敏度是95%[26]。最常见的腹股沟区肿块需与以下疾病相鉴别：肿大的淋巴结、静脉曲张、动脉瘤、软组织肿瘤、脓肿、生殖系统异常及子宫内膜异位症。

其次，一些患者虽然有腹股沟区疼痛病史，却在体格检查或Valsalva法检查中未被检出膨出。对于这些患者，就需要与肌膜炎、耻骨炎、髋关节闭锁、髂耻滑囊炎、腰背放射痛或子宫内膜异位症等疾病进行鉴别诊断了，此时应行MRI检查。MRI检查能准确鉴别不同的运动性疾病，并作出早期诊断。CT扫描可替代MRI检查用来诊断隐匿性疝或其他腹股沟病变，而且效果可靠，但其敏感性和特异性均较MRI检查低[26]。因此，在对绝大多数的疝诊断的过程中，CT扫描并不作为腹股沟疝或腹股沟区疼痛的常规检查方式。

疝囊造影检查自1967年以来一直被作为标准的成像方法[21]。它是一种低成本的诊断方法，通过腹腔注射造影剂后对盆腔区域X线摄片来进行。疝囊造影检查的敏感性高达81%～100%，特异性达92%～98%。然而，疝囊造影检查存在一些较小的并发症风险，如对造影剂过敏、肠穿孔、腹壁血肿和短暂的疼痛（0～4.3%）[11, 13, 19]。此外，除了腹股沟疝，疝囊造影检查对其他腹股沟区疾病的诊断并无价值。因此，疝囊造影检查不被常规应用于大多数腹股沟疝的诊断。

对侧的处理

当患者一侧出现腹股沟疝时，对侧也应被例行检查。在一侧明确有疝的病例中，另一侧也存在疝的情形并不少见，且往往无临床症状。从Fitzgibbons 和 O'Dwyer 团队的长期研究结果来看，这种情况极有可能发生，随着时间的推移，无临床症状的腹股沟疝终将出现症状[6, 8, 9, 20]。两队作者都设计了一项随机对照试验，将症状轻微或无症状的腹股沟疝男性患者随机分成手术组和观察组，观

察组中50%～72%的患者最终出现具备手术指征的症状。报道还显示了观察组中几乎没有因意外情况而需急诊手术的病例。应当告知患者的是：随着时间的推移，另一侧症状轻微或无症状的腹股沟疝可能发展为有症状而需手术修补，在此过程中发生意外的概率很低，采用保守的策略也是可行的；不过，进行双侧修补术也可推荐给患者。

另一种比较常见的现象是，在对有症状并符合手术指征的单侧疝进行腹腔镜修补术时，意外地发现对侧存在隐匿性腹股沟疝。对侧在手术中得到"免费"探查，被认为是腹腔镜腹股沟疝修补术的优点之一。据报道，有8%～51%的单侧腹股沟疝患者在行腹腔镜疝修补术中被发现存在对侧隐匿性缺陷[29]。在安排行腹腔镜单侧腹股沟疝修补术时，外科医师应在手术前与患者讨论如何处理那些术中被发现的对侧无症状隐匿疝。上文我们虽提到，据Fitzgibbons和O'Dwyer的研究显示，疝不太可能发生意外事件，但大多数较小的或无症状的腹股沟疝将会随着时间的推移而出现症状。手术中当机立断地修补这种隐匿性缺损是非常容易的，只需将原先的手术时间延长7～25分钟[29]，再加一张额外的网片即可，而术后恢复及并发症的发生并无改变。

内侧与外侧的区别

许多人认为通过体格检查来鉴别腹股沟疝的不同类型是不精确和不恰当的，如直疝（内侧）或斜疝（外侧），但通过更多的诊断方式来进行鉴别也很具挑战性[4, 22, 23]。对疝类型的了解程度很少会影响手术指征或手术方式，然而，随着微创技术的发展，用微创手术治疗腹股沟疝的可能性有了极大的提高。在经后入路腹腔镜疝修补术中，修补斜疝和直疝的复杂程度存在着显著差异，而这些差异在开放性前入路手术中并不存在。腹腔镜直疝修补术中的解剖包括两个不同层面的简单分离，即将带有腹膜的疝囊与缺损的腹横筋膜分离。由于这些层面彼此之间并无关连，因此可以毫不费力地将它们分离开来。然而，腹腔镜斜疝修补术中的解剖在技术上极具挑战性，需要去除那些导致腹膜固定于呈条索状结构的鞘突瘢痕组织。腹膜囊与条索状结构的关系极为密切，如果在对腹膜解剖、剥离的过程中漫不经心，则输精管、血管束等结构的受损风险将难以避免。实施腹腔镜斜疝修补术的医师需具备完善的内镜手术技巧

和仔细谨慎的操作手法，这或许会花费许多手术时间。而腹腔镜直疝修补术的难度通常要小得多，手术所需的时间也相应短很多。因此，术前区分腹股沟疝的类型，将对培训方案和术前计划的制订提供有用的信息。

当需要对疝进行分类时，外科医师将腹股沟疝回纳后，可用手指按住设想中的腹股沟内环位置并让患者做Valsalva动作。如果立即出现腹股沟疝，表明是直疝；如果在医师松开手指后出现，表明是斜疝。这种所谓的内环压迫法，看起来的确并不十分精确[5, 14, 17, 18, 22, 23]。总体上来说，通过体格检查诊断斜疝的准确率为72%～79%，直疝为55%～65%。欧洲疝学会成人腹股沟疝治疗指南指出，通过体格检查来区分疝的类型是不可靠的[26]。目前，文献中关于疝类型辨析不清的最合理的解释是：不易确定腹股沟内环的确切位置。由于在体检时无法直接触及腹股沟内环，因此它的确切位置只能从解剖标志中得到。四个解剖标志在判断腹股沟内环位置中具有重要意义：髂前上棘、股动脉、腹壁下动脉和耻骨结节（图2-1）。人们常认为腹股沟内环位于髂前上棘与耻骨结节连线中点处并略偏向外侧，然而，由于腹股沟区病变可能会改变腹股沟内环的位置[1, 7, 15, 24, 25]，致使许多报道与腹股沟内环的实际位置大相径庭。斜疝凸出时可能将腹股沟内环的位置推向内侧；反之亦然[24]。这样，一些通过移位了的腹股沟内环凸出的斜疝，将更偏向腹股沟中点的内侧（检查者压堵的手指内侧），由此可能被误诊为直疝。

越准确地定位腹股沟内环的位置，就越能提高术前对疝类型判断的精确度。在正常的腹股沟区和伴有疝疾病的腹股沟区，内环常位于腹壁下血管的外侧，很少有例外。Tromp等最近的一项研究表明[27]，用手持多普勒装置定位腹壁下血管后，能更精准地探明腹股沟内环的位置。术前用此方法可以准确地区分79%的直疝和93%的斜疝[5]，这一结果可与超声检查的鉴别相媲美[2, 3, 16, 30]。

观点和建议

观点

超声检查和MRI检查对诊断临床症状

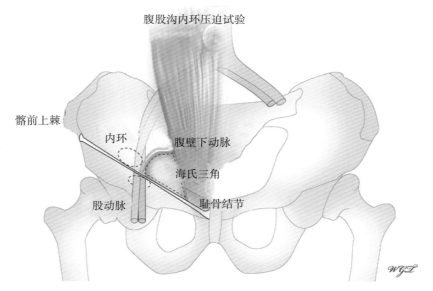

图2-1　腹股沟内环的位置

不明显的腹股沟疝具有较高的敏感性和特异性。

证据等级：中

MRI检查对其他腹股沟区病变有较高的敏感性和特异性。

证据等级：中

疝囊造影检查对腹股沟疝的诊断具有较高的敏感性和特异性，其并发症发生率较低，但在目前的腹股沟疝治疗中较少应用。

证据等级：中

对侧隐匿性腹股沟疝常在腹腔镜探查中被发现，发生率为8%～51%。

证据等级：低

定位腹壁下动脉后，用手指进行内环压迫试验可在术前鉴别疝的类型，具有较高的敏感性和特异性。

证据等级：低

建议

如果腹股沟疝的临床表现明确，则不需要进行额外的影像学诊断。

弱

当腹股沟疝的临床表现不确定时，影像学诊断首选动态超声检查，其次是动态MRI检查。

弱

应常规检查单侧腹股沟疝患者的对侧，以评估对侧是否存在隐匿性缺损。

弱

腹腔镜下修补单侧腹股沟疝时，应常规显露对侧，以评估是否存在对侧隐匿性缺损。

弱

术前应用多普勒超声诊断仪定位腹壁下动脉，并进行内环压迫试验，可准确鉴别腹股沟疝类型。

弱

参考文献

[1] Andrews BT, Burnand KG, Ferrar D. Putting a finger on the deep inguinal ring. J R Coll Surg Edinb. 1999;41:90–2.

[2] Babkova IV, Bozhko VV. Ultrasound assessment in diagnosis of uncomplicated inguinal hernia. Khirurgiia (Mosk). 1999;2:46–50.

[3] Bradley M, Morgan D, Pentlow B, et al. The groin hernia – an ultrasound diagnosis? Ann R Coll Surg Engl. 2003;85(3):178–80.

[4] Burkhardt JH, Arshanskiy Y, Munson JL, et al. Diagnosis of inguinal region hernias with axial CT: the lateral

crescent sign and other key findings. Radiographics. 2011;31(2):1–12.

[5] Cameron AE. Accuracy of clinical diagnosis of direct and indirect inguinal hernia. Br J Surg. 1994;81(2):250–2.

[6] Chung L, Norrie J, O'Dwyer PJ. Long-term follow-up of patients with a painless inguinal hernia from a randomized clinical trial. Br J Surg. 2011;98(4):596–9.

[7] Conaghan P, Hassanally D, Griffin M, et al. Where exactly is the deep inguinal ring in patients with inguinal hernias? Surg Radiol Anat. 2004;26(3):198–201.

[8] Fitzgibbons RJ Jr, Ramanan B, Arya S, et al. Long-term results of a randomized controlled trial of a non-operative strategy (watchful waiting) for men with minimally symptomatic inguinal hernias. Ann Surg. 2013;258(3):508–15.

[9] Fitzgibbons RJ Jr, Giobbie-Hurder A, Gibbs JO, et al. Watchful waiting vs repair of inguinal hernia in minimally symptomatic men: a randomized clinical trial. JAMA. 2006;295(3):285–92.

[10] Hair A, Paterson C, Wright D, et al. What effect does the duration of an inguinal hernia have on patient symptoms? J Am Coll Surg. 2001;193(2):125–9.

[11] Hamlin JA, Kahn AM. Herniography: a review of 333 herniograms. Am Surg. 1998;64:965–9.

[12] Ijpma FA, Van de Graaf RC, Van Geldere D, et al. An early observation on the anatomy of the inguinal canal and the etiology of inguinal hernias by Petrus Camper in the 18th century. World J Surg. 2009;33:1218–324.

[13] Jones RL, Wingate JP. Herniography in the investigation of groin pain in adults. Clin Radiol. 1998;53:805–8.

[14] Kark A, Kurzer M, Waters KJ. Accuracy of clinical diagnosis of direct and indirect inguinal hernia. Br J Surg. 1994;81(7):1081–2.

[15] Koliyadan SV, Narayan G, Balasekran P. Surface marking of the deep inguinal ring. Clin Anat. 2004;17:554–7.

[16] Korenkov M, Paul A, Troidl H. Color duplex sonography: diagnostic tool in the differentiation of inguinal hernias. J Ultrasound Med. 1999;18(8):565–8.

[17] Kraft BM, Kolb H, Kuckuk B, et al. Diagnosis and classification of inguinal hernias. Surg Endosc. 2003;17:2021–4.

[18] Moreno-Egea A, Girela E, Canteras M, et al. Accuracy of clinical diagnosis of inguinal and femoral hernia and its usefulness for indicating laparoscopic surgery. Hernia. 2000;4:23–7.

[19] Nadkarni S, Brown PW, van Beek EJ, et al. Herniography: a prospective, randomized study between midline and left iliac fossa puncture techniques. Clin Radiol. 2001;56:389–92.

[20] O'Dwyer PJ, Norrie J, Alani A, et al. Observation or operation for patients with an asymptomatic inguinal hernia: a randomized clinical trial. Ann Surg. 2006;244(2):167–73.

[21] Poelman MM, van den Heuvel B, Deelder JD, et al. EAES consensus development conference on endoscopic repair of groin hernias. Surg Endosc. 2013;27(10):3505–19.

[22] Ralphs DN, Brain AJ, Grundy DJ, et al. How accurately can direct and indirect inguinal hernias be distinguished? Br Med J. 1980;12(280):1039–40.

[23] Sanjay P, Fulke JL, Shaikh IA, et al. Anatomical differentiation of direct and indirect inguinal hernias: is it worthwhile in the modern era? Clin Anat. 2010;23(7):848–50.

[24] Sanjay P, Reid TD, Bowrey DJ, et al. Defining the position of deep inguinal ring in patients with indirect inguinal hernias. Surg Radiol Anat. 2006;28:121–4.

[25] Scott PD, Willan PLT. Anatomical mythology? A study of surface markings of the inguinal region. Clin Anat. 1991;4(3):216–22.

[26] Simons MP, Aufenacker T, Bay-Nielsen M, et al. European Hernia Society guidelines on the treatment of inguinal hernia in adult patients. Hernia. 2009;13(4):343–403.

[27] Tromp WG, van den Heuvel B, Dwars BJ. A new accurate method of physical examination for differentiation of inguinal hernia types. Surg Endosc. 2014;28(5):1460–4.

[28] Van den Berg JC, de Valois JC, Go PM, et al. Detection of groin hernia with physical examination, ultrasound, and MRI compared with laparoscopic findings. Investig Radiol. 1999;34:739–43.

[29] Van den Heuvel B, Beudeker N, van den Broek J, et al. The incidence and natural course of occult inguinal hernias during TAPP repair: repair is beneficial. Surg Endosc. 2013;27(11):4142–6.

[30] Zhang GQ, Sugiyama M, Hagi H, et al. Groin hernias in adults: value of color Doppler sonography in their classification. J Clin Ultrasound. 2001;29(8):429–34.

3 腹股沟疝的分型
Classification of Inguinal Hernia

Volker Schumpelick
黄磊 译，唐健雄 校

疝修补手术成功与否与疝口的定位、筋膜缺损的部位、筋膜及其周围组织的总胶原含量有关，因此，为了要评估疝修补手术，对疝进行确切的分型必不可少。此外，准确的分型对于合理选择治疗方式以及科学地分析数据很重要。当能以明确的标准对疝进行分型时，也就可以对临床试验中许多不同治疗方式进行比较了［Campanelli，欧洲疝学会（European Hernia Society，EHS）指南2009版[1]］。目前，有很多种腹股沟疝的分型系统，所有的分型系统都是基于缺损与腹壁下血管之间的关系而建立的。"直疝"（腹壁下血管内侧）和"斜疝"（腹壁下血管外侧）这种简单的分型可以一直追溯到1844年，由Cooper医师提出[2]。Hesselbach将腹壁下血管作为参照点，并使用了他的术语："外疝"和"内疝"[3]。

Casten在1967年提出了一种基于功能解剖和手术修补的分型[4]。Ⅰ期，他描述为一种内环正常大小的斜疝，如同在婴儿和儿童中所见的一样，可通过疝囊高位结扎来治疗。Ⅱ期是指内环增大的斜疝，可通过切除疝囊、重建内环来治疗。Ⅲ期是指所有的直疝和股疝，具备采用Cooper韧带修补的指征。

1970年，Halverson和McVay发表了一种基于筋膜缺损和修补技术的分型。这一分型包含了小、中、大斜疝，以及所有的直疝和股疝。除小斜疝可通过高位结扎疝囊颈和重建内环来治疗外，他们推荐对于其余类型的疝均可采用以他们各自名字命名的手术来治疗[5]。

Gilbert在1989年提出了一种分型，该分型顾及内环的功能、解剖的完整性及Hesselbach三角区域内组织的质量。Ⅰ、Ⅱ、Ⅲ型为斜疝，Ⅳ、Ⅴ型为直疝，但未涉及股疝。Ⅰ型指任意大小的疝囊通过小而坚固的内环。Ⅱ、Ⅲ型指内环增大，分别能容1或2指。Ⅳ型是缺损大的直疝。Ⅴ型是缺损小的直疝[6]。之后，Rutkow和Robbins把斜、直复合疝列

为Ⅵ型，股疝为Ⅶ型[7]。

Nyhus在1993年发表了分为四型的分型方法[8]，它是基于筋膜缺损的位置和大小及腹股沟管后壁的强度来分型的，但无精确的测量值。Ⅰ型指内环正常大小的斜疝，多见于婴儿、儿童和年轻人。Ⅱ型指内环增大但后壁强度正常的斜疝。Ⅲ型指内环增大且后壁薄弱的疝，其关键点是腹股沟管后壁的缺损，此型包括所有的直疝（Ⅲa）、内环增大且松弛的斜疝（Ⅲb）及股疝（Ⅲc）。Ⅳ型涵盖了所有的复发疝，其中Ⅳa为复发性直疝，Ⅳb为复发性斜疝，Ⅳc为复发性股疝，Ⅳd为任何复合的复发疝。

1994年，Schumpelick等发表了另一种腹股沟疝的分型方法[9, 10]。这是一种基于术中疝缺损的部位（"M"直疝；"L"斜疝；"F"股疝）和横径（Ⅰ型＜1.5 cm，Ⅱ型1.5～3 cm，Ⅲ型＞3 cm）的分型。如果是斜、直复合疝，则将两种筋膜缺损的直径相加。

总之，一种可靠的分型方法应该包括所有类型的腹股沟疝，并且应该同样适用于经典开放修补手术和腹腔镜修补手术。分型应该简洁明了，以便外科医师在日常临床工作中能轻松且可靠地应用，能对每位患者匹配分型[11]。为了满足所有这些要求，EHS提出了一种新的标准化分型系统。EHS分型是基于缺损的大小及缺损与重要解剖结构的位置关系来制定的，腹股沟疝根据其与腹壁下血管、股血管的关系，分为外侧（"L"）、内侧（"M"）及股侧（"F"），根据其疝缺损的直径大小分为：0=初期，1=小于1.5 cm，2=1.5～3 cm，3=大于3 cm（表3-1）。

外科医师运用他的示指尖来测量缺损直径，通常示指尖的直径就是1.5 cm。腹腔镜下手术时，可用剪刀来测量，因其长度也是1.5 cm，不过，最近已可使用一种特殊的腹腔镜下测量仪器来进行测量了。例如，缺损直径2 cm的中等大小斜疝为"L2"。在复发情况下，应添加一个"X"。

总之，强烈建议各临床单位使用EHS分型，但

必须提及其的两个缺点：① 未考虑各位患者之间不同的生物学状况，如胶原蛋白缺失。② 疝囊的大小亦是如此。虽然尚未在文献中发现疝囊的大小与复发率之间的相关性，但临床经验表明，外科医师在解剖腹股沟区时，疝囊越大遇到的困难就会越多，那么术中、术后并发症的发生率就可能增加，如血肿和血清肿。为提高分型的价值，希望这两个因素都应该是未来分型系统的组成部分。

表 3-1　腹股沟疝 EHS 分型

腹股沟疝 EHS 分型	原发疝和复发疝的缺损大小				复发疝
	0	1	2	3	X
外侧（L）					
内侧（M）					
股侧（F）					

参考文献

[1] Simons MP, Aufenacker T, Bay-Nielsen M, Bouillot JL, Campanelli G, Conze J, de Lange D, Fortelny R, Heikkinen T, Kingsnorth A, Kukleta J, Morales-Conde S, Nordin P, Schumpelick V, Smedberg S, Smietanski M, Weber G, Miserez M. European Hernia Society guidelines on the treatment of inguinal hernia in adult patients. Hernia. 2009;13(4):343–403.

[2] Cooper A. Anatomy and surgical treatment of abdominal hernia. 1st American ed from 2 nd London ed. Philadelphia: Lea and Blanchard; 1844.

[3] Marcy HO. The anatomy and surgical treatment of hernia. New York: Appleton and Co; 1892. p. 66.

[4] Casten DF. Functional anatomy of the groin area as related to the classification and treatment of groin hernias. Original Research Article. Am J Surg. 1967; 114:894–9.

[5] Halverson K, McVay CB. Inguinal and femoral hernio-plasty. Arch Surg. 1970;101:127–35.

[6] Gilbert AI. An anatomic and functional classification for the diagnosis and treatment of inguinal hernia. Am J Surg. 1989;157:331–3.

[7] Rutkow IM, Robbins AW. "Tension-free" inguinal herniorrhaphy: a preliminary report on the "mesh-plug" technique. Surgery. 1993;114:3–8.

[8] Nyhus LM. Individualization of hernia repair: a new era. Surgery. 1993;114:1–2.

[9] Schumpelick V, Treutner K-H, Arlt G. Inguinal hernia repair in adults. Lancet. 1994;344:375–9.

[10] Schumpelick V, Treutner K-H, Arlt G. Klassifikation von Inguinalhernien. Chirurg. 1994;65:877–9.

[11] Schumpelick V, Treutner K-H. Classification of inguinal hernia. In: Bendavid R, et al., editors. Abdominal wall hernias. New York: Springer; 2001:128–32.

4 当今开展内镜腹股沟疝修补技术的时机已成熟

Chain of Events Leading to the Development of the Current Techniques of Laparoscopic Inguinal Hernia Repair: The Time Was Ripe

Maurice Arregui

唐健雄 译，黄磊 校

引 言

腹腔镜胆囊切除术起始于20世纪80年代末，当时这项技术遭到了绝大部分外科医师的坚决反对，仅少数人非常勇敢地接受了这项技术，并且很早就开展了腹腔镜胆囊切除手术，这是外科手术发展史上的一个重要里程碑。而今，仅仅过去了30多年，在美国仅有极少数外科住院医师见过开放式胆囊切除术，而且很多人都从未见过开放式胆总管探查术。在美国，胆囊切除术是最常见的外科手术。腹股沟疝修补术可能是数量排第二的常见外科手术，1991年美国施行了约690 000例腹股沟疝修补术。当时几乎所有的修补手术都是开放式的，由于术后护理的要求，患者不仅需住院观察，而且手术的复发率很高。今天，在美国绝大多数的腹股沟疝修补术均为门诊手术。虽然大多数的手术方式仍以各种开放式式为主，但腹腔镜疝修补术的比例不断提升。同时各种开放修补术和腹腔镜修补术的手术率都在不断地增加。目前，没有证据表明哪种手术方法是最好的，包括各类开放修补术和腹腔镜修补术。但事实上，美国现在的腹腔镜疝修补术的比例要比30年前高很多，其比例占整个腹股沟疝修补术的20% ~ 30%。而这个比例在德国是最高的，高于包括美国在内的其他许多国家。但高比例的腹腔镜疝修补术对于一些医疗资源匮乏的国家来说是负担不起的。腹腔镜疝修补术需要在全身麻醉下施行，这就增加了医疗成本。即使不考虑麻醉因素，腹腔镜手术还相应增加了许多设备的费用，如专用的设备、扩张球囊、胶水及各种专用补片等。尽管如此，从理论上讲，经腹腔镜将补片置于腹膜前间隙是最符合生理解剖要求的，而且当使用了足够大的补片进行腹腔镜修补后，患者的疼痛更轻、恢复更快以及复发率更低。但是，即使是腹腔镜修补术，也存在哪种方法更好的争论，是采用经

腹腹膜前修补技术（transabdominal preperitoneal，TAPP）还是全腹膜外腹股沟疝修补术（totally extraperitoneal prosthesis，TEP）？采用哪种类型的补片和多大尺寸的补片？以及是否需要对补片进行固定？这些问题是需要我们深入讨论的，例如，在妇科盆腔修复手术和食管裂孔疝修复手术中的补片皱缩和卷曲问题。

在这一章中，我希望解答以下3个基本问题。

（1）为什么要做腹腔镜疝修补术？

（2）目前腹腔镜腹股沟疝修补术的基础是什么？

（3）腹腔镜腹股沟疝修补术的优点和（或）缺点是什么？

为什么要做腹腔镜疝修补术 它应该怎样开始

由于腹腔镜胆囊切除术所取得的巨大成功，外科医师对于这项技术充满了热情，很显然，对于下一个普外科领域的手术，就应该是腹股沟疝修补手术了。在20世纪80年代后期，腹腔镜胆囊切除术开创了外科革命性的进程，而在那时，最常见的腹股沟疝修补手术主要还是开放组织缝合修补手术，包括McVay手术、Shouldice手术、简单的疝环缝合手术和Bassini手术等。这些都是有张力的组织缝合修补手术，是不应用补片修补的，它们的复发率都较高。而一种新的应用网片对腹股沟疝进行无张力修补的手术被认为是有争议的，如Lichtenstein手术和网塞-平片手术。大多数腹股沟疝修补手术经前入路施行，只有少数外科医师在治疗一些复杂和复发的腹股沟疝时才应用前入路腹膜前修补手术，在美国和法国仅有极少数外科医师采用该手术方法治疗腹股沟疝。

当时，所有接受这类开放手术的患者都需要住

院接受治疗，而且手术后疼痛剧烈、恢复慢。在美国这类患者至少被限制重返工作岗位6周。所以，希望能找到一个像腹腔镜胆囊切除术那样的方法，使得腹股沟疝也能应用腹腔镜进行手术修补，这样就可以大大减轻患者疼痛和缩短术后恢复时间。热衷于腹腔镜技术的外科医师希望开展一场腹腔镜疝修补手术的革命，并期待能解决所有存在的问题。但是，对于所做的一切仍然存在很多争论，这需要我们能更好地去理解疝的解剖和疝修补技术。最初，我们与主张开放手术的外科医师们存在很大分歧，并进行了深入的争论，但后来通过争论我们达成了共识。1993年，在美国印第安纳州的印第安纳波利斯召开了"93年疝外科进展和争议"研讨会，首次进行了以学院派为代表的外科医师和私人外科医师之间、主张开放手术的外科医师和主张腹腔镜手术的外科医师之间、年轻住院医师和资深外科教授之间的多方讨论，这些医师分别来自以下国家：美国、加拿大、巴西、法国、英国、德国、瑞典和澳大利亚。在此会议上，对开放和腹腔镜腹股沟疝修补手术进行了充分的讨论。最终，持有不同意见的两组外科医师达成了空前的一致。此后，通过建立地区、国家和国际性的疝学会组织（美洲、欧洲、亚洲、印度、非洲疝学会）来研究和教授疝修补手术。现在，我们有一本专科杂志发表关于疝的研究文章，同时更新了腹股沟疝修补手术的标准，并制定和重新描述了许多疝手术的具体步骤，也发表了有关临床、动物实验，以及修复材料、并发症、慢性疼痛等的基础性研究文章。目前来看，虽然腹股沟疝修补手术是安全的和疗效佳的，具有更轻的疼痛、更少的并发症和更快康复重返工作岗位的优势，但是对于腹股沟疝仍然没有一个令人满意的标准的手术方法。

怎样进行早期腹腔镜疝修补手术培训

腹腔镜手术的革命性时代已经到来，发展腹腔镜疝修补术的时机已经成熟。回顾历史，初期腹腔镜疝修补的手术方式是关闭内环，而后是第一次在腹腔内放置补片。首次尝试用Michle夹关闭腹股沟疝缺损的是Ralph Ger，他于1982年在美国施行了该手术，他是在开腹施行其他手术时发现了腹股沟疝并对其进行了处理。当他证明这种方法有效后，他开始对腹股沟斜疝的患者施行了腹腔镜Michle夹闭手术。德国的Popp在1990年报道了一

例腹腔镜缝合关闭内环的手术，并在腹腔内放置可吸收补片治疗女性腹股沟斜疝。在美国，Robert Fitzgibbons和Morris Franklin医师是全腹腔内腹股沟疝修补术（intraperitoneal onlay mesh，IPOM）的推崇者。Schultz和Corbitt施行了腹腔镜网塞疝修补手术，其目的是试图用这种方法去替代当今非常成功的开放网塞-平片疝修补手术。然而，这些早期的尝试很快就被放弃了，原因是腹腔镜网塞修补后患者有非常高的复发率，而且由于担心IPOM引起肠粘连而造成肠梗阻，也不再被提倡应用。但是，正如这位早期腹腔镜疝修补方法的倡导者Bob Fitzgibbons所指出的那样，腹腔内放置补片的技术已经广泛地被用于一些其他的开放和腹腔镜腹壁疝修补手术中。

那些主张开放疝修补手术的外科医师最早提出了腹膜前修补的技术和指征，芝加哥的Lloyd Nyhus医师就是腹膜前放置网片修补疝的强力倡导者。纽约的George Wantz医师曾经主编了一本非常棒的疝外科图谱，在该书中他非常详细地描述了应用巨大补片加强内脏囊的技术（giant prosthetic replacement of the visceral sac，GPRVS），用于治疗单侧或双侧复杂腹股沟疝。此后，法国的Rene Stoppa和Warlaumont医师又对GPRVS技术进行了创造性的改良。他们两位是法国腹壁修复研究和培训学会（Groupe de Recherche et d'Etude de la Paroi Abdominale，GREPA）的委员。法国疝学会是由JP Chevrel，Stoppa和其他一些医师于1979年在法国亚眠共同发起成立的，这些外科医师致力于腹壁外科的学习和研究，并乐此不疲。他们的目的是更好地去认识疝这个疾病，因为在当时的法国疝手术后的复发率高达20%。这项新的腹膜前疝修补技术是在开放情况下经下腹部的正中切口，将巨大网片放置于腹膜前间隙而起到加强前腹壁的作用，一般用于治疗单侧或双侧巨大腹股沟疝。该项技术的核心是：应用一张巨大的网片加强修复一些复杂的和复发的腹股沟疝薄弱的腹横筋膜区域。在应用这项技术的早期，采用的是将一张巨大的聚酯网片（mersilene mesh）放置在前腹壁的腹横筋膜、脐囊前筋膜和腹膜之间，补片就像三明治一样被牢固地固定在两层筋膜之间。实际上，这些开放腹膜前技术就是当今腹腔镜疝修补手术的早期模板。TAPP术就是最早期的腹腔镜腹膜前修补手术。虽然Fitzgibbons医师在动物模型上施行了TAPP术，但是最早是由美国印第安纳阿波利斯的Arregui医

师在1990年10月施行了首例临床TAPP术，此后，他在1992年首次发表了52位腹股沟疝患者接受了61侧腹股沟疝TAPP手术的临床报道。1991年3月，加拿大的Dion医师也开始施行TAPP术。法国的Dulucq医师在1990年6月开始施行TEP术。而美国洛杉矶的Ed Phillips医师是在1990年11月开始施行TEP术的。George Ferzli医师在1992年发表了为25位患者施行应用补片的内镜腹膜外腹股沟疝修补术的报道。美国玛丽埃塔的McKernan和Laws医师在1993年发表了34位患者接受51侧腹股沟疝TEP术的报道，该手术在腹腔镜下模拟Wantz和Stoppa的腹膜前修补技术，但他们并没有提供第一例手术的资料。综上所述，Stoppa和Wantz疝修补技术是腹腔镜TEP术的基础，即腹腔镜下用更大的补片覆盖内脏囊的技术，在这两项技术中目前腹腔镜技术（TEP术）应用得更为广泛。

腹腔镜腹股沟疝修补手术的优点和（或）缺点是什么

腹腔镜腹股沟疝修补术的优点

1. 术后疼痛轻　腹腔镜手术术后疼痛更轻的主要原因是没有更大的切口。但是在Stoppa医师的报道中，他作了大切口也并没有引起患者更严重的术后疼痛。他认为：是由于使用补片修补薄弱的腹横筋膜，而且只要补片足够大就不会缝合固定。没有组织缝合，就没有张力；没有固定补片，神经损伤的机会就非常小，同时复发率也非常低。用George Wantz的话说："如果我们手术做得恰当，复发率可以低得不可思议。"腹腔镜腹膜前手术的优点是：

足够大的补片充分覆盖了Fruchaud肌耻骨孔；在手术中切除了所有的脂肪瘤和疝出的脂肪组织，这是另一个极为重要的因素；还有一个重要因素是将补片置于腹膜前脂肪的深面，但必须注意在释放人工气腹时一定不能让补片卷曲。现在，实施一个完美的腹腔镜疝修补术要比以往的腹腔镜疝修补术需要更长的时间，并且更加困难。例如，与Nyhus的较小补片修补手术相比，Stoppa所报道的大补片GPRVS手术的复发率更低。

2. 腹腔镜疝手术更符合解剖学要求　由于腹腔镜修补手术是放置的补片覆盖了整个Fruchaud肌耻骨孔，加强了薄弱的腹横筋膜区域，封闭了全部腹股沟区，补片是不可吸收的永久性材料，这样整个腹壁后方就融为了一体。

3. 腹腔镜手术是治疗双侧疝的理想方法　因为腹腔镜双侧腹股沟疝修补其实是一个手术，相比开放手术需要作两个切口的缺点，它仅需要一个切口就能完成双侧修补。例如：实施TAPP术时，可以非常容易地检查对侧是否存在疝，TEP术相对TAPP术而言会稍微困难一些。我的经验是：先做腹腔内探查，再行腹膜前间隙分离，如果确定对侧存在疝，会同时修补双侧疝。

4. 对于前入路的复发疝　腹腔镜技术是有优势的。

腹腔镜腹股沟疝修补术的缺点

增加了医疗费用，手术会更困难，对医师的技术要求更高，更容易发生潜在的严重损伤，不可能在局部麻醉下施行手术。曾施行腹膜前手术的患者，对于腹腔镜疝修补术来说是一个相对禁忌证。

延伸阅读

[1] Arregui ME, Davis CJ, Yucel O. Laparoscopic mesh repair of inguinal hernia using a pre-peritoneal approach: a preliminary report. Surg Laparosc Endosc. 1992;2:53–8.

[2] Arregui ME. Applied anatomy: surgical anatomy of the preperitoneal fasciae and posterior transversalis fasciae in the inguinal region. Hemia. 1997: 101–10.

[3] Arregui ME, Young SB. Groin hernia repair by laparoscopic techniques: current status and controversies. World J Surg. 2005;29:1052–7.

[4] Bogojavalensky S. Laparoscopic treatment of inguinal and femoral hernia (video presentation). 18th Annual Meeting of the American Association of Gynecological Laparoscopists. Washington, DC; 1989.

[5] Chevrel JP. GREPA and HERNIA. Hernia. 1997;1:2.

[6] Corbitt JD. Lap plug and patch. Surg Laparosc Endosc. 1991;1:23–5.

[7] Dion YM, Morin J. Laparoscopic inguinal herniorrhaphy. Can J Surg. 1992;35(2):209–12.

[8] Dulucq JL. Traitement des hernies de l'aine par mise en place d'un patch prothetique sous-peritoneal en retroperitoneoscopie. Cahiers de Chir. 1991;79:15–6.

[9] Ferzli GS, Aziz M, Albert. Extraperitoneal endoscopic inguinal hernia repair. J Laparoendosc Surg. 1992;2(6):281.

[10] Fitzgibbons RJ, Salerno GM, Flipi CJ, et al. A laparoscopic intraperitoneal Onlay mesh technique for the repair of an indirect inguinal hernia. Ann Surg. 1994;219(2):144.

[11] Ger R. The management of certain abdominal herniae by intra-abdominal closure of the neck of the sac. Ann R Coll Surg Engl. 1982;64:342.

[12] Ger R, Monroe K, Duvivier R. Management of indirect inguinal hernias by laparoscopic closure of the neck of the sac. Am J Surg. 1990;159:370–3.

[13] Read RC. Preperitoneal Herniorrhaphy: a historical review. World J Surg. 1989a;13:532–40.

[14] MacFadyen BV, Arregui ME, Corbitt JD, et al. Complications of laparoscopic herniorrhaphy. Surg Endosc. 1993;7:155–8.

[15] McKernan JB, Laws HL. Laparoscopic repair of inguinal hernias using a totally extraperitoneal prosthetic approach. Surg Endosc. 1993;7:26–8.

[16] Nyhus L. Editorial: herniology 1948–1998: evolution toward excellence. Hernia. 1990;2:1–5.

[17] Phillips EH, Carroll BJ, Fallas MJ. Laparoscopic preperitoneal inguinal hernia repair without peritoneal incision. Surg Endosc. 1993;7:159–62.

[18] Popp LW. Endoscopic patch repair of inguinal hernia in a female patient. Surg Endosc. 1990;4:10–2.

[19] Popp LW. Improvement in endoscopic hernioplasty: transcutaneous aquadissection of the musculofascial defect and preperitoneal endoscopic patch repair. J Lap Surg. 1991;1:83–90.

[20] Read RC. Preperitoneal Herniorrhaphy: a historical review. World J Surg. 1989b;13:532–40.

[21] Spitz JD, Arregui ME. Sutureless laparoscopic extraperitoneal inguinal herniorrhaphy using reusable instruments: two hundred three repairs without recurrence. Surg Laparosc Endosc. 2000;10(1):24–9.

[22] Stoppa RE. Prosthetic repair in the treatment of groin hernias. Int Surg. 1986;71:154–8.

[23] Stoppa RE, Rives JL, Warlaumont JP. The use of dacron in the repair of hernias of the groin. Surg Clin N Am. 1984;64(2):269.

[24] Stoppa R, Petit J, Henry X. Unsutured dacron prosthesis in groin hernias. Int Surg. 1975;60(8):411.

[25] Tetick C, Arregui ME, Dulucq JL, et al. Complications and recurrences associated with laparoscopic repair of groin hernias: a multi-institutional retrospective analysis. Surg Endosc. 1994;8:1316–23.

[26] Toy S. IPOM. Surg Laparosc Endosc. 1991;1:151–5.

[27] Wantz G, Henslemann C. Atlas of hernia surgery.(illustrations Caspar Henslemann, Midlothian, Virginia) Properitoneal Groin Prosthetic Herniaplasty. New York: Raven Press; 1991:101–51.

[28] Bendavid R, Canada T, Jack Abramson MD, Haifa I, Arregui ME, Flament JB, Phillips EH. Abdominal wall hernias: principles and management. New York: Springer; 2001.

[29] Arregui ME, Nagan RF, editors. Inguinal hernia: advances or controversies? Oxford: Radcliffe Medical Press Ltd; 1994.

[30] Bendavid R, Arregui ME, editors. Problems in the management of inguinal hernias: part I, Problems in general surgery, 12(1). Hagerstown: Lippincott – Raven; 1995.

[31] Bendavid R, Arregui ME, editors. Problems in the management of inguinal hernias: part II, Problems in general surgery, 12(2). Philadelphia: Lippincott – Raven; 1995.

[32] Rutkow IM, editors. Hernia surgery, The surgical clinics of North America, 73(3). Philadelphia: W.B. Saunders Company; 1993.

[33] Rutkow IM, editors. Hernia repair, The surgical clinics of North America, 83(5). Philadelphia: W.B. Saunders Co.; 2003.

[34] Stern V. Laparoscopic techniques for hernia repair: a history of ups and downs. Gen Surg News. 2014;41:03.

5 手术指征：腹股沟疝的开放或腹腔镜手术技术
Indication for Surgery: Open or Laparoendoscopic Techniques in Groin Hernias

Jan F. Kukleta, Ferdinand Köckerling, and George Ferzli

孟云潇 译，黄磊 校

腹股沟疝的手术指征

对于成人腹股沟疝，绝大多数医师都选择择期手术，手术的抉择受多种因素影响（如大小、症状、不适、功能丧失程度、年龄、腹股沟疝还是股疝、家族史、不可回纳性、医疗信息来源和媒体等）。需要非常紧急地行疝修补术的适应证非常少，大多数情况下的手术适应证，可留给医师足够的时间去寻找最便捷的解决方案。

腹股沟区膨出的患者通常无症状或只有轻微的症状，直到肿块变得更大，从而引起局部不适，个别的会变化发展到必须把下垂的组织往回推，这个过程可能需要数年。身体失衡和面临危险是进行外科修补手术最常见的原因。

基于一种必须防止绞窄疝发生风险的理念，对腹股沟疝处理的一般观念是，不管症状如何，都建议进行修补术。疝的患病率支持了这样的观点：对任何外科医师来说，越在早期很小情况下的疝，越容易修补，而且效果越好。

一项系统性回顾研究[1]报道了1954—2004年，85 585例病例中有8%的并发症发生率和0.5%的死亡率；在103 537例疝修补术中，行急诊修补的约为7%；每年发生嵌顿和绞窄风险的腹股沟疝患者[2]，男性为千分之3.6，女性为千分之5.4，腹股沟疝发生嵌顿和绞窄的概率明显低于股疝，但这一风险随着年龄的增长和症状持续时间的延长而增加。作者[1]得出结论：考虑到现有的最佳证据，观察等待（对无症状或症状很轻的腹股沟疝患者进行保守治疗）是一种安全且经济有效的治疗方法。

关于观察等待这一策略，2006年发布了两项重要的临床随机对照试验（RCT），它们均支持上述结论[3, 4]。

2011年，Chung[5]报道了观察组中许多患者出现了症状，并发现他们已丧失了可观察等待的证据。这一群体被纳入研究时的平均年龄为72岁，预计1年转变率为16%，5年为54%，7.5年为72%。

最终，在将原始研究[3]的随访时间延长至7年后的2013年，Fitzgibbons[6, 7]面对的所估计的累计转变率为68%（Kaplan-Meier分析）。65岁以上的男性比年轻男性的转变率要高得多（79% vs. 62%）。出现症状变化的最常见原因是疼痛（54.1%）。即使只有轻微的症状，腹股沟疝男性患者也应被告知：虽然观察等待是合理且安全的措施，但是症状可能会发展，并且最终需要手术治疗[6]。

我个人认为，延期或推迟做手术的决定可能是安全的，但不是治疗方法。

没有明确的证据支持需要在专科医院集中进行疝修补手术。然而，一项研究[18]表明，将所有疝患者集中在一家医院，再由一位尽职的外科医师进行手术，可以减少伤口感染率（从5.9%至0.45%，$P > 0.005$）、全身并发症发生率（从2.05%至0.45%，$P > 0.05$），以及使复发率更低（从4.6%至0.45%，$P > 0.001$）。

没有证据表明男性腹股沟疝的手术治疗指征是预防可能发生的嵌顿和绞窄[9]。相反，女性的手术指征是为了预防并发症，因为股疝发生绞窄的概率是腹股沟疝的7倍。我完全同意以下说法[1, 8, 9]：无论男女，腹股沟疝修补术的指征是对当前或未来出现的症状的治疗。

腹腔镜腹股沟疝修补术的指征

在EHS指南[10]中，作为基于证据的最佳选项是，建议外科医师使用开放Lichtenstein修补术和内镜腹股沟疝修补术作为单侧原发性疝的修补方式，前提是外科医师对该手术具有丰富的经验。

腹腔镜（laparoendoscopic，LE）腹股沟疝修补术的指征范围随着时间的推移不断扩大，这与外科医师的学习曲线和改善患者预后的经验积累相一致。腹腔镜修补术可用于所有腹股沟区疝的治疗，包括腹股沟疝与股疝、单侧疝与双侧疝，以及原发疝与复发疝，可以择期手术或急诊手术。专家小组指出，对于14～18岁的青少年，内镜修补术没有绝对的禁忌证[9]。

早期公认的内镜修补术的指征是开放疝修补术后复发和双侧疝。在双侧疝中，没有确切的数据支持LE修补术优于开放无张力修补术。然而，较低的感染率和急、慢性疼痛率[14]，较少的手术创伤及更快地恢复正常活动，使得在双侧腹股沟疝治疗中优先选择腹腔镜修补术是合理的。

双侧腹股沟疝：证据水平（LoE）和共识水平（LoC）

对于双侧腹股沟疝患者，专家组指出内镜修补术是理想的，因为用标准的三孔入路法治疗腹股沟疝替代了两个较大的腹股沟切口（LoE，TEP 5级/TAPP 2B级；LoC，强，154/161=96%）。

当在内镜下修补有症状的单侧疝时，若发现对侧有隐匿疝，可在同一次手术中修补隐匿疝和症状性疝（LoE，5级；LoC，强，148/154=96%）。

尽管术前诊断为双侧腹股沟疝，但在有症状的单侧疝的内镜修补术中，在对侧预防性放置网片是不可取的（LoE，5级；LoC，中，124/138=90%）。

复发性腹股沟疝[9, 11, 15-19]

对开放疝修补术后复发腹股沟疝的患者首选内镜手术（LoE，1B级；LoC，强，151/158=96%）[9]。腹腔镜疝修补术后的患者满意度显著高于Lichtenstein疝修补术后的患者[17]。

2014年发表的更新的EHS指南[11]报道了1B级证据，证明内镜疝修补术与Lichtenstein疝修补术相比，术后疼痛更少，康复得更快。

观点：1A级。对于常规开放疝修补术后的复发疝，与Lichtenstein疝修补术相比，内镜腹股沟疝修补术后疼痛更少，康复得更快，慢性疼痛更少。

建议：A级。对于常规开放疝修补术后的复发疝，推荐使用内镜腹股沟疝修补术（图5-1）。

在一项随机对照试验中，比较了TEP、TAPP和Lichtenstein疝修补的术后情况，结果显示内镜手术显著增加了手术时间（仅TEP），但减少了围手术期并发症、术后疼痛、镇痛药需求和恢复正常活动所需要的时间[26]。另一项比较TAPP和Lichtenstein疝修补术的研究显示，内镜组患者术后疼痛更少，病假时间更短[27]。

女性腹股沟疝修补术

根据EHS指南[10]，女性在开放腹股沟疝修补术后（腹股沟疝或股疝）的复发率高于男性，因为女性股疝的发生率更高（2C级）。对女性进行疝修补术应考虑经腹膜前（内镜）入路（D级）。

在最新的国际内镜疝学会（International Endohernia Society，IEHS）指南[13]中，丹麦和瑞典疝数据库的两项大型前瞻性非随机试验[19, 20]确定了女性是慢性疼痛的危险因素，但只有一小部分患者接受了内镜疝修补术。

内镜修补术是股疝首选的治疗方法（LoE，男性5级/女性2C级；LoC，中，108/144=75%）[9]。

Koch等[21]于2005年在瑞典疝注册报道中指出，女性的再手术风险高于男性（RR，女性为2.6，男性为1.9）。与Lichtenstein疝修补术（1.0）相比，TAPP（0.31）或TEP（0.41）的女性再手术风险最低。

单侧原发性腹股沟疝

与Lichtenstein疝修补术相比，内镜疝修补术的

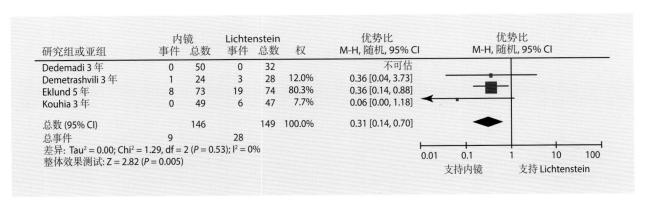

图5-1　四项关于慢性疼痛研究的汇总数据，并对内镜修补术后随访3～5年与开放修补术后复发疝采用Lichenstein疝修补术后随访3～5年的研究进行了比较（摘自2014年更新的EHS指南）

显著优点包括伤口感染、血肿和慢性疼痛/麻木的发生率较低，可更早地恢复正常活动或工作[23]。

Kuhry在2007年[24]的系统回顾中比较了开放网片修补术和缝合修补术与内镜TEP术，结果也显示有6/11的试验缩短了住院时间。

Sevonius等[22]在2011年的报道中显示，对男性进行TAP/TEPP或开放腹膜前疝修补术后再次手术的风险显著降低（$P < 0.001$）。

Aasvang等[25]在2010年发表了一项关于疝修补术后持续性疼痛的预测危险因素的研究。与Lichtenstein疝修补术相比，腹腔镜修补术后持续疼痛的风险降低约50%，强度也更低。

要获得腹腔镜疝修补术所有的可能优势，需要严格遵守标准化的TAPP或TEP技术、精细的组织处理及足够的手术经验[12, 13]。

复杂的（复合性）腹股沟疝

与进行单纯的原发性疝修补术不同的是，有几种情况需要在相应的手术技术上具有丰富的专业知识。阴囊疝、嵌顿/绞窄疝、使用网塞或3D装置进行开放疝修补术后的复发疝、TAPP或TEP术后复发疝及前列腺癌根治术后的腹股沟疝，并不是腹腔镜疝修补术的推荐指征。虽然经验丰富的医师通常可以实施这样的手术，但总有一个很好的理由来重新审视自己的能力和"疑罪从轻"（开放疝修补术可能不是理想的，但更安全）。

参考文献

[1] van den Heuvel B, Dwars BJ, Klassen DR, Bonjer HJ. Is surgical repair of an asymptomatic groin hernia appropriate? A review. Hernia. 2011;15(3):251–9.

[2] Neutra R, Velez A, Ferrada R, Galan R. Risk of incarceration of inguinal hernia in Cali Colombia. J Chronic Dis. 1981;34(11):561–4.

[3] Fitzgibbons RJ Jr, Giobbie-Hurder A, Gibbs JO, Dunlop DD, Reda DJ, McCarthy M Jr, et al. Watchful waiting vs repair of inguinal hernia in minimally symptomatic men: a randomized clinical trial. JAMA. 2006;295(3):285–92.

[4] O'Dwyer PJ, Norrie J, Alani A, Walker A, Duffy F, Horgan P. Observation or operation for patients with an asymptomatic inguinal hernia: a randomized clinical trial. Ann Surg. 2006;244(2):167–73.

[5] Chung L, Norrie J, O'Dwyer PJ. Long-term follow-up of patients with a painless inguinal hernia from a randomized clinical trial. Br J Surg. 2011;98(4):596–9.

[6] Fitzgibbons RJ Jr, Ramanan B, Arya S, Turner SA, Li X, Gibbs JO, et al. Investigators of the original trial. Long-term results of a randomized controlled trial of a nonoperative strategy (watchful waiting) for men with minimally symptomatic inguinal hernias. Ann Surg. 2013;258(3):508–15. https://doi.org/10.1097/SLA.0b013e3182a19725.

[7] Ramanan B, Maloley BJ, Fitzgibbons RJ Jr. Inguinal hernia: follow or repair? Adv Surg. 2014;48:1–11.

[8] Kohler A, Beldi G. Asymptomatic inguinal hernia: is there an indication for surgery. Ther Umsch. 2014;71(12):775–80. https://doi.org/10.1024/0040-5930/a000625.

[9] Poelman MM, van den Heuvel B, Deelder JD, Abis GSA, Beudeker N, Bittner RR, et al. EAES consensus development conference on endoscopic repair of groin hernias. Surg Endosc. 2013;27:3505–19. https://doi.org/10.1007/s00464-013-3001-9.

[10] Simons MP, Aufenacker T, Bay-Nielsen M, Bouillot JL, Campanelli G, Conze J, et al. European Hernia Society guidelines on the treatment of inguinal hernia in adult patients. Hernia. 2009;13(4):343–403.

[11] Miserez M, Peeters E, Aufenacker T, Bouillot JL, Campanelli G, Conze J, et al. Update with level 1 studies of the European Hernia Society guidelines on the treatment of inguinal hernia in adult patients. Hernia. 2014;18(2):151–63. https://doi.org/10.1007/s10029-014-236-6. Epub 2014 Mar 20.

[12] Bittner R, Arregui ME, Bisgaard T, Dudai M, Ferzli GS, Fitzgibbons RJ, et al. Guidelines for laparoscopic (TAPP) and endoscopic (TEP) treatment of inguinal hernia [International Endohernia Society (IEHS)]. Surg Endosc. 2011;25(9):2773–843.

[13] Bittner R, Montgomery MA, Arregui E, Bansal V, Bingener J, Bisgaard T, et al. Update of guidelines on laparoscopic (TAPP) and endoscopic (TEP) treatment of inguinal hernia (International Endohernia Society). Surg Endosc. 2015;29:289–321. [Epub ahead of print].

[14] McCormack K, Scott NW, Go PM, Ross S, Grant AM, EU Hernia Trialists Collaboration. Laparoscopic techniques versus open techniques for inguinal hernia repair. Cochrane Database Syst Rev. 2003;1:CD001785.

[15] Demetrashvili Z, Qerqadze V, Kamkamidze G, Topchishvili G, Lagvilava L, Chartholani T, et al. Comparison of Lichtenstein and laparoscopic transabdominal preperitoneal repair of recurrent inguinal hernias. Int Surg. 2011;96(3):233–8.

[16] Karthikesalingam A, Markar SR, Holt PJ, Praseedom RK. Meta-analysis of randomized controlled trials comparing laparoscopic with open mesh repair of recurrent inguinal hernia. Br J Surg. 2010;97(1):4–11. https://doi.org/10.1002/bjs.6902.

[17] Langeveld HR, van't Riet M, Weidema WF, Stassen LP, Steyerberg EW, Lange J, et al. Total extraperitoneal inguinal hernia repair compared with Lichtenstein (the LEVEL-trial): a randomized controlled trial. Ann Surg. 2010;251(5):819–24.

[18] Deysine M. Hernia clinic in a teaching institution: creation and development. Hernia. 2001;5(2):65–9.

[19] Bay-Nielsen M, Perkins FM, Kehlet H. Pain and functional impairment 1 year after inguinal herniorrhaphy: a nationwide questionnaire study. Ann Surg. 2001;233:1–7 (1B).

[20] Kalliomäki ML, Meyerson J, Gunnarsson U, et al. Long-term pain after inguinal hernia repair in a population-based cohort, risk factors and interference with daily activities. Eur J Pain. 2008;12:214–225 (2B).

[21] Koch A, Edwards A, Haapaniemi S, Nordin P, Kald A. Prospective evaluation of 6895 groin hernia repairs in women. Br J Surg. 2005;92(12):1553–8.

[22] Sevonius D, et al. Recurrent groin hernia surgery. Br J Surg. 2011;98(10):1489–94.

[23] Schmedt CG, Sauerland S, Bittner R. Comparison of endoscopic procedures vs Lichtenstein and other open mesh techniques for inguinal hernia repair: a meta-analysis of randomized controlled trials. Surg Endosc. 2005;19:188–99.

[24] Kuhry E, van Veen RN, Langeveld HR, Steyerberg EW, Jeekel J, Bonjer HJ. Open or endoscopic total extra-peritoneal inguinal hernia repair? A systematic review. Surg Endosc. 2007;21:161–6.

[25] Aasvang EK, Gmähle E, Hansen JB, Gmähle B, Forman JL, Schwarz J, et al. Predictive risk factors for persistent postherniotomy pain. Anesthesiology. 2010;112: 957–69.

[26] Dedemadi G, Sgourakis G, Karaliotas C, Christofides T, Kouraklis G, Karaliotas C. Comparison of laparoscopic and open tension-free repair of recurrent inguinal hernias: a prospective randomized study. Surg Endosc. 2006;20:1099–104.

[27] Eklund A, Rudberg C, Leijonmarck CE, Rasmussen I, Spangen L, Wickbom G, et al. Recurrent inguinal hernia: randomized multicenter trial comparing laparoscopic and Lichtenstein repair. Surg Endosc. 2007;21:634–40.

6 腹腔镜腹股沟疝修补术的患者选择
Patient Selection for Laparoendoscopic Inguinal Hernia Repair

Mazen Iskandar and George Ferzli
孟云潇 译，黄磊 校

引　言

当评估腹股沟疝患者并准备采用腹腔镜或内镜手术治疗时，需要考虑几大因素。凡是能考虑到与患者相关的、与麻醉相关的和与外科医师相关的度身定制的治疗方法，就能获得最佳的治疗效果，并且能减少并发症和防止复发。经验不仅在手术室对医师有帮助，而且对患者的选择和手术的选择也很重要。正确的患者选择需要对患者有一个整体观，而不只是专注于疝的类型或是原发疝还是复发疝。

探讨腹腔镜腹股沟疝修补术的指征，先要回答的是，是否需要修补腹股沟疝。毫无争议的事实是，对所有有症状的疝和女性疝都必须修补，以预防疝相关并发症。Fitzgibbons 在一项大型随机试验中研究了无症状男性疝患者在长期随访（长达11.5年）中观察等待的结果，报道显示在试验开始时疝相关并发症的发生率较低，但大多数患者（60% ～ 70%）多会因为疼痛而转手术治疗[1, 2]。因此，对于无症状的疝患者，观察等待是合理的，当他们出现症状时，他们会意识到要寻求帮助。

患者相关因素

风险分层

根据AHA/ACC指南，使用NSQIP在线风险计算器或包含手术风险的经修订的心脏风险指数，可以很好地预测重大不良心脏事件（major adverse cardiac event，MACE）的围手术期风险（图6-1和表6-1）[3]。NSQIP在线风险计算器可能是一个更

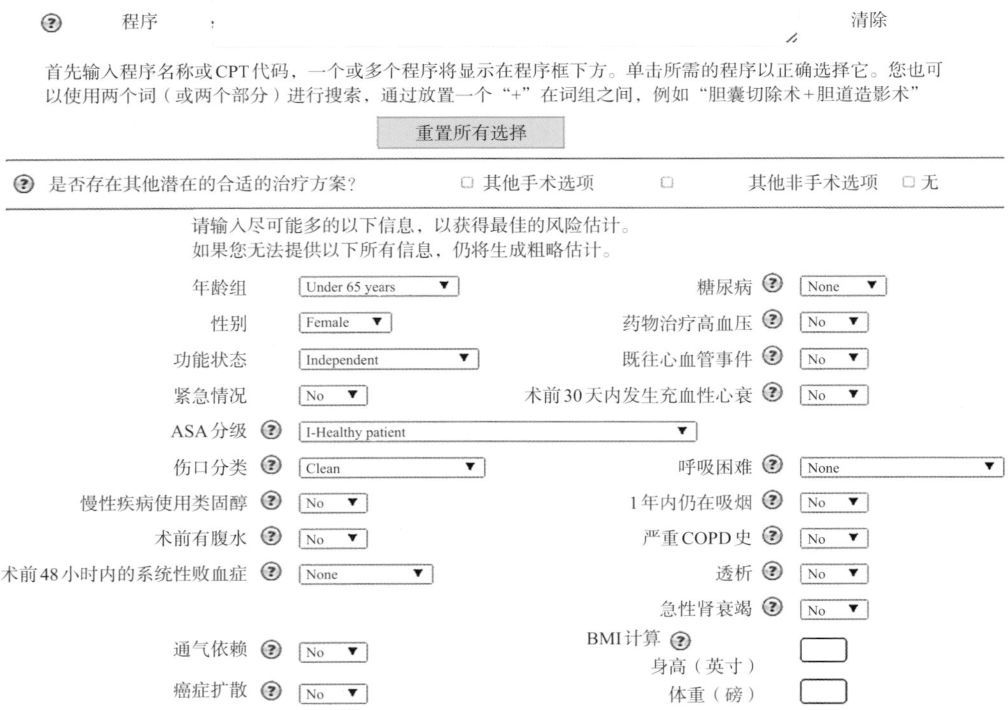

图6-1　ACS NSQIP在线风险计算器

表 6-1 修订后的心脏危险指数

六项独立预测变量，1999 年	
临床变量	得分
高危手术	1
缺血性心脏病史	1
充血性心力衰竭史	1
颅脑血管疾病史	1
胰岛素治疗糖尿病	1
术前血清肌酐水平 > 2.0 mg/dl（180 mmol/L）	1

风险评分说明		
风险等级	得分	并发症风险（%）
Ⅰ.很低	0	0.4
Ⅱ.低	1	0.9
Ⅲ.中等	2	7.0
Ⅳ.高	3+	11.0

好的工具，因为它还可以评估需要在术前与患者讨论的非心脏并发症。以 TEP 术为例，它属于低风险组，因为它是腹膜外的手术，只需要低压注气，因此因气腹引起的血流动力学改变较少。

合并症和可改变的危险因素

患者的病史是疝治疗的基本因素之一。慢性阻塞性肺病（chronic obstructive pulmonary disease，COPD）、糖尿病（diabetes mellitus，DM）和前列腺增生等疾病不仅增加了原发性疝形成的风险，也增加了疝复发的风险[4, 5]，在术前必须尽力控制或纠正这些情况。我们再怎么强调让病态肥胖患者减肥和让吸烟患者戒烟的重要性也不为过[6]，这些可改变的危险因素和生活方式也会改善患者短期和长期的治疗结果。对于巨大腹股沟阴囊疝患者，还必须特别注意提供结肠镜筛查结果。其他罕见的情况，如结缔组织和胶原蛋白代谢紊乱也是必须考虑的。

接受抗凝 / 抗血小板治疗的患者

应根据抗凝形式、治疗时间、危险因素和其他合并症情况，对每位患者进行单独评估（表 6-2），

例如：最近使用药物洗脱支架进行抗血小板治疗的患者与使用裸金属支架进行相同治疗的患者是不同的；使用华法林治疗慢性房颤的患者与需要金属二尖瓣抗凝治疗的患者是不同的。让患者及其主治医师参与决策过程，将有助于降低与此类疾病相关的风险和压力。

有下腹部手术史的患者

下腹部切口对于 TEP 术或 TAPP 术是一种挑战，但不是禁忌证。这一挑战来自瘢痕和粘连，会导致解剖结构变形、解剖不充分、增加网片放置及复发的风险。应特别注意有根治性前列腺切除术史和放射治疗史的患者，因为这些患者存在逐渐发展的严重的腹膜前纤维化而使手术变得相当棘手[7]。对于这些患者，避免解剖腹膜前间隙，选择常规入路可能是更安全的方法（有关更多详细信息，请参阅专题 14）。

有腹膜透析导管的患者

由于腹内压增高、尿毒症、贫血[8]等因素，腹膜透析患者术后容易形成疝并在修补后易复发。此外，透析液可沿 Scarpa 筋膜渗入阴囊，体征类似疝。所以，重要的是要通过影像学检查来区分真正的疝还是透析液外渗，因为体检可能会误诊。

肝硬化腹水患者

即使在有腹水的情况下，对于 Child-Turcotte-Pugh 分级 A 级和 B 级患者也可以安全地进行腹股沟疝修补术。对于 C 类患者，由于并发症的风险可能增加，所以只有当现有的症状超过其并发症风险时才考虑手术修补[9, 10]。择期手术修补可避免与肠绞窄相关的高并发症率和高死亡率。有经验的术者手术时，通过开放前入路或内镜腹膜前修补术可以避免进入腹腔，预防与腹水相关的伤口并发症发生。

疝相关因素

腹腔镜腹股沟疝修补术的经典指征多聚焦于腹股沟疝的类型，有关该术式几乎在所有可能的情况下都已有可使用的报道，主要取决于外科医师对手术效果的满意度和对该技术的掌握程度。然而，在某些情况下首选腹腔镜修补更好，如高水平证据已表明，对经前入路手术后复发的腹股沟疝、双侧腹股沟疝、股疝、女性疝和那些希望迅速恢复体力活动的年轻

表 6-2　常用抗凝药和抗血小板药的适应证、特性和逆转概述

药　物	作用机制	适应证	逆　转	半衰期
肝素（UPH）	激活抗凝血酶III，从而使凝血酶（IIa）和因子IXa、Xa失活；监控aPTT	DVT预防，PE，VTE，ACS，DIC，血管成形术，冠脉搭桥，透析	硫酸鱼精蛋白	剂量依赖性1.5小时
低分子肝素依诺肝素（Lovenox）	失活因子Xa	DVT预防，PE，VTE，ACS，骨科手术	部分鱼精蛋白	4～6小时
华法林（香豆素）	维生素K拮抗剂，通过阻止谷氨酸残基的γ羧化作用来防止凝血酶原和因子VII、IX和X，以及蛋白C和S的活化，监控INR	预防VTE进展和复发，机械人工心脏瓣膜，心房颤动，二级预防短暂性脑缺血发作和心肌梗死	维生素K_1（口服或静滴），新鲜冰冻血浆，凝血因子VIIa	持续时间：2～5天
达比加群（Pradaxa）	直接凝血酶抑制，肝脏代谢为活性代谢物，肾脏排泄，降低卒中风险	非瓣膜源性房颤	2/3透析	12～17小时
利伐沙班（Xarelto）	直接Xa因子抑制，肝代谢无活性代谢产物，2/3肾脏排泄和1/3粪便排泄，降低卒中风险	VTE预防，骨科手术，非瓣膜性房颤	无	7～11小时
氯吡格雷（Plavix）	不可逆阻断血小板$P2Y_{12}$受体，阻止ADP刺激的$GP_{IIb/IIIa}$受体激活，抑制血小板聚集	ACS，二级预防卒中和心肌梗死，支架成形术后血管成形术	血小板	效果7～10天
阿司匹林	不可逆转地被环氧化酶的乙酰化抑制，这是血小板合成TXA_2所必需的，TXA_2促进聚集和血管收缩抑制前列环素的合成	一级和二级预防心肌梗死和卒中	无	效果7～10天

建议：应根据患者的抗凝形式、治疗时间、危险因素和其他合并症，对每个患者进行单独评估

注：aPTT：凝血活素；DVT：深静脉血栓形成；PE：肺栓塞；ACS：急性冠脉综合征；VTE：静脉血栓栓塞症；DIC：弥散性血管内凝血；TXA_2：血栓素A_2；INR：国际标准化比值。

患者，推荐运用腹腔镜修补术（详见专题11）。开放前入路常用于老年原发性腹股沟疝、巨大腹股沟阴囊疝、有盆腔手术史患者，以及嵌顿性和绞窄性腹股沟疝。腹腔镜或内镜修补术的其他相对禁忌证包括曾有腹腔镜修补史和腹股沟放疗史[11, 12]。

外科医师相关因素

　　大多数腹腔镜疝修补术中反复出现的一个主题是与这项技术相关的学习曲线。众所周知，外科医师的熟练程度和他或她处理复杂疝的能力与手术的数量成正比。在不同的研究中，达到技术娴熟所需要的病例数各不相同，最低为30例，最高可达250例[13]。由于不同的外科医师的能力不同，因此很难确定一个达到熟练程度所需要时间的金标准。然而，不仅培训次数对获得熟练程度很重要，而且培训地点和培训质量也很重要。标准化的技术和严格的监督是在公认的疝中心正确学习必不可少的前提，所以培训最好在公认的疝中心进行。已有研究表明，学习曲线可以通过掌握开放腹膜前修补

术、使用模拟器或由经验丰富的外科医师指导来完成[14, 15]。一旦使用某种方法达到了熟练程度，结果都将是最佳的，这与所选择的术式无关。举个例子，对于腹股沟复发疝，如果一个外科医师采用开放前入路手术很熟练，而进行腹腔镜手术不太熟练，那么最好采用开放前入路手术，或将患者转给经常做腹腔镜手术的外科医师。

麻醉相关因素

麻醉方式的选择会影响腹股沟疝手术近期和远期的结果。和局部麻醉相比，使用全身麻醉会增加近期并发症，如出血、疼痛和尿潴留，而从长远角度来看，全身麻醉可降低复发率[16, 17]。就近期和远期并发症的发生率而言，区域麻醉介于两者之间。因此，在对患者进行评估并考虑采用某种麻醉方法时，应将近期和远期风险与患者的手术风险和预期寿命进行权衡。在这里需要注意的是，TEP术和开放手术一样，可以在腹横平面（transverse abdominis plane，TAP）阻滞下或在硬膜外麻醉等区域麻醉下进行，而TAPP术则需要肌肉松弛和全身麻醉才能建立气腹[18]。

总　　结

总之，并不是每位腹股沟疝患者都需要相同的方式治疗，但每一位患者都最好接受这样一种手术，即该术式既要让他或她的外科医师感到满意，又要考虑到本专题中讨论的所有其他患者因素和麻醉因素。经验不仅能提高外科医师的技术水平，而且能提高他们为每位患者选择合适手术方式的能力。

循证证据如下[11, 12, 19, 20]。

治疗指征

观点
— 1B级：对于有轻微症状或无症状的腹股沟疝男性患者来说，观察等待是一种可接受的选择。

推荐
— A级：对于轻微症状或无症状的男性腹

股沟疝患者，应考虑采取观察等待的策略，但应告知患者，从长远角度来看，60%～70%的患者最终需要手术。
— A级（由作者升级）：建议对绞窄性疝患者进行急诊手术。建议对有症状的腹股沟疝患者进行手术治疗。

危险因素与预防

观点（患者相关因素）
— 3级：有吸烟史、疝病家族史、鞘状突未闭、胶原性疾病的患者，以及有腹主动脉瘤、阑尾切除史和前列腺切除史、腹水、腹膜透析、长期繁重工作或慢性阻塞性肺疾病的患者，发生腹股沟疝的风险会增加。这在举重物、便秘和前列腺疾病方面没有（偶尔）得到证实。

推荐
— C级：戒烟是防止腹股沟疝发展的唯一明智建议。

观点（外科医生相关因素）
— 2C级：对于内镜技术，恰当的患者选择和医师培训可以最大限度地减少学习曲线中偶发但严重的并发症风险。当住院医师与主治医师的手术进行比较时，似乎对结果不会产生负面影响。疝专业中心的表现似乎比普通外科的表现更好，特别是在内镜修补方面。

推荐（疝相关因素）
— A级：如果外科医师在特定的手术中有足够的经验，最佳循证支持建议采用开放Lichtenstein疝修补术和内镜腹股沟疝修补术治疗单侧原发性疝。对于常规开放疝修补术后复发性疝的治疗，推荐使用内镜腹股沟疝修补术。当仅考虑术后慢性疼痛时，内镜手术优于开放网片植入术。如果视术后快速恢复尤其重要，建议考虑使用内镜技术。从医院的角度来看，建议采用开放网片植入术来治疗腹股沟疝，而从社会经济学的角度出发，建议对活跃的工作人群，尤其是双侧疝患者，进行内镜手术治疗。

—— D 级：对于巨大阴囊（无法回纳的）疝、下腹部大手术后及不可能进行全身麻醉的患者，Lichtenstein 疝修补术是首选的手术方法。内镜修补时，应考虑使用至少 10 cm × 15 cm 大小的网片。建议对原运用前入路手术的复发性腹股沟疝患者，采用后入路的方法进行手术。对于所有女性腹股沟疝患者，均应排除是否存在股疝。在女性疝修补术中，应考虑采用腹膜前（内镜）入路。所有毕业从事普外科的外科医师都应该对腹股沟区腹膜前、后的解剖有深刻的认识。复杂的腹股沟疝手术（多次复发、慢性疼痛、网片感染）应由疝专家进行。

麻醉相关因素

观点

—— 4 级：TEP 术更适于在区域麻醉下进行。

推荐

—— D 级：对于有全身麻醉禁忌证的患者，可以选择在区域麻醉下进行 TEP 术。

女性腹股沟疝

观点

—— 2C 级：女性在开放腹股沟疝修补术后复发（腹股沟疝或股疝）的风险高于男性，原因是女性股疝的发生率更高。

推荐

—— D 级：对所有女性腹股沟疝患者均应排除股疝的存在。应考虑采用内镜手术进行女性疝修补术，因为可以更好地评估股管。

参考文献

[1] Fitzgibbons RJ Jr, Giobbie-Hurder A, Gibbs JO, et al. Watchful waiting vs repair of inguinal hernia in minimally symptomatic men: a randomized clinical trial. JAMA. 2006;295(3):285–92.

[2] Fitzgibbons RJ Jr, Ramanan B, Arya S, et al. Long-term results of a randomized controlled trial of a nonoperative strategy (watchful waiting) for men with minimally symptomatic inguinal hernias. Ann Surg. 2013;258(3):508–15.

[3] Fleisher LA, Fleischmann KE, Auerbach AD, et al. 2014 ACC/AHA guideline on perioperative cardiovascular evaluation and management of patients undergoing noncardiac surgery: executive summary: a report of the American College of Cardiology/American Heart Association Task Force on practice guidelines. Developed in collaboration with the American College of Surgeons, American Society of Anesthesiologists, American Society of Echocardiography, American Society of Nuclear Cardiology, Heart Rhythm Society, Society for Cardiovascular Angiography and Interventions, Society of Cardiovascular Anesthesiologists, and Society of Vascular Medicine Endorsed by the Society of Hospital Medicine. J Nucl Cardiol Off Publ Am Soc Nucl Cardiol. 2015;22(1):162–215.

[4] Burcharth J, Pommergaard HC, Bisgaard T, Rosenberg J. Patient-related risk factors for recurrence after inguinal hernia repair: a systematic review and meta-analysis of observational studies. Surg Innov. 2015;22(3):303–17.

[5] Matthews RD, Anthony T, Kim LT, et al. Factors associated with postoperative complications and hernia recurrence for patients undergoing inguinal hernia repair: a report from the VA Cooperative Hernia Study Group. Am J Surg. 2007;194(5):611–7.

[6] Rosemar A, Angeras U, Rosengren A, Nordin P. Effect of body mass index on groin hernia surgery. Ann Surg. 2010;252(2):397–401.

[7] Stranne J, Johansson E, Nilsson A, et al. Inguinal hernia after radical prostatectomy for prostate cancer: results

from a randomized setting and a nonrandomized setting. Eur Urol. 2010;58(5):719–26.

［8］ Wetherington GM, Leapman SB, Robison RJ, Filo RS. Abdominal wall and inguinal hernias in continuous ambulatory peritoneal dialysis patients. Am J Surg. 1985;150(3):357–60.

［9］ Park JK, Lee SH, Yoon WJ, et al. Evaluation of hernia repair operation in Child-Turcotte-Pugh class C cirrhosis and refractory ascites. J Gastroenterol Hepatol. 2007;22(3):377–82.

［10］ Oh HK, Kim H, Ryoo S, Choe EK, Park KJ. Inguinal hernia repair in patients with cirrhosis is not associated with increased risk of complications and recurrence. World J Surg. 2011;35(6):1229–33. discussion 1234.

［11］ Bittner R, Arregui ME, Bisgaard T, et al. Guidelines for laparoscopic (TAPP) and endoscopic (TEP) treatment of inguinal hernia [International Endohernia Society (IEHS)]. Surg Endosc. 2011;25(9):2773–843.

［12］ Bittner R, Montgomery MA, Arregui E, et al. Update of guidelines on laparoscopic (TAPP) and endoscopic (TEP) treatment of inguinal hernia (International Endohernia Society). Surg Endosc. 2015;29(2):289–321.

［13］ Neumayer L, Giobbie-Hurder A, Jonasson O, et al. Open mesh versus laparoscopic mesh repair of inguinal hernia. N Engl J Med. 2004;350(18):1819–27.

［14］ Sherman V, Feldman LS, Stanbridge D, Kazmi R, Fried GM. Assessing the learning curve for the acquisition of laparoscopic skills on a virtual reality simulator. Surg Endosc. 2005;19(5):678–82.

［15］ Lal P, Kajla RK, Chander J, Ramteke VK. Laparoscopic total extraperitoneal (TEP) inguinal hernia repair: overcoming the learning curve. Surg Endosc. 2004;18(4):642–5.

［16］ Nordin P, Zetterstrom H, Gunnarsson U, Nilsson E. Local, regional, or general anaesthesia in groin hernia repair: multicentre randomised trial. Lancet. 2003;362(9387):853–8.

［17］ Nordin P, Haapaniemi S, van der Linden W, Nilsson E. Choice of anesthesia and risk of reoperation for recurrence in groin hernia repair. Ann Surg. 2004;240(1):187–92.

［18］ Ferzli G, Sayad P, Huie F, Hallak A, Usal H. Endoscopic extraperitoneal herniorrhaphy. A 5-year experience. Surg Endosc. 1998;12(11):1311–3.

［19］ Simons MP, Aufenacker T, Bay-Nielsen M, et al. European Hernia Society guidelines on the treatment of inguinal hernia in adult patients. Hernia J Hernias Abdom Wall Surg. 2009;13(4):343–403.

［20］ Miserez M, Peeters E, Aufenacker T, et al. Update with level 1 studies of the European Hernia Society guidelines on the treatment of inguinal hernia in adult patients. Hernia J Hernias Abdom Wall Surg. 2014;18(2):151–63.

7 观察等待是无症状腹股沟疝患者的一种治疗策略
Watchful Waiting as a Treatment Strategy in Patients with Asymptomatic Inguinal Hernia

Brian Biggerstaff, Shreya Shetty, and Robert J. Fitzgibbons, Jr.
唐健雄 译，黄磊 校

引 言

腹股沟疝是普外科医师遇到的最常见的疾病，每年全世界有2 000多万例腹股沟疝修补手术[1]。人一生患腹股沟疝的比例男性约27%，女性约3%[2]。大约1/3的患者在腹股沟疝发现早期是没有症状的或仅有轻微症状[3]。

对于这样一种常见疾病，重要的是要制订一种既符合患者最大利益，又符合医疗成本效益的治疗策略。对有症状的腹股沟疝患者进行手术修补已经很明确，但是对于怎样处理那些没有症状或症状轻微的患者，仍然没有统一的意见。从历史的经验来看，外科医师一直被教育，所有的腹股沟疝不管症状如何都应在诊断明确后对其进行手术修补。制定这项原则的主要原因是可能发生嵌顿或绞窄，并造成肠梗阻等严重并发症。此外，急诊修补手术被认为会增加该病的并发症发生率和病死率。综合分析回顾性的研究结果发现，接受急诊手术的有症状和无症状老年患者的并发症发生率是接受择期疝修补手术的老年患者的4倍，病死率为10倍[4]。根据这些以往的研究，一些学者推荐了腹股沟疝的手术指征，建议一旦明确诊断，应尽早手术，目的就是为了减少并发症发生率和病死率[5]。但现在这个概念已经受到了挑战[6,7]。在过去的10年中，对于原发性无症状和有轻微症状的患者，有两项里程碑意义的研究。治疗这一亚群患者的最新建议是本专题的重点。

在过去的15～20年，我们对于理解原发性无症状腹股沟疝取得了很大的进步。从历史角度分析，腹股沟疝并发症的发生率是很高的，仅这一点就足以证明作为手术适应证是正确的，但这一点却从未被长期随机对照研究证实。事实上，要去证明这个以往的手术指征是否正确还是有困难的，因为按照以往的主流学说观点，绝大多数无症状的腹股沟疝在确诊后不久就被施行了手术[8]。我们将对以下两个最近的临床随机对照试验的结果进行深入讨论，在该项研究中我们知道了一个精确的数据：无症状或轻微症状的腹股沟疝患者，10年中的严重并发症发生率是非常低的，大约为2.5%[1,2]，或为每年0.2%（每年0.2/100人）[1]。根据这两个数据，似乎对以往的手术指征存在一些疑问，我们不应该将其作为这类患者的手术指征[8]。此两项长期随访研究的数据，将在表7-1中进行详细说明。

北 美 数 据

这项在北美进行的多中心随机对照试验包括两组：观察等待组（病例数：364例）和标准Lichtenstein手术组（病例数：356例）[6]。研究的主要结果来自至少2年的随访，内容包括疼痛、不适和生理与心理综合评分（physical component score，PCS）变化。研究的次要证据包括并发症、患者主诉的疼痛、机体功能状态、运动水平和（观察）治疗满意度，这些指标均被详细记录。两个对照研究组两年的数据显示，主要的疼痛指标来自问卷调查，不适感的结果则来自生理与心理综合评分的生活质量测评表（SF-36），两组间没有显著差异。观察等待组中两年内换组接受修补手术的比例为23%，接受手术的最常见原因是疼痛和不适感（86%）。考虑到换组率如此之高，还进行了一项所谓的针对性分析，两年中已经换组因疼痛妨碍活动的患者的百分比并没有明显增加（换组组8.6% vs.指定接受手术组1.5%）。然而，与接受手术的患者相比，这些患者在生理与心理综合评分方面确实比基线有了显著的改善。

观察等待是安全的吗？在观察等待组有1例（0.3%）在两年的研究期间出现急性疝嵌顿（但无绞窄）。基于两年半的随访登记，一些患者实际上

表 7-1 关于无症状或轻微症状腹股沟疝的随机对照试验比较：观察组（观察等待）vs. 治疗组（手术修补）

试验中观察等待组的数据比较		
	北 美 试 验	英 国 试 验
病例数（n）	720	160
随访时间	2 年	1 年
纳入标准	无疼痛，包括发展缓慢的嵌顿疝	无疼痛，可见肿块，不包括发展缓慢的嵌顿疝
主要结果	影响日常活动的疼痛 / 不适和 SF-36 表中生理与心理综合评分的变化	疼痛（视觉模拟评分），总体健康状况评分变化（SF-36）
换组率	2 年内 23%	1 年内 20%，15 个月内 26%
观察等待组（WW）中的疝事件	2 人 /279 人	1 人 /75 人
长 期 结 果		
病例数（n）	254	80
随访时间	7 ～ 11 年	6 ～ 8 年
换组率	10 年内 68%	7.5 年内 72%
换组原因	疼痛	疼痛

被随访到了四年半。第二例疝事件发生在随访的第 4 年，患者的肠管发生嵌顿，继而出现肠梗阻，急诊应用镇静剂后回纳了肠管，此后择期施行了疝修补手术，最终顺利康复。从研究结果的总体情况来看，腹股沟疝嵌顿急诊情况的发生率为每年 1.8/1 000 人。对接受手术组进行随机分析显示，手术后并发症的发生率为 22.3%，包括伤口血肿（6.1%）、阴囊血肿（4.5%）、尿路感染（2.1%）、伤口感染（1.8%）、睾丸炎（1.6%）、血清肿（1.6%）、尿潴留（0.3%）和其他轻微并发症（5.8%）。出现 3 例严重并发症（0.8%），包括术后心动过缓、深静脉血栓形成和术后高血压危象。在 379 位接受疝修补术并获得不同随访时间的患者中，复发率为 1.4%。随访时间取决于患者什么时候被纳入研究，或者什么时候转手术治疗（最长 4.5 年）。对于接受择期指定手术的患者和接受手术的观察等待组患者，他们的术后疝相关并发症相似。

作者从最初报道的结果中得出结论，对于无症状和轻微症状的男性腹股沟疝患者，观察等待是一个可以接受的选择。同时，作者的结论是，对于那些无症状或轻微症状的男性腹股沟疝患者可以推迟手术，直到症状加重。这是一个安全的选择，因为腹股沟疝的并发症事件在这些患者中是非常少见的。

在北美的研究中，两组的交叉有一个很显著的特点，即年龄 > 65 岁、前列腺疾病及高等教育水平[1, 8]。另一项独立的二级分析是，从北美试验的数据中观察基线特征，这些特征可以预测观察等待策略是否会失败[9]。在这项分析中，有一些较强的预测因子，包括剧烈运动时的疼痛、慢性便秘、前列腺疾病、婚姻状况及较好的全身健康状况（ASA Ⅰ 或 Ⅱ）。

英 国 数 据

英国的 O'Dwyer 等进行了另一组与无症状腹股沟疝相关的随机对照试验研究[7]。研究者将 160 位 55 岁及以上的男性患者随机分为观察组（n = 80）或无张力修补手术组（n = 80），一年后评测患者疼痛的后果以及经 SF-36 问卷得出的全身健康状况。1 年后的结果显示：关于静态（观察组 28% vs. 手术组 30%；P = 0.86）和动态（分别为 39% vs. 30%；P = 0.31）下患者的疼痛情况，两组间无显著差异。从 SF-36 问卷评分 8 个指标（身体功能、躯体疼痛、由于身体状况或情绪问题导致的活动限制、综合精神健康、社会职能、精力、疲劳度及一般健康感觉）中的任意指标进行分析，两组间也没有显著差异。但据报道，根据SF-36问卷所测定的健康状态与基线相比，在那些接受了疝修补术的患者中，整体健康状况是有所改善的。在这项研究中，观察等待组中转手术治疗患者的比例是高于预期的，12个月为20%，15个月为26%。换组的最常见原因是疼痛加剧，其次是疝块体积增大。

英国研究中心发现的确切因素有疝突出1 cm或更大，是换组的唯一重要预测因子[7]。另一方面，在基线水平上，更可能留在观察等待组的患者更年轻，更可能患慢性咳嗽及饮酒[8]。

北美和英国的随机对照试验的最初报道是相似的，观察等待组和手术组之间的疼痛没有显著差异。两项研究都提示从观察等待组转到手术组的换组率都相对较高，最常见的原因是疼痛。两组都将治疗作为目的来进行数据分析，因此值得一提的是，观察等待组中那些因疼痛而被转入手术治疗组并随后因手术修补而疼痛改善的患者，仍在观察等待组的分析范围内。确实在对所有接受手术治疗患者的分析中发现，因症状变化而改行手术的患者与随机分配手术的患者相比，生理与心理综合评分方面较基线有显著改善。英国和北美的研究人员仍在继续报道各自研究人群的长期随访数据。

长 期 随 访

Fitzgibbons等使用Kaplan-Meier分析在2013年更新该试验的结果为，10年的预测换组率为68%。在亚组分析中，发现65岁以上男性的换组率更高（79%）。换组的最常见原因是疼痛，这是一个独特的主要原因（54.1%），有时也会与其他症状同时存在（30.9%）。三名（2.4%）患者因疝突发急症而需要紧急手术，但没有因此导致死亡。在整个队列中，疝的急症发生率是每年0.2/100人（65岁以下患者是每年0.56/100人，65岁以上患者是每年0.11/100人）。

这项研究的作者得出结论，对于男性无症状腹股沟疝患者，医师的建议是：尽管观察等待是一种合理且安全的策略，但症状可能会发展，最终需要手术。

O'Dwyer等随访了英国患者平均7.5年，预估7.5年中从观察等待到手术修补的换组率为72%，同样转手术修补的主要原因仍然是疼痛。两名患者（2.5%）在此期间出现疝急症，这一发现与北美研究所观察到的2.4%相似，另外3个人为复发疝。作者得出的结论是，大多数无痛性腹股沟疝患者会随着时间的流逝而出现症状，同时作者仍然建议对出现疼痛的无痛性腹股沟疝患者，如果符合手术指征，还是建议手术修补。原因是由于症状的进展，将来还是有手术的可能。

基于北美随机对照试验的初始数据进行了成本-效益研究[10]，这一点很重要，即使每位患者省下了一小笔经费，也会因为患者众多而费用很大。在该项研究进行到2年时，无张力疝修补（tension-free repair，TFR）组的平均费用比观察等待组高约1 800美元。从生活质量调整寿命年（quality-adjusted life-years，QALY）的角度来看，每名TFR患者每增加QALY一个额外单位的平均成本为59 065美元。通常认为，要使一项治疗程序符合公共资金资助的条件，每单位QALY的成本应为50 000美元或更高。作者得出的结论是：从成本-效益的角度来看，2年内手术和观察等待都是无症状腹股沟疝患者的合理治疗选择。

重要的是，这项成本分析是在2年的随访期中进行的，在这期间有23%的观察等待患者出于各种原因（主要是疼痛）转而接受了手术。然而，经过10年的观察，这一数字接近75%。因此，尽管初始数据具有说服力，但是该结论不能被视为10年内均如此，还必须做更多的工作，以评估更长期的成本效益。当前，没有足够的数据说明观察等待或手术策略哪一个更具成本效益。

医师和患者可以参考本专题中提供的数据，就腹股沟疝的治疗作出明智的决定。当然，不管是有症状的还是无症状的，患者应有权选择手术修补。如果保险公司和政府使用这些数据来制定有关保健政策，必须谨而慎之。例如，基于两项初始随机对照试验的结果，2010年英国伯明翰和索利哈尔国家医疗卫生服务体系的初级保健受托基金机构实施了一项全面的处理无症状腹股沟疝的政策[11]。这一机构为超过一百万的人群提供服务。对一个前瞻性管理的数据库进行回顾性研究，以比较实施前16个月和实施后16个月的情况。发现实施观察等待政策后，急诊手术的比例明显增加，相对增加了59%（3.6% vs. 5.5%）。急诊手术伴随而来的是较高的并发症率（4.7% vs. 18.5%）和病死率（0.1% vs. 5.4%）。

最终，由于腹股沟疝的复发率已大大降低，慢性腹股沟区疼痛成为疝外科医师当今面临的最重要问题。疝修补术后慢性腹股沟区疼痛（定义为3

个月及以上的腹股沟区疼痛）的发生率为11% ～ 50%[12, 13]。该发生率高于最初预期，可能会严重影响与患者健康相关的生活质量[14]。慢性腹股沟区疼痛对日常生活和（或）就业活动产生不利影响的概率估计为0.5% ～ 6.0%[15]。当然，避免手术就消除了这种可能性。

总　　结

过去20年间，在理解无症状腹股沟疝的自然发展历史方面取得了丰硕的成果。此外，我们还进一步加深了对与腹股沟疝修补手术相关的并发症率和病死率、复发率，以及急、慢性疼痛综合征发生率的认识。

对无症状腹股沟疝理解的不断加深，可以作为我们为患者选择治疗方法的一个重要参考依据。在治疗方法选择这点上，对于无症状的腹股沟疝尚没有一个金标准建议。相反，应考虑到本专题中讨论的所有相关因素，针对每位患者进行个性化的治疗选择（表7-2）。根据目前的数据资料来看，手术和非手术策略都是可接受的选择。

事实证明，观察等待是一种安全的选择，因为腹股沟疝严重并发症（如嵌顿、绞窄）的发生率很低。但是，需要告诫患者，他们很可能出现需要手术的症状（10年内接近75%），而在接受疝修补术的患者中，这种主观感觉似乎有所改善。但另一方面，疝修补术后存在发生慢性疼痛综合征的风险，这是一件很重要的事情，要予以充分考虑。

对"观察等待"的点评

Pradeep Chowbey, Reinhard Bittner

"无症状疝"一词属于用词不当。疝的主要症状是出现肿块[16]。疼痛、不适和其他症状是随着病程进展而可能出现的附加症状[2]。由此可见，出现肿块才应被视为有症状疝。

疝的自然发展是随着时间的推移，由于诱发疝因素的加重，使得疝块逐渐增大。似乎合理的假设是：疝的症状会随时间而相应加重，因为疝所在区域的缺损会随时间而逐步扩大[17]。在北美和英国的试验中已分别被证明：10年随访内有68%的换组率（即患者从观察等待组换组到手术组）；7.5年随访内有70%的换组率[1]。从临床治疗角度考虑，谨

表 7-2　观察等待作为无症状或轻微症状腹股沟疝治疗策略时应考虑的因素。参照北美随机对照试验资料（男性轻微症状腹股沟疝患者的观察等待组 vs. 手术修补组）所得出的数据

对无症状腹股沟疝患者应考虑因素	
1. 择期修补术后轻微并发症的总发生率	22%
（a）伤口血肿	6.1%
（b）阴囊血肿	4.5%
（c）尿路感染	2.1%
（d）伤口感染	1.8%
（e）睾丸炎	1.6%
（f）血清肿	1.6%
（g）尿潴留	0.3%
（h）其他轻微并发症	5.8%
2. 择期修补术后的严重并发症发生率	0.8%
3. 择期修补术的病死率	接近 0%
4. 活动受限、术后腹股沟区慢性疼痛发生率（随访 4 年）	1.3%
5. 复发率（随访 2 年）	1.4%
6. 疝事件发生率（随访超过 10 年）	2.4%
7. 急诊手术病死率（0/3 人）	接近 0%
8. 随访 10 年以上，从观察等待组转入手术组的换组率	68%
（a）年龄 < 65 岁	61%
（b）年龄 > 65 岁	79%
9. 增加转入手术组机会的因素	
（a）剧烈活动时疼痛	
（b）慢性便秘	
（c）前列腺疾病	
（d）AAS 评分 /ASA Ⅰ的动态部分基线评分较低	

慎的建议可能是，在出现第一个症状（疝块出现）时就进行手术，而不要等到其他症状出现或症状变得更糟时再手术。与手术组患者相比，换组的患者在生理与心理综合评分方面的改善明显更大一些。

疝块越大，术后复发率越高[18]，这是提倡早期手术的另一个重要原因。此外，患者一旦发现疝就接受手术，这需要存在与之相对应的医疗条件。那些并存的合并症，会使他们在几年后手术时面临的风险更大。疝的症状会不可避免地加重，最终不可避免手术，这使得"观察等待"的策略变得站不住脚。

伯明翰和索利赫尔国家医疗卫生服务体系（NHS）的初级保健受托基金机构的经验非常重要，他们对"无症状"疝实施了一项全面的观察等待策略。实施了观察等待策略后，急诊手术比例明显上升，相对增加了59%（3.6% vs. 5.5%）。急诊手术带来了更高的并发症发生率（4.7% vs. 18.5%）和病死率（0.1% vs. 5.4%）。值得一提的是：这些统计数据都来自西部城市医疗中心，在这些中心随时可以获得医疗指导，而且紧急送往三级医疗机构也很快捷和容易。而在世界许多其他地区，急性疝嵌顿（疝事件）的并发症发生率和病死率可能更高。

实际上，当今在世界的许多地区，要能获得手术意见和手术治疗可能是很困难的，有些地区甚至几乎没有。而且，不同地区的大量人群可能未受过足够的教育，或者没足够意识到可完全参与手术决策的意义。因此在这种情况下，"观察等待"的策略不仅不切实际，而且很危险。

事实上，患者应有选择手术的权利，即使他们是所谓的"无症状"患者。但是，外科医师的建议需与疝的自然演变相一致，同时还要有可靠的证据。手术建议和治疗意见必须以患者的最佳利益为首选，首先要考虑患者的个体体质、身体状况及所处的环境。在与手术不矛盾的情况下，有充分的理由建议将手术治疗作为早期干预（而非观察等待）措施。

参考文献

[1] Fitzgibbons, R. J.,Jr, Ramanan, B., Arya, S., Turner, S. A., Li, X., Gibbs, J. O., Investigators of the Original Trial. Long-term results of a randomized controlled trial of a nonoperative strategy (watchful waiting) for men with minimally symptomatic inguinal hernias. Ann Surg. 2013;258(3):508–15. https://doi.org/10.1097/SLA.0b013e3182a19725 [doi].

[2] Chung L, Norrie J, O'Dwyer PJ. Long-term follow-up of patients with a painless inguinal hernia from a randomized clinical trial. Br J Surg. 2011;98(4):596–9. https://doi.org/10.1002/bjs.7355 [doi].

[3] Hair A, Paterson C, Wright D, Baxter JN, O'Dwyer PJ. What effect does the duration of an inguinal hernia have on patient symptoms? J Am Coll Surg. 2001;193 (2):125–9. S1072–7515(01)00983–8 [pii].

[4] van den Heuvel B, Dwars BJ, Klassen DR, Bonjer HJ. Is surgical repair of an asymptomatic groin hernia appropriate? A review. Hernia : J Hernias Abdom Wall Surg. 2011;15(3):251–9. https://doi.org/10.1007/s10029-011-0796-y.

[5] Primatesta P, Goldacre MJ. Inguinal hernia repair: incidence of elective and emergency surgery, readmission and mortality. Int J Epidemiol. 1996;25(4):835–9.

[6] Fitzgibbons RJ Jr, Giobbie-Hurder A, Gibbs JO, Dunlop DD, Reda DJ, McCarthy M Jr, et al. Watchful waiting vs repair of inguinal hernia in minimally symptomatic men: a randomized clinical trial. JAMA. 2006;295(3): 285–92. 295/3/285 [pii]

[7] O'Dwyer PJ, Norrie J, Alani A, Walker A, Duffy F, Horgan P. Observation or operation for patients with an asymptomatic inguinal hernia: a randomized clinical trial. Ann Surg. 2006;244(2):167–73. https://doi.org/10.1097/01.sla.0000217637.69699.ef.

[8] Ramanan B, Maloley BJ, Fitzgibbons RJ Jr. Inguinal hernia: follow or repair? Adv Surg. 2014;48:1–11.

[9] Sarosi GA, Wei Y, Gibbs JO, Reda DJ, McCarthy M, Fitzgibbons RJ, et al. A clinician's guide to patient selection for watchful waiting management of inguinal hernia. Ann Surg. 2011;253(3):605–10. https://doi.org/10.1097/SLA.0b013e31820b04e9.

[10] Stroupe KT, Manheim LM, Luo P, Giobbie-Hurder A, Hynes DM, Jonasson O, et al. Tension-free repair versus watchful waiting for men with asymptomatic or minimally symptomatic inguinal hernias: a cost-effectiveness analysis. J Am Coll Surg. 2006;203(4): 458–68.

[11] Hwang MJ, Bhangu A, Webster CE, Bowley DM, Gannon MX, Karandikar SS. Unintended consequences of policy change to watchful waiting for asymptomatic inguinal hernias. Ann R Coll Surg Engl. 2014;96(5):343–7. https://doi.org/10.1308/003588414X13946184902000.

[12] Aasvang EK, Bay-Nielsen M, Kehlet H. Pain and functional impairment 6 years after inguinal herniorrhaphy. Hernia: J Hernias Abdom Wall Surg. 2006;10(4):316–21. https://doi.org/10.1007/s10029-006-0098-y.

[13] O'Dwyer PJ, Kingsnorth AN, Molloy RG, Small PK, Lammers B, Horeyseck G. Randomized clinical trial assessing impact of a lightweight or heavyweight mesh on chronic pain after inguinal hernia repair. Br J Surg. 2005;92(2):166–70. https://doi.org/10.1002/bjs.4833.

[14] Amid PK. Causes, prevention, and surgical treatment

of postherniorrhaphy neuropathic inguinodynia: triple neurectomy with proximal end implantation. Hernia : J Hernias Abdom Wall Surg. 2004;8(4):343–9. https://doi.org/10.1007/s10029-004-0247-0.

[15] Alfieri S, Amid PK, Campanelli G, Izard G, Kehlet H, Wijsmuller AR, et al. International guidelines for prevention and management of post-operative chronic pain following inguinal hernia surgery. Hernia : J Hernias Abdom Wall Surg. 2011;15(3):239–49. https://doi.org/10.1007/s10029-011-0798-9 [doi].

[16] Jenkins JT, O' Dwyer JP. Inguinal hernias. BMJ. 2008;336(7638):269–72. https://doi.org/10.1136/bmj.39450.428275.AD.

[17] Mizrahi H, Parker MC. Management of Asymptomatic Inguinal hernia a systematic review of evidence. Arch Surg. 2012;147(3):277–81. https://doi.org/10.1001/archsurg.2011.914.

[18] Stoppa RE. The treatment of complicated groin and incisional hernias. World J Surg. 1989;13(5):345–54.

8 腹腔镜腹股沟疝修补术的围手术期处理
Perioperative Management of Laparoscopic Inguinal Hernia Repair

Henning Niebuhr, Bernd Stechemesser, and Reinhard Bittner

徐瀚斌 译，黄 磊 校

疝中心外科咨询（术前）

有腹股沟不适主诉的患者首先会去看全科门诊。全科医师（general practitioner，GP）会询问病史并进行临床检查。根据结果，患者应首先被转诊给专业外科医师/疝中心（图8-1）。

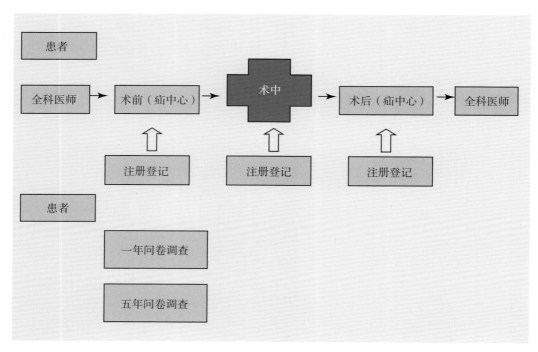

图8-1　患者就医流程

外科病史和临床检查

临床检查包括患者的手术史、全身检查及局部检查。应排除下列系统性疾病或进行进一步的检查（表8-1）。

对于局部检查，应考虑与以下疾病进行鉴别诊断。

（1）淋巴结病/淋巴结炎。

（2）淋巴组织增生（霍奇金病、艾滋病）。

（3）淋巴结转移。

（4）脂肪瘤。

（5）腹股沟拉伤。

（6）内收肌腱炎。

（7）腹直肌腱炎。

（8）脓肿/脓液聚集。

（9）股动脉瘤。

（10）大隐静脉曲张。

（11）子宫内膜异位症。

（12）孕妇伴随子宫圆韧带静脉曲张。

（13）神经疾病：生殖股神经综合征（GFS）、髂腹股沟神经综合征（IIS）、髂腹下神经综合征（IHS）。

（14）睾丸疾病：萎缩、鞘膜积液、肿瘤、精索静脉曲张。

表 8-1 全身检查

心脏疾病	（右）心功能不全
肺疾病	支气管炎、肺气肿
肝脏疾病	腹水、门脉高压
代谢性疾病	糖尿病、甲状腺功能不全
血管疾病	主动脉瘤、外周动脉阻塞性疾病（PAOD）
关节疾病	髋关节疾病、椎间盘突出症
肿瘤性疾病	腹膜转移 →有症状性疝 骨盆转移
泌尿系统疾病	前列腺增生、结石、精索静脉曲张、阴囊积液
肠道疾病	顽固性便秘、结肠肿瘤

（15）附睾疾病。

需进一步鉴别腹股沟肿块/膨隆和（或）腹股沟区疼痛，对表8-2和表8-3中情况应予以重视和执行。

临床检查技术很简单，主要内容如下。

在垂直（直立）或水平（仰卧）位置，首先通过检查评估疝囊的大小和硬度、疝环的宽度及肿块的可复性，然后在咳嗽或不咳嗽时通过Valsalva手法进行按压触诊。

男性腹股沟区的检查通过在阴囊皮肤的内陷处插入手指触诊腹股沟管来完成。因此，当患者咳嗽时，可以感觉到初发疝是一个小肿块。

完全性疝的定义是指疝囊在腹横筋膜水平以上的隆起。

临床上不能完全明确斜疝、直疝，这与进一步的治疗决策没有太大关系。

表 8-2 腹股沟区膨隆的鉴别诊断

腹 股 沟	腹股沟-阴囊区	股 区	腹股沟-股区	阴 囊 区
腹股沟疝	腹股沟疝	股疝	腹股沟淋巴结	皮肤：疖、皮脂腺囊肿、乳头状瘤、疣
淋巴结	积液：精索包裹性积液 婴幼儿疝囊积液	淋巴结	腰大肌囊肿	皮下组织：阴囊淋巴丝虫病 鞘膜：鞘膜积液、脓肿、积血、乳糜积液
精索包裹性积液	精索：精索静脉曲张、精索静脉炎、精索弥漫性脂肪瘤、精索血肿	隐静脉曲张	髋关节积液	睾丸：睾丸炎（急性/慢性）、肿瘤
睾丸：隐睾	睾丸：未下降的异位睾丸	异位睾丸		附睾：囊肿、急性或慢性感染
女性或孕妇：圆韧带静脉曲张				精索：静脉曲张、淋巴管曲张

表 8-3 腹股沟区疼痛的鉴别诊断

骨科的肌肉 / 肌腱	骨 / 骨创伤 / 软骨
股薄肌	耻骨联合
缝匠肌	应力性骨折
长收肌	髋关节：关节炎 / 撞击
髂腰肌	撕脱骨折（青少年）

骨科的肌肉 / 肌腱	骨 / 骨创伤 / 软骨
股直肌	股骨头骨骺溶解
腰方肌	股骨头缺血性坏死
疝外科软组织	**神经科 / 疝外科术后神经综合征**
腹股沟疝	髂腹股沟神经综合征
股疝	生殖股神经综合征
闭孔疝	髂腹下神经综合征
运动员腹股沟区疼痛 / 疝	
滑囊炎	
淋巴结肿大	
神经科 / 骨科牵涉痛	**瘤样改变**
神经撞击综合征	血管瘤
骶髂关节炎	纤维瘤病
骶髂关节堵塞	神经鞘瘤
腰椎间盘突出症（LDH）	骨样骨瘤
泌尿科 / 妇科牵涉痛	纤维化 / 发育不良
尿路感染 / 前列腺炎 / 附睾炎	骨囊肿
睾丸扭转	**血管外科**
子宫内膜异位症 / 卵巢囊肿 / 圆韧带静脉曲张[10, 12]	血管疾病 / 外周动脉闭塞性疾病（PAOD）

仅临床检查就可使约80%患者的腹股沟疝确诊。

对于遗漏的20%患者，需要通过联合检查（临床检查和辅助检查）确诊。

目前临床使用的辅助检查技术如下：

（1）动态腹股沟超声（dynamic inguinal ultrasound，DIUS）检查。

（2）动态磁共振成像（dynamic MRI，MRI）检查。

（3）CT检查。

（4）疝囊造影检查。

动态检查，特别是实时腹壁成像及其在valsalva动作中的运用，在腹股沟区域的诊断中起着重要作用。这些辅助检查是描述疝囊通过穿透疝环口和复位的唯一方法。

动态腹股沟超声检查

最新的临床检查手段不能涵盖所有需要解决的复杂问题。采用影像学检查有助于更好地鉴别诊断，并提高对股疝、初发疝和更少见的特殊类型疝（如闭孔疝）的检测。

动态腹股沟超声检查的四个步骤

第一步　在耻骨上方的垂直部分，可探查腹直肌、腹直肌鞘、腹横筋膜和腹膜。

第二步　稍微做对角线方向调整，分别显示纵向的精索和Valsalva动作下的疝囊。在女性，可识别圆韧带。在这一步骤中使用彩色双相镜，很容易发现孕妇的圆韧带静脉曲张。

第三步　将传感器旋转90°以接收横断面图像。从这个角度看，很容易识别腹壁下血管，有助于在另一次Valsalva动作操作过程中区分斜疝和直疝。

第四步　将传感器进一步向外侧移动，直至到达股血管和髂血管（再次执行稍微对角线方向的纵向位置探查）。当采用Valsalva动作时，在腹股沟韧

表 8-4　最适合隐匿性疼痛或可疑膨出的诊断方法

观　点	体验质量	建　议
临床检查和超声检查联合应用是诊断隐匿性腹股沟疝和隐匿性腹股沟膨出的最佳方法。如果超声检查呈阴性或不诊断，可考虑进行动态 MRI 或 CT 进一步评估	+++	强烈推荐（Herniasurge 更新）

带下方的血管腔周围和股静脉投影处显示可能的突出回声（股疝）。

对于男性患者，还需要进行睾丸的垂直和纵向检查。

结果

1. 方法　为了查明经超声检查证实的腹股沟疝或股疝的数量，并考虑到腹股沟区域那些被临床检查忽略而通过超声检查可发现的腹股沟疝或股疝病例，我们回顾性分析了 2010—2015 年腹股沟区域的超声检查结果，并将结果与术中所见进行了比较。

2. 材料　2010 年 7 月至 2015 年 6 月，在汉堡 Hanse 疝中心进行了 4 951 例腹股沟区超声检查。

3. 小结　结果表明，用高频小型线性探头对腹股沟区进行标准化超声检查，也可准确显示股疝和其他较小的腹股沟疝，其高水平的特异性（0.998 0）和敏感性（已经获知强烈依赖于检查者）（0.975 8）是诊断质量的有力证明。

最近的国际指南（Herniasurge）建议联合使用临床检查（clinical examination，CE）和动态腹股沟超声检查，并且针对关键问题"哪种诊断方法最适合隐匿性疼痛或可疑膨出患者的诊断？"提出了表 8-4 中的观点和建议。

4. 讨论　据 1999 年的前瞻性队列研究报道[119]，疝诊断的标准是腹股沟区临床检查，其敏感性为 0.745，特异性为 0.963。关于腹股沟疝的治疗，已经发表了 3 个共识指南[13, 92, 111]。所有已发表的关于诊断的观点都很弱，主要集中在临床检查方面。只有对不明原因的腹股沟区疼痛或不明原因的腹股沟膨出（可能是隐匿性疝）才需要进一步的诊断性研究[26, 65, 70, 75]。目前，对于这些诊断难题的最佳成像方式尚无共识。单用临床检查可能会漏诊疝，特别是那些很小的疝，如肥胖者的股疝和多发性疝。这些多发性疝，有时在体检中只发现一部分[119]。为了缩小这种"诊断差距"，我们对超声检查、MRI、CT 和疝囊造影术在不同的环境下进行了各种研究[2, 3, 21, 26, 33, 39, 50, 53, 57, 58, 64, 67, 71, 77, 83, 100]。两项共 510 名患者的随机对照试验表明，超声检查是

一种高度敏感方法，是识别疝的有效方法[26, 32, 57]。其他几项研究也印证了这一发现[67, 70, 71, 83, 90]（图 8-2～图 8-4）。

如果最终诊断是确定的，则可以提供/建立治疗思路。

当无法进行最终诊断时，应根据需要鉴别诊断的疾病请以下科室会诊和进行进一步检查。

（1）放射科→CT MRI[11]。

（2）神经科。

（3）骨科。

（4）泌尿科。

（5）妇科。

治疗计划

在明确诊断的情况下，应考虑个性化治疗方案。必须向患者提供最终的治疗方案（有关治疗选项，请参阅专题 5）。

关于治疗计划，有 3 个问题需回答：Where？When？ How？

"Where"表示可以选择不同的机构得到治疗。

"When"确定治疗日期。

"How"讨论选择"日间病例手术（day case surgery，DCS）"还是"短期住院治疗（short-stay treatment，SST）"。

见本专题的"日间护理（day case，DC）"或"短期住院治疗"。

当使用抗凝血因子 X 或抑制血小板药物时，必须告知患者一个明确的计划，即如何在预定治疗前采取行动。这个计划必须是知情同意书的一部分。手术前必须明确谁负责在正确的时间停止或桥接药物这一措施。见本专题的"血栓栓塞预防"。

必须讨论并签署知情同意书。

一份个体化的标准报告和一份关于血样和心电图检查结果的会诊报告将提供给患者并提供给全科医师。患者将收到一个文件夹，以附上所有必要的文件。术前将会诊的文件和注册表的数据输入疝病注册系统（Herniamed），然后进入麻醉和入院咨询阶段。

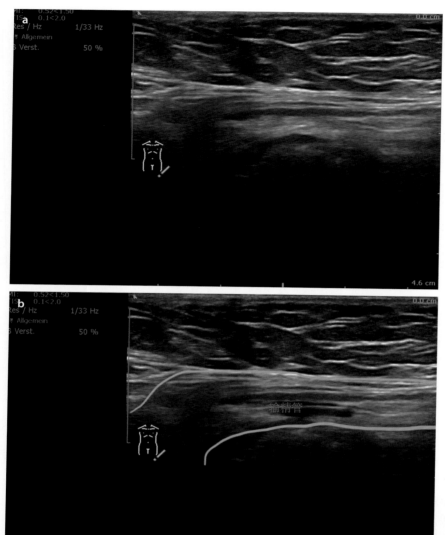

图8-2　a. 腹股沟管上方的纵切面（中等对角的换能器位置），显示精索和周围组织；b. Valsalva动作时中型腹股沟疝的纵切面（蓝色标记）

麻醉和入院咨询

在这次咨询中，麻醉方式将被讨论和确定下来（麻醉选择见专题46）。

最终，安排计划治疗时间、入院和手术时间。

护理方面的咨询包括有关耐甲氧西林金黄色葡萄球菌（MRSA）的检查和出院计划。见本专题的"出院管理"。

必须讨论并签署知情同意书。

日间护理或短期住院治疗

在需要手术修补腹股沟疝的情况下，必须考虑患者是否可以在日间护理条件下接受治疗，或者最好是短期住院治疗。

在过去的几十年里，日间腹股沟疝修补手术已经变得越来越普遍。"日间手术"的同义词包括门诊手术、术后不制动手术和当日手术等，表示患者在手术当天出院。众所周知，对于许多腹股沟疝修补术来说，日间手术是安全可行的。一些研究证明，与住院治疗相比，日间手术更具有成本效益优势。然而，目前尚不清楚哪些腹股沟疝患者不应作为日间病例进行修补。

在指南中，"复杂病例"包括以下几种：

（1）有嵌顿、绞窄、感染和相关术前慢性疼痛症状的腹股沟疝，腹股沟局部存在手术困难情况，如巨大（不可回纳的）阴囊疝、（多次）复发疝、网片修补术后复发，以及存在相关的下腹部手术

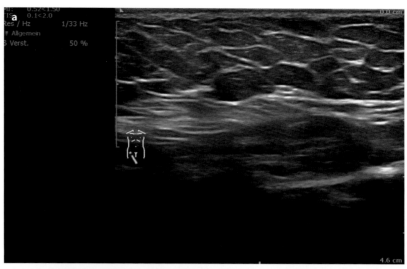
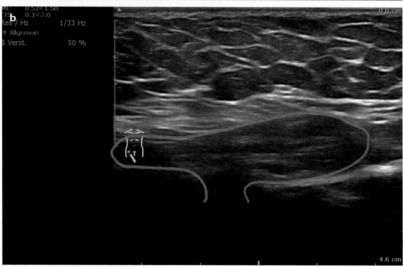

图8-3 a、b. Valsalva动作时股疝（高密度回声）在股静脉（无回声区域）上的投影（蓝色标记）

史、放射治疗史和类似情况。

（2）有相关合并症（心血管、肺、内分泌、肝、肾、胃肠、精神障碍/焦虑、免疫缺陷、移植后状态、凝血异常、抗血栓药物）的腹股沟疝患者。

（3）术中发现有手术困难的情况（严重粘连、解剖变异、出血过多），以及发生术中并发症，如内脏、血管、神经和生殖器损伤。

（4）术后局部出现并发症的症状和体征（出血、血清肿、血栓栓塞、尿潴留、肠梗阻、腹膜炎、败血症、感染、睾丸炎），或者存在全身并发症（心血管、呼吸、肾脏、肝脏、胃肠道、脑、焦虑/精神错乱、心理疾病）。

最近的国际指南（Herniasurge）[14]建议，即使是腹腔镜修补单纯腹股沟疝，也可考虑日间手术。

讨论

腹股沟疝修补术的日间手术是指患者在经过一段时间的医疗监护恢复期后，在手术当天出院[42]。

在1955年关于这个主题的第一本出版物中，首次提到了门诊腹股沟疝手术的优点：更快地恢复活动、更低的费用和患者积极的接受度[37]。随后，发表了几个回顾性病例系列和3个小型随机研究的报道，比较了腹股沟疝修补的日间手术和住院治疗[43, 82, 91, 94]。另一项随机研究调查了患者对手术地点（住院或门诊）的偏好[97]。这些研究都得出结论，日间手术比住院治疗更便宜，但同样安全有效。

2006年丹麦的一项对近19 000位日间手术患者的研究发现再入院率为0.8%[35]。2012年丹麦对57 700多例日间手术进行的多中心研究发现，腹股沟疝日间手术后再次入院的并发症发生率为1.1%[76]。

虽然局部麻醉下无张力修补术似乎最适合日间手术，但已发表的系列文章支持在这种情况下使用

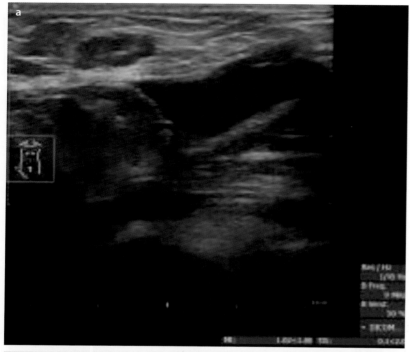

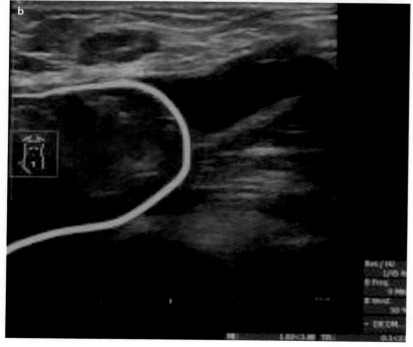

图8-4 a、b. Valsalva动作时股疝（高密度回声）在股静脉上的投影（无回声区域）

其他手术方式和麻醉方式[5]。所有简单的腹股沟疝修补术（开放和内镜）都应考虑日间手术完成，前提是要有足够的后续术后护理[68, 76, 79]。然而，在腹腔镜修补术（TAPP/TEP）和后入路开放网片修补术后，极少数情况下可能会发生严重的腹膜前/腹膜后出血。在大多数病例，这种罕见的并发症发生在术后24～48小时内。由于较大的血肿往往只有被确诊后才能在腹腔镜下处理，因此应考虑对这些患者采取短期住院治疗。

没有足够的数据支持常规推荐门诊手术来治疗复杂腹股沟疝（见上文）。然而，如果术后护理充分，其中的一些个案可能适合门诊手术。绞窄性和急性嵌顿性腹股沟疝修补手术不宜选择日间手术。除上述情况外，腹股沟疝日间手术适用于每一位在家能得到满意护理的患者，包括稳定的ASA Ⅲ级患者[31, 54, 78, 93, 101, 103]。

最近，一篇基于82 911例腹股沟疝手术病例的数据显示，与那些没有服用此类药物的患者相比，使用血小板聚集抑制剂和口服抗凝剂的患者有明显更高的发生并发症的风险（3.9% vs. 1.1%；$P < 0.001$），这些数据记录在德国疝病注册登记系统"Herniamed"中[61]。这些数据提示，不推荐正在接受抗凝治疗的腹股沟疝患者进行日间手术。

一些额外因素也会鼓励或阻碍日间手术的开展。麻醉医师的术前评估非常重要，因为他对围手术期和术后即刻阶段负有主要责任[93]。还必须考虑其他与医院、医师和患者相关的因素[42]。在一个有着丰富日间手术经验和良好基础设施（即易于获得评估前咨询和运行良好的日间手术中心）的中心，很大一部分的腹股沟疝修补术被安排为日间手术。手术因素（手术迅速、并发症少）和麻醉因素（有效控制疼痛和恶心，使患者快速出院成为可能）可能会影响实施日间手术的决定。

术前就诊

术前，患者会在预定的日期和时间来到诊所。通过一些管理流程，接下来进行手术准备。

围手术期抗生素应用

疝手术围手术期预防性使用抗生素仍有争议。预防性抗生素治疗（perioperative antibiotics prophylaxis，PAP）的目的是减少手术部位感染。通过预防，防止污染手术区域的病原体繁殖。这必须通过毒性、过敏反应、耐药性和较高的围手术期费用来进行评估。预防性抗生素治疗不能取代循证

卫生措施来预防术后感染，它只能是一种补充[120]。

疝手术被定义为"清洁手术"[52]。相反，也有相当数量的患者与可能促进手术部位感染率增加的危险因素相关[1, 4]。

在文献中，关于术后伤口感染率的信息各不相同，使用抗生素预防的感染率为0～8.8%，未预防的感染率为0～8.9%[15]。在2012年更新的Cochrane综述中，一组作者得出结论，不推荐在腹股沟疝手术中使用普通抗生素预防[102]。明确强调开放手术和内镜手术之间感染率存在差异的文章很少。在腹腔镜手术中，感染率为0～2.8%；在开放手术中，其范围为0.7%～3.1%[15]。

疝病注册登记研究的数据表明，内镜技术对术后感染率有积极影响，围手术期抗生素并不能带来额外的好处。同时，这些数据表明，抗生素在腹股沟疝开放手术中的围手术期效果是有益的[62]。

因此，在常规内镜腹股沟疝修补术中，不建议使用抗生素预防[92]。对每一种情况，都应该评估是否存在额外的危险因素，从而决定是否使用抗生素。表8-5中列出了危险因素。

抗生素的最佳使用时间应根据半衰期，最好在麻醉诱导期，切皮前60分钟内[48, 122]。首选单剂量术前抗生素预防性应用[127]。

在我们诊所，对所有接受开放腹股沟疝手术的患者，切皮前30分钟都使用抗生素。对无糖尿病等其他危险因素的内镜手术患者，不常规使用抗生素预防。

表8-6是科隆疝中心标准的概述。

根据预判手术野及其邻近皮肤和黏膜在正常或病理环境下所定殖的病原体谱，来选择合适的抗生

表8-5　个人风险因素模型[1]

患 者 因 素	手 术 技 巧	术 中	术 后
年龄	急诊	时间＜2小时	重新修补手术
糖尿病	污染	多个手术	引流＞3天
免疫缺陷		并发症	再手术
肥胖症			
MRSA			
透析			
药物滥用			
ASA 评分＞3			

注：MRSA：耐甲氧西林金黄色葡萄球菌；ASA：美国麻醉医师协会。

表 8-6 科隆疝中心标准

手术方式	常规应用	单次应用
TEP	—	—
TEP+脐疝	头孢呋辛 1.5 g	X
TEP+危险因素	头孢呋辛 1.5 g	X
Lichtenstein 术	头孢呋辛 1.5 g	X
Shouldice 术	头孢呋辛 1.5 g	X
TIPP	头孢呋辛 1.5 g	X

注：TEP：全腹膜外疝修补术；TIPP：经腹股沟腹膜前入路修补术。

素。此外，对于每一位可能出现抗生素过敏的患者，必须单独药物治疗[60]。

决定使用哪种抗生素主要取决于特定手术区域的可能细菌范围，应考虑特定区域的微生物检验结果。这样，抗生素治疗的副作用很小，几乎没有过敏性，而且价格低廉。对于腹股沟区域，推荐氨苄青霉素与舒巴坦和头孢菌素类药物中的一种或两者配伍联合应用[120]。多剂量抗生素预防没有优势[88]。

血栓栓塞的预防

普通人群中深静脉血栓形成（deep vein thrombosis，DVT）的年发病率为 0.05% ~ 0.1%，无须任何外科治疗[6]。根据美国胸科医师学会的数据，普通外科 DVT 的患病率为 15% ~ 40%[6, 40]。

在腹股沟疝修补术中，血栓栓塞事件非常罕见。根据全球最流行的指南，单侧腹股沟疝修补术是一种低风险的手术[15, 40]。

鉴于肺栓塞的潜在致命风险，尽管风险很低，但预防 DVT 还是有用的，并且大多数外科医师都在做这项工作[4]。这些因素导致了预防的必要性，因为血栓形成只会在早期阶段在血流中形成血凝块，同时没有明显的临床症状。目前，还没有血栓形成个体风险的可靠测试[40]。因此，即使是非卧床患者的手术，在腹股沟疝修补术中，也需要普遍进行血栓栓塞预防，尽管国际指南中并没有明确要求这样做。

血栓栓塞预防的适应证和选择应具个体化和风险适应性。发生静脉血栓栓塞症（venous thromboembolism，VTE）的风险受两个因素影响：一方面是不同手术种类和持续时间的暴露所引起的风险，另一方面是患者自身所形成 VTE 的倾向。患者既往有血栓栓塞病史非常重要。

所有关于腹股沟疝修补术的资料均被纳入普外科手术组。目前还没有关于腹股沟疝修补术中 DVT 或 VTE 风险的单独研究。最近的一项研究表明，植入网片后，股静脉血流速度减慢，但对血栓形成的发展没有影响[15]。考虑到患者的体位和腹内压力，腹腔镜手术可能有更高发生 DVT 的风险[7, 51]。血栓栓塞预防时必须权衡出血倾向增加的风险，这会增加术后并发症。与患者相关的危险因素如下[116]。

（1）癌症活动期或治疗期。

（2）60 岁以上。

（3）重症监护入院。

（4）脱水。

（5）已知血栓形成倾向。

  —遗传性血栓形成倾向，例如：

   —凝血因子高水平（如Ⅷ因子疾病）。

   —高同型半胱氨酸血症。

   —低活性 C 蛋白拮抗（如 V 因子疾病）。

   —C 蛋白、S 蛋白和抗凝血酶缺乏。

   —凝血酶原 2021A 基因突变。

（6）肥胖［体重指数（BMI）超过 30 kg/m²］。

（7）一个或多个重要合并症（如心脏病，代谢、内分泌或呼吸系统疾病，急性传染病，炎症）。

（8）个人或直系亲属有 VTE 病史。

（9）应用激素替代疗法。

（10）应用含雌激素的避孕药。

（11）静脉曲张伴静脉炎。

（12）妊娠或在过去 6 周内分娩的女性。

治疗方法

1. 运动

（1）早期活动。

（2）弹力袜。

（3）间歇性气压疗法。

疝手术后早期活动是一个治疗标准。在门诊手术患者日益增多的情况下，这是一个必要条件。只有丧失活动能力的患者才是高危人群。关于弹力袜的讨论仍然存在争议，尽管没有研究表明它们有明确的益处，但也没有证据表明它们有害[56, 105]。如果在没有药物预防血栓的情况下，它们并不适合单独使用。对于腹股沟疝修补术患者，间歇性气压疗法不是一种选择。

2. 肝素 肝素是一种由嗜碱性细胞和肥大细胞产生的天然抗凝剂。肝素作为抗凝剂，防止血液中血栓形成和现有血栓扩大。虽然肝素不能分解已经形成的血凝块，但它允许机体天然溶解血凝块的机制正常工作，分解已经形成的血凝块。肝素及其低分子量衍生物（如依诺肝素、达特肝素、亭扎肝素）可有效预防高危患者的DVT和肺栓塞，但没有证据表明其中的一种在预防死亡方面比另一种更有效。

肝素与酶抑制剂抗凝血酶Ⅲ（AT）结合，引起结构变化，通过增加其反应位点环的灵活性而使其活化。活化的AT随后使凝血酶和其他参与凝血的蛋白酶失活，最显著的是凝血因子Ⅹa。由于肝素的结合，AT使这些蛋白酶的失活速率可以增加1 000倍[19, 27, 47]。

肝素的一个严重的副作用是引起血小板减少症（heparininduced thrombocytopenia，HIT），这是由于机体的过敏反应引起的。HIT由于激活血小板的异常抗体而引起。HIT抗体在未曾接触肝素的血小板减少和血栓形成的患者中被发现，但是大多数抗体出现在接受肝素治疗的人群[121]。普通肝素的HIT发生率为2.6%，低分子肝素的HIT发生率为0.2%[73]。

普遍应用的肝素呈低分子量形式。与普通肝素相比，低分子肝素除了每日1次的给药形式外，没有确切的医疗益处[22, 30]。

表8-6显示了已批准用于预防VTE的低分子肝素（low molecular weight heparin，LMWH）和戊多糖的概况[6]。

3. 用于预防血栓栓塞的其他药物 适应证可能是HIT或对肝素或其衍生物不耐受。

（1）非维生素K依赖性口服凝血因子Ⅹa抑制剂[97, 98]（表8-7）。

（2）直接凝血酶抑制剂[9, 125]（表8-8）。

（3）维生素K拮抗剂（表8-9）。

4. VTE预防的持续时间 VTE预防的持续时间取决于患者的个体风险。对于腹股沟疝，只有在患者有危险因素，如遗传性血栓形成的情况下，才有必要这样做。

术前手术区备皮

汉堡Hanse疝中心采取以下操作：通知病房工作人员为下一位患者做术前准备，其中一项是手术部位备皮，以电剪的方式来进行。根据手术计划确定备皮面积，通常TAPP或TEP修补术的备皮面积比开放式要大。

在3篇综述[59, 112, 113]和1篇随机对照试验研究

表 8-7　已批准用于预防 VTE 的 LMWH 和戊多糖

普 通 名	商 品 名	剂 量
舍托肝素	Mono Embolex NM	3000I.E. 拮抗凝血因子Xa
达肝素	Fragmin P	2500I.E. 拮抗凝血因子Xa
依诺肝素	Clexane 20	20 mg/40 mg
那屈肝素	Fraxiparin 0.2～1.0	1900 I.E.～9500I.E. 拮抗凝血因子Xa
瑞维肝素	Clivarin	13.8 mg/25 ml
亭扎肝素	Innohep	3500 I.E.
磺达肝素	Arixtra	2.5 mg
达那肝素	Orgaran	2×750I.E. 拮抗凝血因子Xa

表 8-8　非维生素 K 依赖性口服凝血因子Ⅹa 抑制剂

普　通　名	商　品　名	剂　　量
利伐沙班	Xarelto	10 mg（口服）
阿哌沙班	Eliquis	2，5 mg（口服）

表 8-9　直接凝血酶抑制剂

普　通　名	商　品　名	剂　　量
阿加曲班	Argatra	2 μg/kg/min（静脉注射）
达比加群酯	Pradaxa	75 ～ 150 mg

表 8-10　维生素 K 拮抗剂

普　通　名	商　品　名	剂　　量
华法林	Coumadin，Jantoven	按个体 INR 值
苯丙香豆素	Marcumar，Falithrom	按个体 INR 值

中[84]，没有发现强有力的证据反对术前备皮。此外，强有力的证据表明，当有必要备皮时不应采用剃的方法，最好取而代之的是，在术前即刻使用脱毛剂或电剪[8]。

术中操作：麻醉和手术

关于麻醉和手术治疗的选择，见专题46。

术后文件和数据输入注册系统

手术结束后，立即完成记录，并将报告发送给全科医师。必须将相关数据录入注册系统。

术后再次入住病房

在麻醉复苏室苏醒后，如果需要进行短期治疗，可将患者重新移入术后治疗的住院病房。如果是日间手术，可直接从麻醉复苏室或病房出院。详见下文的"出院管理"。

术后疼痛控制

术后立即进行的最重要的治疗之一是有效控制疼痛。TAPP 和 TEP 术后第一周内的早期疼痛在术后第一天最严重，以深部腹痛为主[114]。疼痛控制应始终遵循明确定义的标准步骤。

有证据表明，腹腔镜腹股沟疝修补术后的早期疼痛较术后3个月的疼痛［慢性腹股沟区疼痛（chronic inguinal pain，CIP）］轻。

使用区域麻醉代替传统的全身麻醉似乎不会对修补质量产生不良影响。它能否为患者提供一种替代的麻醉方式，从而减轻术后疼痛，目前尚不清楚[118]。

然而，术后疼痛控制治疗是必要的，应该在术中就已开始。

在汉堡Hanse疝中心，表8-10中介绍的流程事实上已在实践中应用。

因此，腹腔镜疝修补术后和开放手术后一样，也需要充分的术后疼痛控制。

讨论

EHS指南得出结论（1A级），内镜腹股沟疝修补术后患者比Lichtenstein修补术后患者更早恢复正常活动或工作。A级推荐指出，如果术后迅速恢复特别重要，应考虑使用内镜技术[111]。

不同的meta分析显示，开放网片修补术后，患者的恢复时间比传统修补术平均提前4天，内镜手术比开放网片修补手术平均提前7天[17, 18, 23, 28, 45, 49, 66, 68, 80, 104, 107]。恢复时间延长的主要原因是疼痛[24]。

表 8-11 术后疼痛控制观点[63]

项　目	观　点　1	观　点　2
根据 NRS 的基础疼痛值	NRS ＞ 4 →步骤 1 NRS ＞ 8 通知主管医师	NRS ＞ 4 →步骤 1 NRS ＞ 8 通知主管医师
步骤 1	对乙酰氨基酚 p.o. 4×1 g/24 小时 或 对乙酰氨基酚 i.v. 4×1 g/24 小时 和 布洛芬 p.o. 3×600 mg 必要时，质子泵抑制剂（PPI）20 mg/24 小时	安乃近 p.o. 4×1 g/24 小时 或 安乃近 i.v. 4×1 g/24 小时
根据 NRS 的控制疼痛值	NRS ＞ 4 →步骤 2 NRS ＞ 8 通知主管医师	NRS ＞ 4 →步骤 2 NRS ＞ 8 通知主管医师
步骤 2	吡曲明 7.5 mg s.c. 至 4×/24 小时 或 吡曲明 7.5 mg i.v. 至 4×/24 小时 停止时间始终为 4 小时 必要时，羟考酮 10/5 mg p.o.2×/24 小时	吡曲明 7.5 mg s.c. 至 4×/24 小时 或 吡曲明 7.5 mg i.v. 至 4×/24 小时 停止时间始终为 4 小时 必要时，羟考酮 10/5 mg p.o.2×/24 小时
根据 NRS 的控制疼痛值	NRS ＞ 4 →评估重复用药情况（不计次数） NRS ＞ 8 通知主管医师	NRS ＞ 4 →评估重复用药情况（不计次数） NRS ＞ 8 通知主管医师

注：NRS：numeric rating scale，数字评分；p.o. 口服；i.v. 静脉注射；s.c. 皮下注射。

腹腔镜疝修补术中使用钛化ELW网片并不影响慢性疼痛的发生率，但似乎可以改善术后早期康复[16]。

除术前和术中疼痛的预防和治疗方法（见上文）外，术后疼痛管理主要是使用非阿片类和非甾体类抗炎药（对乙酰氨基酚、非甾体抗炎药和选择性COX-2抑制剂）[12, 25, 34, 106, 109, 117]。对乙酰氨基酚作为中到重度疼痛的单药治疗药物，疗效欠佳。然而，当其与一种非甾体抗炎药联合应用时，在没有禁忌证的情况下，若及时给药似乎是最佳的，并且在恢复的早期阶段给患者提供了足够的止痛剂[55, 86]。

阿片类药物可引起恶心、呕吐、便秘等不良反应，从而延缓术后恢复，因此应尽可能使用非阿片类镇痛药。然而，除了非阿片类镇痛药以外，阿片类药物还可用于中度或重度疼痛，或者当非甾体抗炎药和对乙酰氨基酚联合使用效果不佳或有禁忌证时[124]。

内镜疝修补术置入网片后是否应给予腹膜外局部麻醉，目前尚不清楚。一项随机对照试验[10]建议应用，而一项关于同一个问题的大数据meta分析表明，腹膜外布比卡因治疗在减轻术后疼痛方面并不比安慰剂更有效[115]。

出院管理

手术后出院是指根据患者的病情在当天或在病房住一两晚后回家或住在附近的旅馆。根据对患者资料的医疗评估，有必要遵循个体化的方法来做出决策。详见上文的"日间护理或短期住院治疗"。

出院计划始于患者入住医院/疝中心前的术前咨询。在择期手术前，患者将被询问他们对恢复期的需求。

出院计划是一项服务，是帮助患者安排住院后所需的护理及监测住院期间的情况，以确保以最有效和最具成本效益的方式来提供最佳护理。

出院规划者将与患者及其家人、治疗团队和医师合作，以确定患者的出院需求，并将患者转移到适当的环境。

出院规划者可以协助向社区机构提供信息和转

诊，帮助过渡到专业护理机构或长期护理机构，并提供家庭护理服务、康复护理和门诊医疗信息，以及帮助获得所需的家庭医疗设备。

当需要时，社工管理人员可以与跨学科团队和社区机构协作，以协调整个医疗保健的连续性照顾。

医保管理人员与医师和保险公司密切合作，以确保患者住院期间符合医疗指导方针，并确保保险公司提供经济补偿。保险法规及严格的地方法律要求对患者的治疗和住院时间进行持续监测，以确保护理水平是适宜的。

患者顺利出院需要提供以下内容：

（1）不间断的药品供应，包括周末。

（2）必要的药物处方。

（3）必要的家庭护理处方。

（4）病假证明。

（5）预定术后会诊时间。

（6）出院后的紧急处理（易用的）方法。

（7）持续注册数据输入（Herniamed）。

（8）出院信息（印刷品）。

出院信息（discharge information，FAQ）应包含以下内容，并在术前咨询时提供给每位患者：

（1）术后2周部分身体活动恢复：允许慢跑和骑自行车。

（2）术后4周完全恢复。

（3）术后允许立即淋浴（注意保护手术伤口）。

（4）换药。

（5）药物管理：镇痛药，抗血栓药物，"抗血栓药物桥接"。

（6）病假证明。

（7）出院后急救电话：医院、疝中心、一般急救电话120。

（8）安排术后会诊时间：疝中心电话号码。

Cochrane数据库的一个系统回顾分析显示，证据表明，针对个别患者度身定制的出院计划可能会缩短住院时间，降低老年人因疾病入院的再入院率。出院计划对病死率、健康结果和费用的影响仍然不确定[108]。

综合信息表和问卷调查有助于成功实现出院管理[29, 36]。

疝中心手术咨询（术后）

临床检查

当患者在出院约1周后来预定的术后咨询时，需进行临床检查，包括伤口检查、手术部位/腹股沟区检查，以及检查腹部是否有肿胀、疼痛、感染迹象和（或）功能障碍。

术后动态腹股沟超声

临床检查后，常规进行超声检查，目的是了解网片的位置、肿胀（如腹股沟精索区血清肿被误认为复发）、睾丸血供和（或）发现异常组织。根据上文中的四个步骤进行超声检查。参见"动态腹股沟超声检查"。

术后晚期疼痛控制

正常情况下，术后不再需要3天至1周的止痛治疗。在我们的实践中，如果腹股沟区疼痛的持续时间较长，首选的治疗方法是在服用质子泵抑制剂的基础上持续服用非甾体抗炎药2～3周。对于生殖器-股骨综合征引起的严重睾丸疼痛，应考虑采用布鲁卡因和地塞米松局部浸润阻滞（关于术后晚期疼痛控制的选择，详见专题17）。

确定病假时间

病假证明由全科医师或疝中心开具，病假时间视患者的职业而定。对于从事体力工作者，可能需要长达4周的时间才能重返工作岗位。

强有力的证据表明，内镜腹股沟疝修补术可显著缩短病假时间。不同的meta分析显示，开放网片修补术后，患者平均比传统修补术提早4天恢复，患者内镜术后比开放网片修补术后平均提早7天恢复[17, 18, 23, 28, 45, 49, 66, 68, 80, 104, 107]。恢复时间延长的主要原因是疼痛[24]。

文件和数据输入注册系统

术后需将咨询记录和数据录入Herniamed注册系统。

在患者没有进一步投诉的情况下，将最后一份报告发送给全科医师，这样就完成了整个外科治疗。

参考文献

[1] Aga E, et al. Surgical site infections after abdominal surgery: incidence and risk factors. A prospective cohort study. Infect Dis (Lond). 2015;47(11):761–7.

[2] Alabraba E, Psarelli E, Meakin K, Quinn M, Leung M, Hartley M, et al. The role of ultrasound in the management of patients with occult groin hernias. Int J Surg [Internet] England. 2014. [cited 2015 Jan 9]; 12(9): 918–22.

[3] Alam A, Nice C, Uberoi R. The accuracy of ultrasound in the diagnosis of clinically occult groin hernias in adults. Eur Radiol [Internet]. 2005;15(12):2457–61.

[4] Anwar S, Scott P. Current practice for anticoagulation prophylaxis in inguinal hernia surgery: a questionnaire survey. N Z Med J. 2003;116(1181):U583.

[5] Aveline C, Le Hetet H, Le Roux A, Vautier P, Cognet F, Vinet E, et al. Comparison between ultrasound-guided transversus abdominis plane and conventional ilioinguinal/iliohypogastric nerve blocks for day-case open inguinal hernia repair. Br J Anaesth England. 2011; 106(3):380–6.

[6] Fachgesellschaften, A.d.W.M., S3-Leitlinie Prophylaxe der venösen Thromboembolie. AWMF Leitlinienregister Nr. 003/001, 2015.

[7] Baca I, et al. Prevention of thromboembolism in minimal invasive interventions and brief inpatient treatment. Results of a multicenter, prospective, randomized, controlled study with a low molecular weight heparin. Chirurg. 1997;68(12):1275–80.

[8] Balthazar ER, Colt JD, Nichols RL. Preoperative hair removal: a random prospective study of shaving versus clipping. South Med J. 1982;75(7):799–801.

[9] Bambrah RK, Pham DC, Rana F. Argatroban in heparin-induced thrombocytopenia: rationale for use and place in therapy. Ther Adv Chronic Dis. 2013;4(6):302–4.

[10] Bar-Dayan A, Natour M, Bar-Zakai B, Zmora O, Shabtai M, Ayalon A, Kuriansky J. Preperitoneal bupivacaine attenuates pain following laparoscopic inguinal hernia repair. Surg Endosc. 2004;18(7):1079–81. Epub 2004 May 27.

[11] Barile A, Erriquez D, Cacchio A, De Paulis F, Di Cesare E, Masciocchi C. Groin pain in athletes: role of magnetic resonance. Radiol Med. 2000;100(4):216–22.

[12] Beaussier M, Weickmans H, Paugam C, et al. A randomized, double-blind comparison between parecoxib sodium and propacetamol for parenteral postoperative analgesia after inguinal hernia repair in adult patients. Anesth Analg. 2005;100:1309–15. https://doi.org/10.1213/01.ANE.0000150972.88708.13.

[13] Bischoff JM, Koscielniak-Nielsen ZJ, Kehlet H, Werner MU. Ultrasound-guided ilioinguinal/iliohypogastric nerve blocks for persistent inguinal posthernior-rhaphy pain: a randomized, double-blind, placebo-controlled, crossover trial. Anesth Analg United States. 2012;114(6):1323–9.

[14] International guidelines for groin hernia management. Hernia Surge Group. Hernia. 2018;22(1):1–165.

[15] Bittner R, et al. Guidelines for laparoscopic (TAPP) and endoscopic (TEP) treatment of inguinal hernia [International Endohernia Society (IEHS)]. Surg Endosc. 2011;25(9):2773–843.

[16] Bittner R, Schmedt CG, Leibl BJ, Schwarz J. Early postoperative and one year results of a randomized controlled trial comparing the impact of extralight titanized polypropylene mesh and traditional heavy-weight polypropylene mesh on pain and seroma production in laparoscopic hernia repair (TAPP). World J Surg. 2011;35(8):1791–7. https://doi.org/10.1007/s00268-011-1148-x.

[17] Bittner R, Schwarz J. Inguinal hernia repair: current surgical techniques. Langenbecks Arch Surg. 2012;397(2):271–82. https://doi.org/10.1007/s00423-011-0875-7. Epub 2011 Nov 25.

[18] Bittner R, Sauerland S, Schmedt CG. Comparison of endoscopic techniques vs Shouldice and other open nonmesh techniques for inguinal hernia repair: a meta-analysis of randomized controlled trials. Surg Endosc. 2005;19:605–15.

[19] Bjork I, Lindahl U. Mechanism of the anticoagulant action of heparin. Mol Cell Biochem. 1982;48(3):161–82.

[20] Bradley M, Morgan D, Pentlow B, Roe A. The groin hernia - an ultrasound diagnosis? Ann R Coll Surg Engl England. 2003;85(3):178–80.

[21] Bradley M, Morgan J, Pentlow B, Roe A. The positive predictive value of diagnostic ultrasound for occult Herniae. Ann R Coll Surg Engl. 2006;88(2):165–7.

[22] Beitland S, et al. Thromboprophylaxis with low molecular weight heparin versus unfractionated heparin in intensive care patients: a systematic review with meta-analysis and trial sequential analysis. Intensive Care Med. 2015;41(7):1209–19.

[23] Bringman S, et al. Tension-free inguinal hernia repair: TEP versus mesh-plug versus Lichtenstein: a prospective randomized controlled trial. Ann Surg. 2003;237:142–7.

[24] Callesen T. Inguinal hernia repair: anaesthesia, pain and convalescence. Dan Med Bull. 2003;50:203–18.

[25] Chen LC, Elliott R. A, Ashcroft DM. Systematic review of the analgesic efficacy and tolerability of COX-2 inhibitors in post-operative pain control. J Clin Pharm Ther. 2004;29(3):215–29. https://doi.org/10.1111/j.1365-2710.2004.00558.x.

[26] Cherian PT, Parnell AP. The diagnosis and classification of inguinal and femoral hernia on multisection spiral CT. Clin Radiol England. 2008;63(2):184–92.

[27] Chuang YJ, et al. Heparin enhances the specificity of antithrombin for thrombin and factor Xa independent of the reactive center loop sequence. Evidence for an exosite determinant of factor Xa specificity in heparin-activated antithrombin. J Biol Chem. 2001;276(18):14961–71.

[28] Chung RS, Rowland DY. Meta-analyses of randomized controlled trials of laparoscopic vs conventional inguinal hernia repairs. Surg Endosc. 1999;13:689–94.

[29] CMS, Centers for Medicare and Medicaid Services. Your discharge planning checklist. https://www.medicare.gov/Pubs/pdf/11376.pdf.

[30] Counsell C, Sandercock P. Low-molecular-weight heparins or heparinoids versus standard unfractionated heparin for acute ischaemic stroke. Cochrane Database Syst Rev. 2001(4):Cd000119. 31.

[31] Davies KE, Houghton K, Montgomery JE. Obesity and day-case surgery. Anaesthesia. 2001;56(11):1112–5. https://doi.org/10.1111/j.1365-2044.2001.1962-5.x.

[32] Depasquale R, Landes C, Doyle G. Audit of ultrasound and decision to operate in groin pain of unknown aetiology with ultrasound technique explained. Clin Radiol. 2009;64:608–14.

[33] Drew MK, Osmotherly PG, Chiarelli PE. Imaging and clinical tests for the diagnosis of long-standing groin pain in athletes. A systematic review. Phys Ther Sport [Internet]. 2014. [cited 2014 Dec 4];15(2):124–9.

[34] Dueholm S, Forrest M, Hjortso E, Lemvigh E. Pain relief following herniotomy: a double-blind randomized comparison between naproxen and placebo. Acta Anaesthesiol Scand. 1989;33:391–4.

[35] Engbaek J, Bartholdy J, Hjortsø N-C. Return hospital visits and morbidity within 60 days after day surgery: a retrospective study of 18,736 day surgical procedures. Acta Anaesthesiol Scand. 2006;50(8):911–9. https://doi.org/10.1111/j.1399-6576.2006.01090.x.

[36] Facharztklinik Hamburg. Ermittlung des poststationären Hilfebedarfs. FO-21, Version: 03, Stand 08.05.2013.

[37] Farquharson EL. Early ambulation; with special reference to herniorrhapy as an outpatient procedure. Lancet. 1955;269:517–9.

[38] Garner JP, Patel S, Glaves J, Ravi K. Is herniography useful? Hernia France. 2006;10(1):66–9.

[39] Garvey JFW. Computed tomography scan diagnosis of occult groin hernia. Hernia. 2012;16(3):307–14.

[40] Geerts WH, et al. Prevention of venous thromboembolism: the seventh ACCP conference on antithrombotic and thrombolytic therapy. Chest. 2004;126(3 Suppl):338S–400S.

[41] Geuens G, Bellinck P, Mulkens T, Salgado R, de Gheldere C, Vanclooster P, et al. Revisiting the role of herniography in the preoperative work-up of groin hernias? Acta Chir Belg Belgium. 2011;111(6):370–3.

[42] Go P, Rutten C, Grasveld-van Berkel M, van Montfort A. Dagbehandeling in Nederland. Utrecht: Lemma; 2002.

[43] Goulbourne IA, Ruckley CV. Operations for hernia and varicose veins in a day-bed unit. Br Med J. 1979;2(6192):712–4.

[44] Grant T, Neuschler E, Hartz W 3rd. Groin pain in women: use of sonography to detect occult hernias. J Ultrasound Med United States. 2011;30(12):1701–7.

[45] Grant AM. Laparoscopic versus open groin hernia repair: meta-analysis of randomised trials based on individual patient data. Hernia. 2002;6:2–10.

[46] Hakeem A, Shanmugam V. Current trends in the diagnosis and management of post-herniorraphy chronic groin pain. World J Gastrointest Surg China. 2011;3(6):73–81.

[47] Handoll HH, et al. Heparin, low molecular weight heparin and physical methods for preventing deep vein thrombosis and pulmonary embolism following surgery for hip fractures. Cochrane Database Syst Rev. 2002;(4):Cd000305.

[48] Hawn MT, et al. Timing of surgical antibiotic prophylaxis and the risk of surgical site infection. JAMA Surg. 2013;148(7):649–57.

[49] Heikkinen TJ, Haukipuro K, Hulkko A. A cost and outcome comparison between laparoscopic and Lichtenstein hernia operations in a day-case unit. A randomized prospective study. Surg Endosc. 1998;12:1199–203.

[50] Henriksen NA, Thorup J, Jorgensen LN. Unsuspected femoral hernia in patients with a preoperative diagnosis of recurrent inguinal hernia. Hernia. 2012;16(4):381–5.

[51] Holzheimer RG. Laparoscopic procedures as a risk factor of deep venous thrombosis, superficial ascending thrombophlebitis and pulmonary embolism--case report and review of the literature. Eur J Med Res. 2004;9(9):417–22.

[52] Horan TC, et al. CDC definitions of nosocomial surgical site infections, 1992: a modification of CDC definitions of surgical wound infections. Am J Infect Control. 1992;20(5):271–4.

[53] Hureibi KA, GR ML, Kidambi AV. Is herniography useful and safe? Eur J Radiol [Internet]. 2011. [cited 2014 Oct 5];80(2):e86–90.

[54] Jarrett PEM. Day care surgery. Eur J Anaesthesiol. 2001;18(S23):32–5. https://doi.org/10.1046/j.1365-2346.2001.018s23032.x.

[55] Joshi GP, Rawal N, Kehlet H, et al. Evidence-based management of postoperative pain in adults undergoing open inguinal hernia surgery. Br J Surg. 2012;99(2):168–85. https://doi.org/10.1002/bjs.7660.

[56] Kahn SR, et al. Compression stockings to prevent post-thrombotic syndrome: a randomised placebo-controlled trial. Lancet. 2014;383(9920):880–8.

[57] Kim B, Robinson P, Modi H, Gupta H, Horgan K, Achuthan R. Evaluation of the usage and influence of groin ultrasound in primary and secondary healthcare settings. Hernia. 2015;19:367–71.

[58] Kitami M, Takase K, Tsuboi M, Rikimaru Y, Hakamatsuka T, Yamada T, et al. Differentiation of femoral and inguinal hernias on the basis of anteroposterior relationship to the inguinal ligament on multidimensional computed tomography. J Comput Assist Tomogr United States. 2009;33(5):678–81.

[59] Kjønniksen I, Andersen BM, Søndenaa VG, Segadal L. Preoperative hair removal-a systematic literature review. AORN J. 2002;75(5):928–38. 940.

[60] Knebel P, et al. Evidence-based antibiotic prophylaxis in general and visceral surgery. Chirurg. 2011;82(3):227–34.

[61] Köckerling F, Roessing C, Adolf D, Schug-Pass C, Jacob D. Has endoscopic (TEP, TAPP) or open inguinal hernia repair a higher risk of bleeding in patients with coagulopathy or antithrombotic therapy? Data from the Herniamed registry. Surg Endosc. 2015;30(5):2073–81. https://doi.org/10.1007/s00464-015-4456-7.

[62] Kockerling F, et al. Do we need antibiotic prophylaxis in endoscopic inguinal hernia repair? Results of the Herniamed registry. Surg Endosc. 2015;29(12):3741–9.

[63] König A, Bode H, Herold M. Therapiekonzepte zur Schmerztherapie im BKB Abteilung für Anästhesie 2011/2. Revision 1.6.2014.

[64] Korenkov M, Paul A, Troidl H. Color duplex sonography: diagnostic tool in the differentiation of inguinal hernias. J Ultrasound Med. 1999;18(8):565–8.

[65] Kraft BM, Kolb H, Kuckuk B, Haaga S, Leibl BJ, Kraft K, et al. Diagnosis and classification of inguinal hernias. Surg Endosc. 2003;17(12):2021–4.

[66] Kuhry E, et al. Open or endoscopic total extraperitoneal inguinal hernia repair? a systematic review. Surg Endosc. 2007;21:161–6.

[67] Kulstad E, Pittman L, Konicki PJ. Ultrasound in the diagnosis of incarcerated hernia. Int J Emerg Med. 2003;1(1). https://doi.org/10.5580/2229.

[68] Lau H, Patil NG, Yuen WK. Day-case endoscopic totally extraperitoneal inguinal hernioplasty versus open Lichtenstein hernioplasty for unilateral primary inguinal hernia in males: a randomized trial. Surg Endosc. 2006;20(1):76–81. https://doi.org/10.1007/s00464-005-0203-9.

[69] LeBlanc KE, LeBlanc LL, LeBlanc KA. Inguinal hernias: diagnosis and management. Am Fam Physician [Internet]. 2013;87(12):844–8.

[70] Lechner M, Fortelny R, Ofner D, Mayer F. Suspected inguinal hernias in pregnancy-handle with care! Hernia. 2013;18(3):375–9. [Epub ahead of print].

[71] Light D, Ratnasingham K, Banerjee A, Cadwallader R, Uzzaman MM, Gopinath B. The role of ultrasound scan in the diagnosis of occult inguinal hernias. Int J Surg. 2011;9(2):169–72. 201.

[72] Lilly MC, Arregui ME. Ultrasound of the inguinal floor for evaluation of hernias. Surg Endosc. 2002;16(4):659–62.

[73] Linkins LA, et al. Treatment and prevention of heparin-induced thrombocytopenia: antithrombotic therapy and prevention of thrombosis, 9th ed: American College of Chest Physicians Evidence-Based Clinical Practice Guidelines. Chest. 2012;141(2 Suppl):e495S–530S.

[74] Lorenzini C, Sofia L, Pergolizzi FP, Trovato M. The value of diagnostic ultrasound for detecting occult inguinal hernia in patients with groin pain. Chir Ital. 2008;60(6):813–7.

[75] Madura JA, Madura JA 2nd, Copper CM, Worth RM. Inguinal neurectomy for inguinal nerve entrapment: an experience with 100 patients. Am J Surg. 2005;189(3):283–7.

[76] Majholm B, Engbæk J, Bartholdy J, et al. Is day surgery safe? A Danish multicentre study of morbidity after 57,709 day surgery procedures. Acta Anaesthesiol Scand. 2012;56(3):323–31. https://doi.org/10.1111/j.1399-6576.2011.02631.x.

[77] Marien T, Taouli B, Telegrafi S, Babb J, Lepor H. Optimizing the detection of subclinical inguinal hernias in men undergoing open radical retropubic prostatectomy. BJU Int. 2010;106(10):1468–72.

[78] Mattila K, Vironen J, Eklund A, Kontinen VK, Hynynen M. Randomized clinical trial comparing ambulatory and inpatient care after inguinal hernia repair in patients aged 65 years or older. Am J Surg. 2011;201:179–85. https://doi.org/10.1016/j.amjsurg.2010.04.024.

[79] McCormack K, Scott NW, Go PM, Ross S, Grant AM. Laparoscopic techniques versus open techniques for inguinal hernia repair. Cochrane Database Syst Rev. 2003;1:CD001785. https://doi.org/10.1002/14651858.CD001785.

[80] McCormack K, et al. Laparoscopic surgery for inguinal hernia repair: systematic review of effectiveness and economic evaluation. Health Technol Assess. 2005;9:1–iv.

[81] Medina M, et al. Risk factors of surgical wound infection in patients undergoing herniorrhaphy. Eur J Surg. 1997;163(3):191–8.

[82] Michelsen MWF. Comparison of outpatient and inpatient operations for inguinal hernia (1971 to 1978) (author's transl). [Article in German]. Zentralbl Chir. 1982;107(2):94–102.

[83] Miller J, Cho J, Michael MJ, Saouaf R, Towfigh S. Role of imaging in the diagnosis of occult hernias. JAMA Surg [Internet]. 2014;149(10):1077–80. [cited 2014 Oct 5];25141884.

[84] Moro ML, Carrieri MP, Tozzi AE, Lana S, Greco D. Risk factors for surgical wound infections in clean surgery: a multicenter study. Italian PRINOS study group. Ann Ital Chir. 1996;67(1):13–9.

[85] Murphy KP, O'Connor OJ, Maher MM. Adult abdominal hernias. AJR Am J Roentgenol [Internet]. 2014;202(6):W506–11. Available from: http://www.ncbi.nlm.nih.gov/pubmed/24848843.

[86] Ong CKS, Seymour RA, Lirk P, Merry AF. Combining paracetamol (acetaminophen) with nonsteroidal anti-inflammatory drugs: a qualitative systematic review of analgesic efficacy for acute postoperative pain. Anesth Analg. 2010;110(4):1170–9. https://doi.org/10.1213/ANE.0b013e3181cf9281.

[87] Orchard JW, Read JW, Neophyton J, Garlick D. Groin pain associated with ultrasound finding of inguinal canal posterior wall deficiency in Australian rules footballers. Br J Sports Med. 1998;32(2):134–9.

[88] Orlando G, et al. One-shot versus multidose perioperative antibiotic prophylaxis after kidney transplantation: a randomized, controlled clinical trial. Surgery. 2015;157(1):104–10.

[89] Pawlak M, Niebuhr H, Bury K. Dynamic inguinal ultrasound: a diagnostic tool for hernia surgeons. Letter to the editor. Hernia 2015;19(6):1033–4. doi: https://doi.org/10.1007/s10029-015-1356-7.

[90] Pilkington SA, Rees M, Jones O, Green I. Ultrasound diagnosis of round ligament varicosities mimicking inguinal hernias in pregnancy. Ann R Coll Surg Engl. 2004;86(5):400–1. PMID: 12831490 [PubMed - indexed for MEDLINE] PMCID: PMC1964363.

[91] Pineault R, Contandriopoulos AP, Valois M, Bastian ML, Lance JM. Randomized clinical trial of one-day surgery. Patient satisfaction, clinical outcomes, and costs. Med Care. 1985;23(2):171–82. https://doi.org/10.1097/00005650-198502000-00008.

[92] Poelman MM, van den Heuvel B, Deelder JD, Abis GS, Beudeker N, Bittner RR, Campanelli G, van Dam D, Dwars BJ, Eker HH, Fingerhut A, Khatkov I, Koeckerling F, Kukleta JF, Miserez M, Montgomery A, Munoz Brands RM, Morales Conde S, Muysoms FE, Soltes M, Tromp W, Yavuz Y, Bonjer HJ. EAES consensus development conference on endoscopic repair of groin hernias. Surg

Endosc. 2013;27(10):3505–19. https://doi.org/10.1007/s00464-013-3001.

[93] Prabhu A, Chung F. Anaesthetic strategies towards developments in day care surgery. Eur J Anaesthesiol Suppl. 2001;23:36–42. https://doi.org/10.1046/j.1365-2346.2001.018s23036.x.

[94] Prescott RJ, Cutherbertson C, Fenwick N, Garraway WM, Ruckley CV. Economic aspects of day care after operations for hernia or varicose veins. J Epidemiol Community Health. 1978;32(3):222–5.

[95] Primatesta P, Goldacre MJ. Inguinal hernia repair: incidence of elective and emergency surgery, readmission and mortality. Int J Epidemiol. 1996;25(4):835–9.

[96] Quinlan DJ, Eriksson BI. Novel oral anticoagulants for thromboprophylaxis after orthopaedic surgery. Best Pract Res Clin Haematol. 2013;26(2):171–82.

[97] Ramyil VM, Ognonna BC, Iya D. Patient acceptance of outpatient treatment for inguinal hernia in Jos. Nigeria Cent Afr J Med. 1999;45(9):244–6.

[98] Rath NK, et al. The use of rivaroxaban for chemical thromboprophylaxis following total knee replacement. Knee. 2013;20(6):397–400.

[99] Robinson A, Light D, Kasim A, Nice C. A systematic review and meta-analysis of the role of radiology in the diagnosis of occult inguinal hernia. Surg Endosc. 2013;27(1):11–8.

[100] Robinson P, Hensor E, Lansdown MJ, Ambrose NS, Chapman AH. Inguinofemoral hernia: accuracy of sonography in patients with indeterminate clinical features. AJR Am J Roentgenol [Internet]. 2006;187(5):1168–78.

[101] Rosenberg J, Bisgaard T, Kehlet H, Wara P, Asmussen T, Juul P, et al. Danish hernia database recommendations for the management of inguinal and femoral hernia in adults. Dan Med Bull [Internet]. 2011;58(2):C4243.

[102] Sanchez-Manuel FJ, Lozano-Garcia J, Seco-Gil JL. Antibiotic prophylaxis for hernia repair. Cochrane Database Syst Rev. 2012;2:CD003769.

[103] Sanjay P, Jones P, Woodward A. Inguinal hernia repair: are ASA grades 3 and 4 patients suitable for day case hernia repair? Hernia. 2006;10(4):299–302. https://doi.org/10.1007/s10029-005-0048-0.

[104] Schmedt CG, Sauerland S, Bittner R. Comparison of endoscopic procedures vs Lichtenstein and other open mesh techniques for inguinal hernia repair: a meta-analysis of randomized controlled trials. Surg Endosc. 2005;19:188–99.

[105] Schulz SL, et al. Graduated compression stockings for the prevention of venous thromboembolism in surgical patients in the age of low molecular weight heparins. J Thromb Haemost. 2005;3(10):2363–5.

[106] Schurr MJ, Faucher LD. A prospective, randomized, comparative trial of a COX-2 selective nonsteroidal anti-inflammatory drug versus placebo in inguinal herniorrhaphy patients. Hernia. 2009;13:491–7. https://doi.org/10.1007/s10029-009-0489-y.

[107] Scott NW, et al. Open mesh versus non-mesh for repair of femoral and inguinal hernia. Cochrane Database Syst Rev. 2002;6(3):130–6. CD002197.

[108] Shepperd S, Lannin NA, Clemson LM, McCluskey A, Cameron ID, Barras SL. Discharge planning from hospital to home. Cochrane Database Syst Rev. 2013;1:CD000313. https://doi.org/10.1002/14651858.CD000313.pub4.

[109] Shirasaka W, Toriyama S, Tsujikawa S, Yamashita T, Tani Y, Ikeshita K. Use of flurbiprofen before emergence from anesthesia relieves pain during immediate postoperative period after laparoscopic inguinal hernia repair. Masui. 2015;64(1):60–4.

[110] Shpitz B, Kuriansky J, Werener M, Osadchi A, Tiomkin V, Bugayev N, et al. Early postoperative evaluation of groins after laparoscopic total extraperitoneal repair of inguinal hernias. J Laparoendosc Adv Surg Tech A United States. 2004;14(6):353–7.

[111] Simons MP, Aufenacker T, Bay-Nielsen M, Bouillot JL, Campanelli G, Conze J, de Lange D, Fortelny R, Heikkinen T, Kingsnorth A, Kukleta J, Morales-Conde S, Nordin P, Schumpelick V, Smedberg S, Smietanski M, Weber G, Miserez M. European hernia society guidelines on the treatment of inguinal hernia in adult patients. Hernia. 2009;13(4):343–403. https://doi.org/10.1007/s10029-009-0529-7. Epub 2009 Jul 28.

[112] Tanner J, Norrie P, Melen K. Preoperative hair removal to reduce surgical site infection. Cochrane Database Syst Rev. 2011;9(11):CD004122. https://doi.org/10.1002/14651858.CD004122.pub4.

[113] Tanner J, Moncaster K, Woodings D. Preoperative hair removal: a systematic review. J Perioper Pract. 2007;17(3):118–21. 124-32.

[114] Tolver MA, Rosenberg J, Bisgaard T. Early pain after laparoscopic inguinal hernia repair. A qualitative systematic review. Acta Anaesthesiol Scand. 2012;56(5):549–57. https://doi.org/10.1111/j.1399-6576.2011.02633.x. Epub 2012 Jan 19.

[115] Tong YS, Wu CC, Bai CH, Lee HC, Liang HH, Kuo LJ, Wei PL, Tam KW. Effect of extraperitoneal bupivacaine analgesia in laparoscopic inguinal hernia repair: a meta-analysis of randomized controlled trials. Hernia. 2014;18(2):177–83. https://doi.org/10.1007/s10029-013-1100-0. Epub 2013 May 5.

[116] Treasure T, Hill J. NICE guidance on reducing the risk of venous thromboembolism in patients admitted to hospital. J R Soc Med. 2010;103(6):210–2.

[117] Turaga K, Wright A, Lee R, et al. A randomized trial of the peri-operative use of COX-2 inhibitors in Lichtenstein herniorrhaphy. Hernia. 2008;12:515–9. https://doi.org/10.1007/s10029-008-0379-8.

[118] Tzovaras G, Symeonidis D, Koukoulis G, Baloyiannis I, Georgopoulou S, Pratsas C, Zacharoulis D. Long-term results after laparoscopic transabdominal preperitoneal (TAPP) inguinal hernia repair under spinal anesthesia. Hernia. 2012;16(6):641–5. https://doi.org/10.1007/s10029-012-0934-1. Epub 2012 Jun 24.

[119] van den Berg JC, de Valois JC, Go PM, Rosenbusch G. Detection of groin hernia with physical examination, ultrasound, and MRI compared with laparoscopic findings. Invest Radiol. 1999;34(12):739–43.

[120] Wacha H, Hoyme U, Isenmann R, Kujath P, Lebert C,

Naber K, Salzberger B. Perioperative Antibiotika-Prophylaxe Empfehlungen einer Expertenkommission der Paul-Ehrlich-Gesellschaft für Chemotherapie e. V. Chemotherapie J. 2010;19(3):70–84.

[121]　Warkentin TE, et al. A spontaneous prothrombotic disorder resembling heparin-induced thrombocytopenia. Am J Med. 2008;121(7):632–6.

[122]　Weber WP, et al. The timing of surgical antimicrobial prophylaxis. Ann Surg. 2008;247(6):918–26.

[123]　Whalen HR, Kidd GA, O'Dwyer PJ. Easily missed? femoral hernias. BMJ. 2001;343:d7668. Published 8 December 2011.

[124]　Wheeler M, Oderda GM, Ashburn MA, Lipman AG. Adverse events associated with postoperative opioid analgesia: a systematic review. J Pain. 2002;3(3): 159–80. https://doi.org/10.1054/jpai.2002.123652.

[125]　Wilke T, et al. Oral anticoagulation after major hip or knee replacement surgery: a process-driven managerial pharmacoeconomic analysis in German hospitals. Orthopade. 2008;37(5):448–56.

[126]　Young J, Gilbert AI, Graham MF. The use of ultrasound in the diagnosis of abdominal wall hernias. Hernia. 2007;11(4):347–51.

[127]　Zweigner J, M.A.P, Haag LM, Gebhardt S, Meyer E, Gastmeier P. Systematic review and evidence based guidance on perioperative antibiotic prophylaxis. Eur Ctr Dis Prev Control. 2013.

9

经腹腹膜前补片修补术（TAPP）的标准技术及其特殊风险

Transabdominal Preperitoneal Patch Plasty (TAPP): Standard Technique and Specific Risks

Reinhard Bittner, Jan F. Kukleta, and David Chen

李绍杰 译，黄 磊 校

引　言

25年前首次报道了腹腔镜腹股沟疝修补技术[1]，但目前这种新技术在大多数国家的普及率仍低于20%。腹腔镜疝修补术发展缓慢的原因包括：首先，该技术被认为更难掌握和耗时更长；其次，担心会出现危及生命的并发症；第三，与开放手术相比，费用更高。这些问题大多要追溯到腹腔镜手术开展的早期。近年来，知识和技能都得到了长足的进步，现已被广泛证明，只要采用严格的标准化技术，经过良好的训练，腹腔镜疝修补术不但是一种简单、安全、经济的手术方法，而且效果良好。

持续不断改进的标准化、可重复性、可靠的手术方法是腹腔镜腹股沟疝修补手术［经腹腹膜前补片修补术（transabdominal preperitoneal patch plasty，TAPP）］更加流行的重要因素。

TAPP 的适应证

除了巨大的、不可回纳的阴囊疝（比男性拳头大一倍以上）以外，有经验的医师可以使用TAPP技术治疗任何类型的腹股沟疝（图9-1）。这些年，在我们实施了超过1 100例疝修补手术的病例中，大约有98%的患者都接受了TAPP治疗[2]。手术成功的先决条件是对解剖的深入了解、完全标准化的技术、精确的手术策略、可视化的手术步骤及对完美手术的思维模拟。

手术设备

（1）穿刺针。
（2）两个5 mm套管。
（3）一个7 mm套管。
（4）30°镜头（5 mm）。

（5）两把内镜下抓钳（Overholt、Maryland）。
（6）一把内镜下剪刀（Metzenbaum）。
（7）钝头分离钳（Reddick-Olsen）。
（8）止血纱布。
（9）解剖拭子（Kelly）。
（10）内镜下持针器。

我们所用的所有套管和器械，除了7 mm操作孔以外，都是可重复使用的（图9-2）。很重要的是，所使用的套管都不直接切割组织，都是钝头的、有圆锥形尖端、有径向扩张效应的套管。采用这种设计，我们发现戳孔的出血明显减少，而且术后并发戳孔疝也更少。内镜下的Overholt钳和剪刀都接单极电凝。如果遇到大疝囊，可以使用两把Overholt钳，像爬绳梯一样解剖疝囊。我们建议使用Reddick-Olsen无创钳固定网片一边后通过7 mm的套管推入腹腔。使用30°镜可以具有后方很好的视野，如看见脐内侧皱襞（探查Retzius间隙），以及在去腹膜化的时候观察腹膜的侧后方。手术时大多使用不带锁扣的器械，使用连续缝合关闭腹膜。

手术室设置

建立气腹时，患者取平卧位。手术时，患者取Trendelenburg体位并向术者侧倾斜15°。术者站在患者患侧的对面，扶镜者站在患侧。患者双手紧贴身体，这样即使患者是双侧疝，术者和扶镜者也能轻易地交换位置。将屏幕放在患者脚侧。

我们不留置导尿管。在患者离开手术室前要常规评估其膀胱充盈情况。如果在术中发现膀胱充盈，可以在耻骨上经皮穿刺留置导尿管。

气腹的建立

尽管有很多方法都可以更安全地建立气腹，但

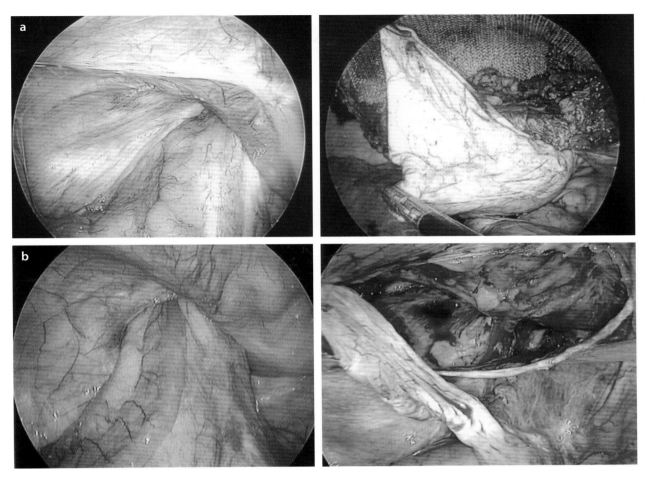

图9-1　a、b. 完全剥除了疝囊的阴囊疝

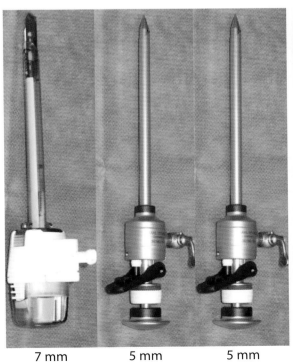
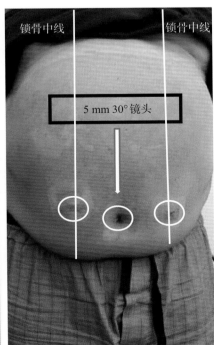

图9-2　双侧疝中的
套管和布局

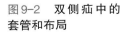

系统回顾性研究的结果显示没有哪一种方法是最安全有效的[3, 4]。我们一般像Semm[5]推荐的那样，安全测试（回弹、刺入、抽吸试验）后置入气腹针。一开始，我们在脐旁做一个纵行的5 mm切口，在两把巾钳的牵引下，使腹部切口边缘保持最大张力，然后在密切监视下，小心地将气腹针置入（图9-3）。很重要的是，在穿透腹壁不同组织时体会回弹的感觉，因为他们是不一样的（回弹试验）。

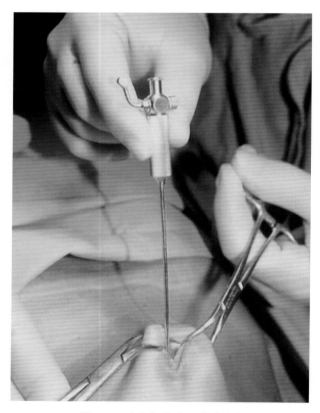

图9-3　建立气腹（回弹试验）

尽管缺乏证据证明其有效性，但我们相信，在进行手术第一个"盲"步骤时，仔细进行安全性测试有助于将腹腔脏器损伤的危险性降至最低，同时也在不断地提醒我们，这些严重的并发症随时可能发生。然后，从气腹针进气开始，必须仔细监测腹内压和气体流速。初始的压力必须为0 mmHg，气体流速为2～3 L CO_2/min。如果发现问题，如一开始腹内压就很高，或者进气流速太低，则停止注气，检查气腹针的位置，或者换其他的进腹方法（Hasson法）。对于那些有腹部手术史的患者，有两种方法：① 将气腹针放在palmer点进针［即左肋缘与锁骨中线（MCL）的交汇处］。② 在脐部采用开放式进腹的方法（Hasson法）。

当腹内压达到12 mmHg且抽吸试验正常时，可以在巾钳反向牵拉腹壁的情况下，置入可视套管。套管沿着中轴向前及向后稍旋转并置入，避免在筋膜表面滑动。

套管的放置

套管放置的3种方法如下。

（1）使用一个10 mm的可视套管（脐部）和两个5 mm的套管。

位置：双侧疝时，在脐水平锁骨中线处穿过腹直肌放置。

优点：更美观。

缺点：网片、缝针和纱布只能通过可视套管盲放入腹腔，更耗时。

（2）在患者左侧放置一个5 mm套管，在患者右侧放置一个10/12 mm套管。

缺点：不美观，更易形成戳孔疝。

优点：可更快、更方便地置入网片、纱布、带针的持针器及所需的疝钉等器械。

（3）近来开始使用一种5 mm的30°镜头，和10 mm的镜头效果接近。到目前为止，我们的方法是（图9-4）：① 在脐部放置5 mm可视套管。② 在左侧平脐水平锁骨中线处放置5 mm的套管。③ 在右侧平脐水平锁骨中线处放置7 mm塑料套管（图9-2和图9-4）。这种微创方法的优点是最美观、减少疼痛和没有戳孔疝。

对于单侧疝患者，我们建议将疝同侧操作孔设置在原位置再向上2～3 cm处，将对侧的操作孔设置在脐下2～3 cm处（图9-4），这样受观察孔碰撞的干扰最小。而对于双侧疝患者，两个操作孔可在同一水平放置。

技术要点

诊断性探查

与TEP技术相比，TAPP进腹腔的方法可以迅速评估疝周围情况——是单侧还是双侧、对侧有无隐匿疝、是直疝还是斜疝、疝缺损的大小、疝内容物和其他腹部情况。

操作：完全分离盆底

步骤1　辨别解剖结构（图9-5），让助手检查镜头设置是否无误。精确的解剖结构识别是手术成功、避免并发症发生不可或缺的先决条件。在体外按压识别髂前上棘。如果网膜或肠管与疝囊粘连，

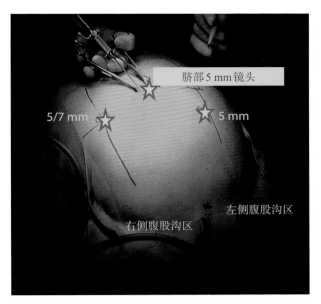

图 9-4　在右侧腹股沟疝中的套管标准布局

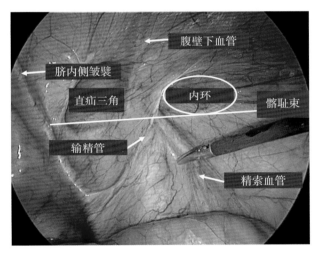

图 9-5　腹腔镜下右侧腹股沟区视野

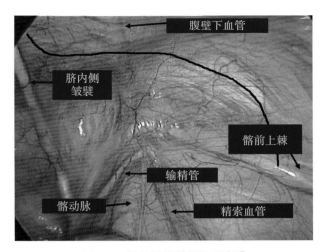

图 9-6　沿着黑线横行切开腹膜

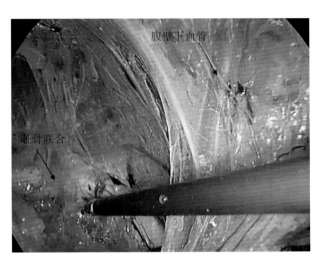

图 9-7　分离腹膜前 Retzius 间隙

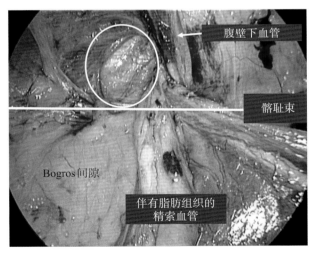

图 9-8　左侧腹股沟区：腹股沟外侧 Bogros 间隙和内环

不推荐将粘连分离，不仅没有必要而且有损伤肠管的可能性。可以将粘连的内容物与腹膜一起在进入腹膜前间隙后回纳入腹腔。只有在下腹部粘连严重、完全无法在该区域操作时才需要将其分离。做到这些需要具备特殊的腹腔镜操作技巧。

　　在腹膜上做一个横行切口后进入腹膜前间隙（图 9-6），从髂前上棘开始，向内切开 3 ～ 4 cm 直到脐内侧皱襞，但不要切开皱襞（有时开放的脐动脉会导致出血的危险），对于所有的疝都是如此。如果需要更大的操作空间，可以平行于皱襞垂直切开腹膜。

　　步骤 2　继续仔细、精准地解剖，在复杂疝（阴囊疝）手术中尤其重要。进入腹膜前间隙后首先解剖中间区域（图 9-7，Retzius 区域）和（或）外侧区域（图 9-8，Bogros 区域）。如果在腹直肌前由于存在腹横筋膜表面组织而使分离困难时，可以从侧方开始分离（图9-9），辨认解剖标志（如髂耻束、腹横弓、腹壁下血管等）后再向中间分离。解剖主要在无血管的平面内进行，也就是在"蜘蛛网"一样的组织内（图9-7和图9-9）。钝性解剖组织结构，如果在正确的解剖平面内，过程会又快又容易，如果有出血，可以用单极电凝止血，从而保持手术区域一直无血并呈现黄粉色。将腹膜及腹膜前脂肪组织从腹横筋膜和腹直肌上剥离。记住：解剖的目的是将几乎无脂肪的腹壁组织完全分离，并且暴露所有重要的解剖结构，而非获得无脂肪的腹膜。按照上述方法，可以避免损伤腹膜甚至大的撕裂，放置网片后关闭腹膜将变得更加容易。

在解剖髂耻束下方的尾侧筋膜时，必须保护精索/腰筋膜，特别是腹膜后间隙内脏筋膜和壁筋膜中的一层很薄的筋膜（图9-10）。因为，神经就在这层筋膜下方被这些筋膜组织所保护，术中要避免粗暴操作而引起的损伤。

步骤3　如果是直疝，在分离中央区域时可以轻易发现直疝疝囊（图9-11），可以立即将形成疝的脂肪组织剥离，并暴露腹横筋膜所形成的假疝囊（图9-12）。做这一步时，使用电凝封闭所有的血管和淋巴管，可以在术后避免血清肿形成。如果存在非常大的假疝囊，为避免在疝凸出位置形成无效腔（可能发展成明显的血清肿），建议使用缝合或钉合的方式将疝囊拉回后固定于耻骨梳韧带[3, 4]，或者套扎疝囊。

解剖中间区域时还有以下两个基本原则要记住。

（1）解剖要超过中线达对侧，并探查有无耻骨上疝（图9-13），这种情况在Lichtenstein疝修补术后复发病例中常见。这样可以分离出足够的间隙，

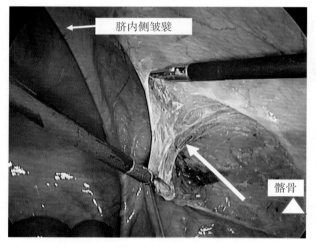

图9-9　右侧腹股沟区：开始从外侧髂前上棘区域切开腹膜

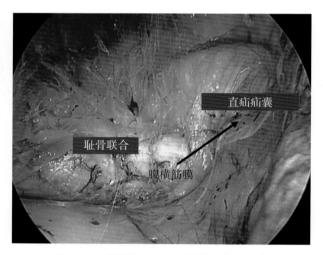

图9-11　腹膜前Retzius间隙和直疝疝囊

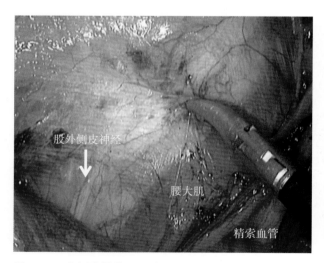

图9-10　左侧腹股沟区：在Bogros区域保护腹股沟神经的腰/精索筋膜

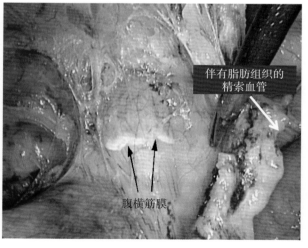

图9-12　右侧腹股沟区，中央区域，膨出的腹横筋膜形成假疝囊

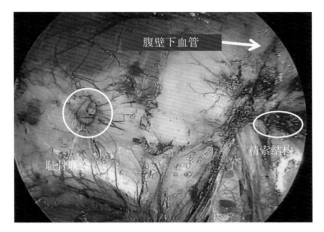

图9-13 Lichtenstein疝修补术后复发的耻骨上疝

便于平整地放置一张大的补片。通常这个步骤很简单，不会损伤膀胱。如果遇到该区域曾有手术史（如前列腺切除史）的病例，则会有麻烦。此时，需要经验丰富的腹腔镜医师实施该手术，以避免膀胱损伤，否则从一开始就应该选择开放式手术。

（2）在朝外侧方向，应向内解剖至髂血管，以暴露股疝部位（图9-14）。此过程需仔细操作，避免损伤髂血管及"死亡冠"（出现于20%～30%的病例）（图9-15）。

步骤4 外侧的解剖往往更加困难，尤其是那些巨大的斜疝疝囊合并大量脂肪组织的患者，以及疝囊和提睾肌之间有致密瘢痕组织的患者。为了安全地解剖一个巨大的疝囊，第一，要对内环进行完全的解剖（图9-16）并确认所有的解剖标志（腹壁下血管、腹横弓、髂耻束、联合腱和耻骨梳韧带）。第二，在疝囊和周围脂肪组织关系尚不清楚时，要首先确定外侧

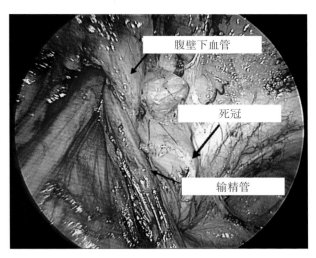

图9-15 中央区的解剖：死亡冠

端的精索血管部分（图9-17），并以此为标志解剖疝囊。第三，对于精索脂肪瘤（图9-18），建议尽量分离脂肪瘤，往往会同时把疝囊也游离下来。任何情况下，脂肪瘤都应该被分离开。

在髂耻束水平解剖时必须特别注意，以免损伤神经［股外侧皮神经、生殖股神经（图9-19）］和血管。在该区域随意进行电凝或钳夹都是不允许的。

步骤5 斜疝由于与精索结构的关系紧密，所以相比直疝疝囊（图9-20），分离要复杂得多。以钝性分离为主，紧贴疝囊并且严格止血，持续观察精索血管的走向（图9-21）。在平行于睾丸血管的腹内侧方向上解剖，沿着髂耻束和腹壁下血管之间的角度进行。如果在疝囊和精索或提睾肌之间有致密粘连，可以在游离过程中适当地使用电凝，从而使分离更容易。如果疝囊很长，左手将抓钳在腹股沟管内用力牵拉疝囊，将其剥离。为了防止疝囊回缩，我们建议持两把抓钳用所谓的"爬绳梯"技术交替将疝囊拉回。有时这种技术可以有效地在疝囊和精索结构之间建立一个空间，尤其在阴囊疝手术中（图9-22）。如果完全剥离疝囊非常困难，甚至有损伤精索的风险，那就横断疝囊。在这种情况下，将疝囊缝合关闭，可开放远端。

一旦找到疝囊顶端，接下来的步骤就简单了，就是断开所有疝囊和精索结构之间的结构（图9-23）。在腹腔内大多数采用钝性分离，部分采用锐性分离（非常表浅的电凝）。将疝囊和腹膜完全与精索分离，即熟知的精索去腹膜化。这样可以给放置大网片提供一个无皱褶的空间，补片可以直接接触精索筋膜，之间没有任何脂肪（图9-24）。在外

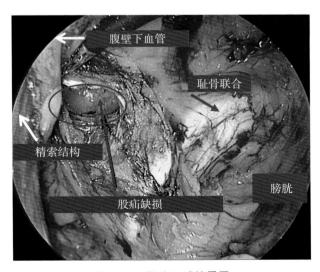

图9-14 股疝区域的暴露

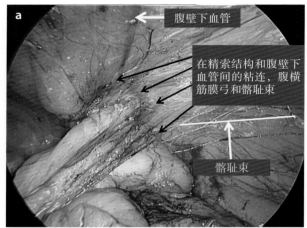

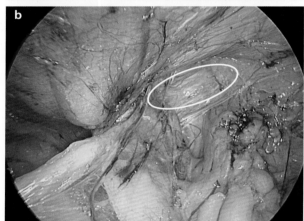

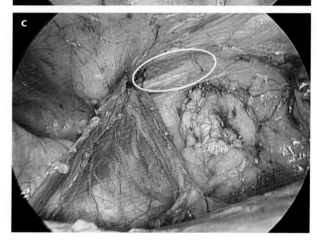

图9-16　a、b、c. 右侧腹股沟区：第一步，解剖内环

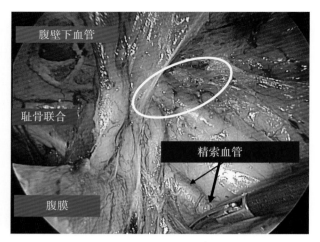

图9-17　右侧腹股沟区：第二步，外侧识别精索血管

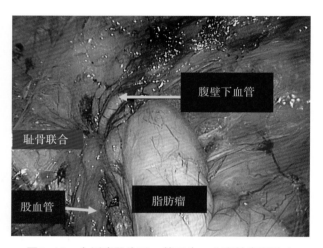

图9-18　右侧腹股沟区：第三步，分离精索脂肪瘤

侧精索去腹膜化要分到腰大肌，在内侧要分到输精管穿入前列腺处。之后的操作不能影响精索结构的解剖位置，网片的放置也是同理。

解剖后，整个肌耻骨孔内应没有腹膜和脂肪组织，可以完全辨识腹壁下血管、腹股沟内环、直疝三角、耻骨梳韧带、耻骨联合、髂耻束、精索血管和输精管等结构（图9-25）。

步骤6　置入轻量型（＜50 g/m²）大网孔（＞

1 mm）、尺寸至少10 cm×15 cm的网片。可以用钝性分离钳将网片像伞一样从10/12 mm的戳孔置入，也可像裹棉衣一样卷起网片从7 mm的戳孔置入。当网片没有任何折叠或皱褶被完全平铺后，可以重叠覆盖肌耻骨孔区域所有可能形成疝的缺损至少3～5 cm（图9-26）。基本原则是：缺损越大，补片就越需要更平、更大、更多地重叠覆盖。

步骤7　TAPP手术遵循Pascal定律[6]。固定网片并非稳定重建的必要手段，只是在术后早期患者剧烈咳嗽、压迫或移动时可预防网片移位。我们的建议是：在缺损小（＜3 cm）的病例，固定网片不是必要的；在缺损大（＞4～5 cm）的斜疝病例，使用胶水进行无创固定，即使在危险三角和疼痛三角也可以用胶水固定（图9-27）；在缺损大（＞3 cm）的直疝病例，使用可吸收钉枪固定，疝钉的位置推荐在耻骨梳韧带处2～3个，腹直肌处1～2个，腹壁下血管的外侧、髂耻束上方4 cm处1～2

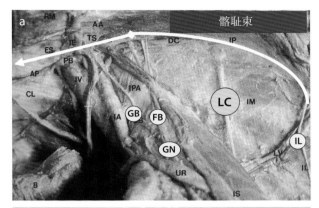

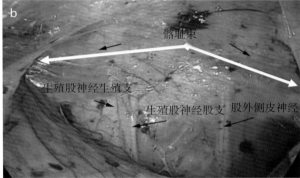

图9-19　a. Bogros间隙：尸体解剖中显示股外侧皮神经（LC）、生殖股神经（GN）和髂腹股沟神经（IL）（由Anni-bali提供）；b. Bogros间隙：腹腔镜下显示股外侧皮神经（LC）、生殖股神经（GN）和髂腹股沟神经（IL）

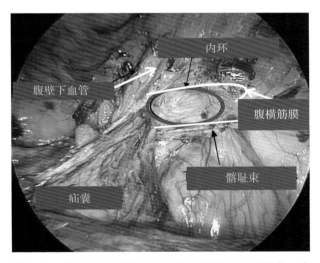

图9-20　解剖直疝疝囊后识别解剖结构（如髂耻束、腹横弓和腹壁下血管）

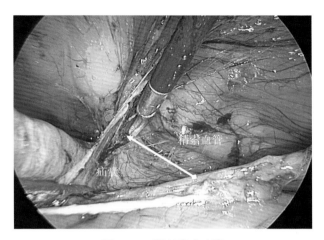

图9-21　解剖直疝疝囊

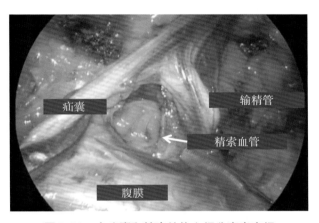

图9-22　在疝囊和精索结构之间分离出空间

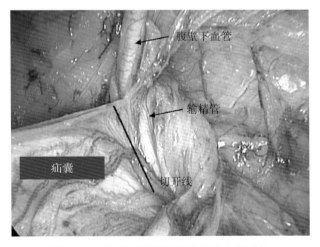

图9-23　找到疝囊顶后开始精索去腹膜化

个，避免伤及神经。要记住，固定网片并不能弥补分离范围不足或补片尺寸不够而引起的问题。对于缺损非常大的病例，推荐使用更大的网片（12 cm×17 cm）[3、4]。

步骤8　关闭腹膜前将腹膜提起，检查精索去腹膜化的范围。腹膜翻折必须超过补片下缘1～

2 cm，以确保掀起腹膜时补片不会移位（图9-28）。采用可吸收缝线仔细、完全地关闭腹膜（图9-29），不留空隙，因为大于1 cm的空隙可以造成小肠疝入。初期手术时缝合困难且费时，但相比钉合腹膜的方式疼痛更轻。为了便于无张力关闭腹膜，腹内

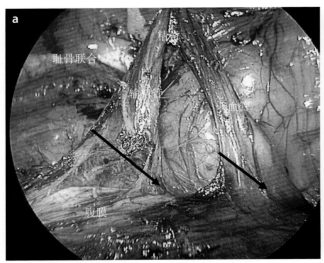
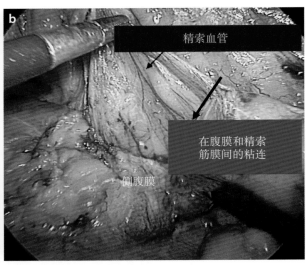

图9-24　a、b 精索去腹膜化：分离腹膜与精索结构/筋膜之间所有的粘连（箭头所示）

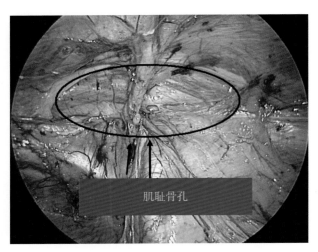

图9-25　精索完全去腹膜化后的右侧腹股沟区

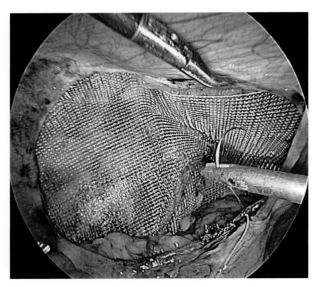

图9-26　补片放置无皱褶

压可降至6～8 mmHg。即使是有瘢痕的腹膜组织，也可以采用这种技术致密、安全地关闭腹膜。

步骤9　最后，在直视下拔出操作套管。即使使用钝头穿刺器，偶尔也会出现腹壁下血管的出血，我们需要仔细辨认并加以止血。不需要常规缝合关闭两侧戳孔的筋膜，但对于脐部超过1 cm的戳孔，需要仔细缝合关闭，以免在术后发生戳孔疝。

我们的一组1993—2007年间15 101例非选择性TAPP手术病例的数据显示（包括学习曲线内的），手术平均时间为40分钟，并发症发生率为2.5%，死亡率为0.007%，再次手术率为0.44%，恢复工作时间为14天，复发率为0.7%。

TAPP 处理的循证医学

J.Kukleta[3, 4]

患者的准备

何时留置导尿管

观点
— 如果术中患者膀胱充盈，手术将更加困难，而且会增加膀胱损伤的风险。不过，很少需要术前留置导尿管。

推荐
— B级（更新）：推荐患者在术前排空膀胱。
— C级：术前、术后限制性补液，以减少术后尿潴留风险。

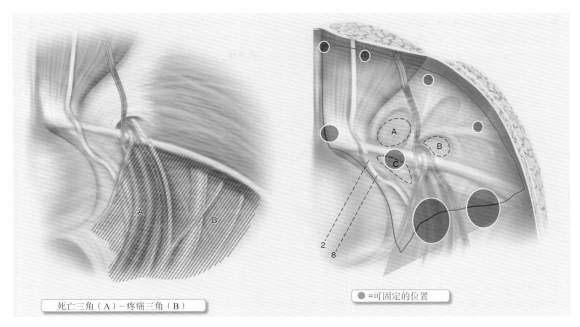

图9-27 使用胶水固定网片。A：危险三角；B：疼痛三角

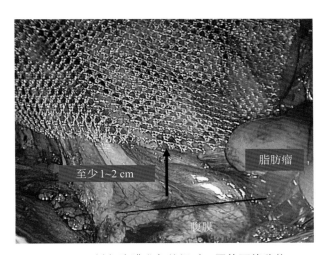

图9-28 掀起腹膜准备关闭时，网片不能移位

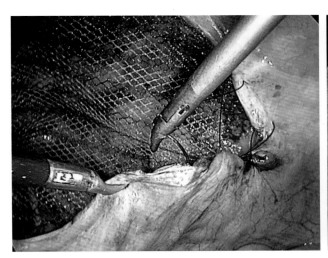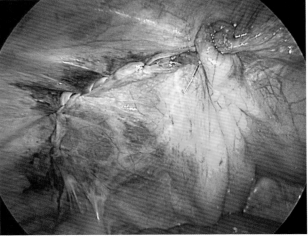

图9-29 采用可吸收缝线关闭腹膜

膀胱充盈可大大增加 TAPP 修补术的难度[7, 8]。为了减少膀胱损伤的风险，手术前应排空膀胱。损伤的易感因素是膀胱充盈或先前有耻骨后间隙手术史，尤其是前列腺术后、放疗或腹膜前补片/网塞置入术后[9]。术中静脉输液量是尿潴留的重要危险因素[10]。

建立气腹

哪一种是建立气腹，进入腹腔最安全、最有效的方法

观点

— 1A 级：没有确切的证据表明，开放式建立气腹优于或劣于目前的其他技术。

— 2C 级：建立气腹，进入腹腔，存在腹壁、腹腔内脏器和腹膜后损伤的潜在危险。

— 2C 级：在有开放手术史、肥胖及非常瘦的患者中风险更大。

— 4 级：虽然有各种 Veress 针的安全测试或检查方法，但信息量仍然不足，应提醒的是操作需要非常慎重。

— 4 级：开始充气时，气腹压是一个观察 Veress 针是否正确进入腹腔的可靠指标。

— 4 级：对于那些疑似或确诊脐部粘连的患者，或者脐部置入失败的患者，可以选择左上腹（LUQ，Pamler 点）穿刺。

推荐

— A 级：建立通向腹腔的气腹通道时需要特别小心，当心有损伤的风险。

— A 级：对于脐周有腹部手术史的患者，可以使用开放法来替代 Veress 针穿刺法。

建立气腹进入腹腔有损伤的危险。目前最安全有效的方法仍存争议。

有 4 种进入腹腔的方法：① 开放法（Hasson）。② Veress 针穿刺法建立气腹，非直视下置入套管。③ 套管直接置入（预先不建立气腹）。④ 直视下进入，可伴有或不伴有气腹。

对普外科和妇科医师来说，最常用的方法是 Veress 针穿刺法[11]。Semm 采用了几种安全测试的方法尽量保证安全，以减少并发症[12, 13]，但文献却不太支持这些安全测试的方法，认为它们收效甚微[14]。刚刚穿刺进腹时的气腹压对观察 Veress 针是否正确置入更为重要[15]。如果初始的腹内压高于 2 ～ 3 mmHg，那么气腹针的放置就不正确。

因此，置入 Veress 针时未必要做各种安全测试，但常规运用的那些方法是为了提醒外科医师在此过程中有损伤的风险。必须避免左右摇摆针头，这可能使内脏或血管的损伤从 1.6 mm 扩大到 1 cm[14]。Veress 针穿刺时的角度应根据患者体重指数（BMI）的不同而异，在瘦小的患者可为 45°，而肥胖的患者则为 90°。

尽管开放法看起来最安全，尤其是对于那些曾有腹部手术史的患者，但仍然无法完全避免损伤[16]（2C 级证据）。在一组 12 919 例的病例中，不同穿刺方法的并发症发生率是：Hasson 法为 0.09%，Veress 针法置入第一个套管为 0.18%，可视戳孔法为 0.29%。在使用开放法置入套管通过腹膜裂隙时，必须先排除粘连后才能插入钝性套管[17]，当然在使用更小的套管时（5 mm 可视戳孔），这是不可能的。

目前没有证据证明开放法优于或劣于其他已知的方法。有一组随机对照试验推荐将开放法作为腹腔镜手术的标准方法，但由于病例数太少，只有 50 例，因此很难得到明确的结论[18]。

几乎没有报道支持在未建立气腹的情况下直接穿刺套管[19, 20]。这种方法的优点是减少 Veress 针穿刺可能引起的并发症，并且气腹建立得更快。新设计的钝针头套管针有望减少轻型并发症（皮下、腹膜前充气，腹膜内和腹膜后针尖损伤）发生的数量，同时保持与 Veress 针同样低的严重损伤的发生率。

可视套管能够提供可视化的进腹过程，可能比传统套管具有更多优势，但仍需要更多的临床观察。他们可以使进腹切口最小化，降低进腹时的力量。不过，由于它仍无法完全避免内脏及血管的损伤，所以它并不优于其他套管。

2003 年，一项关于腹腔镜手术中建立气腹的安全有效性的系统回顾性研究，没有发现哪一种方法具有明显优势[21]。

选择何种方法应该按照患者的条件，以防止增加损伤风险（BMI、先前手术史、瘢痕的位置、粘连可能等）。在腹腔镜手术中选择一种特定的进腹技术时，应根据证据优化选择方案[14]。

当在脐部周围尝试失败后，最好进行安全试验或在开始充气时提高腹内压[15]，也可选择左侧季肋部的"Palmer 点"再次尝试[14]。如果有任何疑

问，还是推荐使用Hasson法进腹[17]。

套管选择、放置和位置
该使用哪种穿刺器，穿刺器的类型和损伤风险及戳孔疝之间有哪些关系

观点
— 1B级：放射状扩张的穿刺器引起的急性损伤（戳孔位置出血）和慢性组织损伤（戳孔疝）更少。

推荐
— A级：要避免使用锐性穿刺器。

采用扩张而不是直接切开的穿刺器，有助于显著降低切口出血的风险和戳孔疝的发生率[7, 14, 22-25]。

特殊技术的说明
精索脂肪瘤

观点
— 2C级：精索脂肪瘤或股管内脂肪瘤可能会导致原发疝或复发疝，甚至在之后出现症状。

推荐
— B级：精索脂肪瘤/子宫圆韧带和直疝、股疝的腹膜前脂肪瘤都要被去除。

大多数情况下，实性的精索脂肪瘤都会从腹膜前或腹膜后凸出，进入扩大的疝环内[26-29]，应该将它们回纳或切除，否则可能出现症状，或者如同复发疝[30]。一个大的脂肪瘤有时就像"复发疝"一样[31]。尽管根据文献数据只有低级别的证据，但寻找并处理这些肿块也是内镜疝修补术中的步骤之一[32, 33]。

大的直疝疝囊与血清肿

观点
— 2B级：回纳凸出的腹横筋膜，可以大大降低直疝术后血清肿的发生率。

— 2C级：血清肿是内镜腹膜前疝修补术后常见的早期轻型并发症。

推荐
— B级：在大直疝中，应该将凸出的腹横筋膜回纳并固定于耻骨梳韧带。

一项前瞻性非随机对照试验发现，对直疝患者采用钉枪将凸出的腹横筋膜钉合在耻骨梳韧带上可以显著降低血清肿的发生率，而不增加术后疼痛的发生[34]。另有一些专家报道，可以采用缝合固定的方式，是一种经济的选择。也有人建议谨慎使用电凝止血来减少血清肿的形成[7, 22]。

网片的选择、尺寸、剪裁和固定
在腹腔镜腹股沟疝修补术中使用更大的网片能预防复发吗

观点
— 2A级：在腹腔镜腹股沟疝修补术中使用小网片是复发的一个危险因素。
— 5级：无法充分游离腹膜前间隙将导致大网片无法充分展平而造成皱褶。
— 补片固定不能弥补网片大小尺寸的不足。

推荐
— A级：推荐网片大小至少10 cm×15 cm。
— D级：对大的疝病例（直疝＞3～4 cm，斜疝＞4～5 cm）使用更大的网片（12 cm×17 cm或更大的）。

网片的尺寸相比手术技术而言对复发更有影响[35, 36]。相比尺寸大的网片，尺寸小的网片是疝复发的独立危险因素，无论何种类型的网片都如此，比如，轻量型或重量型[37]。

最近，一篇关于开放式和腹腔镜疝修补手术对比的meta分析文章对此问题进行了研究[38]。增大网片的尺寸从而降低复发率成为一种趋势（一张"大"的网片一般为10 cm×15 cm）。如果使用小的网片，复发的风险将增加1倍[38]。一组包含3 017

例接受TAPP手术的大宗系统回顾性数据显示，325例使用11 cm×6 cm网片患者的复发率为5%，而3 205例采用15 cm×10 cm网片患者的复发率仅为0.16%[39]。

瑞典有两项大型的随机对照试验：一项是将TAPP术和Shouldice术对比，对920例患者随访5年，使用7 cm×12 cm网片患者的复发率是6.6%[40]；另一项是比较TEP术和Lichtenstein术并随访5年，1 370例使用12 cm×15 cm网片患者的复发率为3%～5%[41]。

动物数据表明，至少3 cm的网片重叠对于防止网片通过疝缺损凸出而复发至关重要[42]。

需要强调的是，应充分游离腹膜前间隙，从而使置入的网片能够充分地在腹壁间隙展平[37, 43, 44]。

有一些外科医师常规适形修剪网片，如剪去边缘一圈，这没有必要，可能会明显缩小网片尺寸。相对来说，充分的精索去腹膜化和腹膜前间隙完全游离能够保证完全展平网片。

网片是否需要开口去包绕精索

观点

— 1级：网片开口套过精索组织，不影响睾丸灌注和睾丸体积。

— 3级：网片开口与否在并发症和复发率方面没有差别（除了Bittner的一组研究外），但是开口组在慢性疼痛及神经痛方面的发生比例更高。

推荐

— B级：大多数情况下，应避免将补片开口而形成一个新的内环。

讨论

我们来看一个随机试验[45]。这项包含360例病例的三组研究都采用TAPP手术。在A组，网片从中间开口置入，通过重叠两侧切开的边重建内环。在B组和C组，放置不开口的补片，B组使用钉枪固定，C组使用不可吸收缝线固定。作者报道在手术时间、术后疼痛、止痛药的使用等方面，三组之间没有差异，只有C组有一例复发（A组和B组没有复发）。

此外，一项对同一家医院内2 700例TAPP手术病例采用回顾性对照研究显示[46]，中位随访26个

月共有28例复发，其中9例（0.3%）是因为没有有效关闭网片开口而造成。在同一家医院之后又有一组包含8 050例病例的前瞻性研究报道，网片不开口病例的总复发率为0.4%[47]。

还有一组新的随机研究[48]。在这组研究中[1]，共对40例病例行TAPP手术，随机分为补片开口组或不开口组。术前、术后5天及术后6个月都进行多普勒超声检查，两组在睾丸灌注和容量方面没有差异。

最后，还有一组回顾性对照研究，将300例采用不开口网片的TEP手术病例与78例采用开口网片的TEP手术病例进行对照[49]。纳入的病例数不进行效率分析，对所有病例都使用12 cm×15 cm聚丙烯网片。开口组的临床复发率为0.6%，不开口组为6%（P < 0.01），但开口组患者的慢性睾丸疼痛及神经痛的比例更高（P < 0.009）。大于3年的随访以电话随访和临床检查为主。由于在选择开口或不开口的患者时存在显著偏倚，而且非开口组的平均随访时间是开口组的2倍，这些因素都使该研究受到质疑。

因此，目前仍没有令人信服的证据支持在腹腔镜腹股沟疝修补术中使用开口的网片。

腹膜关闭

观点

— 3级：在内镜腹股沟疝修补术中，不完整的腹膜关闭或腹膜破损都会增加肠梗阻的风险。

推荐

— B级：需要完整关闭切开的腹膜，必须确实关闭超过1 cm的腹膜空隙。

— 关闭腹膜时必须降低腹腔内压力。

肠梗阻可能由于腹膜缝合不当使网膜、肠系膜组织与缝线之间或网片与肠管间形成粘连所致[50-54]。必须完全关闭腹膜切口，以防止脏器与网片材料之间接触，并降低肠梗阻的风险。可以通过钉枪、缝线或胶水等方式关闭腹膜。缝线缝合或胶水粘合的方法更耗时，但是可减轻疼痛[7, 22]。

降低腹腔内压力（如8 mmHg或更低）可以降

低缝合的难度，尤其是缝合困难的病例[7, 22]。

戳孔关闭

观点

— 2A级：直径10 mm或更大的戳孔可能会引起疝，尤其在脐周或肥胖患者的腹壁。

建议

— B级：应关闭直径10 mm或更大戳孔处的腹壁缺损。

戳孔疝是TAPP修补术后的远期并发症之一。传统观点认为，需要关闭直径10 mm甚至更大的戳孔缺损，但直径3～5 mm的戳孔也可能发展成切口疝[55-59]。

一篇包含了63个报道（24篇病例报道，27篇原文，7篇技术说明和5篇综述）的综述发表于2004年[60]。报道的证据级别从1到3。B级推荐，必须关闭直径10 mm及更大的戳孔缺损。

TAPP修补的核心技术点

关于这一主题发表的大量数据提供了不同等级的证据，其中关键的技术要点已经被证实[61, 62]。一些专家的意见缺乏数据支持，但TAPP技术的一些步骤已经被强级别的证据所支持。推荐的等级从A到D。

被验证的技术要点应该成为标准TAPP手术的核心，并扩大到外科领域，在教学中反复强调，从而得到最好的效果。

特 殊 风 险

TAPP术与开放腹股沟疝修补术相比，特殊的风险包括：① 肠管损伤。② 膀胱损伤。③ 主动脉和髂血管损伤。④ 肠梗阻。⑤ 戳孔疝。

Ad1 建立气腹和置入第一个套管是整个手术最危险的步骤，因为这两个动作往往都是盲操作，因此一些专家建议采用开放法进入腹腔（Hasson法）。当然，即使使用开放法，肠管损伤仍然不能完全避免（图9-30）。

系统回顾性文献无法显示Veress针法和开放法有任何显著差异（Kukleta[3, 4]）。

我们在实践中使用Veress针法，而且总是像K. Semm说的那样进行"安全测试"，需要术者用大拇指和示指持针穿过筋膜和腹膜时有一种特别的感觉（Snap试验）。要仔细观察进气情况，一旦在

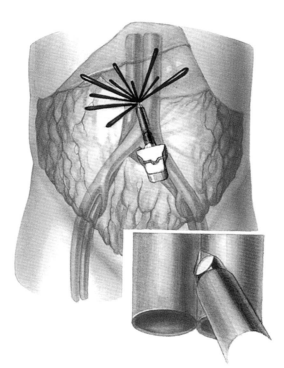
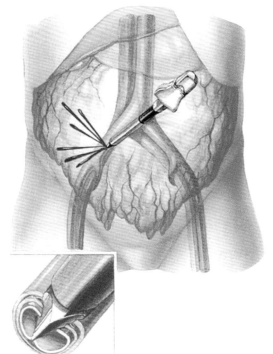

图9-30 入路相关性血管损伤

开始进针时压力太高（＞2～3 mmHg）或气流量太低（＜1 ml/min），可能有问题，应该退出气腹针。对于使用Veress针建立气腹有困难的病例，我们有两个选择：① 采用开放法（Hasson法）。② 选择"Palmer点"（左肋缘下锁骨中线处）重新置入Veress针。

如果患者有脐周手术史，那么一开始就可以选择Palmer点进行穿刺。

另外，TAPP术中发生肠管损伤还可能发生于腹股沟区肠管广泛粘连或肠管与疝囊粘连的病例。对于这些病例，不宜一味强调使用TAPP术。如果对处理粘连没有把握，最好选择开放式术。不要分离肠管与疝囊之间的粘连，这没有必要，而且造成肠管损伤的风险很大。在TAPP术中，疝囊包括粘连的结构一般都被完全回纳。

肠管损伤的最后一种可能是在我们使用单极电凝止血时误伤。因此，当我们进行热操作时，操作器械的尖端必须始终在视野中。

Ad2 由于手术操作在腹股沟区，所有的膀胱损伤不仅可以出现在TAPP术中，同样也可发生于TEP术。那些腹膜前间隙包括膀胱和耻骨区（Retzius间隙）没有手术史的患者，出现膀胱损伤的概率很低。膀胱壁损伤往往都是由于粗暴操作造成的，包括过度使用电凝或将补片固定于膀胱壁。为了避免出现这些并发症，推荐使用更加轻柔的操作，即如果遇到出血，首先观察一段时间，再使用双极电凝点状止血。当然，对于那些前列腺切除术后的患者，膀胱损伤的风险显著增加，需要有经验的专家对这些患者实施TAPP手术。

Ad3 大血管的损伤完全是由于粗暴置入套管或解剖粗糙造成的。在置入套管时，千万记住腹壁与主动脉之间的距离只有3 cm。强烈推荐使用钝性戳孔设备，体会腹壁反馈的回弹强度，千万不要失去控制。

Ad4 TAPP术后很少出现肠梗阻。腹膜关闭不当或缝线材料选择不当[63]都可能造成这一令人不悦的后果。必须强调仔细、严谨地缝合腹膜，最好使用可吸收单股缝线。一定要仔细完成这一术中必需的步骤，残留1 cm的缝合间隙就有可能导致这一并发症。

Ad5 与TEP术相比，TAPP术戳孔疝的发生率更高。在脐部使用直径10 mm的可视套管，即使关闭了缺损，术后随访5年，戳孔疝的发生率仍有3.2%[2]。因此，缩小此处戳孔的直径至5 mm可能会有效预防这一迟发的并发症。另外，推荐操作孔采用穿过肌肉的入路（腹直肌）。

参考文献

［1］Arregui ME, Davis CJ, Yucel O, Nagan RF. Laparoscopic mesh repair of inguinal hernia using a preperitoneal approach: a preliminary report. Surg Laparosc Endosc. 1992;2(1):53–8. **(3).**

［2］Muschalla F, Schwarz J, Bittner R. Effectivity of laparoscopic inguinal hernia repair (TAPP) in daily clinical practice: early and long-term result. Surg Endosc. 2016;30(11):4985–94. [Epub ahead of print]. **(3).**

［3］Bittner R, Arregui ME, Bisgaard T, Dudai M, Ferzli GS, Fitzgibbons RJ, Fortelny RH, Klinge U, Kockerling F, Kuhry E, Kukleta J, Lomanto D, Misra MC, Montgomery A, Morales-Conde S, Reinpold W, Rosenberg J, Sauerland S, Schug-Pass C, Singh K, Timoney M, Weyhe D, Chowbey P. Guidelines for laparoscopic (TAPP) and endoscopic (TEP) treatment of inguinal hernia [International Endohernia Society(IEHS)]. Surg Endosc. 2011;25(9):2773–843. **(1a).**

［4］Bittner R, Montgomery MA, Arregui E, Bansal V, Bingener J, Bisgaard T, Buhck H, Dudai M, Ferzli GS, Fitzgibbons RJ, Fortelny RH, Grimes KL, Klinge U, Koeckerling F, Kumar S, Kukleta J, Lomanto D, Misra MC, Morales-Conde S, Reinpold W, Rosenberg J, Singh K, Timoney M, Weyhe D, Chowbey P. Update of guidelines on laparoscopic (TAPP) and endoscopic (TEP) treatment of inguinal hernia (International Endohernia Society). Surg Endosc. 2015;29(2):289–321. **(1a).**

［5］Semm K. Operative pelviscopy-operative laparoscopy. In: Operative manual for endoscopic abdominal surgery. Chicago: Year Book Medical Publishers; 1985. **(2c).**

［6］Stoppa RE, Rives JL, Warlaumont CR, et al. The use of Dacron in the repair of hernias of the groin. Surg Clin North Am. 1984;64:269–85. **(3).**

［7］Bittner R, Leibl BJ, Ulrich M. Chirurgie der Leistenhernie. Freiburg: Karger; 2006. **(2C).**

［8］Ulrich M. Postoperative management. In: Bittner R, Leibl BJ, Ulrich M, editors. Chirurgie der Leistenhernie. Freiburg: Karger; 2006: 140–2. **(2C).**

［9］Simons MP, Aufenacker T, Bay-Nielsen M, Bouillot JL, Campanelli G, Conze J, de Lange D, Fortelny R, Heikkinen T, Kingsnorth A, Kukleta J, Morales-Conde S, Nordin P, Schumpelick V, Smedberg S, Smietanski M, Weber G, Miserez M. European Hernia Society guidelines on the treatment of inguinal hernia in adult patients. Hernia. 2009;13:343–403. **(1a).**

［10］Koch CA, Grinberg GG, Farley DR. Incidence and risk factors for urinary retention after endoscopic hernia repair. Am J Surg. 2006;191:381–5. **(3).**

[11] Vilos GA, Vilos AG, Abu-Rafea B, Hollett-Caines J, Nik-khah-Abyaneh Z, Edris F. Three simple steps during closed laparoscopic entry may minimize major injuries. Surg Endosc. 2009;23:758–64. (**4**).

[12] Schmedt CG, Leibl BJ, Däubler P, Bittner R. Access-related complications – an analysis of 6023 consecutive laparoscopic hernia repairs. Minim Invasive Ther Allied Technol. 2001;10:23–30. (**2C**).

[13] Shamiyeh A, Glaser K, Kratochwill H, Hörmandinger K, Fellner F, Wayand W, Zehetner J. Lifting of the umbilicus for the installation of pneumoperitoneum with the Veress needle increases the distance to the retroperitoneal and intraperitoneal structures. Surg Endosc. 2009;23:313–7. (**3**).

[14] Vilos GA, Ternamian A, Dempster J, Laberge PY. The Society of Obstetricians and Gynaecologists of Canada. Laparoscopic entry: a review of techniques, technologies, and complications. J Obstet Gynaecol Can. 2007;29:433–65. (**1A**).

[15] Teoh B, Sen R, Abbot J. An evaluation of four tests used to ascertain Veress needle placement at closed laparoscopy. J Minim Invasive Gynecol. 2005;12:153–8. (**4**).

[16] Catarci M, Carlini M, Gentileschi P, Santoro E. Major and minor injuries during the creation of pneumoperitoneum: a multicenter study on 12,919 cases. Surg Endosc. 2001;15:566–9. (**2C**).

[17] Hasson HM. A modified instrument and method for laparoscopy. Am J Obstet Gynecol. 1971;110:886–7. (**5**).

[18] Peitgen K, Nimtz K, Hellinger A, Walz MK. Open approach or Veress needle in laparoscopic interventions? Results of a prospective randomized controlled study. [Article in German]. Chirurg. 1997;68:910–3. (**2B**).

[19] Agresta F, De Simone P, Ciardo LF, Bedin N. Direct trocar insertion vs Veress needle in nonobese patients undergoing laparoscopic procedures: a randomized prospective single-center study. Surg Endosc. 2004;18:1778–81. (**1B**).

[20] Altun H, Banli O, Kavlakoglu B, Kücükkayikci B, Kelesoglu C, Erez N. Comparison between direct trocar and Veress needle insertion in laparoscopic cholecystectomy. J Laparoendosc Adv Surg Tech A. 2007;17:709–12. (**1B**).

[21] Merlin TL, Hiller JE, Maddern GJ, Jamieson GG, Brown AR, Kolbe A. Systematic review of the safety and effectiveness of methods used to establish pneumoperitoneum in laparoscopic surgery. Br J Surg. 2003;90:668–79. (**1A**).

[22] Bittner R, Schmedt CG, Leibl BJ. Transabdominal preperitoneal approach. In: KA LB, editor. Laparoscopic hernia surgery. London: Arnold Publisher; 2003:54–64. (**2C**).

[23] Bhoyrul S, Payne J, Steffes B, Swanstrom L, Way LW. A randomized prospective study of radially expanding trocars in laparoscopic surgery. J Gastrointest Surg. 2000;4:392–7. (**1B**).

[24] Lam TY, Lee SW, So HS, Kwok SP. Radially expanding trocar: a less painful alternative for laparoscopic surgery. J Laparoendosc Adv Surg Tech A. 2000;105:269–73. (**2B**).

[25] Yim SF, Yuen PM. Randomized double-masked comparison of radially expanding access device and conventional cutting tip trocar in laparoscopy. Obstet Gynecol. 2001;97:435–8. (**1B**).

[26] Carilli S, Alper A, Emre A. Inguinal cord lipomas. Hernia. 2004;8:252–4. (**4**).

[27] Cavazzola LT, Lieberknecht M, Machado AS, Farias FR. Giant lipoma of the spermatic cord. Am J Surg. 2009;198:54–5. (**4**).

[28] Lau H. Recurrence following endoscopic extraperitoneal inguinal hernioplasty. Hernia. 2007;11:415–8. (**4**).

[29] Lilly MC, Arregui ME. Lipomas of the cord and round ligament. Ann Surg. 2002;235:586–90. (**4**).

[30] Lau H, Loong F, Yuen WK, Patil NG. Management of herniated retroperitoneal adipose tissue during endoscopic extraperitoneal inguinal hernioplasty. Surg Endosc. 2007;21:1612–6. (**3**).

[31] Nasr AO, Tormey S, Walsh TN. Lipoma of the cord and round ligament: an overlooked diagnosis? Hernia. 2005;9:245–7. (**4**).

[32] Felix E, Scott S, Crafton B, Geis P, Duncan T, Sewell R, McKernan B. Causes of recurrence after laparoscopic hernioplasty. A multicenter study. Surg Endosc. 1998;12:226–31. (**3**).

[33] Gersin KS, Heniford BT, Garcia-Ruiz A, Ponsky JL. Missed lipoma of the spermatic cord. A pitfall of transabdominal preperitoneal laparoscopic hernia repair. Surg Endosc. 1999;13:585–7. (**3**).

[34] Reddy VM, Sutton CD, Bloxham L, Garcea G, Ubhi SS, Robertson GS. Laparoscopic repair of direct inguinal hernia: a new technique that reduces the development of postoperative seroma. Hernia. 2007;11:393–6. (**2B**).

[35] Neumayer L, Giobbie-Hurder A, Jonasson O, Fitzgibbons R Jr, Dunlop D, Gibbs J, Reda D, Henderson W, Veterans Affairs Cooperative Studies Program 456 Investigators. Open mesh versus laparoscopic mesh repair of inguinal hernia. N Engl J Med. 2004;350:1819–27. (**1B**).

[36] Neumayer L, Giobbi-Hurder A, Jonasson O. Open mesh versus laparoscopic mesh hernia repair (authors reply). N Engl J Med. 2004;351:1463–5. (**4**).

[37] Lowham AS, Filipi CJ, Fitzgibbons RJ Jr, Stoppa R, Wantz GE, Felix EL, Crafton WB. Mechanisms of hernia recurrence after preperitoneal mesh repair. Ann Surg. 1997;225:422–31. (**2B**).

[38] Stengel D, Bauwens K, Ekkernkamp A. Recurrence risks in randomized trials of laparoscopic versus open inguinal hernia repair: to pool or not to pool (this is not the question). Langenbeck's Arch Surg. 2004;389:492–8. (**2A**).

[39] Kapiris SA, Brough WA, Royston CM, O'Boyle C, Sedman PC. Laparoscopic transabdominal preperitoneal (TAPP) hernia repair. A 7-year two-center experience in 3017 patients. Surg Endosc. 2001;15:972–5. (**2C**).

[40] Arvidsson D, Berndsen FH, Larsson LG, Leijonmarck CE, Rimbaeck G, Rudberg C, Smedberg S, Spangen L, Montgomery A. Randomized clinical trial comparing 5-year recurrence rate after laparoscopic versus Shouldice repair of primary inguinal hernia. Br J Surg. 2005;92(9):1085–91. (**1b**).

[41] Eklund AS, Montgomery AK, Rasmussen IC, Sandbue RP, Bergkvist LA, Rudberg CR. Low recurrence rate after laparoscopic (TEP) and open (Lichtenstein) inguinal hernia repair: a randomized, multicenter trial with 5-year follow-up. Ann Surg. 2009;249(1):33–8. (**1b**).

[42] Knook MT, van Rosmalen AC, Yoder BE, Kleinrensink GJ, Snijders CJ, Looman CW, van Steensel CJ. Optimal mesh size for endoscopic inguinal hernia repair, a study in a porcine model. Surg Endosc. 2001;15: 1471–7. (**5**).

[43] Totte E, Van Hee R, Kox E, Hendrickx L, Van Zwieten KJ. Surgical anatomy of the inguinal region: implications during inguinal laparoscopic herniorrhaphy. Eur Surg Res. 2005;37:185–90. (**5**).

[44] Phillips EH, Rosenthal R, Fallas M, Carroll B, Arregui M, Corbitt J, Fitzgibbons R, Seid A, Schultz L, Toy F, et al. Reasons for early recurrence following laparoscopic hernioplasty. Surg Endosc. 1995;9:140–4. (**2C**).

[45] Leibl BJ, Kraft B, Redecke JD, Schmedt CG, Ulrich M, Kraft K, Bittner R. Are postoperative complaints and complications influenced by different techniques in fashioning and fixing the mesh in transperitoneal laparoscopic hernioplasty? Results of a prospective randomized trial. World J Surg. 2002;26:1481–4. (**2B**).

[46] Leibl BJ, Schmedt CG, Schwarz J, et al. A single institution's experience with transperitoneal laparoscopic hernia repair. Am J Surg. 1998;175:446–52. (**2C**).

[47] Bittner R, Schmedt CG, Schwarz J, Kraft K, Leibl BJ. Laparoscopic transperitoneal procedure for routine repair of groin hernia. Br J Surg. 2002;89:1062–6. (**2B**).

[48] Celik AS, Memmi N, Celebi F, Guzey D, Celik A, Kaplan R, Oncu M. Impact of slit and nonslit mesh technique on testicular perfusion and volume in the early and late postoperative period of the totally extraperitoneal preperitoneal technique in patients with inguinal hernia. Am J Surg. 2009;198:287–91. (**1B**).

[49] Domniz N, Perry ZH, Lantsberg L, Avinoach E, Mizrahi S, Kirshtein B. Slit versus non-slit mesh placement in total extraperitoneal inguinal hernia repair. World J Surg. 2011;35:2382–6. (**3**).

[50] Bringman S, Blomqvist P. Intestinal obstruction after inguinal and femoral hernia repair: a study of 33,275 operations during 1992–2000 in Sweden. Hernia. 2005;9:178–83. (**2C**).

[51] Duran JJ, May JM, Msika S, Gaschard D, Domergue J, Gainant A, Fingerhut A. Prevalence and mechanisms of small intestinal obstruction following laparoscopic abdominal surgery. Arch Surg. 2000;135:208–12. (**2C**).

[52] Eugene JR, Gashti M, Curras EB, Schwartz K, Edwards J. Small bowel obstruction as a complication of laparoscopic extraperitoneal inguinal hernia repair. J Am Osteopath Assoc. 1998;98:510–1. (**2C**).

[53] Boughey JC, Nottingham JM, Walls AC. Richter's hernia in the laparoscopic era: four case reports and review of the literature. Surg Laparosc Endosc Percutan Tech. 2003;13:55–8. (**4**).

[54] Jones DB, Callery MP, Soper NJ. Strangulated incisional hernia at trocar site. Surg Laparosc Endosc. 1996;6:152–4. (**4**).

[55] Di Lorenzo N, Coscarella G, Lirosi F, Gaspari A. Port-site closure: a new problem, an old device. JSLS. 2002;6:181–3. (**4**).

[56] Kouba EJ, Hubbard JS, Wallen E, Pruthi RS. Incisional hernia in a 12-mm non-bladed trocar site following laparoscopic nephrectomy. Urol Int. 2007;79:276–9. (**4**).

[57] Liu CD, McFadden DW. Laparoscopic port sites do not require fascial closure when nonbladed trocars are used. Am Surg. 2000;66:853–4. (**4**).

[58] Reardon PR, Preciado A, Scarborough T, Matthews B, Marti JL. Hernia at 5-mm laparoscopic port site presenting as early postoperative small bowel obstruction. J Laparoendosc Adv Surg Tech A. 1990;9:523–5. (**4**).

[59] Yee DS, Duel BP. Omental herniation through a 3-mm umbilical trocar site. J Endourol. 2006;20:133–4. (**4**).

[60] Tonouchi H, Ohmori Y, Kobayashi M, Kusunoki M. Trocar site hernia. Arch Surg. 2004;139:1248–56. (**2A**).

[61] Grant AM. EU Hernia Trialists Collaboration. Laparoscopic versus open groin hernia repair: meta-analysis of randomised trials based on individual patient data. Hernia. 2002;6:2–10. (**1A**).

[62] McCormack K, Wake BL, Fraser C, Vale L, Perez J, Grant A. Transabdominal pre-peritoneal (TAPP) versus totally extraperitoneal (TEP) laparoscopic techniques for inguinal hernia repair: a systematic review. Hernia. 2005;9:109–14. (**1A**).

[63] Köhler G, Mayer F, Lechner M, Bittner R. Small bowel obstruction after TAPP repair caused by a self-anchoring barbed suture device for peritoneal closure: case report and review of the literature. Hernia. 2015;19(3):389–94.

10

TAPP 的并发症、预防、培训和偏好
TAPP: Complications, Prevention, Education, and Preferences

Reinhard Bittner, Jan F. Kukleta, and David Chen
李绍杰 译，黄磊 校

经腹腹膜前修补（transabdominal preperitoneal，TAPP）手术是一项复杂的技术。在术中、术后早期和远期都可能发生许多并发症（图10-1）。

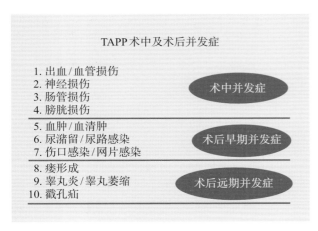

TAPP 术中及术后并发症

1. 出血/血管损伤
2. 神经损伤 ———— 术中并发症
3. 肠管损伤
4. 膀胱损伤
5. 血肿/血清肿
6. 尿潴留/尿路感染 ———— 术后早期并发症
7. 伤口感染/网片感染
8. 瘘形成
9. 睾丸炎/睾丸萎缩 ———— 术后远期并发症
10. 戳孔疝

图10-1 TAPP 术中及术后并发症

并 发 症

出血 / 血管损伤

主动脉、腔静脉、髂血管、股血管等大血管的损伤虽然罕见却是致命的。在一篇综述中[1]，3 503 例腹腔镜疝修补术中有3例（0.09%）出现了大血管损伤，而另一组2 997例中则没有出现[2]，当然可能有很多数据没有报道。大多数病例中，这种严重的并发症都是由于穿刺器粗暴置入或术中粗

糙的技术所导致的。在我们超过15 000例TAPP手术中，没有出现大血管损伤。在打开或关闭腹膜时伤及腹壁下血管更常见，当然它们的危害很小，使用电凝或夹闭便可处理。在置入操作孔穿刺器时，尤其是使用尖锐的穿刺器，可能会伤及腹壁下血管的分支（图10-2a）。使用尖锐的三角穿刺器，穿刺点处出血的概率为0.9%，而改用有扩张功能的钝头穿刺器可以将这一类出血的概率降至0.067%（图10-2b）。

预防方法 掌握扎实的解剖知识，轻柔地钝性分离，仔细分离解剖层次。操作孔穿刺使用钝性扩张穿刺器[3]。直视下拔除穿刺器并观察数秒。

腹股沟神经损伤

文献提示腹股沟神经损伤的概率为0.8%[2]～3.8%[1]，最容易损伤的是股外侧皮神经，约占60%（图10-3）[4]。神经损伤主要是由于粗暴的分离或在神经周围电凝而引起的直接损伤。术后，这些患者会主诉出现相关区域皮肤麻木或感觉丧失。更糟糕的是，如果夹子或钉枪直接固定了神经，可能导致术后持续疼痛。我们观察到有0.3%的病例出现神经损伤，但仅限于热操作引起的股外侧皮神经损伤[34]。

预防方法 掌握扎实的解剖知识，轻柔地钝性分离，仔细分离解剖层次，特别是腹横筋膜的深层。避免在疼痛三角使用单极电凝（图10-3）。有一条原则：不要在该区域或髂耻束上1～2 cm处采

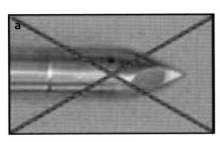
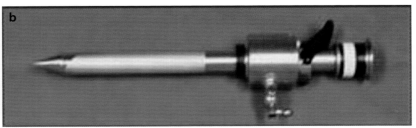

图10-2 a. 尖头穿刺器；b. 钝性扩张穿刺器

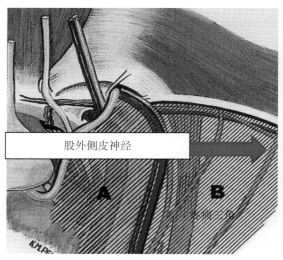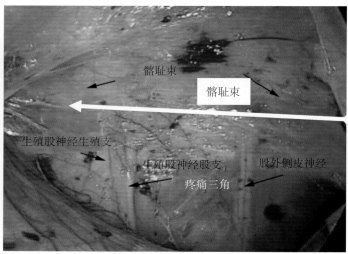

股外侧皮神经

A   B

髂耻束

髂耻束

生殖股神经生殖支

生殖股神经股支   股外侧皮神经

疼痛三角

图 10-3   右侧腹股沟区：疼痛三角、髂耻束尾侧和精索血管外侧

用夹闭或钉合方式。

肠损伤

根据文献报道，肠损伤的概率为 $0^{[2]} \sim 0.1\%^{[1]}$。在我们的病例中有 0.1%（47 例）的发生率。这一威胁生命的并发症可能是由于 Veress 针穿刺或分离粘连时电凝所造成的直接损伤（图 10-4）。

预防方法   对于既往有脐周手术的患者，可选用开放法（Hasson 法）或选择 Palmer 点（参见前面专题）。置入第一个穿刺器时要格外小心。不必分离腹股沟区或疝囊的粘连，对于这些病例，切开腹膜的位置通常应略高于粘连处。在使用电操作时，要保证器械头部始终处于手术视野中。如果肠管和

前腹壁粘连得非常严重，建议转为开放式手术。

膀胱损伤

文献报道的腹腔镜疝修补术中膀胱损伤的发生率为 $0.07\%^{[2]} \sim 0.1\%^{[1]}$。我们的 TAPP 术患者该并发症的发生率为 $0.1\%^{[34]}$，几乎都发生于有腹膜前手术史、腹膜前间隙严重粘连的病例（如经腹前列腺切除术、放置腹膜前网片手术等）（图 10-5）。膀胱有时可能是疝囊的一部分，当术者未注意到这个结构时就会损伤膀胱（图 10-5 左）。在无手术史的患者，很容易分离腹膜前间隙（Retzius 间隙）（图 10-5 右上），但在之前有前列腺切除术的患者（无论是开放式还是腹腔镜手术，都一样）及 TAPP 或 TEP 术后

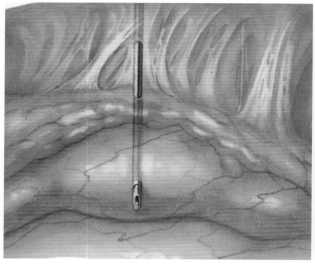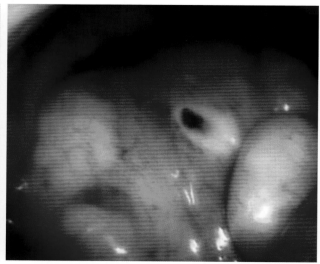

图 10-4   Veress 针或电凝导致肠损伤的机制

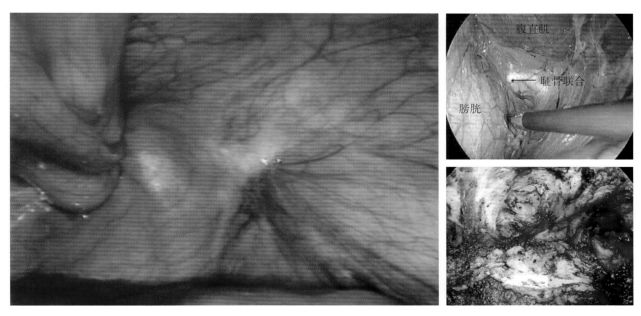

图 10-5　一例经腹前列腺切除术后患者的腹股沟区腹腔镜下视野。右上：一例无手术史患者的 Retzius 间隙。右下：植入网片术后完全瘢痕化的腹膜前间隙

患者，分离都是非常困难的（图 10-5 右下）

　　预防方法　轻柔地钝性分离 Retzius 间隙。如果预计是严重粘连的病例，除非经验很丰富，否则就选择开放式手术[5]。

血肿 / 血清肿

　　在一些临床病例中，血肿和血清肿很难区分。这两种常见并发症确实很难被定义，至今其真实的发生率仍未知。据文献报道，腹腔镜疝修补术后血肿的发生率为 4.4%[2] ～ 13.1%[1]，血清肿的发生率为 4.4%[2] ～ 12.2%[1]。我们的病例中，与出血相关的并发症发生率为 0.3%，血清肿的发生率为 0.1%（再次手术者）[34]。这些都可通过超声检查进行诊断（图 10-6）。

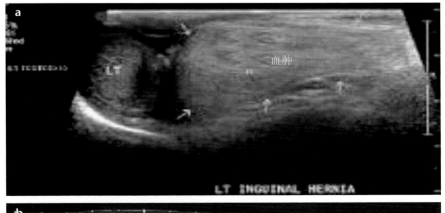

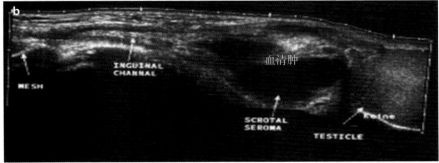

图 10-6　a. 精索周围血肿；b. 阴囊疝术后阴囊内血清肿

预防方法　术前需要停用华法林等抗凝药物，改用低分子肝素（快＞60%）。其他抗凝药物如阿司匹林、氯吡格雷（波立维）及利伐沙班（拜瑞妥）等需在术前8天左右停用。仔细解剖、精准止血也很重要。另外，对于大的直疝患者，推荐在术中将假疝囊回拉并固定于耻骨梳韧带，以减少无效腔（图10-7）。

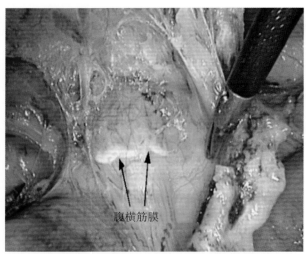

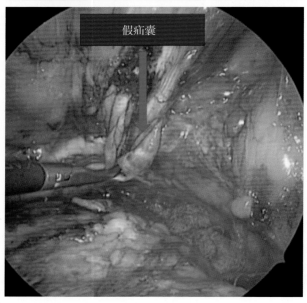

图10-7　直疝。将膨隆的腹横筋膜（假疝囊）拉回并缝合或钉合固定于耻骨梳韧带

尿潴留／尿路感染

据文献报道，腹腔镜疝修补术后尿潴留的发生率为3.5%[1]～3.8%[2]，有一项研究甚至达到了22.2%[10]。在我们的研究中，尿潴留的发生率大约为0.5%，尿路感染的发生率为0.1%[34]。

预防方法　轻柔地分离Retzius间隙，使膀胱壁损伤最小化。嘱患者术前排空膀胱，手术麻醉过程中将补液量控制在500 ml以内。不推荐常规留置导尿管。

伤口／网片感染

据文献报道，腹腔镜疝修补术后伤口感染的发生率为0.5%[2]～1.0%[1]，我们报道的约0.04%（47例）。所有的病例都接受了"一剂"预防性抗生素的治疗。网片感染的发生率为0.1%。大多数病例都是在血清肿被抽液后出现感染。

预防方法　避免抽吸血清肿。有些大的血清肿需要数月才能被吸收。正确指导患者并采用超声检查密切观察病情变化很重要。应避免在网片和皮肤之间的任何操作。人们对预防性抗生素应用仍有争议，但对于高风险患者，如高龄、使用激素、免疫抑制和肥胖等患者，仍需应用抗生素[35-37]。

肠梗阻

很少发生肠梗阻，只有零星的报道。我们一共处理了3例病例（0.03%），都再次进行了手术[34]。所有的病例都是由于腹膜关闭不良引起的。

预防方法　使用可吸收缝线仔细、紧密地关闭腹膜（参见专题9）。

睾丸炎／睾丸萎缩

睾丸炎和睾丸萎缩都是腹腔镜疝修补术后的罕见并发症，文献报道的发生率为0.15%[2]～0.6%[1]。在我们全部的15 000余例TAPP手术病例中，有6例发生了睾丸萎缩（0.04%），但最后发生的一例也是20年前的事了。其中4例为复发疝（3例位复发性阴囊疝，1例为TAPP术后复发疝）。所有这些患者的疝囊与睾丸距离很近，如果试图完整剥离疝囊，就会破坏睾丸周围的血供。

预防方法　不要离睾丸太近进行分离。如果一个狭长的疝囊与精索粘连致密，推荐横断疝囊（参见专题9），将远端疝囊旷置，必须缝合关闭近端疝囊。如果疝囊的结构不清楚，建议首先确认近肾端的血管，根据血管指引向上分离疝囊，直至其颈部（参见专题9）。

戳孔疝

戳孔疝（图10-8）的发生率可以高达7.7%[6]，其发生率与戳孔直径、穿刺器头部的形状及置入的位置密切关联。Montz FJ等[7]发现90%的患者都是在直径 10 mm 及更大的戳孔处出现戳孔疝。Ridings P 和 Evans DS[6] 报道使用锐性切割式穿刺器有 7.7% 的戳孔疝发生率，但使用钝头扩张性穿刺器可不出现任何疝。我们也发现了同样的结果：使用锐性穿刺器的戳孔疝发生率为 1.27%，而使用钝头穿刺器只有 0.01%。另外，在中线处置入也会增加戳孔疝的发生[8]。在我们对 TAPP 术后患者长达 5 年的随访过程中，发现 3.2% 的患者脐部出现了戳孔疝，而其他穿刺部位则没有发现。

预防方法　① 戳孔越小越好，目前已经有直径 5 mm 镜头可被使用，无需在脐部穿刺直径 10 mm 的戳孔。如果要置入一张普通网片，使用一个直径 7 mm 的穿刺器作操作孔效率更高（见上文）。对于一些需要使用超轻网片的病例，只需直径 5 mm 穿刺器就足够了。另一个操作孔可以选直径 3 mm 或 5 mm 的穿刺器。② 只使用钝头扩张性穿刺器。③ 脐部置入主要考虑的是美观，但如果脐部明显薄弱，就要考虑在其他位置放置。在拔除穿刺器后，需要像修补脐疝一样严密地关闭缺损。

失误与防范

任何医师实施 TAPP 术都可能发生并发症，主要是由于解剖知识不足或手术操作不当。手术中陷阱很少，只有零星的报道，但通过这些令人不悦的经历，我们可以更好地理解手术的各种原则。以下是一些真实的案例。

弄错解剖结构

第一例　外科医师把股静脉和股疝疝囊搞错（图 10-9a）。此时试图剥离疝囊，当然是行不通的，因此当他试图切开疝囊时，终于意识到自己要切开的是静脉。

第二例　一位开放腹股沟疝修补术后的女性患者，主诉腹股沟区顽固性疼痛，因此医师准备实施髂腹股沟神经离断术。不知何故，他切除了闭孔神经（图 10-9b）。结果，在术后不仅患者之前的疼痛没有任何好转，反而走路也变得困难了。

弄错疝的位置

并不是所有的疝在腹腔镜视野中都是一目了然的（图 10-10a）。在许多病例，尽管明确了临床诊断，但是术中就是找不到疝（图 10-10b）。这种情况可能是由于存在一个大的脂肪瘤，感觉像疝，但是并没有疝囊（图 10-10b）。不幸的是，有时这种情况会发生在对侧，可以看到一些凹陷，然后医师就错在对侧手术了。所以强调术前务必在疝的患侧进行标记。

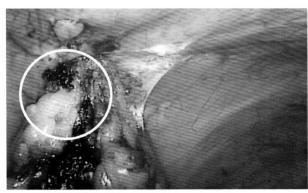
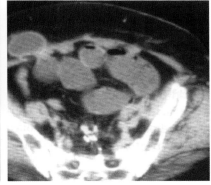
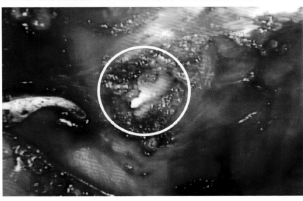

图 10-8　戳孔疝

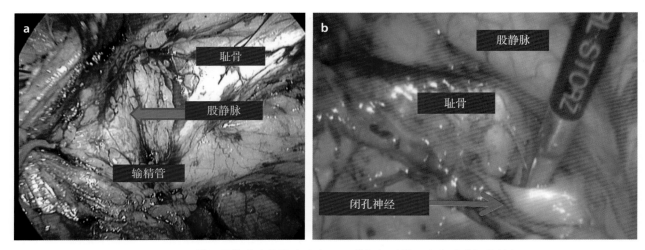

图 10-9 a. 错把股静脉当作股疝疝囊；b. 错把闭孔神经当作髂腹股沟神经

网膜、肠管与疝囊粘连

预防方法 术中没有必要分离疝囊与疝内容物之间的粘连（图 10-11）。疝囊和内容物可以一起被回纳入腹腔。

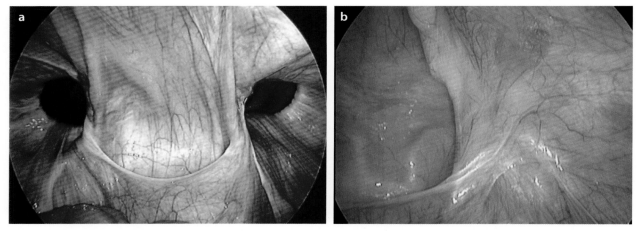

图 10-10 a. 清楚地显示发生双侧疝的大缺损；b. 没有显示缺损，但是临床和超声检查都把腹股沟管内一个大的脂肪瘤误认为疝

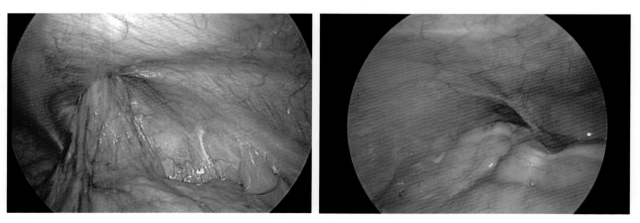

图 10-11 斜疝，网膜、乙状结肠和疝囊粘连

病例

男性，49 岁，阴囊疝。腹腔镜下所见：部分网膜和肠管与疝囊粘连。手术过程：首先使用剪刀将疝囊上粘连的疝内容物锐性分离，然后进行 TAPP 手术。由于分离粘连时造成腹膜多处破损，因此关闭腹膜非常困难。术后情况：患者出现右下腹及右胁部疼痛。术后第 3 天，泌尿外科会诊（CT 扫描）怀疑瘘形成。术后第五天，再次手术，由于小肠破损造成严重腹膜炎及脓肿形成。再过一天，患者出现感染性休克并死亡。结论：处理有两个错误，① 由于不必要的粘连分离，从而引起肠管损伤。② 术后没有尽早干预。

错误固定的陷阱

病例 1

男性，49 岁，固定网片和关闭腹膜用了 25 个钉子（图 10-12），术后腹股沟区出现重度疼痛伴不能行走 7 天。服用止痛药有改善，但是增加体力活动后疼痛再次出现，而且在排空膀胱、肠蠕动及性生活时疼痛加重。

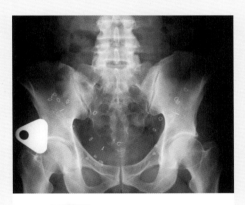

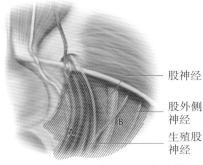

股神经

股外侧皮神经

生殖股神经

图 10-12　钉枪固定后的腹股沟区 X 线影像

病例 2

女性，43 岁，BMI 20.3，双侧 TAPP 手术，固定网片及关闭腹膜共使用了 25 枚螺旋钉。术后出现严重疼痛，VAS 评分 7 分。在患者右下腹疼痛 3 个月后，发现其升结肠壁增厚。再次手术，发现螺旋钉与盲肠间形成瘘管，去除右侧 12 枚钉子并关闭瘘管。由于患者术后 2 个月仍有持续性疼痛，再次手术取出另一侧 13 枚钉子，并取出双侧网片。结果：身体仍然不能恢复，不能从事任何体力劳动。

病例 3

男性，52 岁，单侧 TAPP 手术，使用钉枪固定网片并关闭腹膜。术后患者腹股沟区出现顽固性疼痛（感觉异常性股痛），伴有大腿外侧皮肤麻木。术后 15 天再次手术：去掉外侧近髂前上棘处一块约 2 cm×2 cm 的网片并取出 6 枚钉子。术后疼痛和麻木感仍持续存在。17 个月后再次行开放手术，由一名神经外科医师取出 1 枚钉在股皮神经处的钉子。由于该医师在此区域内未发现网片，这枚钉子应该不是用于固定网片的，而是用于关闭腹膜的。

病例 4

男性，双侧 TAPP 手术，使用胶水固定网片。术后一侧早期复发。10 天后再次手术：直疝复发，中间没有网片（移位可能?），再植入一张网片，并采用钉子固定。术后情况：尿潴留伴血尿，留置 Foley 导尿管 24 小时。3 个月后散步时出现血尿。膀胱镜下发现网片侵蚀入膀胱（图 10-13）。由泌尿外科医师再次行开放式手术，切除这一部分膀胱壁。病理科医师发现网片和钉子被钉入膀胱壁。

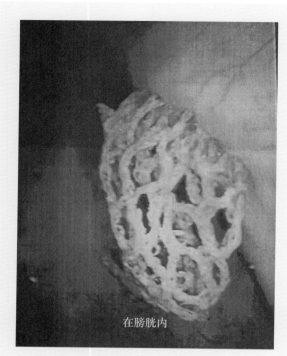

图 10-13　膀胱镜：网片在膀胱内

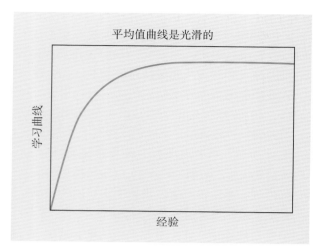

图 10-14　多项研究的平均学习曲线是光滑的，可以用数学函数来表示

预防方法　腹腔镜疝修补术遵循的是 Pascal 原则。到目前为止，在绝大多数情况下，只要网片大小足够（至少 10 cm×15 cm）且与缺损边缘有超过 5 cm 的重叠，是不需要固定网片的。只有在疝缺损超过 3～4 cm 时才需要固定网片。对于这些少见的病例，一般都选择胶水进行无创固定，只有在特别大缺损的直疝（>4 cm）患者，才会用可吸收钉枪固定网片。只能将钉子固定在腹直肌、耻骨梳韧带等明显的解剖结构上。被胶水或钉子固定的网片不会移位，但如果太靠近膀胱或肠管，网片可能会穿透组织。

千万不要用夹子或钉子关闭腹膜，最好使用可吸收缝线。缝合关闭既省钱又可减轻疼痛。

培训和学习曲线

腹腔镜疝修补术被认为是一种复杂的手术，需要很长的"学习曲线"，不适合初学者开展。学习曲线就是掌握 TAPP 手术所需的手术例数。学习曲线在图形上用横坐标表示经验累积，纵坐标表示学习时间（维基百科）（图 10-14）。

疝手术的目标是低并发症率、低复发率、低急慢性疼痛发生率。因此，在腹腔镜疝手术中，学习曲线的持续时间意味着在并发症和不良反应发生率方面达到平均水平所需的手术例数，这在文献中已有报道。

熟知的"陡峭的学习曲线"的意思是指技术很难学习掌握，尽管学习曲线在起始阶段非常陡峭，实际上也代表了快速的进步过程。为了避免这个相当混乱的术语，似乎更好的方法是用简单和困难等词来描述学习曲线，而不是用陡峭或平直（维基百科）。

然而，公开发表的关于培训和如何克服腹股沟疝修补术中学习曲线的数据极其不一致。有些研究通过手术时间来评估学习曲线[9-14]，有些通过中转手术率[9, 10, 12, 15, 16]，有些则通过复发数[36, 9, 10, 15-18]。通过这些研究发现，需要通过 20～240 例手术来克服学习曲线，才能缩短手术时间，降低并发症发生率和复发率，从而达到与经验丰富医师相近的稳定水平。掌握这项新技术所需的手术病例数有差异，主要原因在于这些研究的条件存在显著差异。很多因素都可以影响学习曲线，包括个人及单位之前疝手术的经验，尤其是腹腔镜技术。另外，这些机构每年疝修补手术的数量也很重要，对腹腔镜手术患者的选择、技术细节及其规范化和训练结构等方面也有一定的参考价值。此外，受训者其他腹腔镜手术的经验，如胆囊切除术、腹腔镜扶镜的数量，以及由经验丰富的外科医师严格监督及其持续时间，都可能在克服学习曲线阶段起作用。根据文献分析，在评估学习曲线的过程中，无法将所有这些因素都纳入研究。在这种情况下，需要区分是首次开展 TAPP 技术的外科医师的学习曲线，还是在 TAPP 术已经完全标准化并作为常规手术的医院中工作的年轻外科医师的学习曲线，这两者是不同的。我们对 15 000 多例病例的大型研究[19]表明，在开腹手术中有丰富经验的资深外科医生，在腹腔镜腹股沟疝修补术中需要比 TAPP 术前没有开腹手术经验的受训者更多的手术例数，才能降低并发症发生率和复发率，以达到目前的标准水平。此外，由受训者手术的患者的总并发症发生率明显低于那些由先前未受训医生手术的患者，他们最早一批手术病例（第 1～50 例手术）的总并发症发生率已经达到 3%～4%。更令人惊讶的是，我们观察到，在由受训者手术的患者中，即使从一开始计算复发率也不到 1%。所以，我们的 23 位外科医师在疝手术中所总结的结论认为，手术时间是反映学习曲线时间的重要指标。因此，根据我们丰富的经验，TAPP 手术不仅是一种针对专科医师，也是一种针对年轻外科医师经过培训并能够取得良好效果的手术[19]。毫无疑问，由缺乏经验的医师或受训者来完成手术的时间更长，但这不影响长期结果，受训者们会逐渐缩短手术时间。这些结果与文献报道形成鲜明对比。有一项研究报道称，缺乏经验的医师所做手术的复发率为 14.3%（一级证据，10 例），有经验医师的手术复发率只有 2.4%（3级证据，25 例）[20]。一项大型随机临床试验报道了由 12 名外科医师在 7 个手术中心对 1 183 位患者进行 TAPP 手术的长期随访结果，发现不同医院的复发率为 5%～13%，而不同外科医师的复发率为 0～23%[38]。另一项大型随机对照试验包括 12 家医院和 22 名实施 TEP 的外科医师，结果显示，不同医师手术的 5 年复发率为 0～32%，不同的医院分别为 0～13.5%[39]。参与上述研究的医院和外科医师在疝手术疗效上的巨大差异表明，迫切需要在全世界范围内严格规范疝手术技术，并提供更好的规范化教育[36, 11, 14, 15, 17, 40]。学习曲线只反映手术时间的长短，而不反映手术质量。在我们中心，掌握 TAPP 手术是一项完全标准化的培训方案，能让大批的年轻外科医师和受训者们熟悉这项技术。受训者被纳入这项培训计划的前提条件是：① 至少扶镜 50 次。② 需要其他腹腔镜手术经验 50 次（25例腹腔镜胆囊切除术）。③ 在熟练之前，术者需要在经验丰富的外科医师指导下进行手术，这样可以在术中避免很多陷阱并有效预防并发症的发生。④ TAPP 操作必须严格规范化，使受训者更容易熟悉腹腔镜下解剖结构和手术策略。在 Haidenberg

等[17]所进行的一项 TEP 手术的类似研究中，也得到了相同的结果。他们证明，在经验丰富的内镜外科医师规范化的指导下，年轻医师将比更高年资的外科医师学得更多。经验丰富的外科医师在实施新技术时所获得的经验和知识可以传承下去，从而避免新手在操作中可能出现的典型问题。

和 Miserez 等一样，我们也提倡循序渐进地学习 TAPP 手术[21]。这样不但节约时间，而且使受训者和老师都更加轻松。我们的经验是，最好从腹腔内缝合腹膜开始训练，因为这对患者是无损伤的。下一步则是切开腹膜，然后是分离中间区域、放置网片、胶水固定等步骤，最后是游离疝囊（最难也最危险）。为了更加简单、有效地学习，受训者的手术视频需要被记录和分析。在讨论如何使手术更易被人们接受时，手术时间是一个重要的因素，因为可以缩短学习曲线，如受训者第一次缝合腹膜需要 30 分钟以上。考虑到大多数医院的经济状况，医院管理者是很难忍受这么长的手术时间的。另外，由于目前对住院医师工作时间的限制和官僚义务的大幅增加，受训者们在手术室的时间越来越少。因此，如何把培训安排得更加高效就成为一种迫切需要。在这种情况下，在手术室外根据手术要求模拟训练（电脑、视频和模型）变得越来越重要[22-27]。几项研究都表明，受训者在同一环境中测试时，那些通过模拟训练的技术可以显著提高。Zendejas 等[28]首次证明了基于模拟训练受训者可以缩短手术时间、提高操作技术并减少腹腔镜腹股沟疝修补术中和术后的并发症。技能培训包括使用 Guildford MATTU-TEP 疝模型[29]和标准腹腔镜设备的实践课程。我们中心也与 Kal Storz 公司合作开发了一个类似的培训模型[19]，把 TAPP 手术的模拟培训分为 4 个步骤：切开腹膜、放置网片、固定网片和缝合腹膜。

总之，腹腔镜疝修补术是腹股沟疝修补术中一种公认的技术，与开放式手术相比，腹腔镜疝修补术在所有疼痛相关指标方面都更有优势。此外，我们还发现即使是年轻医师进行的手术，腹腔镜疝修补术仍是一种安全和值得信赖的手术。因此，腹腔镜疝修补术应该成为年轻医师基本培训的一部分。在临床建立 TAPP 手术严格技术规范、完善教育程序的前提下，学习曲线不一定意味着具有较高的并发症发生率和复发率。进一步的研究发现，学习曲线可以被简化为手术时间。为了缩短手术时间，也使手术更加高效，强烈推荐使用模拟训练模型。

术后处理和疼痛管理

离开复苏室后,患者可以喝水,吃一些清单的饮食。患者需要排尿时鼓励他起床。患者第一次起身下床上厕所需要在护士的陪同下进行,之后就可以自己下床活动了。此外,要鼓励患者自己穿衣服,并尽自己所能地活动。

出于安全考虑,所有患者均需要住院至少一晚。术后次日早上,患者就可以洗澡。然后进行一次超声检查,如果无任何病理解剖意义上的异常就可以出院了。所有患者均需接受标准化的预防性止痛治疗,布洛芬600 mg,每日3次,以及胃保护剂泮托拉唑20 mg,每日1次。记录手术当晚及次日晨静息及体力活动时的疼痛评分(VAS),相关数据都应被收录到德国疝注册系统"Herniamed"中。出院回家后,要求患者根据自己的身体感觉进行活动,不受任何特殊限制。对于止痛药,也是如此。要求患者在术后5天、4周、1年和5年后复诊。推荐TAPP手术后1~2周恢复工作。

为何我更偏爱 TAPP 术

Maurice Arregui(图10-15a)在1992年率先报道了TAPP手术的操作方法[41]。Jean L. Dulucq(图10-15b)在同一年稍后发布了TEP技术[30]。这两种方法都分离腹股沟同一区域,但是入路是不同的。我非常清楚这两种手术都能取得很好的疗效,

但我还是更喜欢TAPP手术,有以下10个理由。

1. TAPP手术更易学　经腹入路在身体情况不同的患者有很大差异,其腹壁下血管及其分支的走行,以及分离腹直肌后鞘、从腹膜前分离肌肉的困难性都不同,例如,有下腹部手术史的患者。

2. TAPP手术更易规范化　在TAPP手术中,外科医师从手术一开始就能对疝囊和精索结构的解剖结构有一个完整而清晰的认识,并能分离足够大的空间。

3. TAPP手术适合所有类型的疝　通过对超过15 000余例腹股沟疝的分析研究显示,98%的患者(图10-16)和所有类型的疝(表10-1)都可以接受TAPP手术[42]。

表 10-1　15 000 余例 TAPP 手术的疝分型

疝 分 型	例 数	占 比
Ⅱ(斜疝)	4 537	32.2%
Ⅲa(直疝)	5 594	40.8%
Ⅲb(斜疝/骑跨疝)	3 096	22.9%
Ⅲc(股疝)	483	3.6%
Ⅳ(复发疝)	1 965	13.0%
阴囊疝	807	5.3%
难复性疝	477	3.2%
嵌顿疝	161	1.1%

4. TAPP手术分离范围更少　尽管两种方法分离腹股沟区后放置网片的空间是相同的,但在TEP术中,由于需要拓展手术入路,总的分离面积要大得多。因此,这个较大的分离区域可能会导致更多

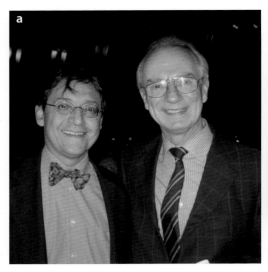
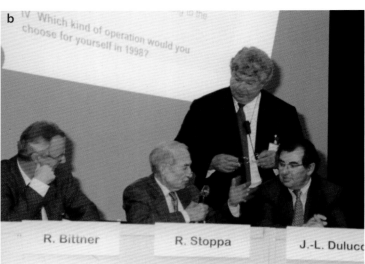

图10-15　a. Maurice Arregui 与本章作者;b. Jean L. Dulucq 在科隆EHS会议中

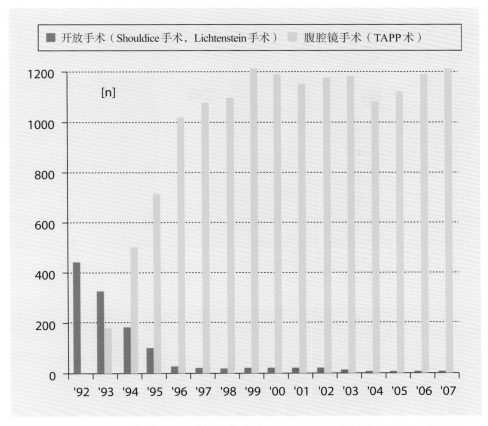

图 10-16　一组 15 年的 TAPP 术经验分享（1993—2007，斯图加特 Marien 医院）

与出血相关的并发症。

5. TAPP 术中可以快速评估对侧情况　腹腔镜疝修补术的优点之一是，对于双侧疝患者，可以同时通过相同的 3 个小切口进行手术，而不会增加并发症、疼痛或手术时间[5]。在开放式手术和 TEP 术中，隐匿疝可能会被漏诊。然而，在 TAPP 术中，临床检查未被发现的疝在腹腔镜手术中第一眼就可被看到（图 10-17，左侧）。

6. TAPP 术中可以快速分型和发现复发原因（图 10-18 和图 10-19）。

7. TAPP 术可以同时进行其他腹腔手术，如胆囊切除术（图 10-20）。

8. TAPP 术可以完美地解决嵌顿疝　对于 TEP 手术的专家来说，也许可以不进入腹腔而完成绞窄疝的手术。但实施 TAPP 术则更好，因为在整个手术过程中，可以观察绞窄肠管的血流灌注及其恢复情况（图 10-21）。根据这一理念，这些病例的肠切除率显著低于开放式手术[31]。

9. TAPP 术做阴囊疝更容易　在阴囊疝手术中（图 10-22）完全剥离疝囊是很困难且耗时的。当然，在 TAPP 术中分离就相对容易，因为从一开始

就可以清晰地观察解剖结构，并可以从外（像 TEP 手术一样）或从内看到疝囊。所以，可以发现肠管及网膜组织与疝囊的任何粘连，并通过解剖及电凝来控制出血。

10. 对于有腹股沟区腹膜前手术的病例（经腹前列腺切除术、疝网片修补术），TAPP 术相对更容易　手术在 Retzius 或 Bogros 间隙中会留下或多或少

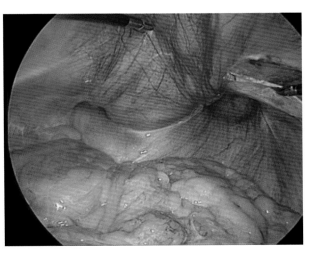

图 10-17　双侧疝，术中探查左侧

的瘢痕组织，使得分离这些间隙变得非常困难。当然，与TEP术相比，TAPP术中疝的病理特征和解剖结构更清楚。TAPP手术可以在这些复杂病例中成功实施[32, 33]（图10-23）。

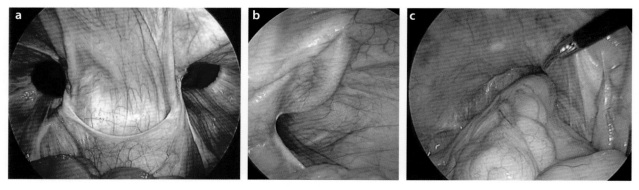

图10-18　a. 双侧疝；b. 外侧网片卷起引起斜疝复发；c. 乙状结肠滑疝

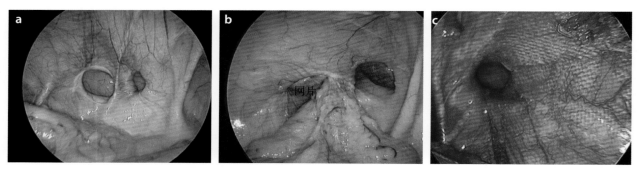

图10-19　a. 开放修补术后复发：两个缺损，中间和膀胱上；b. 开放修补术后复发：斜疝和直疝；c. TAPP术后复发，中央重叠覆盖不够

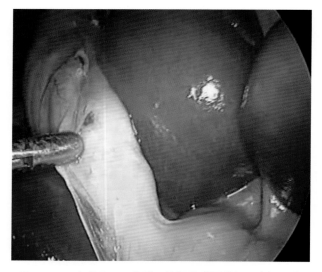

图10-20　完成TAPP术后，关闭腹膜再进行胆囊切除术

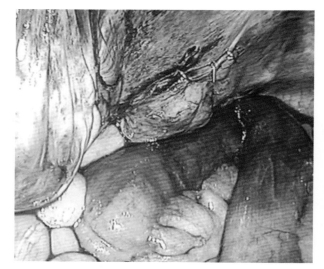

图10-21　对绞窄疝施行TAPP术

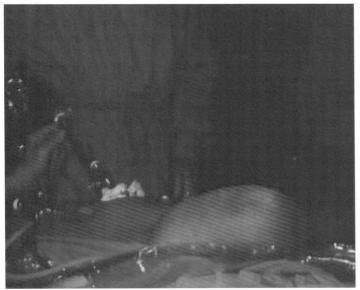
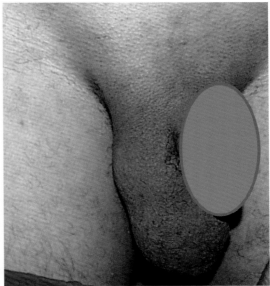

图 10-22 阴囊疝

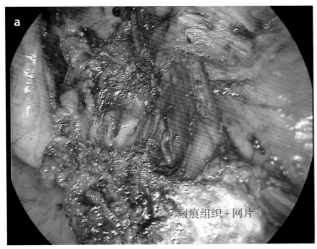
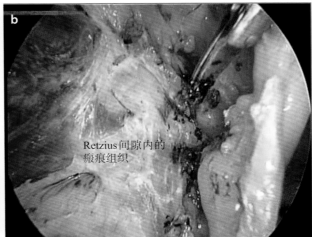

图 10-23 a. 腹膜前网片修补术后复发；b. 经腹前列腺切除术后 TAPP 术

参考文献

［1］ Schmedt CG, Sauerland S, Bittner R. Comparison of endoscopic procedures vs. Lichtenstein and other open mesh techniques for inguinal hernia repair. A meta-analysis of randomized controlled trials. Surg Endosc. 2005;19:188–99.

［2］ Bittner R, Sauerland S, Schmedt CG. Comparison of endoscopic techniques vs. Shouldice and other open nonmesh techniques for inguinal hernia repair: a meta-analysis of randomized controlled trials. Surg Endosc. 2005;19:605–15.

［3］ la Chapelle CF, Swank HA, Wessels ME, Mol BW, Rubinstein SM, Jansen FW. Trocar types in laparoscopy. Cochrane Database Syst Rev. 2015;(12):CD009814.

［4］ Rosenberger RJ, Loeweneck H, Meyer G. The cutaneous nerves encountered during laparoscopic repair of inguinal hernia: new anatomical findings for the surgeon. Surg Endosc. 2000;14(8):731–5.

［5］ Wauschkuhn CA, Schwarz J, Boekeler U, Bittner R. Laparoscopic inguinal hernia repair: gold standard in bilateral hernia repair? Results of more than 2800 patients in comparison to literature. Surg Endosc. 2010;24:3026–30.

［6］ Ridings P, Evans DS. The transabdominal pre-peritoneal (TAPP) inguinal hernia repair: a trip along the learning curve. J R Coll Surg Edinb. 2000;45(1):29–32.

［7］ Montz FJ, Holschneider CH, Munro MG. Incisional hernia following laparoscopy: a survey of the American Association of Gynecologic Laparoscopists. Obstet Gynecol. 1994;84(5):881–4.

[8] Holzinger F, Klaiber C. Trocar site hernias. A rare but potentially dangerous complication of laparoscopic surgery. Chirurg. 2002;73(9):899–904.

[9] Liem MS, van Steensel CJ, Boelhouwer RU, Weidema WF, Clevers GJ, Meijer WS, Vente JP, de Vries LS, van Vroonhoven TJ. The learning curve for totally extraperitoneal laparoscopic inguinal hernia repair. Am J Surg. 1996;171(2):281–5.

[10] Feliu-Palà X, Martín-Gómez M, Morales-Conde S, Fernández-Sallent E. The impact of the surgeon's experience on the results of laparoscopic hernia repair. Surg Endosc. 2001;15(12):1467–70.

[11] Lau H, Patil NG, Yuen WK, Lee F. Learning curve for unilateral endoscopic totally extraperitoneal (TEP) inguinal hernioplasty. Surg Endosc. 2002;16:1724–8.

[12] Lal P, Kajla RK, Chander J, Ramteke VK. Laparoscopic total extraperitoneal (TEP) inguinal hernia repair: overcoming the learning curve. Surg Endosc. 2004;18(4):642–5.

[13] Wilkiemeyer M, Pappas TN, Giobbie-Hurder A, Itani KM, Jonasson O, Neumayer LA. Does resident postgraduate year influence the outcomes of inguinal hernia repair? Ann Surg. 2005;241(6):879–82.

[14] Choi YY, Kim Z, Hur KY. Learning curve for laparoscopic totally extraperitoneal repair of inguinal hernia. Can J Surg. 2012;55(1):33–6.

[15] Voitk AJ. The learning curve in laparoscopic inguinal hernia repair for the community general surgeon. Can J Surg. 1998;41:446–50.

[16] Edwards CC II, Bailey RW. Laparoscopic hernia repair: the learning curve. Surg Laparosc Endosc Percutan Tech. 2000;10:149–53.

[17] Haidenberg J, Kendrick ML, Meile T, Farley DR. Totally extraperitoneal (TEP) approach for inguinal hernia: the favorable learning curve for trainees. Curr Surg. 2003;60(1):65–8.

[18] Lamb AD, Robson AJ, Nixon SJ. Recurrence after totally extraperitoneal laparoscopic repair: implications for operative technique and surgical training. Surgeon. 2006;4(5):299–307.

[19] Boekeler U, Schwarz J, Bittner R, Zacheja S, Smaxwil C. Teaching and training in laparoscopic inguinal hernia repair (TAPP): impact of the learning curve on patient outcome. Surg Endosc. 2013;27(8):2886–93.

[20] Eker HH, Langeveld HR, Klitsie PJ, van't Riet M, Stassen LP, Weidema WF, Steyerberg EW, Lange JF, Bonjer HJ, Jeekel J. Randomized clinical trial of total extraperitoneal inguinal hernioplasty vs Lichtenstein repair: a long-term follow-up study. Arch Surg. 2012;147(3):256–360.

[21] Miserez M, Arregui M, Bisgaard T, Huyghe M, Van Bruwaene S, Peeters E, Penninckx F. A standardized resident training program in endoscopic surgery in general and in laparoscopic totally extraperitoneal (TEP) inguinal hernia repair in particular. Surg Laparosc Endosc Percutan Tech. 2009;19(4):e125–9.

[22] Sutherland LM, Middleton PF, Anthony A, Hamdorf J, Cregan P, Scott D, Maddern GJ. Surgical simulation: a systematic review. Ann Surg. 2006;243(3):291–300.

[23] Andreatta PB, Woodrum DT, Birkmeyer JD, Yellamanchilli RK, Doherty GM, Gauger PG, Minter RM. Laparoscopic skills are improved with LapMentor training: results of a randomized, double-blinded study. Ann Surg. 2006;243(6):854–60.

[24] Gurusamy KS, Samraj K, Fusai G, Davidson BR. Robot assistant for laparoscopic cholecystectomy. Cochrane Database Syst Rev. 2009;1:CD006578.

[25] Gurusamy KS, Aggarwal R, Palanivelu L, Davidson BR. Virtual reality training for surgical trainees in laparoscopic surgery. Cochrane Database Syst Rev. 2009;1:CD006575.

[26] Yeung P Jr, Justice T, Pasic RP. Comparison of text versus video for teaching laparoscopic knot tying in the novice surgeon: a randomized, controlled trial. J Minim Invasive Gynecol. 2009;16(4):411–5.

[27] Thijssen AS, Schijven MP. Contemporary virtual reality laparoscopy simulators: quicksand or solid grounds for assessing surgical trainees? Am J Surg. 2010;199(4):529–41.

[28] Zendejas B, Cook DA, Bingener J, Huebner M, Dunn WF, Sarr MG, Farley DR. Simulation-based mastery learning improves patient outcomes in laparoscopic inguinal hernia repair: a randomized controlled trial. Ann Surg. 2011;254(3):502–9.

[29] Slater GH, Jourdan I, Fölscher DJ, Snook AL, Cooper M, D'Allessandro P, Rangeley C, Bailey ME. The Guildford MATTU TEP hernia model. Surg Endosc. 2001;15(5):493–6. Surg Endosc. (2013);27:2886–2893.

[30] Dulucq JL. Treatment of inguinal hernia by insertion of a subperitoneal patch under pre-peritoneoscopy. Chirurgie. 1992;118(1–2):83–5.

[31] Leibl BJ, Schmedt CG, Kraft K, Kraft B, Bittner R. Laparoscopic transperitoneal hernia repair of incarcerated hernias: is it feasible? Results of a prospective study. Surg Endosc. 2001;15:1179–83.

[32] Leibl BJ, Schmedt CG, Kraft K, Ulrich M, Bittner R. Recurrence after endoscopic transperitoneal hernia repair (TAPP): causes, reparative techniques, and results of the reoperation. J Am Coll Surg. 2000;190:651–5.

[33] Wauschkuhn CA, Schwarz J, Bittner R. Laparoscopic transperitoneal inguinal hernia repair (TAPP) after radical prostatectomy: is it safe? Results of prospectively collected data of more than 200 cases. Surg Endosc. 2009;23:973–7.

[34] Bittner R, Schmedt CG, Schwarz J, Kraft K, Leibl BJ. Laparoscopic transperitoneal procedure for routine repair of groin hernia. Br J Surg. 2002;89:1062–6. **(2B)**.

[35] Simons MP, Aufenacker T, Bay-Nielsen M, Bouillot JL, Campanelli G, Conze J, de Lange D, Fortelny R, Heikkinen T, Kingsnorth A, Kukleta J, Morales-Conde S, Nordin P, Schumpelick V, Smedberg S, Smietanski M, Weber G, Miserez M. European hernia society guidelines on the treatment of inguinal hernia in adult patients. Hernia. 2009;13:343–403. **(2C)**.

[36] Bittner R, Arregui ME, Bisgaard T, Dudai M, Ferzli GS, Fitzgibbons RJ, Fortelny RH, Klinge U, Kockerling F, Kuhry E, Kukleta J, Lomanto D, Misra MC, Montgomery A, Morales-Conde S, Reinpold W, Rosenberg J, Sauerland S, Schug-Pass C, Singh K, Timoney M, Weyhe D, Chowbey P.

Guidelines for laparoscopic (TAPP) and endoscopic (TEP) treatment of inguinal hernia (International Endohernia Society (IEHS)). Surg Endosc. 2011;25(9):2773–843. **(1a)**.

[37] Bittner R, Arregui ME, Bingener-Casey J, Bisgaard T, Buhck H, Dudai M, Ferzli GS, Fitzgibbons RJ, Fortelny RH, Klinge U, Koeckerling F, Kuhry E, Kukleta J, Lomanto D, Misra MC, Montgomery A, Morales-Conde S, Reinpold W, Rosenberg J, Sauerland S, Schug-Paß C, Singh K, Timoney M, Weyhe D, Chowbey P. Update of guidelines on laparoscopic (TAPP) and endoscopic (TEP) treatment of inguinal hernia (International Endohernia Society). Surg Endosc. 2015;29(2):289–321. **(1a)**.

[38] Arvidsson D, Berndsen FH, Larsson LG, Leijonmarck CE, Rimbaeck G, Rudberg C, Smedberg S, Spangen L, Montgomery A. Randomized clinical trial comparing 5-year recurrence rate after laparoscopic versus Shouldice repair of primary inguinal hernia. Br J Surg. 2005;92(9):1085–91. **(1b)**.

[39] Eklund AS, Montgomery AK, Rasmussen IC, Sand-bue RP, Bergkvist LA, Rudberg CR. Low recurrence rate after laparoscopic (TEP) and open (Lichtenstein) inguinal hernia repair: a randomized, multicenter trial with 5-year follow-up. Ann Surg. 2009; 249(1):33–8. **(1b)**.

[40] Neumayer L, Giobbie-Hurder A, Jonasson O, Fitzgibbons R Jr, Dunlop D, Gibbs J, Reda D, Henderson W, Veterans affairs cooperative studies program 456 investigators. Open mesh versus laparoscopic mesh repair of inguinal hernia. N Engl J Med. 2004;350:1819–27. **(1B)**.

[41] Arregui ME, Davis CJ, Yucel O, Nagan RF. Laparoscopic mesh repair of inguinal hernia using a preperitoneal approach: a preliminary report. Surg Laparosc Endosc. 1992;2(1):53–8. **(3)**.

[42] Muschalla F, Schwarz J, Bittner R. Effectivity of laparoscopic inguinal hernia repair (TAPP) in daily clinical practice: early and long-term result. Surg Endosc. 2016;30(11):4985–94. Epub 2016 Mar.

11

完全腹膜外补片成形术（TEP）的标准技术及其特殊风险

Technique Total Extraperitoneal Patch Plasty (TEP): Standard Technique and Specific Risks

Ferdinand Köckerling, Pradeep Chowbey, Davide Lomanto, and Maurice Arregui

胡星辰 译，黄磊 校

简 史

最初的腹腔镜腹股沟疝修补术采用聚丙烯材料的网片[1]或网片加网塞[2, 3]，之后不采用额外网塞的腹腔镜腹膜前补片修补术（transabdominal preperitoneal herniorrhaphy，TAPP）问世，现已得到广泛应用[4]。

完全腹膜外疝修补术（totally extraperitoneal hernioplasty）的初步经验于1991年由法国外科医师Dulucq[5]在欧洲报道，同年在美国McKernan[6]和Phillips[7]进行了相同的报道。1992年和1993年，Ferzli[8, 9]也发表了一篇关于"内镜腹膜外疝修补"（endoscopic extraperitoneal hernia repair，EEPH）技术的报道。

标 准 技 术 [10-13]

患者的术前准备

手术当日给患者从肋弓到耻骨范围进行备皮。

进手术室前要求患者排空膀胱。因为尿路感染和尿道狭窄等并发症并不少见，所以不必常规经尿道导尿。另外，部分充盈的膀胱也几乎不会影响腹膜前的解剖。但在特殊情况下，对于充盈的膀胱，需要在术中插入导尿管，而且在麻醉结束前拔除。

国际内镜疝协会（International Endohernia Society，IEHS）在腹腔镜（TAPP）和内镜（TEP）治疗腹股沟疝的指南中建议患者术前排空膀胱。只有在预计存在技术困难（如前列腺手术后、阴囊疝）或手术时间延长的情况下，才考虑在术中导尿[12]。

抗生素的预防使用

对Herniamed注册系统中接受过腹腔镜腹股沟疝修补术的患者组（n=48.201）进行分析，未发现抗生素预防使用对术后伤口愈合及深部感染有任何显著影响[14]。在欧洲内镜外科协会关于腹股沟疝内镜修补的共识发展会议上，有一项声明表示，没有足够的证据支持在择期内镜腹股沟疝修补术中应常规使用预防性抗生素[15]。

在IEHS[12]的指南中，对于择期腹腔镜腹股沟疝修补术，并不常规推荐预防性使用抗生素。如果存在伤口和网片感染的危险因素（高龄、使用皮质类固醇、免疫抑制状态和治疗、肥胖、糖尿病和恶性肿瘤）或手术并发症（污染、手术时间长、引流、导尿管），应考虑使用预防性抗生素[12]。

血栓栓塞的预防

由于腹股沟疝术后发生血栓栓塞并发症的报道很少见，因此在没有危险因素的情况下，是否需要预防血栓栓塞一直存在争论[12]。此外，腹腔镜手术可能会涉及因CO_2气腹和反Trendelburg体位而引起的静脉血流改变的风险[12]。IEHS指南建议，对于有危险因素的患者，应常规进行血栓栓塞的预防[12]。

患者的体位

患者仰卧于手术台。根据术中情况，采用Trendelenburg体位，同时手术台向外科医师倾斜，此时腹腔脏器的移位相应地扩大了腹膜前间隙，便于解剖，这样的体位可能有利于操作。如果是单侧疝，将患者同侧手臂外展90°，因为主刀医师和他的助手都站在疝的对侧。对于双侧疝，患者的双臂必须放在身旁，这样才不会阻碍操作（图 11-1 和图 11-2）。

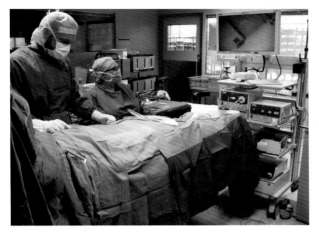

图 11-1　右侧 TEP 腹股沟疝修补术中患者手术台上的体位

麻醉

我们通常在全身麻醉下进行 TEP 手术，因为我们认为椎管麻醉是禁忌证，原因有以下 3 点。

（1）对于因心肺原因而禁忌全身麻醉的患者，TEP 术中分离出的腹膜前间隙和由于腹膜意外损伤而形成的气腹都会不可控地吸收 CO_2，这可能会引起患者不同程度的高碳酸血症。如果此时患者的肺功能是受损的，可能无法通过呼吸来代偿。

（2）因为麻醉剂的平面可能在椎管内上升，因此要确保充分的解剖，注意放置网片所需的 Trendelenburg 体位可能是一个诱因。

（3）为了最大限度地拓展腹膜前间隙，实现最佳的网片放置，我们认为肌肉松弛是必需的。

手术团队的站位

皮肤消毒和铺无菌巾后，主刀医师站在疝的对侧，助手站在同侧。一旦放置好操作套管，助手就换位站在主刀后面（图 11-2），以使观察镜操作不与主刀医师的手臂发生冲突。显示屏位于患者疝侧的脚端，若术中发现为双侧疝，就可以很方便地将其移到对侧。器械护士和主刀医师站在同一侧，器械台放在器械护士前方，便于她一览无余地观察手术区域和显示屏。观察镜、灯光、电刀的缆线和二氧化碳管道应位于疝的对侧，以便畅通无阻地使用操作套管（图 11-1）。通常不需要带冲洗的负压吸引装置。遇到双侧疝，主刀医师在完成一侧解剖后，移至另一侧。

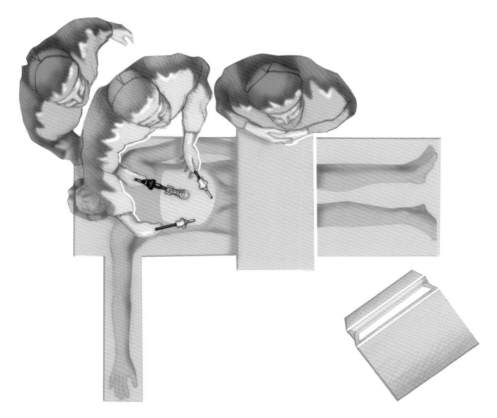

图 11-2　右侧腹股沟疝术中手术团队站位

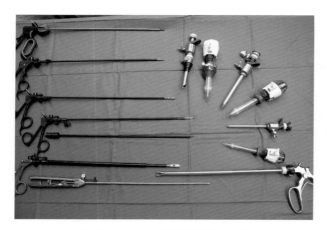

图11-3　TEP手术的器械和套管

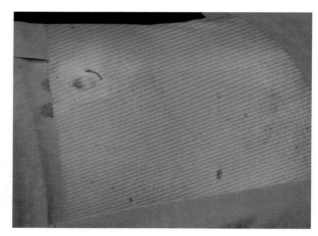

图11-4　左单侧腹股沟疝，脐下长1～2 cm的弧形横切口

器械

下列腹腔镜器械在TEP术中是有应用价值的：5 mm无创细齿抓钳、5 mm Overholt钳、5 mm Metzenbaum解剖剪刀、电灼钩、用于点状止血和解剖的10 mm拭子钳、5 mm轴向手柄持针器、用于内镜下夹闭的10 mm夹钳和一个打结器（图11-3）。

对于TEP手术，我们基本上都使用30°镜头。

套管的放置

IEHS指南建议通过疝侧脐下1～2 cm的切口，切开腹直肌前鞘，拓展腹直肌与后鞘之间的间隙后直接置入Hasson套管[12]。在学习期间，很难在腹膜前间隙找到正确的平面，在创建腹膜前间隙时应考虑使用球囊来分离解剖[12]。

脐下作一个长1～2 cm的弧形横切口（图11-4），然后用3把小的Langenbeck拉钩对皮下组织进行钝性解剖（图11-5）。横行切开疝侧腹直肌前鞘。为了避免腹直肌出血，首先用11号刀片作一个小切口（图11-6），再用解剖剪刀向内、外侧延长（图11-7）。在充分切开腹直肌前鞘后，用Langenbeck拉钩将腹直肌内侧缘往外侧拉开（图11-8）。用手指钝性解剖后，将一个带球囊分离器的套管推进到肌后鞘前位（图11-9），并向下直至耻骨（图11-10），在此过程中抬高套管尖端并扭动前行。沿中线插入套管，以避免撕裂腹壁血管或其侧支。在内镜视频监控下，向腹膜前间隙内的球囊充气（图11-11），同时观察标志性解剖结构（附Cooper韧带的耻骨、腹壁下血管、腹直肌）（图11-12）。尤其对于老年患者，在直视下合理地操作球囊，可以避免腹壁下血管自腹直肌向背侧移位。直疝几乎可以

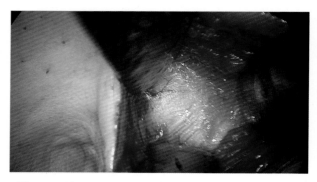

图11-5　使用Langenbeck拉钩钝性解剖皮下组织（左侧）

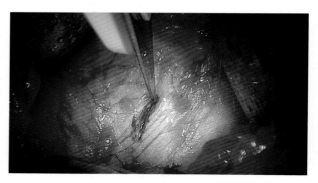

图11-6　左侧腹股沟疝，腹直肌前鞘横切口

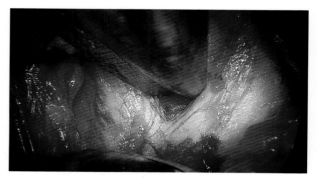

图11-7　用剪刀延长腹直肌前鞘上的切口（左侧）

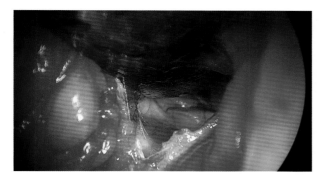

图 11-8 用 Langenbeck 小拉钩向外侧拉开腹直肌后可见腹直肌后鞘（左侧）

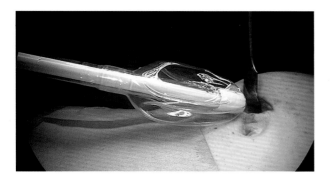

图 11-9 将带球囊分离器的套管推进到肌后鞘前位（左侧）

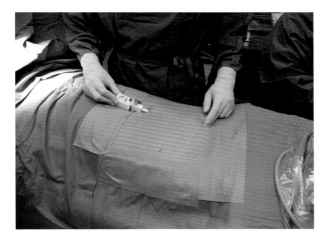

图 11-10 将球囊分离器套管向下方推至耻骨，旋转推进过程中需保持套管尖端上翘（左侧）

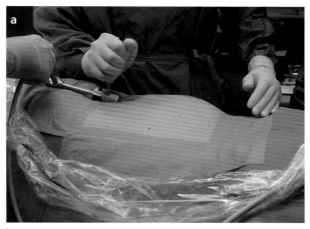

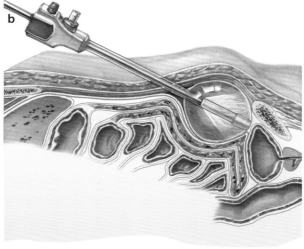

图 11-11 在内镜视频下（a）向腹膜前间隙内的球囊充气（b）（左侧）

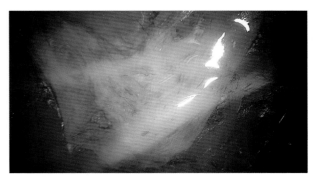

图 11-12 观察标志性结构，如 Cooper 韧带覆盖的耻骨和左侧直疝疝囊

被球囊完全回纳，透过球囊仍然可见覆盖在 Cooper 韧带背侧的白色腹横筋膜（图 11-12）。当然，可以选择球囊分离器，也可以用观察镜套管来钝性分离腹膜前间隙。但是，我们认为，运用球囊可以尽早识别腹壁下血管，从而显著地节省时间和减少出血。在瑞典的一项前瞻性随机研究中，对 300 多名单侧原发疝患者进行 TEP 手术，结果显示使用球囊分离器组的中转率明显降低，手术时间明显缩短[16]。

因此，IEHS 指南建议，在创建腹膜前间隙时应考虑使用球囊分离，特别是在学习曲线阶段，当在腹膜前间隙很难找到正确平面时[12]。

球囊放气，退出观察镜和球囊后，将 10 mm 钝头套管（图 11-13）或可重复使用的 10 mm Hasson

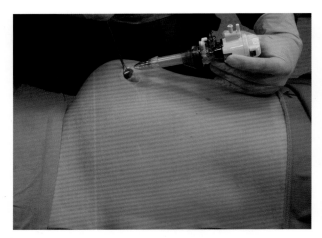

图 11-13　将 10/12 mm 的钝头套管推进到腹直肌后鞘
（右侧）

套管推进到腹直肌后鞘，并将其缝合固定于腹直肌
前鞘。当患者处于轻度 Trendelenburg 体位时，开
始充入 CO_2，压力至 12 mmHg（图 11-14）。在脐下
4 ～ 5 cm 中线处，直视下置入 5 mm 钝头套管（图
11-15）。

　　然后继续进行钝性分离，单手向外侧将腹膜囊
从腹横肌向下、向背侧分离至弓状线（图 11-16）。
必须切开少许向外下方延伸的弓状线，以确保安全
和充分的分离（图 11-17）。如果侧向分离遇到困
难，如阑尾切除术后的患者，建议在耻骨上中线处
额外放置一个 5 mm 套管。

　　在髂前上棘上方 3 ～ 4 cm 且偏内侧 1 ～ 2 cm
处，直视下插入外侧第二个操作套管，几乎与观
察套管在同一个水平（图 11-18a、b）。也可以用
5 mm 套管替代 10 mm 套管，这样在后续的操作过

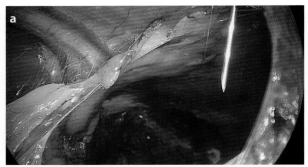

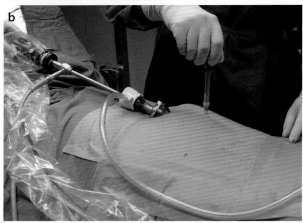

图 11-15　在用针引导的最佳位置处置入 5 mm 钝头套管
（a），针头位于脐下 4 ～ 5 cm 处（b）

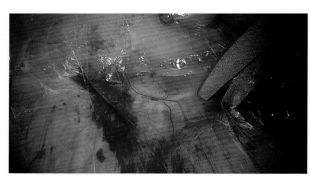

图 11-16　解剖弓状线（左侧）

程中，只能通过脐下套管置入聚丙烯网片。由于
15 cm×13 cm 网片可向腹壁外侧延伸至髂嵴，故髂
前上棘和其上方的外侧操作套管之间必须保持足够
的距离，以确保顺利铺平网片。

　　上述两个操作套管的布局可以达到舒适的
70°～ 90° 的器械操作角度，而将两个操作套管放
置在中线会造成不舒适的操作角度。此外，遇到大
的斜疝疝囊时，可以通过外侧操作套管的抓钳提供
轴向张力，从而便于解剖和回纳。

　　对于双侧疝，采用双侧球囊分离器，从较大疝
这一侧的腹直肌鞘置入。将外侧操作套管放置在较
大疝这一侧的髂前上棘上方，对侧疝的解剖同样经

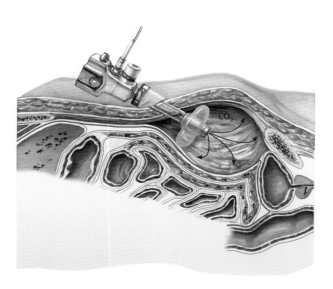

图 11-14　开始充入 CO_2，压力达 12 mmHg

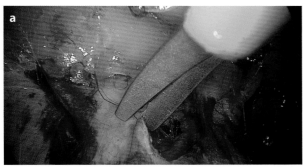

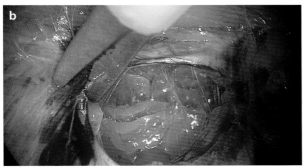

图 11-17　切开弓状线（a）和腹直肌后鞘（b）

这一侧的操作孔进行。

在 IEHS 指南中，还推荐了两种可供选择的套管放置方式：两个 5 mm 的操作孔位于观察孔和耻骨联合之间的中线上；或者可以在外侧分离后将第二操作套管（5 mm 或 10 mm）放置在髂前上棘上方 3 ～ 4 cm 且偏内侧 1 ～ 2 cm 处[12]。

解剖分离

如果还没做到这一点，将手术台向主刀医师倾斜，并在如上所述方法放置套管后转换成轻度 Trendelenburg 体位，这样一方面可以确保充分利用腹膜前间隙，另一方面可以放松主刀医师的肩部。在这里，特别是主刀医师操作外侧套管的手臂应该通过适当倾斜手术台来得到放松。为了确保良好的视野，应调节变焦，以最大限度地显示手术操作区域。调整光源和相机增益到最佳状态是不言而喻的。

由于此时为了置入外侧操作套管，已将腹膜囊从腹横肌上分离至髂棘上方 4 ～ 5 cm 处，因此继续向下完成分离是很有意义的。这一分离可借助两把操作器械将腹膜囊直接从侧腹壁和腰肌背侧钝性推离下来（图 11-19）。在此操作过程中，会遇到嵌入腹股沟韧带外侧的腹膜前筋膜结构，必须将其分开，以便随后放置网片（图 11-19）。

股外侧皮神经通常见于非常薄的透明筋膜下

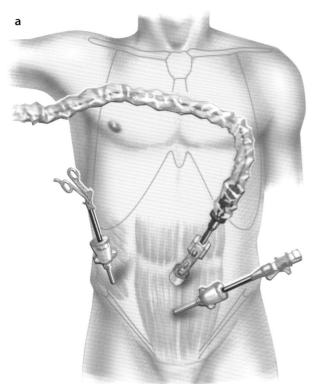

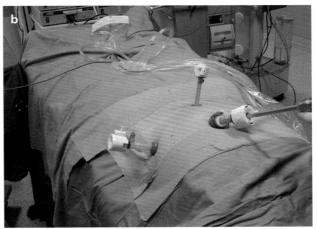

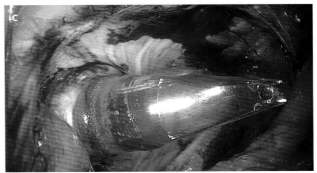

图 11-18　将外侧操作套管放置在髂前上棘上方 3 ～ 4 cm 且偏内侧 1 ～ 2 cm 处（a、b），内镜直视下位置（c）（左侧）

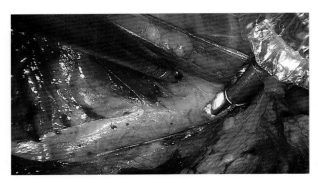

图11-19 钝性分离嵌入腹股沟韧带外侧的腹膜前筋膜结构（右侧）

（图11-20）。为了避免继发神经痛，应保留这一层，并在进行任何必要的电凝前仔细辨认神经走行。

生殖股神经及其生殖支和股支沿腰大肌正中区走行，并不总是可见（图11-20）。只有当这一区域需要电凝时，才需选择性暴露神经。因为股神经被腰大肌覆盖，所以它通常是不暴露的。

为确保准确定位，应识别腹壁下血管（腹壁下动静脉）、Cooper韧带（耻骨梳韧带）、髂耻束，以及含有输精管和睾丸血管（睾丸动静脉）的精索结构等主要解剖标志，如果有必要，应经常参照（图11-20）。在内侧，腹膜前和膀胱前结缔组织已从耻骨上被钝性分离。对于单侧疝，应向另一侧分离约2 cm，此时很容易看到耻骨联合。解剖分离耻骨和Cooper韧带时，必须识别髂血管。因为髂静脉位于背侧，所以在此处它并不总是容易被明确识别的（图11-20）。

主要用外侧操作手来解剖Cooper韧带（图11-21），这是因为该器械的位置相对平行于髂血管，并且与通过5 mm套管置入的器械不同，它不指向脆弱的髂静脉。如果是直疝，腹膜囊尚未被球囊回纳，那么就必须逐渐将覆盖于髂血管的腹膜囊与腹横筋膜分离开。

创建完成腹膜前间隙外侧和内侧后，接着随着输精管、睾丸血管（图11-23）、子宫圆韧带、直疝三角、内环及潜在股疝裂孔的显露，疝也就被解剖出来了（图11-22）。应该避免直接钳抓输精管。为了给网片的安全植入提供足够的空间，必须从内环起向头侧（向上方）将腹膜与其背侧的后腹膜结构分离至少5 cm。用侧方置入的无损伤抓钳抓住斜疝疝囊的外侧边缘，运用双手操作技术将其逐渐与精索分离，从腹股沟管拉回（图11-23）。

IEHS指南建议的分离范围为：上至脐下；下至Retzius间隙；外下至腰大肌和Bogros间隙，直

至髂前上棘；内侧超越中线[12]。

要显露的解剖标志有耻骨、Cooper韧带（耻骨梳韧带）、腹壁下血管（腹壁下动静脉）、精索结构（睾丸动静脉、输精管）、肌耻骨孔的各边界和腰大肌表面的筋膜[12]（图11-24）。

输精管和睾丸血管需要完全腹壁化[12]（图11-24b）。应充分解剖整个盆底（解剖学上的盆底），铺平网片，以覆盖整个肌耻骨孔，并防止网片折叠[12]。

对于未闭的鞘状突或非常大的不可回纳的斜疝疝囊（阴囊疝），可横断疝囊，旷置远端，近端开口用内镜夹连续夹闭。

IEHS关于腹腔镜（TAPP）和内镜（TEP）治疗腹股沟疝的最新指南指出，横断大的斜疝疝囊的术式在术后疼痛、住院时间及复发方面不会产生显著差异，但确实会导致血清肿发生率明显升高。

IEHS指南建议，对于一个大的斜囊疝囊，可以结扎其近端，同时切断其远端，这样不会有较高的术后疼痛和复发率升高的风险，但会增加术后血清肿的发生率[13]。

由于留在腹股沟管内的脂肪瘤会在术后表现为假性复发，同时还存在坏死和脓肿形成的风险，所以必需始终排除内环内存在的腹膜脂肪瘤（图11-25）。如果能将脂肪瘤与腹膜疝囊分离开，则应将其全部从腹膜前间隙中取出。在解剖分离腹膜前脂肪瘤时，重要的是，应避免与盆腔血管周围富含淋巴管的脂肪相混淆，免得造成血管损伤和术后淋巴囊肿。

IEHS指南建议，应切除精索/圆韧带的脂肪瘤以及直疝和股疝疝囊的腹膜前脂肪瘤[12]。

直疝时，将疝囊从膨出的腹横筋膜上剥离，在网片上方留一个空间（图11-26）。为了防止疝囊或脂肪瘤之前所占据的这一空隙发生血肿/血清肿，我们认为有必要在无张力的情况下将膨出的腹横筋膜拢聚在一起并固定于Cooper韧带。这是用一根带直针且在体外打结的不可吸收缝线（2-0）来完成的（图11-27）。在巨大缺损直疝的情况下，该方法的另一个作用是优化网片放置，防止复发。

对于巨大直疝，IEHS指南建议应将膨出的腹横筋膜内翻[12]。应内翻直疝疝囊并锚定在Cooper韧带上，以降低血清肿和浅部血肿形成的风险[12]。

对于在解剖分离过程中发生的任何腹膜撕裂，除了小于5 mm的缺损外，都应连续缝合关闭，以防止肠管与网片间的粘连及肠襻嵌顿。除了训练以

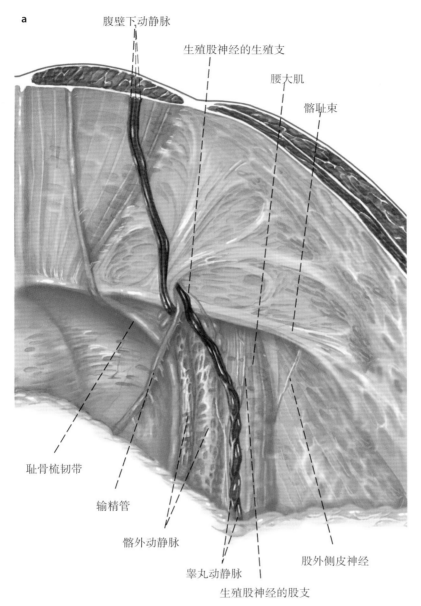

腹壁下动静脉

生殖股神经的生殖支

腰大肌

髂耻束

耻骨梳韧带

输精管

髂外动静脉

睾丸动静脉

生殖股神经的股支

股外侧皮神经

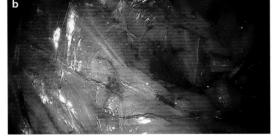

图 11-20　股外侧皮神经、生殖股神经生殖支和股支（右侧）。a. 示意图；b. 术中图

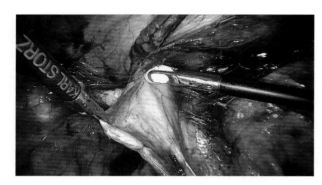

图11-21　经外侧操作套管置入钝性器械解剖Cooper韧带（右侧）

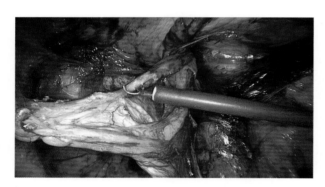

图11-22　用电凝钩解剖斜疝疝囊（右侧）

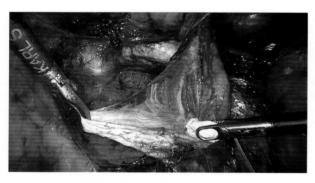

图11-23　从输精管和睾丸血管上钝性游离斜疝疝囊（右侧）

外，严格的关闭原则也增加了安全性，因为内镜下所见的腹膜损伤要比实际的小。根据IEHS指南，建议尽可能地关闭撕裂的腹膜，以防止粘连[12]。

虽然圆韧带在胚胎学上与输精管相对应，但它与腹膜的融合更牢固。对于年轻女性，必须用剪刀分离腹膜。

这里必须同样注意确保随后的腹膜关闭牢固。对于老年女性，放置可吸收夹后切断圆韧带对于避免腹膜损伤是有价值的。

通常所发现的股疝是一种不可回纳的腹膜脂肪瘤。在这里，为了避免脂肪瘤撕脱，应该在弯剪的帮助下将疝环向内上方扩大。

网片的放置

回纳疝囊后，完成精索（图11-28）或子宫圆韧带的腹壁化，显露所有实际存在或潜在的疝环口、内环（图11-29）、Hesselbach三角及股管，仔细检查，确保没有残余出血（图11-30），然后置入（图11-31）并放置好一张10 cm×15 cm的聚丙烯网片（图11-32）。如果缺损直径 > 4 cm，必须匹配相应大小的网片，如13 cm×15 cm、15 cm×15 cm或12 cm×17 cm。

IEHS指南建议至少需使用10 cm×15 m的网片，对于大型疝（直疝 > 3 ~ 4 cm，斜疝 > 4 ~ 5 cm），可使用更大的网片（如12 cm×17 cm或更大）[12]。

将网片折叠成扇形，然后通过10 mm套管置入到腹膜前间隙（图11-31）。

我们认为没有必要剪开网片，因为经过充分的腹膜前解剖，将网片放置在腹膜囊和腹壁之间是没有问题的。由于在技术上不需要剪开网片，所以就不该去剪，以避免术后对输精管或睾丸血管的潜在刺激。

IEHS指南的建议是不要在网片上剪豁口。

将聚丙烯网片平行于腹股沟韧带放置，朝对侧方向覆盖耻骨联合约2 cm，向外侧延展至髂前上棘。它覆盖了直疝、斜疝和股疝的疝环口，放置时应相对地以病理性疝环口为中心（图11-32）。重要的是，要确保网片的背面从背侧到耻骨由外向内地铺展并与所铺展到的每一处接触，覆盖输精管、髂血管及腰肌直到腹横肌（图11-32）。补片边缘距内环中心约5 cm，可以根据腹壁和褶皱来对所使用的轻量型大网孔聚丙烯网片塑形。由于使用的是轻量的大网孔网片，因此网片可以很好地附着于组织。在技术上不需要用可吸收钉或胶水来固定网片，也不应该这样做，以避免潜在的神经损伤。只有当不能通过调整网片的尺寸来实现对疝环口的充分覆盖时，如有既往手术史的患者或大直疝，为安全起见我们才使用胶水固定。

IEHS指南建议，如果使用TAPP或TEP技术，对于LⅠ、LⅡ型和MⅠ、MⅡ型疝，可考虑不固定网片。对于采用TAPP和TEP术式修补大的疝缺损（LⅢ，MⅢ），应当固定网片，但固定并不能弥补网片尺寸或覆盖的不足[12]。

关于固定方式，应优先考虑纤维蛋白胶，以减少术后急、慢性疼痛的风险[12]。

放置网片后，通过5 mm操作孔放置一根引流

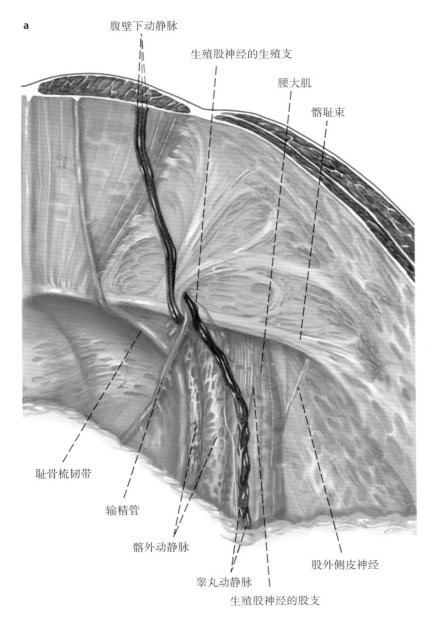

a

腹壁下动静脉

生殖股神经的生殖支

腰大肌

髂耻束

耻骨梳韧带

输精管

髂外动静脉

睾丸动静脉

生殖股神经的股支

股外侧皮神经

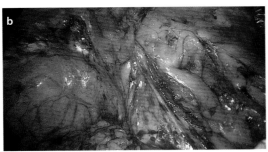

b

图 11-24　解剖范围：上至脐下区域，下至 Retzius 间隙，外下方到腰肌和 Bogros 间隙直到髂前上棘，内侧越过中线。
a. 示意图；b. 术中图

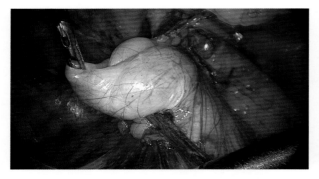

图 11-25　斜疝合并腹股沟管内脂肪瘤（右侧）

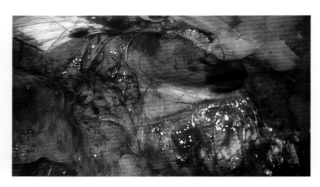

图 11-26　巨大直疝（左侧）

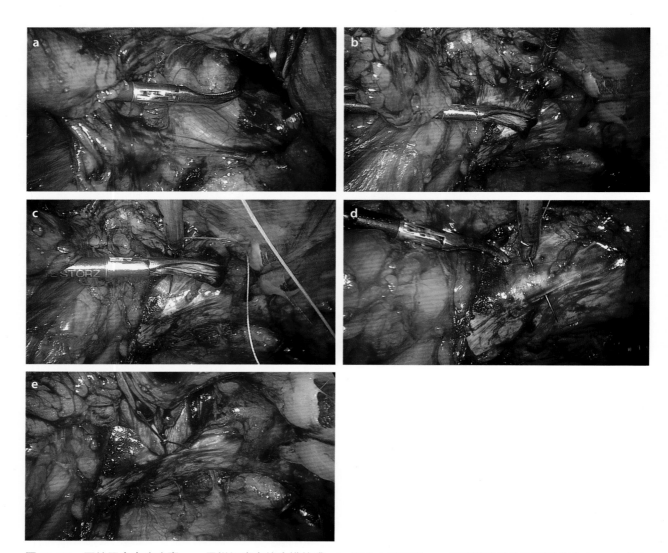

图 11-27　回纳巨大直疝疝囊。a. 用钳抓膨出的腹横筋膜；b. 完全内翻疝囊；c. 应用带直针的不可吸收线（2-0）来完成固定；d. 固定于 Cooper 韧带；e. 体外打结

管到 Retzius 间隙（图 11-33）。引流管放置到位后，必须检查网片是否还在正确位置，特别是外侧。

我们认为常规放置引流是有必要的，理由如下。

（1）取出套管后，可使腹膜前间隙充分排气，

从而使组织层与中间网片完全重新贴合。

（2）尽管使用高频电刀仔细止血，但释放 12 mmHg 的二氧化碳气腹压力后，可能会导致无法预测的血液积聚，这部分血液源自腹膜前较大创面

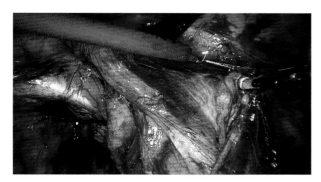

图 11-28　精索腹壁化

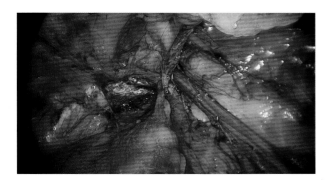

图 11-29　显露内环

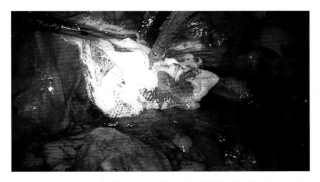

图 11-30　用小块纱布仔细检查腹膜前间隙的残余出血

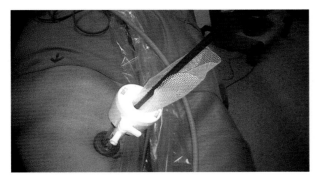

图 11-31　通过右侧 10 mm 套管置入 15 cm×10 cm 聚丙烯网片（轻量型 TiMesh）（右侧）

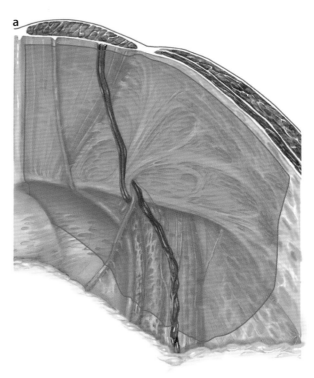

a

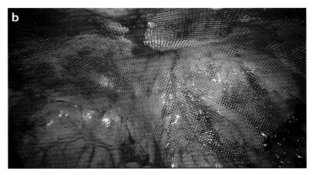

b

图 11-32　放置的网片需覆盖所有潜在的疝缺损。a. 示意图；b. 术中图。网片类型：轻量型 TiMesh（右侧）

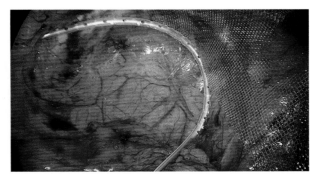

图 11-33　通过放置在 Retzius 间隙的 5 mm 套管置入 Redon 引流管（右侧）

的微血管渗漏。即使在手术中该区域看起来完全干燥，也可能会积聚多达 50 ml 的液体。在最坏的情况下，这可能会导致网片移位。

（3）术后腹膜前血肿/血清肿可增加网片感染率。

IEHS 关于腹腔镜（TAPP）和内镜（TEP）治

疗腹股沟疝更新指南中的一项声明称，TEP术后引流可显著降低血清肿的发生率，但不增加感染或复发的风险[13]。因此，建议在不增加感染风险的情况下，采用闭式引流来降低血清肿形成的风险。

在排气的关键阶段，为了保证良好的视野，必须重建二氧化碳气腹压力、麻醉方案及最佳的术中环境。关闭充气阀后，通过中线处的引流管，可以逐步释放二氧化碳压力（图11-34）。在这个过程中，必须特别观察网片的下缘，它在中线处被膀胱和膀胱前脂肪压于骨盆。为避免任何移位，在腰肌的外侧，应能清楚地观察到恰当"着落"在网片上的腹膜囊（图11-35）。在一些患者，脚低位可能会有帮助。如果不能明确做到整个过程清晰可见，则必须在调整手术台和（或）修正网片位置的情况下重复上述操作。如果腹膜囊引起网片扭曲折叠，则可能需要移除引流管和重新置入中线操作套管后再次解剖。文献报道的大多数"皱缩"网片的病例，可以被认为是术中已经发生移位的结果。

在排气阶段，通过5 mm套管置入的抓钳可以起到帮助作用，例如，通过顶起网片的腹侧面来帮助腹膜囊的重新定位。特别是对于年轻、肌肉发达的患者，腹膜前间隙相应平坦，重要的是应看见腹膜囊已尽可能地向尾端"展开"了，以防止网片扭曲。

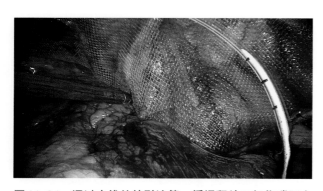

图11-34　通过中线处的引流管，缓慢释放二氧化碳压力

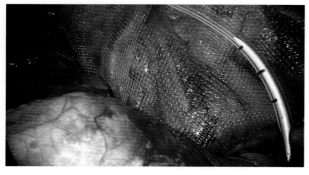

图11-35　腹膜囊"着落"在网片上（右侧）

如果术中对网片的正确位置或腹膜破损的妥善闭合有任何疑问，可以通过切开腹直肌后鞘和腹膜，就能很容易地进行腹腔镜检查。

没有疑问的话，可移除观察镜和套管，缝合脐部的筋膜和皮肤。

出于流程方面的原因，引流管在术后第一天的早上拔除，但也可以在手术当天的下午或晚上拔除。

特 殊 风 险

双侧腹股沟疝

采用诊断性腹腔镜检查发现双侧腹股沟疝的比例为28.5%[17]。对于双侧腹股沟疝，国际外科协会的所有指南都建议采用TAPP或TEP技术进行疝修补[12, 13, 15, 18, 19]。但是迄今为止，还没有进行随机对照试验来比较腹腔镜单侧和双侧腹股沟疝修补术的围手术期结果。

一项瑞士注册登记系统的研究比较了采用TEP技术进行修补的3 457例单侧和3 048例双侧腹股沟疝的结果[20]。作者发现单侧TEP术和双侧TEP术的术中并发症发生率分别为1.9%和3.1%（$P=0.002$）[20]。同样，术后并发症发生率，单侧为2.3%，双侧为3.2%，有显著性差异（$P=0.026$）[20]。所以作者的结论是，单侧和双侧腹股沟疝TEP修补术中和术后发生并发症的绝对差异很小，临床意义不大[20]。此外，一些作者提出了对临床健康的对侧进行预防性修补的问题，以避免将来再次进行腹股沟疝修补术[21-23]。

在Herniamed注册系统的一项分析中，纳入了9 395位接受TEP术的患者[24]，其中单侧腹股沟疝修补术6 700例（71.3%），双侧腹股沟疝修补术2 695例（28.69%）。单侧组与双侧组术中并发症发生的总数无显著性差异（$P=0.310$），但注意到膀胱损伤的发生率在双侧组显著高于单侧组，分别为0.28%和0.04%（$P=0.008$）[24]。多变量模型［OR 2.35（1.504；3.322）；$P=0.001$］证实了非校正分析中的并发症相关再手术率哪组更高（单侧为0.82%，双侧为1.78%；$P < 0.001$）[24]。作者认为，术中膀胱损伤率和术后并发症相关再手术率的显著升高造成了单侧和双侧TEP术在围手术期结果上的差异，这点值得注意[24]。根据这些结果，不建议对健康的另一侧腹股沟行预防性手术[24]。

复发性腹股沟疝

瑞典国家疝病注册登记系统中复发性腹股沟疝

占11.2%[25]。女性、初次手术为直疝、复发性腹股沟疝及吸烟是腹股沟疝术后复发的重要危险因素[26]。在5项meta分析中，对开放与TEP技术修补复发性腹股沟疝的效果进行了比较[27-31]。

在一项meta分析和前瞻性随机试验的回顾中，比较了腹腔镜和Lichtenstein技术在复发性腹股沟疝修补术中的应用，发现腹腔镜修补术的患者所经历的慢性疼痛明显较少，并能更早地恢复正常活动，但腹腔镜手术的时间明显延长。此外，没有发现其他差异[30]。

在meta分析的基础上，欧洲疝协会推荐采用TEP技术治疗传统开放修补术后的复发疝[18]。同样，IEHS以高等级证据推荐，对于既往是前入路修补的复发疝，TEP术和TAPP术是优先选择，而不是组织修补和Lichtenstein修补术式[12]。

在欧洲内镜外科协会的共识进展会议上，TEP术和TAPP术是开放修补术后复发疝的首选方案[15]。不过，只有当外科医师在内镜腹股沟疝反复修补方面积累相当丰富的经验时，反复行内镜下修补才是可行的[15]。

到目前为止，还没有前瞻性随机研究来比较内镜修补原发性和复发性腹股沟疝的结果[32]。

在一项Herniamed注册系统的分析中，纳入了20 624位男性单侧腹股沟疝患者。对其中的原发性18 142例（88.0%）和复发性2 482例（12.0%）病例均行腹腔镜修补术[32]。

未校正分析显示，两组的术中并发症发生率无任何显著性差异（1.28% vs. 1.33%；$P=0.849$）。然而，在术后并发症发生率（3.20% vs. 4.03%；$P=0.036$）、因并发症的再手术率（0.84% vs. 1.33%；$P=0.023$）、静息痛（4.08% vs. 6.16%；$P < 0.001$）、劳累痛（8.03% vs. 11.44%；$P < 0.001$）、需要治疗的慢性疼痛（2.31% vs. 3.83%；$P < 0.001$）以及复发率（0.94% vs. 1.45%；$P=0.0023$）等多方面存在显著性差异。多变量分析证实了腹腔镜修补复发疝在预后方面的显著影响[32]。作者的结论是，腹腔镜修补复发性腹股沟疝的疝外科医师需要具备一定的特殊技能[32]。

阴囊疝

在欧洲内镜外科协会的指南中[15]，阴囊疝被归类为复杂情况。对于阴囊疝，只有经验丰富的内镜疝外科医师才能选择腹腔镜技术[12]。治疗阴囊疝的挑战是确保从腹股沟管和阴囊中完全剥离出巨大的疝囊，如果无法切除大部分疝囊，通常会导致持续性血清肿形成[12]。在阴囊疝修补术中，当从精索结构中剥离疝囊时，在内镜下控制出血通常也是非常困难的。因此，术后继发性出血和血肿的发生率往往较高[33]。为此，欧洲疝协会指南推荐将开放网片修补技术（Lichtenstein术、网塞-平片术和PHS术）作为阴囊疝的首选术式[18, 19]。

嵌顿疝

对于嵌顿性腹股沟疝，首先应进行诊断性腹腔镜检查[12, 15]。若有必要，切开疝环上方，可将嵌顿的肠管或大网膜从疝囊中拉出[33]。然后，必须决定是否应该切除部分大网膜和（或）肠管。数据显示，这在大约90%的病例中是没有必要的，因为它们回纳至腹腔后恢复了活力[33]。接着，可以运用TEP或TAPP技术进行腹股沟疝修补术[34-38]。如果有透壁性腹膜炎，可以先缝合关闭疝囊，以后再行腹股沟疝网片修补术[33]。

有下腹部、盆腔、泌尿系统及血管既往手术史和腹水

面对这些复杂情况，IEHS[12]及欧洲内镜外科协会[15]的指南也建议，只有经验非常丰富的内镜疝外科医师才可选择微创手术[33]。因此，对于下腹部和盆腔大手术后患者，欧洲疝协会推荐将开放网片修补技术（Lichtenstein术、网塞-平片术和PHS术）作为首选[18, 19]。毫无疑问，对于肝硬化伴腹水或腹膜透析的患者来说，开放网片修补术的风险也是最低的[33]。

对于既往有阑尾切除史的患者，可以安全地进行右侧或双侧TEP手术[39]。在一项对比研究中发现，开腹阑尾切除术后患者TEP术的中转率为10%，明显高于未行阑尾切除术组的1%（$P=0.005$）[39]。

作者得出的结论是，尽管中转率较高，但绝大多数患者能在内镜下完成手术[39]。

在一项比较研究中，Le Page等[40]发现，行与未行前列腺切除术的患者相比，在术后并发症发生率、住院时间或复发等方面无显著性差异（$P > 0.05$），仅仅是手术时间较长。他们的结论是，经验丰富的外科医师对曾接受前列腺切除术的患者进行TEP术是安全的，其疗效与没有接受前列腺切除术患者的疗效相当，并且是开放手术的一种替代[40]。

Chung等[41]报道了23例TEP术患者，他们之

前有腹部手术史，与46例无腹部手术史的患者的结果进行比较，两组在手术时间、止痛药使用、住院时间、恢复日常活动和术后并发症方面无差异[41]。

在Paterson等的一项研究中[42]，进行了35例单侧和12例双侧TEP术，其中有阑尾切除术史20例、中下腹切口10例、耻骨上切口18例和旁正中切口5例。发现这些患者没有重大并发症，也没有出现早期或晚期复发[42]。作者指出，TEP术可以在先前下腹部手术留有瘢痕的患者中安全地进行。

凝血障碍或抗凝治疗的患者

在人口逐渐老龄化的背景下，准备接受腹股沟疝修补术的患者往往是老年人，并且有合并症。因此，接受抗血小板或抗凝治疗的患者并不少见[43]。因为抗血栓药物与出血时间延长相关，所以术后出血风险增加[43]。预防性或治疗性使用抗凝剂和血小板聚集抑制剂，让外科医师面临着既要保护患者免遭血栓栓塞并发症又不引起出血并发症的挑战[43]。对于应用此类疗法的患者，要仔细评估围手术期的风险效益[43]。如果可以停用血小板聚集抑制剂7天或停止口服抗凝治疗，并用肝素进行有效桥接，则可在不增加术后出血风险的情况下进行腹股沟疝手术[43]。但是，如果基于多学科的共识，不能暂停抗血栓药物，那就必须接受更高的出血并发症的风险[43]。

在来自Herniamed注册系统的82 911位接受过腹股沟疝修补的患者中，有9 115位患者（11%）是在接受抗血栓治疗或存在凝血功能障碍的同时进行了手术[43]。凝血功能障碍或接受抗血栓治疗的风险组，术后继发性出血的发生率为3.91%，明显高于无风险状况的对照组，后者继发性出血的发生率为1.12%（$P < 0.001$）。多变量分析显示，除了凝血功能障碍或抗血栓治疗外，还有其他的影响变量会对术后出血的发生产生相关性影响。这些变量包括开放手术、较高的年龄、较高的ASA评分、复发、

男性和巨大疝缺损[43]。

作者得出的结论是，正在抗血栓治疗或凝血功能障碍的患者接受腹股沟疝手术后，继发性出血的风险是对照组的4倍。尽管腹腔镜腹股沟疝修补术（TEP、TAPP）需要广泛的解剖，但与开放手术相比，出血并发症和并发症相关性再手术的风险似乎更低[43]。

65岁以上的患者

研究结果表明，与年轻人群相比，老年人术后的并发症发生率和病死率增加[44]。

瑞典疝病注册登记系统显示，对老年患者（年龄 > 65岁）行腹腔镜和开放腹膜前手术后，其并发症风险有明显和本质的增加[45]。

丹麦疝病注册登记系统显示，65岁以上患者（4.5%）腹股沟疝修补术后发生的并发症较年轻患者（2.3%）多见（$P=0.001$）[46]。

在美国外科医师学会的国家外科质量改进计划（NSQIP）中，65岁以上患者围手术期并发症的风险是以明显较高的优势比1.418［1.206～1.666］来表现的[44]。

在Herniamed注册系统中，有24 571位接受TAPP和TEP手术的原发性腹股沟疝患者[44]，≤65岁组的患者为17 214位（70.06%），> 65岁组的患者为7 357位（29.94%）[44]。

未校正分析显示，在术中（1.19% vs. 1.60%；$P=0.010$）、术后（2.27% vs. 4.59%；$P < 0.001$）、术后全身并发症（0.85% vs. 1.98%；$P > 0.001$）及并发症相关再手术（1.07% vs. 1.37%；$P=0.044$）等方面有显著不同的结果，≤65岁组明显占优势。围手术期并发症发生率增加的年龄界限为80岁以上，而非65岁以上。对于80岁以上的患者[44, 47, 48]，腹腔镜疝修补术是可行的，但术前必须分析危险因素，并在可能的情况下予以纠正。此外，麻醉医师仔细的术中监测是很有必要的，并且应尽可能在ICU待上几小时[44]。

参考文献

[1] Popp LW. Endoscopic patch repair of inguinal hernia in a female patient. Surg Endosc. 1990;4(1):10–2. https://doi.org/10.1007/BF00591403.

[2] Corbitt JD Jr. Laparoscopic herniorrhaphy. Surg Laparosc Endosc. 1991;1(1):23–5.

[3] Schultz C, Baca I, Götzen V. Laparoscopic inguinal hernia repair. Surg Endosc. 2001;15(6):582–4. Epub 2001 Mar 13.

[4] Arregui ME, Davis CJ, Yucel O, Nagan RF. Laparoscopic mesh repair of inguinal hernia using a preperitoneal approach: a preliminary report. Surg Laparosc Endosc. 1992;2(1):53–8.

[5] Dulucq JL. Traitement des hernies de l'aine par mise en place d'un patch prothetique sous-peritoneal en

retroperitoneoscopie. Cahiers de Chir. 1991;79:15–6.

[6] McKernan JB, Laws HL. Laparoscopic repair of inguinal hernias using a totally extraperitoneal prosthetic approach. Surg Endosc. 1993;7(1):26–8.

[7] Phillips EH, Carroll BJ, Fallas MJ. Laparoscopic preperitoneal inguinal hernia repair without peritoneal incision. Technique and early clinical results. Surg Endosc. 1993;7(3):159–62.

[8] Ferzli GS, Massaad A, Albert P. Extraperitoneal endoscopic inguinal hernia repair. J Laparoendosc Surg. 1992;2(6):281–6.

[9] Ferzli GS, Massaad A, Dysarz FA 3rd, Kopatsis A. A study of 101 patients treated with extraperitoneal endoscopic laparoscopic herniorrhaphy. Am Surg. 1993;59(11):707–8.

[10] Kuthe A, Saemann T, Tamme C, Köckerling F. Technique of total extraperitoneal endoscopic hernioplasty of the inguinal canal. Zentralbl Chir. 1998;123(12): 1428–35.

[11] Tamme C, Scheidbach H, Hampe C, Schneider C, Köckerling F. Totally extraperitoneal endoscopic inguinal hernia repair (TEP). Surg Endosc. 2003;17(2):190–5. Epub 2002 Dec 4.

[12] Bittner R, Arregui ME, Bisgaard T, Dudai M, Ferzli GS, Fitzgibbons RL, et al. Guidelines for laparoscopic (TAPP) and endoscopic (TEP) treatment of inguinal hernia [International Endohernia Society (IEHS)]. Surg Endosc. 2011;25(9):2773–843. https://doi.org/10.1007/s00464-011-1799-6.

[13] Bittner R, Montgomery MA, Arregui E, Bansal V, Bingener J, Bisgaard T, et al. Update of guidelines on laparoscopic (TAPP) and endoscopic (TEP) treatment of inguinal hernia (International Endohernia Society). Surg Endosc. 2015;29(2):289–321. https://doi.org/10.1007/s00464-014-3917-8.

[14] Köckerling F, Bittner R, Jacob D, Schug-Pass C, Laurenz C, Adolf D, et al. Do we need antibiotic prophylaxis in endoscopic inguinal hernia repair? Results of the Herniamed Registry. Surg Endosc. 2015;29(12):3741–9. https://doi.org/10.1007/s00464-015-4149-2.

[15] Poelman MM, van den Heuvel B, Deelder JD, Abis GS, Beudeker N, Bittner R, et al. EAES Consensus Development Conference on endoscopic repair of groin hernias. Surg Endosc. 2013;27(10):3505–19. https://doi.org/10.1007/s00464-013-3001-9.

[16] Bringman S, Ek A, Haglind E, Heikkinen T, Kald A, Kylberg F, et al. Is a dissection balloon beneficial in totally extraperitoneal endoscopic hernioplasty (TEP)? A randomized prospective multicenter study. Surg Endosc. 2001;15(3):255–70. Epub 2001 Feb. 27.

[17] Wauschkuhn CA, Schwarz J, Boekeler U, Bittner R. Laparoscopic inguinal hernia repair: gold standard in bilateral hernia repair? Results of more than 2800 patients in comparison to literature. Surg Endosc. 2010;24(12):3026–30. https://doi.org/10.1007/s00464-010-1079-x.

[18] Simons MP, Aufenacker T, Bay-Nielsen M, Bouillot JL, Campanelli G, Conze J, et al. European Hernia Society guidelines on the treatment of inguinal hernia in adult patients. Hernia. 2009;13:343–403. https://doi.

org/10.1007/s10029-009-0529-7.

[19] Miserez M, Peeters E, Aufenacker T, Bouillot JL, Campanelli G, Conze J, et al. Update with level 1 studies of the European Hernia Society guidelines on the treatment of inguinal hernia in adult patients. Hernia. 2014;18:151–63. https://doi.org/10.1007/s10029-014-1236.

[20] Gass M, Rosella L, Banz V, Candinas D, Güller U. Bilateral total extraperitoneal inguinal hernia repair (TEP) has outcomes similar to those for unilateral TEP: population-based analysis of prospective data of 6,505 patients. Surg Endosc. 2012;26(5):1364–8. https://doi.org/10.1007/s00464-011-2040-3.

[21] Zendejas B, Onkendi EO, Brahmbhatt RD, Greenlee SM, Lohse CM, Farley DR. Contralateral metachronous inguinal hernias in adults: role for prophylaxis during the TEP repair. Hernia. 2011;15(4):403–8. https://doi.org/10.1007/s10029-011-0784-2.

[22] Lal P, Philips P, Chander J, Ramteke VK. Is unilateral laparoscopic TEP inguinal hernia repair a job half done? The case for bilateral repair. Surg Endosc. 2010;24(7):1737–45. https://doi.org/10.1007/s00464-009-0841-4.

[23] Chowbey PK, Pithawala M, Khullar R, Sharma A, Soni V, Baijal M. Totally extraperitoneal repair of inguinal hernia: a case for bilateral repair. J Minim Access Surg. 2006;2(3):171–3.

[24] Köckerling F, Schug-Pass C, Adolf D, Keller T, Kuthe A. Bilateral and unilateral total extraperitoneal inguinal hernia repair (TEP) have equivalent early outcomes: analysis of 9395 cases. World J Surg. 2015;39:1887–94. https://doi.org/10.1007/s00268-015-3055-z.

[25] Sevonius D, Gunnarsson U, Nordin P, Nilsson E, Sandblom G. Recurrent groin hernia surgery. Br J Surg. 2011;98(10):1489–94. https://doi.org/10.1002/bjs.7559.

[26] Burcharth J, Pommergaard HC, Bisgaard T, Rosenberg J. Patient-related risk factors for recurrence after inguinal hernia repair: a systematic review and meta-analysis of observational studies. Surg Innov. 2015;22(3):303–17. https://doi.org/10.1177/1553350614552731.

[27] Karthikesalingam A, Marka SR, Holt PJ, Praseedom RK. Meta-analysis of randomized controlled trials comparing laparoscopic with open mesh repair of laparoscopic with open mesh repair of recurrent inguinal hernia. Br J Surg. 2010;97(1):4–11. https://doi.org/10.1002/bjs.6902.

[28] Dedemadi G, Sgourakis G, Radtke A, Dounavis A, Gockel I, Fouzas I, et al. Laparoscopic versus open mesh repair for recurrent inguinal hernia: a meta-analysis of outcomes. Am J Surg. 2010;200(2):291–7. https://doi.org/10.1016/jamjsurg.2009.12.009.

[29] Yang J, Tong DN, Yao J, Chen W. Laparoscopic or Lichtenstein repair for recurrent inguinal hernia: a meta-analysis of randomized controlled trials. ANZ J Surg. 2013;83(5):312–8. https://doi.org/10.1111/ans2013.83.issue-5/issuetoc.

[30] Pisanu A, Podda M, Saba A, Porceddu G, Uccheddu A. Meta-analysis and review of prospective randomized trials comparing laparoscopic and Lichtenstein techniques in recurrent inguinal hernia repair. Hernia.

2015;19(3):355–66. https://doi.org/10.1007/s10029-014-1281-1.

[31] Li J, Ji Z, Li Y. Comparison of laparoscopic versus open procedure in the treatment of recurrent inguinal hernia: a meta-analysis of the results. Am J Surg. 2014;207(4):602–12. https://doi.org/10.1016/j.amj-surg.2013.05.008.

[32] Köckerling F, Jacob D, Wiegank W, Hukauf M, Schug-Pass C. Endoscopic repair of primary versus recurrent male unilateral inguinal hernias: are there differences in the outcome? Surg Endosc. 2016;30:1146–55. https://doi.org/10.1007/s00464-015-4318-3.

[33] Köckerling F, Schug-Pass C. Tailored approach in inguinal hernia repair – decision tree based on the guidelines. Front Surg; 2014;1:20:1–4. https://doi.org/10.3389/fsurg.2014.00020.

[34] Ferzli G, Shapiro K, Chaudry G, Patel S. Laparoscopic extraperitoneal approach to acutely incarcerated inguinal hernia. Surg Endosc. 2004;18:228–31. https://doi.org/10.1007/s00464-003-8185-y.

[35] Saggar VR, Sarangi R. Endoscopic totally extraperitoneal repair of incarcerated inguinal hernia. Hernia. 2005;9:120–4. https://doi.org/10.1007/s10029-004-0290-x.

[36] Hoffman A, Leshem E, Zmora O, Nachtomi O, Shabtai M, Ayalon A, et al. The combined laparoscopic approach for the treatment of incarcerated inguinal hernia. Surg Endosc. 2010;24:1815–8. https://doi.org/10.1007/s00464-009-0657-9.

[37] Choi YY, Kim Z, Hur KY. Laparoscopic total extraperitoneal repair for incarcerated inguinal hernia. J Korean Surg Soc. 2011;80(6):426–30. https://doi.org/10.4174/jkss.2011.80.6.426.

[38] Sasaki A, Takeuchi Y, Izumi K, Morimoto A, Inomata M, Kitano S. Two-stage laparoscopic treatment for strangulated inguinal, femoral and obturator hernias: totally extraperitoneal repair followed by intestinal resection assisted by intraperitoneal laparoscopic exploration. Hernia. 2016;20(3):483–8.

[39] Elshof JWM, Keus F, Burgmans JPJ, Clevers GJ, Davids PHP, van Dalen T. Feasibility of right-side total extraperitoneal procedure for inguinal hernia repair after appendectomy: a prospective cohort study. Surg Endosc. 2009;23:1754–8. https://doi.org/10.1007/s00464-008-0187-3.

[40] Le Page P, Smiealkowski A, Morton J, Fenton-Lee D. Totally extraperitoneal inguinal hernia repair in patients previously having prostatectomy is feasible, safe, and effective. Surg Endosc. 2013;27:4485–90. https://doi.org/10.1007/s00464-013-3094-1.

[41] Chung SD, Huang CY, Chueh SC, Tsai YC, Yu HJ. Feasibility and safety of total extraperitoneal inguinal hernia repair after previous lower abdominal surgery: a case-control study. Surg Endosc. 2011;25(10):3353–6. https://doi.org/10.1007/s00464-011-1724-z.

[42] Paterson HM, Casey JJ, Nixon SJ. Totally extraperitoneal laparoscopic hernia repair in patients with previous lower abdominal surgery. Hernia. 2005;9(3):228–30.

[43] Köckerling F, Roessing C, Adolf D, Schug-Pass C, Jacob D. Has endoscopic (TEP, TAPP) or open inguinal hernia repair a higher risk of bleeding in patients with coagulopathy or antithrombotic therapy? Data from the Herniamed Registry. Surg Endosc. 2016;30:2073–81. https://doi.org/10.1007/s00464-015-4456-7.

[44] Mayer F, Lechner M, Adolf D, Öfner D, Köhler G, Fortelny R, et al. Is the age of >65 years a risk factor for endoscopic treatment of primary inguinal hernia? Analysis of 24,571 patients from the Herniamed Registry. Surg Endosc. 2016;30:296–306. https://doi.org/10.1007/s00464-015-4209-7.

[45] Lundström KJ, Sandblom G, Smedberg S, Nordin P. Risk factors for complications in groin hernia surgery: a national register study. Ann Surg. 2012;255(4):784–8. https://doi.org/10.1097/SLA.0b013e31824b7cb3.

[46] Bay-Nielsen M, Kehlet H. Anaesthesia and postoperative morbidity after elective groin hernia repair: a nation-wide study. Acta Anaesthesiol Scand. 2008;52(2):169–74.

[47] Voorbrood CE, Burgmans JP, Clevers GJ, Davids PH, Verleisdonk EJ, van Dalen T. Totally extraperitoneal (TEP) endoscopic hernia repair in elderly patients. Hernia. 2015;19(6):887–91. https://doi.org/10.1007/s10029-015-1422-1.

[48] Zanella S, Vassiliadis A, Buccelletti F, Lauro E, Ricci F, Lumachi F. Laparoscopic totally extraperitoneal inguinal hernia repair in the elderly: a prospective control study. In Vivo. 2015;29(4):493–6.

12

TEP 的并发症、预防、培训和偏好

Technique Total Extraperitoneal Patch Plasty (TEP): Complications, Prevention, Education, and Preferences

Ferdinand Köckerling, Pradeep Chowbey, Davide Lomanto, and Maurice Arregui
胡星辰 译，黄 磊 校

术中并发症

Herniamed 注册系统显示，在 6 833 例男性原发性单侧腹股沟疝行 TEP 术的病例中，术中并发症的发生率为 1.17%[1]，术中血管损伤率为 0.28%。

血管损伤

髂外血管损伤

髂外血管损伤是一种紧急情况，并可导致大出血[2-4]，必须立即中转开放手术，以控制出血。做一个髂腹壁切口立即中转为开放手术[2]。按压暴露的血管，控制出血。如果有血管外科医师，应让他来修复血管。控制住出血点的近端和远端后，才能移开按压的手，并使用 5-0 的 Prolene 缝线或补片进行修复[2]。

腹壁下血管损伤

尤其是老年患者，在建立腹膜前间隙时，结缔组织的退变可能导致来源于腹直肌的腹壁下血管向背侧移位。在大多数情况下，通过球囊分离器上的 30° 镜就可以看见，因此，此时可通过 5 mm 操作套管进行手工分离，从而取代之前的球囊分离器的分离。如果腹壁下血管完全移位，那么可用内镜夹夹闭，或者经皮穿入缝线，绕过腹壁下血管，在内镜下再反穿过腹壁，将腹壁下血管暂时固定于腹直肌，没有必要夹闭腹壁下血管。移位的结果通常是腹壁下血管分支的少量出血，明确后可选择性凝闭。仅在腹壁下血管出血的情况下使用可吸收夹才是合理的。

出血

在 Herniamed 注册系统的 6 833 例男性原发性单侧腹股沟疝行 TEP 术的病例中，术中出血率为 0.72%[1]。

来自腹直肌的出血

当置入 Hasson 套管或钝头套管时，腹直肌出血主要是腹壁下血管的肌支出血。在这种情况下，血液沿着套管流下，沾污镜头，使图像模糊不清[2]。取出套管后，用电凝可以将出血的血管凝闭；也可以沿套管侧面塞入一块纱布来止血[2]。

来自耻骨联合表面血管的出血

在分离内侧腹膜前间隙时，耻骨联合表面的静脉可能会出血，应使用单极电凝进行恰当的处理[2]。

来自精索血管的出血

使用电凝就可以控制精索血管的出血[2]。

膀胱损伤

膀胱损伤在 TEP 手术中非常罕见[5]。在 Herniamed 注册系统的 6 833 例单侧腹股沟疝修补术中，有 3 例报道（0.04%）[1]。在一组纳入 3 868 位患者的研究中，仅 8 位发生了膀胱损伤，其中大多数患者曾接受耻骨上导尿[5, 11]。与球囊分离器相关的膀胱损伤通常仅限于那些曾做腹部手术的患者[5]。在一组纳入 500 位患者的研究中，发现在球囊分离腹膜前间隙时有两例膀胱破裂。两位患者均有下腹部手术史[6]。但这也可能发生于以往没有任何下腹部手术史或耻骨上置管史的患者[5]。

在 TEP 手术过程中，即使患者先前没有腹部手术史，球囊分离时造成膀胱破裂也是可能的[5]。但如果腹膜前间隙曾被解剖过，如曾接受腹膜前疝修补术或前列腺切除术，那么在 TEP 手术中膀胱尤其容易受损[13]。为了避免这种并发症，IEHS 指南建议，在手术前应该排空患者膀胱或留置导管，以减轻膀胱压力[13]。

如果外科医师有足够的经验，内镜下发现的膀胱损伤应该在内镜下修补，然后膀胱持续引流 7 ~ 10 天[13]。

膀胱损伤可表现为迟发性血尿和下腹部不适。增强CT、膀胱造影和膀胱镜检查是评估疑似膀胱损伤患者的主要影像学技术[13]。对于小的损伤，可以通过留置导尿来减轻膀胱压力而获治，对于大的损伤则需要修补。

肠损伤

因为TEP手术是在腹膜外进行的，所以肠损伤罕见。在Herniamed注册系统的6 833例单侧腹股沟疝TEP修补术中，报道了4例（0.06%）肠损伤[1]。对于巨大难复性疝，肠损伤可能发生在回纳疝内容物的过程中。对于巨大腹股沟滑疝，当结肠滑动并成为疝囊壁一部分时，可能会发生乙状结肠或盲肠的损伤[2]。分辨这种情况和预防损伤至关重要[2]。

此外，对既往有开放阑尾切除术史患者施行右侧腹股沟疝TEP术时，需要非常小心外侧方的分离，不要损伤粘连在腹膜上的盲肠。

发生肠损伤时，根据损伤程度和外科医师的经验决定是否在腹腔镜下解决问题。如果有任何疑问，中转手术总是合理的。

输精管损伤

输精管是一个粗的白色条索状结构，与精索血管一起进入内环。在将斜疝疝囊从精索结构上剥离时，可能会损伤输精管。如果是年轻患者发生输精管断裂，应立即行端-端吻合修复。如果是老年患者，应夹闭断端，以防精液积聚[2]。

中转

根据术中情况和外科医师的经验，中转既可以转为经腹腹膜前修补术（TAPP术），也可以转为开放手术[2]。

一开始，如果建立腹膜前间隙有困难、解剖不清楚、有小血管出血导致持续渗血或分离疝囊/精索结构困难时，最好转为开放手术[2]。如果术中出现并发症，重要的是先处理并发症，无论是内镜手术还是开放手术处理均可。只有在术中并发症得到彻底处理后，才能再决定采用何种方式修补疝。如果不能回纳疝内容物，可以中转为TAPP术[2]。

腹膜意外撕裂合并气腹

如果在手工操作或球囊分离过程中出现腹膜撕裂并导致气腹，那么通过中线5 mm的套管进行单手分离明显变得更加困难。在这种情况下，可在中线耻骨上额外放置一个5 mm套管，这样有助于双手操作。如果放置两个操作套管后，在分离疝囊时发生气腹，通常是容易处理的。

通过增加头低位的陡度，通常可达到一定程度的腹膜前间隙显露。即使是导致CO_2漏到腹腔的微小腹膜破损也可能带来问题，此时用Metzenbaum剪刀适度扩大破损，然后再缝合可能是有帮助的。我们认为没有必要使用Veress气腹针，因为会导致CO_2流量增加，也会增加因穿刺引起损伤的危险。

CO_2 皮下气肿

皮下气肿是与内镜腹股沟疝修补术相关的次要并发症之一，是由于CO_2外渗到皮下组织所导致的[7, 8]。只要高碳酸血症没有对呼吸或心血管系统造成任何不良影响，如气胸、纵隔气肿和CO_2栓塞，那么它就是一种相对无害的并发症[7]。已知的皮下气肿高发的相关因素包括：较高的充气压、较长的手术时间、更多的操作孔、老年和BMI < 25。

一些研究也认识到了外科技术的重要性。套管置入时产生的假通道，尤其是多次尝试或成锐角操作器械，会导致腹膜撕裂和肌肉裂开，这些都会引起皮下气肿[7]。气肿的发展也可能取决于套管在其进出孔处的密封程度[7]。

对于CO_2皮下气肿较高风险患者，理想的CO_2充气压是保持在8 mmHg，这降低了皮下气肿和阴囊肿胀的风险[9]。

术后并发症

6 833例男性单侧腹股沟疝TEP修补术病例的术后并发症发生率为1.68%，其中的0.72%需要再手术[1]。最常见的术后并发症是血肿/出血（1.16%）、血清肿（0.51%）、伤口愈合不良（0.07%）和深部感染（0.06%）[1]。

血肿/出血

如果术后腹膜前间隙继发出血、血红蛋白相应下降和（或）发现腹膜前间隙大血肿，那么必须由经验丰富的外科医师进行血肿清除和止血。

再手术时，10 mm抽吸装置是一种实用的附加器械。在脐部再次切开切口，放置Hasson套管针或钝头套管针后，用10 mm抽吸装置将腹膜前间隙的未凝血吸净。然后，注入CO_2，在镜头视野下将5 mm和10 mm套管置入先前的穿刺部位。接下来，使用 10 mm 抽吸装置和生理盐水将腹膜前间隙的血凝块清除。网片同样要被移除，这应该不会有任何难度，因为 TEP 术中放置的网片通常是不被固定的。最后，寻找出血部位，并使用夹子或电凝止血。

下一步，在彻底清除血肿和仔细止血后置入一张新的网片。然后，再次留置引流。同时，麻醉师必须监测凝血状态，必要时可采取补救措施。对于正在使用血小板聚集抑制剂的患者，必须由一个跨学科的团队来讨论是否在短期内停止这种治疗。

血清肿

正如之前讲解规范化的 TEP 技术那样，可以采取一些措施来预防血清肿。与部分回纳斜疝疝囊不同，完全回纳斜疝疝囊可降低血清肿的发生率。对于巨大腹股沟直疝，将膨出的腹横筋膜聚拢并固定于 Cooper 韧带，可以彻底缩小疝囊腔。此外，引流腹膜前间隙似乎可以降低血清肿的风险[13、14]。尽管如此，如果血清肿一旦形成，就不应该穿刺，让它自行愈合。只有在几个月后血清肿仍未消退的情况下，才考虑采取进一步的手术措施。

伤口愈合不良和深部感染

伤口愈合不良和深部感染是 TEP 术后非常罕见的并发症，预防性使用抗生素不能减少其发生[15]。最常见的伤口愈合不良发生于脐部通道，通常保守治疗有效。对于网片累及的深部感染，必须移除网片。根据超声或 CT 检查结果，决定采用开放或腹腔镜路径移除网片。此时，不应该改用新的合成网片。在污染的情况下，可以完全不使用新的网片或放置生物补片[15]。

术后尿潴留

据报道，在接受腹腔镜腹股沟疝手术的患者中，术后尿潴留的发生率为 1% ～ 22%[10]。

良性前列腺增生史、年龄 ≥ 60 岁和麻醉时间 ≥ 2 小时是腹腔镜腹股沟疝修补术后尿潴留的独立危险因素。治疗术后尿潴留，选择留置导尿还是清洁间歇导尿仍存在争议[10]。

性生活障碍

三分之一的腹股沟疝患者存在性生活痛，其中大多数在 TEP 术后有改善[12]。术后，有 2.3% 的术前没有这方面主诉的患者出现了中至重度的性生活痛[12]。

失误与防范

TEP 技术的绝对禁忌证包括先前存在如严重心肺功能不全或肝功能衰竭等疾病、无法耐受全身麻醉及妊娠[9]。

相对禁忌证是难复性或嵌顿性腹股沟疝、既往有 TAPP 或 TEP 疝修补手术史、巨大阴囊疝、既往有盆腔手术史如淋巴结切除术或腹膜前前列腺切除术、既往有腹股沟区放疗史或中线剖腹史及向心性肥胖。在这些情况下，若确实有必要，只有在内镜腹股沟手术方面非常有经验的外科医师才可以尝试 TEP 术[9]。

外科医师在手术前一定要检查患者，以便清楚了解腹股沟疝的临床情况。如果发现患者腹股沟疝的临床表现与术中发现的疝囊大小不相符，就必须探查腹股沟管内是否存在脂肪瘤。否则，腹股沟管内的脂肪瘤就可能被忽视。

对球囊套管的强力推进动作，特别在老年患者，都可能导致腹直肌后鞘和腹膜腔的破裂。球囊进入腹腔内[9]，还可能造成腹腔内脏器损伤。

当套管进入腹膜前间隙时，应仔细观察，以防止腹壁下血管及其侧支撕裂或穿入腹腔。

在一项纳入连续 4 565 例 TEP 手术的研究中，Meyer 等[13]报道了 27 例严重并发症，其中出血 12 例（0.25%）、膀胱损伤 2 例（0.04%）、肠梗阻 5 例（0.11%）、肠穿孔 4 例（0.09%）、髂静脉损伤 1 例（0.02%）、股神经损伤 1 例（0.02%）、输精管损伤 2 例（0.04%），以及 2 例死亡（0.02%）（肺栓塞、腹膜炎）。

作者认为 TEP 手术是有禁忌证的。实施 TEP 术必须慎重，避免术中并发症。即使是经验丰富的外科医师也难免发生并发症[13]。

在 Dulucq 等[14]报道的 3 100 例 TEP 手术中，中转率约为 1.2%（n=36），术中并发症发生率为 2.5%（n=61）。术中并发症包括肠损伤 1 例（0.04%）、腹壁下血管损伤 11 例（0.47%）、精索损伤 1 例（0.04%）、广泛皮下气肿 48 例（2%）。术后并发症发生率为 2.9%（n=69），其中血肿或血清肿 50 例（2.1%）、神经痛 5 例（0.21%）、网片感染 1 例（0.04%）、戳孔疝 3 例（0.1%）、尿潴留 6 例（0.2%）。

在 Tamme 等[11]报道的 5 203 例腹股沟疝修补术中，有 3 868 例接受了 TEP 手术，其中，中转为

Lichtenstein术或TAPP术12例（0.31%）、夹闭腹壁下血管11例（0.28%）、输精管横断3例（0.08%）、膀胱损伤8例（0.21%）。导致术后再手术的并发症为血肿4例（0.10%）、出血14例（0.36%）、网片感染1例（0.025%）、小肠梗阻2例（0.05%）。无须再手术的术后并发症有血肿92例（2.38%）、套管穿刺部位感染4例（0.10%）、神经刺激12例（0.31%）和阴囊积液1例（0.025%）[11]。

对于初学者来说，创建腹膜前间隙是最重要的一步[15]。白线过宽可能导致腹膜破裂。在这种情况下，最好关闭切口，尽量靠外侧切开腹直肌鞘[15]。刺穿腹膜后会导致气腹和腹腔内脏器损伤，为了避免这种情况，应将腹直肌向外侧拉开，使得腹直肌后鞘可见，以确保进入正确的间隙[15]。此外，应平行于腹壁轻轻地插入球囊套管，以避免刺穿腹膜[15]。球囊必须慢慢充气[15]。

对于套管的放置，皮肤切口的大小应足以夹紧套管并防止其滑动[15]。在套管穿刺过程中，腹膜前间隙内压力必须提供足够的阻力，以避免刺穿腹膜[15]。

TEP手术中重要而又关键的一步是正确识别解剖标志[15]。首先应辨认耻骨，一旦看到，可将其作为参考点，就能追踪到其他的解剖标志了[15]。建议远离含有髂血管的死亡三角，并且避免在外侧疼痛三角处钉合[15]。

膀胱损伤最常发生于对既往有下腹部、泌尿系统、血管手术史及介入治疗史的患者置入套管时[15]。在TEP手术前，可通过术前即刻排尿或留置导尿来强制排空膀胱[15]。

肠损伤可能发生在回纳巨大疝或滑疝时，不小心打开腹膜，会导致肠管进入手术区域[15]。

在这种情况下，尽可能靠近内环处打开疝囊是避免损伤的最佳方法[15]。

血管损伤是TEP术中最常见的损伤之一，也常常是中转的原因之一[15]。大部分的出血可以通过电凝或夹闭血管来控制。髂血管损伤时，需要紧急中转以控制出血，同时立即请血管外科医师介入[15]。细致的解剖和坚持TEP修补原则，将有助于避免大多数此类损伤。

输精管损伤是在从精索结构上剥离疝囊时发生的。对于一位年轻的患者，被完全横断的输精管是需要修复的[15]。在剥离疝囊前辨清所有的结构，能够最大限度地避免损伤输精管。

此外，必须轻柔地分离精索结构与疝囊，应避免用手术钳钳夹输精管[15]。

肠梗阻主要是因为小肠疝入未被完全缝合的腹膜破损中[11]。在剥离疝囊过程中，应该闭合任何大于5 mm的腹膜破损，以防止肠管和网片粘连，以及小肠肠襻的嵌顿。

术后神经痛最常受累的神经是外侧皮神经和生殖股神经，这通常由于网片的纤维化或被钉合[15]。避免网片固定或使用胶水固定、安全剥离较大的疝囊及不剥离腰大肌上的筋膜，可以防止并发症发生。此外，靠近神经时使用电凝，应该非常小心[15]。

培训和学习曲线

腹腔镜腹股沟疝修补术的学习曲线一般比开放手术长。特别是对于TEP术式而言，学习曲线比开放Lichtenstein术式更长，需要50～100例手术，其中前30～50例最关键[20]。欧洲疝协会在他们的指南中建议，对于内镜技术，恰当的患者选择和医师培训可能将学习曲线过程中罕见但严重的并发症的风险降至最低[20]。不管是住院医师还是主治医师完成手术，似乎都不会对结果产生负面影响。专科疝中心似乎比普通外科做得更好，特别是在内镜修补手术方面[20]。

欧洲内镜外科协会主办的针对腹股沟疝内镜修补术的发展共识会议上也发表了关于内镜腹股沟疝修补术培训和资质的声明。内镜腹股沟疝修补术被认为比开放腹股沟疝修补术更复杂[16]。取得TAPP术资质所需的手术例数似乎少于TEP术[16]。当参加一个有组织的教育项目时，取得内镜腹股沟疝修补术资质所需的手术例数将会减少[16]。建议在内镜领域广泛实施有组织的教育项目，使外科医师在培训中熟悉内镜手术，有利于预防血管损伤或肠穿孔等罕见但严重的并发症[16]。

在一项随机对照试验中，Zendejas等[17]发现，与住院医师标准化实践相比，模拟医学学习课程缩短了手术时间，提高了实习生的学习成绩，减少了TEP术中、术后并发症，以及术后过夜的住院。此外，他们还证明，不管外科实习生的水平如何，只要在经验丰富的TEP疝外科医师的充分监督下，都可以安全地实施TEP术并获得良好的患者满意度和手术效果[18]。所以，当外科实习生在充分监督下手术时，他们可以安全地实施TEP术，并获得良好的长期结果[18]。

学习掌握TEP术的课程包括两个序贯部分：在线学习课程和技能培训。技能培训包括使用

Guilford MATTU-TEP 疝任务训练器进行有监督的、一对一的练习课程[19]。

术后护理和疼痛管理

（1）由于 TEP 术在全身麻醉下进行，患者需在复苏室留观 1～2 小时。当患者完全苏醒后，可转至普通病房，同时循环功能也已恢复稳定。

（2）术后根据患者主诉的疼痛程度量身定制的镇痛治疗方案应确保患者无痛，从而可让患者早期活动。术后急性疼痛会增加患者发展成慢性疼痛的风险。

（3）必须始终认为 TEP 术后的剧烈疼痛是可能发生并发症的预警信号。因此，如有必要，应采取进一步的诊断措施。

（4）如果引流管中有过多的血性分泌物，必须查血红蛋白，并对腹股沟手术区和腹部进行超声检查。

（5）如果术后无特殊情况，可在手术当晚允许患者进食流质和活动。

（6）如果术后 4～6 小时引流不明显，可以拔除引流管。

（7）患者是否出院取决于个人情况和医疗保健系统的要求。

（8）根据个别患者的主诉，以及职业和身体需求，我们建议减少运动，直到术后 14 天伤口痊愈。之后，患者可以逐渐恢复体力活动。

（9）采用可吸收线缝合套管穿刺部位，所以无须拆线。

（10）如果有任何异常情况发生（套管穿刺部位液性渗出，套管穿刺部位皮肤发红，腹股沟区膨隆、疼痛、发热），我们会让患者返回医院或去看全科医师。

（11）对于高并发症率的复杂手术，可能需要定期临床随访。

（12）在任何情况下，如果患者出现任何并发症，都应通知其返回治疗医院。

（13）欧洲内镜外科医师协会主办的内镜腹股沟疝修补共识发展会议指出，腹股沟疝修补术后积极鼓励患者活动与较短的康复时间有关[16]。术后早期活动似乎不会引起复发率升高[16]。对于大多数患者来说，内镜疝修补术后的生活质量一般都非常好。

❓ 为什么我更偏爱 TEP 术？

1. 对 TEP 术式提出的一个令人信服的论据是，采用了一条完全腹膜外通路到达腹股沟区域。这降低了与盲插套管所相关的腹腔内手术损伤的风险。尤其是在学习曲线过程中，相比 TAPP 术式初始套管的盲插，更容易在腹膜前间隙辅助和控制初始入路。当然，在 TAPP 术中，也可以通过开放法置入观察套管来创建初始入路，这也有助于降低风险。

2. 曾有腹部手术史的患者可能存在广泛粘连，采用腹膜前路径更安全。这样避免了松解这些广泛粘连，因此也避免了松解粘连所带来的风险。

3. 30% 的患者存在双侧腹股沟疝，使用双侧球囊套管所创建的腹膜前间隙，不仅可以轻松地手术，而且可以最佳地检查和确保网片在中线处重叠。

4. TEP 术式提供了观察解剖标志的最佳视野。

5. 可以利用器械确保网片最佳放置，直到手术结束。

6. 超过 95% 的 TEP 手术是不需要固定网片的。

7. 排出 CO_2 气体时，一直到最后，都能监察到腹膜前间隙的缩小、腹膜恢复到原来状态并将网片压在腹壁上。这有助于识别并仍有机会去校正任何可能引起复发的网片折叠。

8. 退出 5 mm 套管前，通过套管插入一根 Redon 引流管，可以很容易地引流腹膜前间隙。

9. 一般来说，不需要缝合腹膜。

10. 相对于 TAPP 术的经脐（10 mm）路径来说，利用脐部入路到达腹膜前间隙的术式，其戳孔疝的发生率更低。

参考文献

[1] Köckerling F, Stechemesser B, Hukauf M, Kuthe A, Schug-Pass C. TEP versus Lichtenstein: which technique is better for the repair of primary unilateral inguinal hernias in men? Surg Endosc. 2015;30(8):3304–13. https://doi.org/10.1007/s00464-015-4603-1. Published online.

[2] Chowbey P. Conversion and complications in total extraperitoneal repair. In: Chowbey P, editor. Endoscopic repair of abdominal wall hernias. New Delhi: Byword Viva Publishers Private Limited; 2004. ISBN 81-8193-000-2.

[3] Lomanto D, Katara AN. Managing intra-operative com-

plications during totally extraperitoneal repair of inguinal hernia. J Minim Access Surg. 2006;2(3):165–70.

[4] Mishra RK. Totally extraperitoneal (TEP) hernia repair. In: Mishra RK, editor. Laparoscopic hernia repair. New Delhi: Jaypee Brothers Medical Publishers (P) LTD; 2013. ISBN 978-93-5025-872-9.

[5] Chow PM, Su YR, Chen YS. A rare complication from total extraperitoneal (TEP) laparoscopic inguinal hernia repair: bladder rupture associated with a balloon dissector. Hernia. 2012;17(6):797–9. https://doi.org/10.1007/s10029-012-1014-2. Published online.

[6] Heithold DL, Ramshaw BJ, Mason EM, Duncan TD, White J, Dozier AF, Tucker JG, Wilson JP, Lucas GW. 500 total extraperitoneal approach laparoscopic herniorrhaphies: a single-institution review. Am Surg. 1997; 63(4):299–301.

[7] Saggar VR, Singhal A, Singh K, Sharma B, Sarangi R. Factors influencing development of subcutaneous carbon dioxide emphysema in laparoscopic totally Extraperitoneal inguinal hernia repair. J Laparoendosc Adv Surg Tech A. 2008;18(2):213–6. https://doi.org/10.1089/lap.2007.0089.

[8] Singh K, Singhal A, Saggar VR, Sharma B, Sarangi R. Subcutaneous carbon dioxide emphysema following endoscopic extraperitoneal hernia repair: possible mechanisms. J Laparoendosc Adv Surg Tech A. 2004; 14(5):317–20.

[9] Putnis S, Berney CR. Totally extraperitoneal repair of inguinal hernia: techniques and pitfalls of a challenging procedure. Langenbeck's Arch Surg. 2012;397:1343–51. https://doi.org/10.1007/s00423-012-0999-4.

[10] Sivasankaran MV, Pham T, Divino CM. Incidence and risk factors for urinary retention following laparoscopic inguinal hernia repair. Am J Surg. 2013;207 (2):288–92. https://doi.org/10.1016/j.amj-surg.2013.06.005.

[11] Tamme C, Scheidbach H, Hampe C, Schneider C, Köckerling F. Totally extraperitoneal endoscopic inguinal hernia repair (TEP). Surg Endosc 2003;17(2):190–5.

[12] Schouten N, van Dalen T, Smakman N, Clevers GJ, Davids PHP, Verleisdonk EJ, Tekatli H, Burgmans JPJ. Impairment of sexual activity before and after endoscopic totally extraperitoneal (TEP) hernia repair. Surg Endosc. 2012;26:230–4. https://doi.org/10.1007/

s00464-011-1859-y.

[13] Meyer A, Blanc P, Balique JG, Kitamura M, Trullenque Juan R, Delacoste F, Atger J. Laparoscopic totally extraperitoneal inguinal hernia repair. Twenty-seven serious complications after 4565 consecutive operation. Rev Col Bras Cir. 2013;40(1):032–6.

[14] Dulucq JL, Wintringer P, Mahajna A. Laparoscopic totally extraperitoneal inguinal hernia repair: lessons learned from 3,100 hernia repairs over 15 years. Surg Endosc. 2009; 23:482–6. https://doi.org/10.1007/s00464-008-0118-3.

[15] Chowbey PK, Mithavala M, Khullar R, Sharma A, Soni V, Baijal M. Complications in groin hernia surgery and the way out. J Minim Access Surg. 2006;2(3):174–7.

[16] Poelman MM, van den Heuvel B, Deelder JD, Abis GS, Beudeker N, Bittner RR, Campanelli G, van Dam D, Dwars BJ, Eker HH, Fingerhut A, Khatkov I, Koeckerling F, Kukleta JF, Miserez M, Montgomery A, Munoz Brands RM, Morales Conde S, Muysoms FE, Soltes M, Tromp W, Yavuz Y, Bonjer HJ. EAES Consensus Development Conference on endoscopic repair of groin hernias. Surg Endosc 2013;27(10):3505–19.

[17] Zendejas B, Cook D, Bingener J, Huebner M, Dunn WJ, Sarr MG, Farley DR. Simulation-based mastery learning improves patient outcomes in laparoscopic inguinal hernia repair: a randomized controlled trial. Ann Surg. 2011;254(3):502–11. https://doi.org/10.1097/SLA.0b013e31822c6994.

[18] Zendejas B, Onkendi EO, Brahmbhatt RD, Lohse CM, Greenland SM, Farley DR. Long-term outcomes of laparoscopic totally extraperitoneal inguinal hernia repairs performed by supervised surgical trainees. Am J Surg. 2011;201:379–84. https://doi.org/10.1016/j.amjsurg.2010.08.019.

[19] Slater GH, Jourdan I, Fölscher DJ, Snook AL, Cooper M, D'Allessandro P, Rangeley C, Bailey ME. The Guildford MATTU TEP hernia model. Surg Endosc. 2001;15:493–6. https://doi.org/10.1007/s004640000361.

[20] Simons MP, Aufenacker T, Bay-Nielsen M, Bouillot JL, Campanelli G, Conze J, de Lange D, Fortelny R, Heikkinen T, Kingsnorth A, Kukleta J, Morales-Conde S, Nordin P, Schumpelick V, Smedberg S, Smietanski M, Weber G, Miserez M. European Hernia Society guidelines on the treatment of inguinal hernia in adult patients. Hernia 2009;13:343–403.

13

TAPP 与 TEP：哪个技术更好
Comparison TAPP vs. TEP: Which TechniqueIs Better

Virinder Kumar Bansal, Asuri Krishna, Nalinikant Ghosh, Reinhard Bittner, and Mahesh C. Misra
蔡小燕 译，黄磊 校

TAPP 与 TEP 的临床比较

TEP 和 TAPP 是腹腔镜腹股沟疝修补术的两种标准手术方式。有很多研究比较了两者的安全性和疗效，但结果相互矛盾。TAPP 容易学，但是脏器损伤和疼痛的发生率高，手术时间更长[1]；而

TEP 的学习曲线长，但不干扰腹腔，血管和脏器损伤的发生率低[1]。国际内镜疝协会（IEHS）制定的关于腹腔镜腹股沟疝修补的指南也未能回答两种手术方法孰优的问题[2]。已有的系统分析比较了 TEP 和 TAPP，两者主要区别如下（表 13-1 ～表 13-3）。

表 13-1　TAPP 和 TEP 手术时间比较

作者 / 年份	研究设计	病 例 数 量	分　　级	TAPP（分钟）	TEP（分钟）
Khoury/1995	前瞻性观察	60 例 TAPP，60 例 TEP	XXOO	55	50
Ramshaw/1996	回顾性观察	300 例 TAPP，300 例 TEP	XOOO	82.5	87.1
Schrenk/1996	随机对照	28 例 TAPP，24 例 TEP	XOOO	46	52.3
Kald/1997	前瞻性观察	393 例 TAPP，98 例 TEP	XXOO	80	80
Cohen/1998	前瞻性观察	108 例 TAPP，100 例 TEP	XXOO	45	70
Bobrzynski/2001	回顾性观察	809 例 TAPP，416 例 TEP	XOOO	41	46
Papachristou/2002	回顾性观察	60 例 TAPP，174 例 TEP	XOOO	48	42
Czechowski/2003	回顾性观察	352 例 TAPP，324 例 TEP	XOOO	100	60
Dedemadi/2006	随机对照	24 例 TAPP，26 例 TEP	XOOO	55	56
Butler/2007	随机对照	22 例 TAPP，22 例 TEP	XXOO	60	86
Günal/2007	随机对照	39 例 TAPP，40 例 TEP	XXOO	104.5	57.37
Pokorny/2008	随机对照	93 例 TAPP，36 例 TEP	XOOO	66	78
Zhu/2009	随机对照	20 例 TAPP，20 例 TEP	XXOO	34.5	32.6
Hamza/2010	随机对照	25 例 TAPP，25 例 TEP	XOOO	96	77
Zanghi/2011	回顾性观察	331 例 TAPP，217 例 TEP	XOOO	55	110
Gong/2011	随机对照	50 例 TAPP，52 例 TEP	XXOO	76	79
Shah/2011	回顾性观察	35 例 TAPP，76 例 TEP	XOOO	70	66
Gass/2012	登记系统	1 095 例 TAPP，3 457 例 TEP	XXXO	59	66.6
Krishna/2012	随机对照	47 例 TAPP，53 例 TEP	XXOO	72.3	62.1
Mesci/2012[a]	随机对照	25 例 TAPP，25 例 TEP	XOOO	62.4	76

（续表）

作者 / 年份	研究设计	病 例 数 量	分 级	TAPP（分钟）	TEP（分钟）
Bansal/2013	随机对照	154 例 TAPP，160 例 TEP	XXOO	68.6	62.4
Wang/2013	随机对照	84 例 TAPP，84 例 TEP	XXOO	47.2	50.5
Köckerling/2015	登记系统	10 887 例 TAPP，6 700 例 TEP	XXXO	52	48
Sharma/2015[b]	随机对照	30 例 TAPP，30 例 TEP	XXOO	108	121
Jeelani/2015	随机对照	30 例 TAPP，30 例 TEP	XOOO	75.5	80.8

注：研究质量分级以符号评分法表示：XXXX 高级别，XXXO 中级别，XXOO 低级别，XOOO 极低级别。
    a. 肌肉功能研究。
    b. 双侧疝，手术困难度研究。

表 13-2　TAPP 和 TEP 总并发症发生率比较

作者 / 年份	研究设计	病 例 数 量	分 级	TAPP（%）	TEP（%）
Tetik/1994	回顾性观察	553 例 TAPP，457 例 TEP	XOOO	10.1	17.7
Khoury/1995	前瞻性观察	60 例 TAPP，60 例 TEP	XXOO	6.9	6.9
Felix/1995	回顾性观察	5 163 例 TAPP，4 890 例 TEP	XOOO	1.23	1.3
Ramshaw/1996	回顾性观察	300 例 TAPP，300 例 TEP	XOOO	11.5	7.4
Schrenk/1996	随机对照	28 例 TAPP，24 例 TEP	XOOO	28.6	25
Kald/1997	前瞻性观察	393 例 TAPP，98 例 TEP	XXOO	8.8	8
Cohen/1998	前瞻性观察	108 例 TAPP，100 例 TEP	XXOO	20.5	13.4
Lepere/2000	回顾性观察	1 027 例 TAPP，499 例 TEP	XXOO	10.1	12.5
Weiser/2000	回顾性观察	1 216 例 TAPP，1 547 例 TEP	XOOO	6.9	8.7
Bobrzynski/2001	回顾性观察	809 例 TAPP，416 例 TEP	XOOO	11.7	18.7
Ramshaw/2001	回顾性观察	300 例 TAPP，300 例 TEP	XOOO	11.5	7.4
Czechowski/2003	回顾性观察	352 例 TAPP，324 例 TEP	XOOO	7.9	8.7
Dedemadi/2006	随机对照	24 例 TAPP，26 例 TEP	XOOO	41.6	38.5
Günal/2007	随机对照	39 例 TAPP，40 例 TEP	XXOO	12.8	12.5
Pokorny/2008	随机对照	93 例 TAPP，36 例 TEP	XOOO	39	38
Hamza/2010	随机对照	25 例 TAPP，25 例 TEP	XOOO	16	4
Zanghi/2011	回顾性观察	331 例 TAPP，217 例 TEP	XOOO	25.7	29
Gong/2011	随机对照	50 例 TAPP，52 例 TEP	XXOO	12	13.5
Shah/2011	回顾性观察	35 例 TAPP，76 例 TEP	XOOO	11.4	17.1
Gass/2012	登记系统	1 095 例 TAPP，3 457 例 TEP	XXXO	2.3	5.9
Krishna/2012	随机对照	47 例 TAPP，53 例 TEP	XXOO	36.9	50.3

（续表）

作者 / 年份	研究设计	病 例 数 量	分 级	TAPP（%）	TEP（%）
Mesci/2012	随机对照	25 例 TAPP，25 例 TEP	XOOO	12%	4%
Bansal/2013	随机对照	154 例 TAPP，160 例 TEP	XXOO	49	46.9
Wang/2013	随机对照	84 例 TAPP，84 例 TEP	XXOO	19	20.2
Köckerling/2015	登记系统	10 887 例 TAPP，6 700 例 TEP	XXXO	5.37	2.89
Sharma/2015	随机对照	30 例 TAPP，30 例 TEP	XXOO	6.7	26.8
Jeelani/2015	随机对照	30 例 TAPP，30 例 TEP	XOOO	6.7	6.7

注：研究质量分级以符号评分法表示：XXXX 高级别，XXXO 中级别，XXOO 低级别，XOOO 极低级别。

表 13-3　TAPP 和 TEP 复发率比较

作者 / 年份	研究设计	病 例 数 量	分 级	TAPP（%）	TEP（%）
Tetik/1994	回顾性观察	553 例 TAPP，457 例 TEP	XOOO	0.7	0.4
Khoury/1995	前瞻性观察	60 例 TAPP，60 例 TEP	XXOO	3.4	0
Felix/1995	回顾性观察	733 例 TAPP，382 例 TEP	XOOO	0.27	0.26
Schrenk/1996	随机对照	28 例 TAPP，24 例 TEP	XOOO	25	16.7
Kald/1997	前瞻性观察	393 例 TAPP，98 例 TEP	XXOO	2	0
Felix/1998	回顾性观察	5 163 例 TAPP，4 890 例 TEP	XOOO	0.46	0.22
Van Hee/1998	前瞻性观察	33 例 TAPP，58 例 TEP	XXOO	2.7	2.8
Cohen/1998	前瞻性观察	108 例 TAPP，100 例 TEP	XXOO	1.85	0
Lepere/2000	回顾性观察	1 027 例 TAPP，499 例 TEP	XXOO	0.9	0.6
Weiser/2000	回顾性观察	1 216 例 TAPP，1 547 例 TEP	XOOO	1.2	0.5
Bobrzynski/2001	回顾性观察	809 例 TAPP，416 例 TEP	XOOO	2.87	1.92
Papachristou/2002	回顾性观察	60 例 TAPP，174 例 TEP	XOOO	3.3	0.6
Czechowski/2003	回顾性观察	352 例 TAPP，324 例 TEP	XOO	2.3	1.5
Dedemadi/2006	随机对照	24 例 TAPP，26 例 TEP	XOOO	8.3	7.7
Butler/2007	随机对照	22 例 TAPP，22 例 TEP	XXOO	4.5	4.5
Günal/2007	随机对照	39 例 TAPP，40 例 TEP	XXOO	2.6	0
Pokorny/2008	随机对照	93 例 TAPP，36 例 TEP	XOOO	4.7	5.9
Hamza/2010	随机对照	25 例 TAPP，25 例 TEP	XOOO	4	4
Belyansky/2011	前瞻性观察	331 例 TAPP，217 例 TEP	XOOO	1.34	0.42
Zanghi/2011	回顾性观察	331 例 TAPP，217 例 TEP	XOOO	0.6	3.7
Shah/2011	回顾性观察	35 例 TAPP，76 例 TEP	XOOO	5.7	2.6
Bansal/2013	随机对照	154 例 TAPP，160 例 TEP	XXOO	0.3	0

（续表）

作者 / 年份	研究设计	病 例 数 量	分 级	TAPP（%）	TEP（%）
Wang/2013	随机对照	84 例 TAPP，84 例 TEP	XXOO	0	0
Jeelani/2015	随机对照	30 例 TAPP，30 例 TEP	XOOO	3.3	3.3

注：研究质量分级以符号评分法表示：XXXX 高级别，XXXO 中级别，XXOO 低级别，XOOO 极低级别。

入路相关并发症

TEP 和 TAPP 最主要的区别在于进入腹膜前间隙的路径不同。TEP 直接进入腹膜前间隙，而 TAPP 先进入腹腔。早期的一篇系统综述分析了 6 篇对比研究和 3 篇病例系列研究，认为 TAPP 的脏器损伤发生率为 0.6%，而 TEP 是 0.2%[1]；TAPP 术后并发戳孔疝更常见（0.4% vs. 0.026%）。近期的系统综述分析了 8 个对比研究和 7 个病例系列，得出了相似的结果，分别为：脏器损伤（0.21% vs. 0.11%）、血管损伤（0.25% vs. 0.42%）和戳孔疝（0.6% vs. 0.05%）[3]。

空间建立

TEP 和 TAPP 的技术都来源于 Stoppa 的理念，在腹膜前放置补片，覆盖 Fouchard 肌耻骨孔。一个成功的腹股沟疝修补手术，首要的是建立一个解剖标识清晰的充分的腹膜前空间。TEP 和 TAPP 创建腹膜前间隙的方法有着本质不同。在 TEP 中，用球囊或腹腔镜镜头通过分离腹直肌后鞘和腹膜间层直接进入腹膜前间隙。使用球囊时，将自制的或商用的球囊放到腹膜前间隙，然后注入生理盐水；用腹腔镜镜头游离时，采用直径 10 mm 30° 镜头轻柔地在腹膜外疏松网状结构内左右分离。尽管镜推法一样有效，大部分外科医师首选球囊分离[4]。在一个随机对照研究中，Misra 等比较了 TEP 中创建腹膜前间隙的两种方法，尽管球囊分离组腹壁下血管垂落的发生率略高，但两组并没有明显差别[5]。然而，最近的一项多中心研究表明，球囊分离更容易、更安全[4]。在 TAPP 中，先进入腹腔，然后切开腹膜，游离腹膜瓣进入腹膜前间隙。在创建腹膜前间隙时，TAPP 的操作比较容易，因为与 TEP 相比，外科医师的操作空间更大。TEP 手术时操作空间受限，也有损伤腹膜而漏气的风险。只有很少的研究比较了 TEP 和 TAPP 之间创建腹膜前间隙的易操作性，对于经验丰富的外科医师来说，两种方法并没有差别[6,7]。

学习曲线

1936 年，T.P. Wright 首次在飞机制造业中提出了"学习曲线"这个概念。从那以后，这个概念就被应用于医疗和其他很多领域。学习曲线描述了外科医师学习或掌握某种技术所需要的时间。来自瑞士、荷兰和英国的 3 项大型多中心临床试验评估了腹腔镜腹股沟疝修补术的学习曲线[8]，都表明随着外科医师经验的增加，手术时间、转开放手术率、并发症发生率和复发数量均显著减少。一些研究通过手术时间来评估学习曲线，另一些研究通过转开放率或复发数量来评估学习曲线。根据这些研究，掌握该技术的学习曲线需要 20 ～ 240 例手术，手术时间缩短、并发症和复发率减少后才能达到一个稳定的水平。很多因素会影响学习曲线，包括个人和中心的手术经验，尤其是腹腔镜技术。此外，每年疝修补的例数、腹腔镜手术患者的选择、技术细节和培训也可能很重要。

由于腹腔的空间优势，TAPP 一直被认为比 TEP 更容易，但目前尚无 1 级证据支持这一观点。McCormack 等的 meta 分析包括了一项随机研究和 9 项非随机研究[1]，比较了 TEP 和 TAPP，发现缺乏经验的外科医师（< 20 例手术）都比经验丰富的外科医师（30 ～ 100 例手术）需要更长的时间掌握。1998 年 Voitk 在做了 98 例 TAPP 系列手术后证明，单侧腹股沟疝修复手术时间在 50 例手术后开始趋于平稳[9]。Feliu-Pala 等研究表明，前 50 例 TEP 的平均手术时间超过 60 分钟，但随着经验的积累，手术时间持续缩短（最后 200 例为 32 分钟）[10]。Dulucq 等在总结了 3 100 例 TEP 手术病例的经验后报道，前 200 例患者的复发率为 2.5%，而随着学习曲线被克服，随后的 1 254 例患者的复发率下降到 0.47%[11]。Koeckerling 等研究了外科医师的手术量对腹腔镜腹股沟疝修补术结果的影响，共有 16 290 位患者，发现低手术量医师（每年不超过 25 ～ 30 例）与高手术量医师相比，复发率更高，尽管这种差异很小（1.03% vs. 0.73%；P= 0.047）[12]。Lal 等以转开放

手术率为终点的研究发现，随着 TEP 手术经验的积累，转开放手术率显著降低。在他们的研究中，前 10 例的转开放手术率为 50%，后 51 例的为 2%[13]。

Bansal 等使用移动平均法评估腹腔镜疝修补术的学习曲线[14]。该方法是目前应用最广泛的学习曲线计算方法。这种方法本质上创建了一个平均值，随着新数据的添加而"移动"，导致正在分析的过程"平滑"，从而减少了波动的影响。本研究采用移动平均值 20 来减少变异并强调趋势。他们的结论是，最初需要 13～15 例手术来同时掌握 TEP 和 TAPP，这两种方法的学习曲线没有显著差异。同样，Krishna 等在他们包括了 53 例 TAPP 和 47 例 TEP 的随机试验中也报道了两者在学习曲线方面没有差异[6]。

术中并发症

无论是 TEP 还是 TAPP，术中严重并发症非常少。在腹腔镜腹股沟疝手术发展的开始阶段，并发症的发生率高，随着经验积累，发生率逐渐下降。

1. 血管损伤　大血管损伤非常罕见，据报道发生率小于 1%[1]。在 TEP 和 TAPP 中血管损伤的发生率相似，但由于入路关系，在 TAPP 中的发生率稍高。关于小血管损伤，如腹壁下血管（Inferior epigastric vessel，IEV）、死亡冠和精索血管损伤，文献中未见确切的报道。有研究发现耻骨上腹壁下血管分支和精索血管出血的发生率为 2.75%[15]。现有数据发现 TEP 中小血管损伤的发生率略高，尤其在用球囊创造操作空间（Misra 等）时[5]。腹壁下血管损伤常表现为血管脱落，这在 TAPP 中很少见。死亡冠和精索血管损伤常见于大斜疝修补术。这些小血管损伤的发生率在 TEP 和 TAPP 中相似。

2. 脏器损伤　腹腔镜疝手术中肠管损伤的发生率为 0～0.06%[1]。Cochrane 数据库中，两篇对比研究报道未发现脏器损伤，另两篇研究文章发现在 TAPP 中略高。在 3 篇病例系列研究中，两篇关于 TAPP 病例系列的文献报道脏器损伤的发生率相似（0.64% vs. 0.6%），而一篇关于 TEP 病例系列研究报道其发生率更低（0.23%）[1]。5 篇关于 TAPP 的研究包括了 2 205 例病例，内脏损伤的发生率为 0.001%[16-20]。Bittner 等在包括 8 050 例手术的大样本研究中发现 9 例内脏损伤[21]。包括了 2 809 例 TEP 的 6 篇病例系列研究中，内脏损伤的发生率为 0.001%[16-20, 22]。Dulucq 等研究了 3 100 例 TEP 后认为其发生率为 0.04%[11]。在德国 Herniamed 数据库，4 583 例 TEP 中肠管损伤的发生率为 0.9%，8 220 例 TAPP 中为 0.8%[23]。高达 50% 的肠管损伤发生在腹腔镜进腹时。最常见的是小肠损伤（56%）。有下腹部手术史或耻骨上插管史的患者，TEP 中最常见的内脏损伤是膀胱损伤（0.06%～0.3%）[24]。TAPP 中膀胱损伤主要发生在膀胱成为疝囊的一部分或腹膜切口越过脐内侧皱襞时，但是确切的发生率未知。近期的 meta 分析比较了 TEP 和 TAPP，两者在内脏损伤方面没有显著差别[3]。

疼痛

与开放式修补比较，腹腔镜手术的最大优势在于术后急性和慢性疼痛的发生率低。国际疼痛协会定义慢性疼痛为持续到正常组织愈合期后的疼痛，一般设定为 3 个月[25]。

Poobalan 等[26] 发现，在不同研究中疝修补术后慢性疼痛的发生率为 0～63%。Aasvang 等在疝修补术后慢性疼痛的综述中报道其总的发生率是 12%［开放式手术 18%（范围：0～75.5%），腹腔镜手术 6%（范围：1%～16%）；$P < 0.01$］[27]。欧盟疝医师联盟回顾了 2003 年接受腹腔镜或开放网片修补术的患者，发现腹腔镜手术患者很少出现慢性疼痛[28]。

大部分非随机对照研究发现 TEP 和 TAPP 的急性疼痛评分相似。Lepere 等报道了 1 972 例腹腔镜腹股沟疝手术，其中 1 290 例为 TAPP，682 例为 TEP，两组病例的疼痛评分相同，慢性疼痛的发生率都很低（0.6% vs. 0.7%）[29]。Cocks 连续比较了 129 位患者 148 例 TAPP 和 254 位患者 313 例 TEP，认为两组在镇痛药物的需求上没有区别[30]。在 Bansal 等的随机对照研究中，相比 TEP，TAPP 在术后即刻和 1 周随访时疼痛评分更高，但是慢性疼痛的发生率相似[7]。TAPP 的早期疼痛高发生率归因于术中腹膜切开和缝合。近期，10 篇包括了 1 047 位患者的随机对照试验的 meta 分析发现，TEP 和 TAPP 的急性和慢性疼痛的发生率没有差别[3]。其中 TEP 的慢性疼痛发生率是 0.6%，TAPP 的是 0.7%。

血清肿

腹腔镜疝修补术后血清肿的发生率为 1.9%～11%[31]。大部分病例研究发现 TAPP 术后血清肿的发生率更高。在两个中心 7 年内的 3 017 例 TAPP 手术中，血清肿的发生率 8%[17]。最近 Koeckerling 等的对比研究发现 TAPP 术后血清肿的发生率显著增高（TEP 0.51% vs. TAPP 3.06%；P=0.000 1）[23]。多因素分析认为，大疝环和阴囊疝是发生血清肿的独立危险因子，出现这两种情况通常会选择 TAPP，因此会观察到 TAPP 比 TEP 术后患者有更多的血清肿。

然而，一个多机构的回顾性研究发现局部并发症，如血清肿，在 TEP 术后更多见[32]。近期，一项 meta 分析比较了 TEP 和 TAPP，认为 TEP 的血清肿发生率略高（4% vs. 1%）[3]。大部分血清肿会自行吸收，98% 的血清肿无需治疗，可在 4～6 周吸收。大疝环、疝囊进入阴囊和直疝是腹腔镜疝修补术后形成血清肿的高危临床因素，与具体手术方案无关。

感染

疝修补术后出现的感染并发症多种多样，有外科手术部位的浅表感染到需要移除网片的网片感染。腹腔镜术后的切口感染率和网片感染率非常低。腹腔镜入路的切口感染率最高为 3%[33]。Schmedt 等报道了 4 188 例单侧 TAPP 的感染率为 0.07%，1 336 例双侧 TAPP 的感染率为 0[34]。Kapiris 等报道 3 017 位患者中网片感染率为 0.11%[17]。Leibl 等报道 2 700 位患者中仅 3 位感染（0.001%）[35]。Bittner 等报道了 6 479 位患者共 8 050 例 TAPP，网片感染率为 0.1%，伤口感染率为 0[21]。在 Cochrane 数据库的综述中，3 项对比研究报道无深部感染，而一项报道 TAPP 和 TEP 的感染率分别为 0.2% 和 0[1]。所有发表的关于 TEP 和 TAPP 的病例系列报道中，TAPP 和 TEP 的伤口感染率分别为 0.08%（14/16 122）和 0.02%（2/10 350）。最近，一项针对 1 047 位患者的 10 个随机对照试验的 meta 分析显示，TEP 和 TAPP 术后伤口感染率均较低，且基本相同（分别为 0.08% 和 0.06%），大部分为浅表切口感染，局部处理即可。

复发

复发是腹股沟疝修补术一个重要的可衡量结果。在早期研究中，腹腔镜腹股沟疝修补术的总复发率可高达 25%[36]。然而，随着技术标准化和经验的积累，腹腔镜修补的复发率与开放网片修补相似，甚至更低。MRC 研究报道腹腔镜疝修补术后复发率为 1.9%[37]。据报道，TEP 的术后复发率为 1%～2%，TAPP 为 0～3%[1]。1990—1998 年，8 761 例 TAPP 的复发率为 0～5%，4 849 例 TEP 的复发率为 0～3.4%，接下来的 10 年复发率分别下降到 0.7% 和 0.5%（1999—2008 年，17 695 例 TAPP，

13 562 例 TEP）（表 13-3）。最近的对比研究也报道，随访 5 年以上后，TAPP 的复发率为 0.5%～0.7%，TEP 的为 0.3%～0.4%。Bittner 等[21]的一个最大样本量的 TAPP 病例系列研究（8 050 例 TAPP）报道，复发率为 0.68%，而 Dulucq 的 3 100 例 TEP 的研究显示复发率为 0.45%[11]。近期的一项 meta 分析包括了 10 项随机对照试验，共 1 047 例手术，随访 6～38 个月，未发现 TAPP 和 TEP 的复发率存在差异，绝大多数复发发生在术后 2 年[3]。

睾丸功能

关于腹股沟疝患者的睾丸功能和性功能是否发生改变，以及手术干预对其的影响，一直存在争议。可用的睾丸功能检测指标包括睾丸体积、超声血流测量和血清睾丸标志物，到目前为止，有关这方面的文献还很缺乏。睾丸萎缩是一种罕见的原发疝修补术后的并发症，发生率为 0.5%[38]。很少有研究来比较开放式手术和腹腔镜技术对睾丸功能的影响。Akbulut 等在他们的研究中发现，与开放网片修补相比，TEP 术后患者的睾丸体积明显减小，但仍在正常范围内[39]。Singh AN 等[40]比较了开放式和腹腔镜手术后的睾丸参数，他们发现与腹腔镜腹股沟疝修补术相比，开放网片修补术对睾丸功能有显著损害，睾丸体积明显减小，睾丸阻力指数改善较小，睾丸激素显著降低，LH 和 FSH 明显增加。然而，没有任何患者出现临床上明显的睾丸萎缩。Stula 等[41]的一项前瞻性对比队列研究比较了 TAPP 和开放式修补术，发现抗精子抗体（ASA）和平均睾丸内血管和囊内血管 RI 在 3 个月时显著增加，但这种变化在术后 6 个月无统计学意义，开放式修补术的睾丸参数变化明显高于 TAPP。在我们中心，已经就睾丸功能对 TEP 和 TAPP 进行了前瞻性研究。在 3 个月和 6 个月的随访中，研究人群的睾丸体积和阻力指数没有变化（P 分别为 0.9 和 0.9），TEP 和 TAPP 之间也没有差异（P 分别为 0.79 和 0.72）。我们发现，TEP 组和 TAPP 组相比，睾丸体积和阻力指数均有不同程度的改善，但差异无统计学意义。此外，腹腔镜腹股沟疝修补术后患者的激素水平无明显下降，TEP 和 TAPP 两组的结果相似。本研究的另一个重要发现是，腹股沟疝修补术通常会降低患者睾丸的血管阻抗，改善睾丸的血供。这意味着腹股沟疝的存在本身与睾丸血流的某些受损有关，而睾丸血流实际上在腹腔镜修补术后是有所改善的。

性功能和精液分析

虽然慢性腹股沟疼痛一直是一些研究的主题，但对腹股沟疝患者术前和术后性功能的了解却甚少。在一项主要针对开放疝修补术后患者的全国性问卷调查中，有 4% 的患者主诉有射精障碍，2% ～ 3% 的患者有中度至重度与疼痛相关的性活动障碍[42]。对其中 10 位患者的症状进行了详细的神经生理测试和性心理评估，得出疼痛为躯体源性的。在腹腔镜腹股沟疝修补术后，射精障碍和性交疼痛已被描述，但其发生率和重要性尚未在大样本中评估。在丹麦的一项研究中，与 Lichtenstein 修补术相比，腹腔镜腹股沟疝修补术后性行为中严重疼痛的发生率更高（12.7% vs. 6.5%）[42]。Stula 等的一项研究表明，53% 接受 TAPP 的患者存在抗精子抗体（antisperm antibody，ASA）[41]。已知 ASA 可引起精子凝集、精子细胞毒性、对宫颈黏液的穿透性差和顶体反应障碍。我们所进行的一项尚未发表的比较 TEP 和 TAPP 的研究中，使用简明男性性功能量表（Brief Male Sexual Function Inventory，BMSFI），包括性冲动、勃起、射精和性生活总体满意度等参数，在入院时和术后 3 个月、6 个月随访时对性功能进行评估，发现 TAPP 组与 TEP 组在术前、术后随访 3 个月、6 个月的差异无统计学意义（$P > 0.05$）。目前，尚无已发表的文献来比较 TEP 和 TAPP 在性功能和精液质量方面的差异。

生活质量

生活质量研究正越来越多地用于评估手术的结果。生活质量不是直接测量的，而是通过问卷形式的量表进行抽样的。鉴于较低的疼痛评分和较早的恢复活动，腹腔镜疝修补术被认为是可以改善腹股沟疝患者生活质量的。Gholghesaei 等在他们的随机研究中发现，腹腔镜疝修补术可以提高生活质量、减少疼痛、延长手术时间、缩短恢复活动的时间[43]。在 Lawrence 等评估生活质量的一项研究中，腹腔镜组和开放组在术后 3 个月和 6 个月的生活质量方面没有显著差异[44]。另一项研究对 7 032 位疝修补术后患者的生活质量进行评估，得出的结论是腹腔镜疝修补组的生活质量评分明显高于开放组[45]。在一项比较开放式手术和腹腔镜腹股沟疝修补术后生活质量的随机试验中，Singh 等报道认为，患者在腹腔镜修补术后的生理功能、生理作用、体痛和一般健康状况方面，生活质量明显改

善[40]。McCormack 等在 2005 年回顾文献时得出结论：TAPP 和 TEP 在质量调整生命年数（quality adjusted life years，QALY）方面都比开放式修补术好[1]。然而，Myers 等发现除了社会功能和精神健康外，TEP 术后患者所有生活质量结果的测量都有显著改善[46]。TEP 组在生理和心理生活质量指标方面的差异显著改善。本研究所进行了一项比较 TEP 和 TAPP 的随机研究，结果显示腹腔镜腹股沟疝修补术后患者的生活质量有明显改善，但 TEP 与 TAPP 间无差异[7]。

恢复工作或活动

患者恢复工作或日常生活需要的时间存在复杂的混杂变量和巨大的主观性。然而，恢复时间是一个很重要的问题，因为它会对患者的生活产生很大的影响，损失的工作天数会增加社会成本。除了少数病例外，文献已经明确证明，与开放式手术相比，腹腔镜术后患者的恢复期更短，恢复工作和活动的速度更快。Champault 等在他们的研究中比较了 TEP 和开放式 Stoppa 手术，发现 TEP 组患者更早恢复活动（11 天 vs. 17 天；$P=0.01$）[47]。Aitola 等也类似报道了腹腔镜术后患者较开放式术后患者更早恢复活动[48]。大多数对比研究显示，TEP 和 TAPP 术后患者恢复活动的时间大致相同。

Cohen 等报道认为，两种手术方法在恢复工作时间（TAPP 为 7 天和 TEP 为 5.5 天）方面没有差异[49]。Schrenck 等在一项随机研究中也表明，两种手术方法在返回工作岗位的时间上没有差异（TAPP 为 4.9 天，TEP 为 4.6 天）[50]。在 Bansal 等的随机试验中，TEP 组患者的中位回归工作时间为 17.3 ± 5.2 天，TAPP 组患者的中位回归工作时间为 15.6 ± 6.4 天，两组时间相似[7]。最近的一项 meta 分析也未能显示 TEP 和 TAPP 患者在恢复正常活动方面有任何区别[3]。

费用

腹腔镜腹股沟疝修补术的主要问题之一是证明其成本效益。然而，目前缺乏对其成本和效果的充分分析，还不清楚腹腔镜手术的优点是否大于其成本。对于有症状的双侧疝，腹腔镜修补可能会相对更划算，因为手术时间的差异可能会缩小，康复时间的差异可能会更明显（因此 QALY 会增加）。对于隐匿性对侧疝，腹腔镜修补比开放式网片修补更经济、有效。Greenberg 等对腹腔镜疝修补术和开放

式修补术进行了系统回顾后得出结论，腹腔镜疝修补术后恢复时间较短，以及非工作时间可以弥补增加的住院费用[51]。在McCormack等的一篇综述中，就单个QALY成本而言，TEP比TAPP更具成本效益[1]。这与手术时间、住院时间缩短有关。Bansal等在关于TEP和TAPP的对照研究中，将两组的总成本分别计算为耗材成本、住院费用和手术室时间（operation theater，OT）成本之和，发现两组间的成本费用差异无统计学意义（$P = 0.23$）[7]。

巨大阴囊疝

关于巨大阴囊疝的腹腔镜修补存在争议，这在文献中只是少数报道。1996年，Ferzli首先描述了17例阴囊疝的腹腔镜手术[52]。Bittner分析了他们中心8 050例TAPP中的440例阴囊疝，报道了复发率为2.7%和较高的血清肿、血肿发生率（12.5%）[21]。在我们的经验中，采用TAPP处理巨大阴囊疝更容易，因为操作空间的原因，回纳疝内容物的可操作性更好，在回纳疝内容物时也更容易处理肠管。在Misra等的研究中，291例腹股沟疝中有21例巨大阴囊疝，认为采用TEP也是可行的。其中，14例（66.6%）TEP修补成功，4例（19.04%）转化为TAPP，3例（14.28%）转化为开放式手术。虽然没有对比研究文献，但根据最近的IEHS建议[2]，对于阴囊疝，TAPP和TEP都是可行的。TAPP和TEP可由在这两种技术方面经验丰富的外科医师来安全操作。

嵌顿疝和绞窄疝

嵌顿疝和绞窄疝对于腹腔镜外科医师来说一个挑战。传统认为腹腔镜手术在这种情况下存在禁忌。然而根据经验，这种复杂疝也可以在腹腔镜下处理。TEP和TAPP技术均已被用于治疗此类疝，但两者之间存在重要差异。2001年，Leibl等发表了220例急性（绞窄性）和慢性嵌顿性腹股沟疝修补的前瞻性研究结果[54]，94例病例通过TAPP治疗，腹腔镜和开放式手术在手术时间上并无差异，但与择期TAPP比，手术时间明显延长。TAPP修补嵌顿疝的复发率较低（0.5%），与常规开放式手术修补嵌顿疝相似。其他的并发症包括出血、网片感染（0.1%）、器官损伤和死亡，在TAPP中的发生率与开放式手术相比一样低或更低。TAPP技术的一个优点是可以评估肠管的活力，可以观察肠管的血供能否恢复正常。TAPP也提供了扩大疝环的机会，

并且在疝修补术后，可以在腹腔内或腹腔外切除无活力的组织。TEP可用于嵌顿性和绞窄性腹股沟疝的修补，但这方面的资料很少。2004年，Ferzli等描述了他们11例急性嵌顿性腹股沟疝TEP修补的经验[55]，其中8例成功，3例中转为开放式手术。术后没有复发，1例网片感染通过持续冲洗治愈，1例肠切除后中线切口发生感染。Tamme等在一个大样本TEP系列病例研究中发现，与开放式修补手术和TAPP相比，TEP在治疗双侧疝、复发疝和绞窄疝方面特别有优势，术后神经痛明显减轻，肠损伤减少。与TAPP相比，TEP术后戳孔疝的发生率明显减少[22]。Saggar和Sarang[56]回顾性分析了34例腹股沟慢性嵌顿疝的TEP手术（从286例择期TEP中），结果显示嵌顿疝术后的复发率高于非嵌顿疝（5.8% vs. 0.35%）。嵌顿疝患者术后发生阴囊血肿和精索硬结也明显增多。与TAPP相比，TEP的一个缺点是不能观察到整个肠道。然而，在需要时可以将TEP中的脐部套管推进腹腔去检查肠道。在嵌顿疝和绞窄疝的情况下，腹腔镜疝修补术的中转开放率、复发率和并发症发生率均较高。对于绞窄性腹股沟疝，相比TAPP，TEP的一个缺点是不能进入腹腔去探查肠道。

复发疝

无论是开放式疝修补术还是腹腔镜疝修补术，患者术后都有可能复发，问题在于对复发疝首选的治疗方法是什么。开放式前入路修补术后复发可用TEP或TAPP治疗，这不仅有修补机制上的优势，而且还有新入路手术的技术优势。腹腔镜修补术后的复发仍然具有挑战性，因为腹膜前间隙存在粘连和纤维化，在此类情况下TEP或TAPP入路是否可用，仍存在争议。因为正常解剖结构的改变和替代筋膜的瘢痕组织，使得术后的复发率更高（3.1% vs. 33%）[57]。

在复发方面，尤其在前入路修补术后，大多数TAPP病例与开放式修补和其他修补病例相比，表现出一致或更好的效果。Sandbichler，Felix和Memon在他们的单中心研究中显示，复发率分别为0.5%、0.6%和3%[58-60]。同样，Bittner的大样本病例系列研究显示的复发率为1.1%[21]。

许多研究也证实了TEP在治疗复发性腹股沟疝的疗效方面是相同的，尤其是前入路手术后的复发疝，复发率为0～20%。Ramshaw的大型单中心研究报道显示，TEP术后的复发率仅为0.3%[61]。TEP

的一个缺点是前次修补的瘢痕和缝合可能导致意外的腹膜破裂而造成操作空间丧失。

Gass M 等对 1 309 例复发性腹股沟疝内镜修补术患者的前瞻性数据进行了基于人群的分析[62]。TEP 的术中并发症发生率显著升高（TEP 6.3% vs. TAPP 2.8%；P= 0.022 5）。TEP 手术时间较长，但术后住院时间较短。尽管如此，绝对的结果差异很小，因此从人群层面来看，这两种技术治疗单侧复发腹股沟疝似乎都是安全、有效的。

根据 IEHS 指南[2]，一般认为后入路修补失败后可行前入路修补。有很多数据报道 TEP 或 TAPP 术后复发可再次行 TAPP。Bittner 等的研究显示，TEP 或 TAPP 术后复发行 TAPP 修补的复发率为 0.74%[21]。但是后入路修补失败后行 TEP 的病例未见报道。近期 IEHS 指南推荐，前入路修补失败后可行 TAPP 和 TEP 修补，但只有经验丰富的腹腔镜疝手术专家才可去尝试用 TEP 和 TAPP 来治疗后入路修补后的复发疝。

双侧疝和隐匿疝

腹腔镜技术修补双侧腹股沟疝已被欧洲疝协会、国际内镜疝协会、欧洲内镜手术协会和英国皇家外科学院推荐（RCS 授权指南：腹股沟疝 2013），现在被认为是双侧疝修补的金标准术式，TEP 和 TAPP 均可。争议在于体检中不明显的对侧隐匿疝。腹腔镜技术治疗单侧腹股沟疝时，也可以探查对侧。有 10% ～ 25% 的病例，在另一侧可发现无症状的、术前不明显的隐匿性腹股沟疝[63]。疝联盟登记处有 28.5% 的双侧腹股沟疝是通过腹腔镜治疗的[23]。一项前瞻性随机试验表明，如果不处理，相当比例的隐匿缺损将发展成为症状性疝（28% 在 15 个月内）[64]。因此，如果患者同意，应同期修补隐匿疝。TAPP 最大的优点是允许外科医师同时探查对侧。来自大型疝中心的 2 880 例双侧 TAPP 的大宗病例系列研究显示，与 7 240 例单侧 TAPP 操作相比，并发症率和再手术率仅略增高。术中并发症发生率单侧为 0.36%，双侧为 0.49%。术后并发症发生率单侧为 0.77%，双侧为 1.4%[21]。

与 TAPP 不同，TEP 探查对侧隐匿疝时需要分离对侧腹股沟区。Hertz 和 Holcomb 在实施 TEP 前先进腹腔探查，报道显示其手术早期对侧疝的发生率高达 20%。腹腔内探查可以很容易地辨别疝囊，而不需要解剖精索。对侧探查的优点是在初次手术时可以诊断对侧腹股沟疝，如果进行了治疗，患者

可以避免再次手术、第二次麻醉、另一段时间的工作损失和控制医疗系统成本。缺点是破坏了原始空间，对以后可能需要进行的手术造成困难，以及额外的手术时间和并发症。根据这一观察，另一个问题出现了："一旦解剖，放置对侧补片是否有必要或有益？"所以，在诊断对侧隐匿疝方面，TAPP 明确优于 TEP。

TAPP 和 TEP 比较：对指南中的研究、观点和建议进行批判性评估[2, 100, 101]

搜索词和命中数量（PubMed）："laparoscopic inguinal hernia repair"（2101）、"laparoscopic hernioplasty"（1861）、"laparoscopic herniorrhaphy"（1534）、"total extraperitoneal inguinal hernia repair"（289）、"total extraperitoneal inguinal hernia repair" and "laparoscopic inguinal hernia repair"（245）、"TAPP and TEP"（143）、"laparoscopic herniorrhaphy" and "clinical trials"（212）、"meta-analysis" and "inguinal hernia repair"（76）、"TEP" and "learning curve"（49）、"TAPP" and "learning curve"（31）、"systematic reviews" and "inguinal hernia repair"（5）、"TAPP" vs. "TEP"（17）、"transabdominal preperitoneal patch plastic"（8）。

搜索数据库：PubMed 和 Cochrane Database

搜索时间：1994—2015

总命中数量：6 574

纳入相关研究的流程图

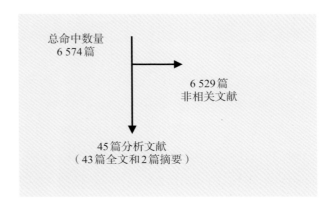

6 529 篇文献与 TAPP 和 TEP 的比较无关，45 篇文献可用于分析，其中包括 43 篇全文和 2 篇摘要，但是这些研究存在以下很大的异质性。

（1）随机对照试验（RCT）：14 篇。评价：只有 5 篇直接将 TAPP 与 TEP 的比较作为研究的主要目

的[6, 7, 78, 80, 81]。其他9项研究都包括额外的一组[50, 72, 74, 75, 90]或两组[76, 79]，或者更多组[77]。此外，上述3篇文献中有两篇描述了相同的研究[6, 7]，两篇文献仅涉及炎症反应[76]或只有血流动力学和呼吸参数[78]，一篇分析肌肉功能[80]。

（2）meta分析和系统综述：8篇[1, 3, 60, 91-95]。
评价：4篇meta分析/系统综述文献主要比较"开放式手术和腹腔镜手术"；TAPP与TEP的比较属于亚组分析[60, 91-93]。另一篇文献研究比较了一个RCT的数据，5个观察性同期比较研究，1个观察性非同期比较研究，3个病例系列研究[1]。还有一篇文献研究的是"网络分析"[94]，包括了3个分组的5项RCT研究，11篇文献比较开放式手术和TEP，7篇文献比较开放式手术和TAPP。只有两篇文献直接比较了TAPP和TEP。这两篇meta分析分别包括7项RCT研究和10项RCT研究。

（3）注册研究（以人口为基础）：3篇[12, 62, 96]。
（4）观察性研究：18篇[15, 29, 32, 49, 65-71, 85-89, 97-99]。
评价：仅有6篇为前瞻性研究[46, 66, 69, 70, 86, 88]，其余12篇为回顾性研究。

（5）指南：2篇[2, 100, 101]。

大多数随机研究尚未计算出统计功效[6, 74, 75, 77-81, 83, 90]。外科医师对这两种技术的经验和水平也未被研究。此外，多种可能影响结果的混杂因素未被提及或考虑，也未被多变量分析识别。此外，在仔细分析所有已发表的比较研究文献的质量后，发现了许多偏倚：① 在5项研究中，外科

医师首先实施TAPP，经验丰富后改用TEP。这样在研究开始时，两组的手术经验水平并不一样[61, 65, 68, 69, 71]。② 早期复发率高（＞25%[50]），手术时间长（＞80分钟）[15, 68, 69, 75, 76, 79, 99]，说明外科医师尚未克服学习曲线。③ 患者分组的方法没有明确说明[32, 77, 99]。④ 对术后疼痛或复发造成影响的技术细节（网片类型、固定方法）未予以描述[29, 32, 50, 65, 68, 69, 72, 74, 77, 79, 85, 87-90, 97, 98]。⑤ TAPP和TEP使用了小的补片（＜10 cm×15 cm）或不同尺寸的补片。⑥ TAPP组和TEP组的随访时间不同（24～42.5个月和9～28.8个月）[29, 49, 50, 65, 72, 74, 75, 78, 79, 84, 86]。⑦ 干预组患者数量不足（＜30）[50, 74, 75, 77-81]。

结果：手术时间（表13-1）、并发症发生率（表13-2）、复发率（表13-3）、疼痛（表13-4）和费用

由于TAPP与TEP比较研究的异质性和局限性，结果显示出很大的差异。在24项比较研究中TAPP的手术时间为34.5～104.5分钟（中位数57分钟），TEP为32.5～110分钟（中位数62.3分钟）。在25项研究中，TAPP的并发症发生率为1.23%～49%（中位数11.4%），TEP组为1.3%～50.3%（中位数12.5%）。24项研究中TAPP的术后复发率为0～25%（中位数2.3%），TEP的术后复发率为0～16.7%（中位数0.6%）。有趣的是，对1990—

表 13-4　慢性疼痛

作者/年份	研究设计	病 例 数 量	分级	TAPP（%）	TEP（%）
Czechowski/2003	回顾性观察	352 例 TAPP，324 例 TEP	XOOO	无差异	
Pokorny/2008	随机对照	93 例 TAPP，36 例 TEP	XOOO	3.5%	9
Bright/2010	回顾性观察	1 916 例 TAPP，198 例 TEP	XOOO	1.15%	3.03
Zanghi/2011	回顾性观察	331 例 TAPP，217 例 TEP	XOOO	无差异	
Shah/2011	回顾性观察	35 例 TAPP，76 例 TEP	XOOO	11.4%	10.5
Belyansky/2011	前瞻性观察	331 例 TAPP，217 例 TEP	XOOO	5.8%	7.1
Gong/2011	随机对照	50 例 TAPP，52 例 TEP	XXOO	无差异	
Krishna/2012	随机对照	47 例 TAPP，53 例 TEP	XXOO	无差异	
Bansal/2013	随机对照	154 例 TAPP，160 例 TEP	XXOO	1.29%	1.25
Wang/2013	随机对照	84 例 TAPP，84 例 TEP	XXOO	0%	0

注：研究质量分级以符号评分法表示：XXXX 高级别，XXXO 中级别，XXOO 低级别，XOOO 极低级别。

1998年发表的文献（TAPP 13项，TEP 13项）的分析显示，TAPP的复发率为1.33%，TEP的复发率为0.6%；在1999—2008年间（TAPP 7项研究，TEP 8项研究），TAPP和TEP的复发率分别为0.77%和0.54%[2, 101]。复发率的降低表明多年来技术水平的提高。

一项包含71项研究的定性系统综述一致表明，TAPP和TEP相比较，急性疼痛的强度和持续时间没有差异[92]。对于类似的慢性疼痛，6项研究显示的数据无差异[6, 7, 89, 90, 97, 99]，但两项研究显示TAPP手术后的效果更好（1.15% vs. 3.03%[98]；3.5% vs. 9%[77]）。

关于成本，在德国医院进行的一项基于人群的大型研究没有发现TAPP和TEP之间有任何显著差异[96]。

最新发表的包含10项随机对照试验研究的meta分析[3]未发现TAPP和TEP在手术时间、总并发症发生率、住院时间、恢复时间、疼痛、复发和费用方面有任何显著差异。

入路相关并发症（表 13-5a ～ d）

入路相关并发症的发生频率可能不同。事实上，一项早期的系统综述分析了6项比较研究和3个病例系列研究，结果显示，当使用经腹入路（TAPP）到达腹股沟时，内脏损伤占0.6%（54/9141），而TEP仅为0.2%（12/5 803）[91]。另一方面，与TAPP相比，TEP的血管损伤更常见（0.41% vs. 0.28%）。在最近发表的两项随机对照试验研究中也报道了类似的观察结果[80, 81]。

TAPP术后戳孔疝更常见（0.4% vs. 0.026%）。TEP组的中转手术率高于TAPP组（0.47% vs. 0.26%）。最近发表的系统综述[100]分析了8项比较研究和7个病例系列研究，发现了类似的结果：内脏损伤，TAPP 0.21% vs. TEP 0.11%；血管损伤，TAPP 0.25% vs. TEP 0.42%；戳孔疝，TAPP 0.6% vs. TEP 0.05%；中转手术率，TAPP 0.16% vs. TEP 0.66%。然而，在最近发表的两项随机对照试验研究[80, 81]中，TAPP未见中转手术，TEP的中转率为6.6%，但两种技术的数量都非常低（n = 30）。

在德国的一个大型疝登记系统中，TAPP相关的内脏损伤（肠管、膀胱）占0.27%（29/10 887），而TEP相关的内脏损伤仅占0.1%（7/6 700），差异无统计学意义。与文献相对应，血管并发症在TEP为1.39%，在TAPP为1.13%，有显著差异

表 13-5a　TAPP 和 TEP 入路相关并发症比较——内脏

作者 / 年份	研究设计	病 例 数 量	分级	TAPP（%）	TEP（%）
McCormack/2005	系统回顾	9 141 例 TAPP，5 803 例 TEP	XXXO	0.6	0.2
Misra/2011	系统回顾	16 604 例 TAPP，12 009 例 TEP	XXXO	0.21	0.11
O'Reilly/2012	meta 分析	共计 4 200 例	XXXO	无差异	
Bracale/2012	系统回顾	395 例 TAPP，1 209 例 TEP	XXXO	无	无
Gass/2012	登记系统	1 095 例 TAPP，3 457 例 TEP	XXXO	无信息	
Antoniou/2013	meta 分析	267 例 TAPP，226 例 TEP	XXXO	无信息	
Wei/2015	meta 分析	557 例 TAPP，500 例 TEP	XXXO	无差异	
Köckerling/2015	登记系统	10 887 例 TAPP，6 700 例 TEP	XXXO	0.27	0.1

注：研究质量分级以符号评分法表示：XXXX 高级别，XXXO 中级别，XXOO 低级别，XOOO 极低级别。

表 13-5b　TAPP 和 TEP 入路相关并发症比较——血管

作者 / 年份	研究设计	病 例 数 量	分 级	TAPP（%）	TEP（%）
McCormack/2005	系统回顾	9 141 例 TAPP，5 803 例 TEP	XXXO	0.28	0.41
Misra/2011	系统回顾	16 604 例 TAPP，12 009 例 TEP	XXXO	0.25	0.42
O'Reilly/2012	meta 分析	共计 4 200 例	XXXO	无差异	

作者 / 年份	研究设计	病 例 数 量	分 级	TAPP（%）	TEP（%）
Bracale/2012	系统回顾	395 例 TAPP，1 209 例 TEP	XXXO	无信息	
Gass/2012	登记系统	1 095 例 TAPP，3 457 例 TEP	XXXO	无信息	
Antoniou/2013	meta 分析	267 例 TAPP，226 例 TEP	XXXO	无信息	
Wei/2015	meta 分析	557 例 TAPP，500 例 TEP	XXXO	无差异	
Köckerling/2015	登记系统	10 887 例 TAPP，6 700 例 TEP	XXXO	1.13	1.39
Sharma/2015	随机对照	30 例 TAPP，30 例 TEP	XXOO	3.3	9.9
Jeelani/2015	随机对照	30 例 TAPP，30 例 TEP	XOOO	0	3.3

注：研究质量分级以符号评分法表示：XXXX 高级别，XXXO 中级别，XXOO 低级别，XOOO 极低级别。

表 13-5c　TAPP 和 TEP 入路相关并发症比较——戳孔疝

作者 / 年份	研究设计	病 例 数 量	分 级	TAPP（%）	TEP（%）
McCormack/2005	系统回顾	9 141 例 TAPP，5 803 例 TEP	XXXO	0.4	0.026
Misra/2011	系统回顾	16 604 例 TAPP，12 009 例 TEP	XXXO	0.6	0.05
O'Reilly/2012	meta 分析	共计 4 200 例	XXXO	无差异	
Bracale/2012	系统回顾	395 例 TAPP，1 209 例 TEP	XXXO	无信息	
Gass/2012	登记系统	1 095 例 TAPP，3 457 例 TEP	XXXO	无信息	
Antoniou/2013	meta 分析	267 例 TAPP，226 例 TEP	XXXO	无信息	
Wei/2015	meta 分析	557 例 TAPP，500 例 TEP	XXXO	无信息	
Köckerling/2015	登记系统	10 887 例 TAPP，6 700 例 TEP	XXXO	无信息	

注：研究质量分级以符号评分法表示：XXXX 高级别，XXXO 中级别，XXOO 低级别，XOOO 极低级别。

表 13-5d　TAPP 和 TEP 入路相关并发症比较——中转手术

作者 / 年份	研究设计	病 例 数 量	分 级	TAPP（%）	TEP（%）
McCormack/2005	系统回顾	9 141 例 TAPP，5 803 例 TEP	XXXO	0.26	0.47
Misra/2011	系统回顾	16 604 例 TAPP，12 009 例 TEP	XXXO	0.16	0.66
O'Reilly/2012	meta 分析	共计 4 200 例	XXXO	无差异	
Bracale/2012	系统回顾	395 例 TAPP，1 209 例 TEP	XXXO	0.75	1.57
Gass/2012	登记系统	1 095 例 TAPP，3 457 例 TEP	XXXO	0.2	1.0
Antoniou/2013	meta 分析	267 例 TAPP，226 例 TEP	XXXO	无信息	
Wei/2015	meta 分析	557 例 TAPP，500 例 TEP	XXXO	无差异	
Köckerling/2015	登记系统	10 887 例 TAPP，6 700 例 TEP	XXXO	无信息	
Sharma/2015	随机对照	30 例 TAPP，30 例 TEP	XXOO	0	6.6
Jeelani/2015	随机对照	30 例 TAPP，30 例 TEP	XOOO	0	6.6

注：研究质量分级以符号评分法表示：XXXX 高级别，XXXO 中级别，XXOO 低级别，XOOO 极低级别。

（ $P = 0.03$ ），然而再手术率没有显著差异（TAPP 0.9% vs. TEP 0.2%）。有趣的是，据瑞士疝登记系统的报道[62]，TAPP 的术后并发症发生率低于 TEP（1.7% vs. 4.2%），而据德国疝登记系统[23]的报道，TAPP 的术后并发症发生率更高（5.37% vs. 2.89%）。

学习曲线

没有研究针对 TAPP 或 TEP 的学习曲线时间进行比较，但有一个系统回顾[91]显示不同医师的手术时间为：缺乏经验的手术医师（≤ 20 例），TAPP 需要 70 分钟，TEP 需要 95 分钟；有经验的外科医师（30 ~ 300 例），TAPP 需要 40 分钟，TEP 需要 55 分钟。作者得出结论，TAPP 可能更容易学习。在近期发表的 3 项随机对照试验研究[80-82]中，TAPP 的手术时间均较短，但差异无统计学意义。Sharma 等[81]使用自创的方法评估了两种手术的困难度，发现 100% 的外科医师认为 TAPP 是一种简单的技术，而只有 6.6% 的外科医师认为 TEP 是一种简单的技术。总之，有数据表明 TAPP 可能更容易操作，但需要更多的研究来证明。

现有证据总结

主要由于大多数比较研究的质量有限，包括 meta 分析和系统综述，需引起注意的是现在没有足够的证据来推荐使用某一种技术而不是另一种。

到目前为止，可以给出以下观点和建议（详细信息见参考文献[100, 101]）。

观点		
TAPP 和 TEP 的手术时间、总体并发症发生率、术后急慢性疼痛及复发率相似	XXXX	强

观点		
尽管罕见，TAPP 更易发生内脏损伤		
尽管罕见，TEP 更易发生血管损伤		
尽管罕见，TAPP 的戳孔疝发生率更高	XXXO	强
尽管罕见，TEP 的中转手术率更高		

观点		
TEP 的学习曲线更长，操作更困难	XXOO	弱

建议		
腹腔镜腹股沟疝修补术中 TAPP 与 TEP 的疗效相当，因此，建议技术的选择应基于外科医师的技能、培训和经验。	XXXO	强

参考文献（括号内为根据牛津分类法的证据水平和以符号评分法评定的研究证据质量等级）

[1] Wake BL, McCormack K, Fraser C, Vale L, Perez J, Grant AM. Transabdominal pre-peritoneal (TAPP) vs totally extraperitoneal (TEP) laparoscopic techniques for inguinal hernia repair. Cochrane Database Syst Rev. 2005;(1):CD004703.pub2. https://doi.org/10.1002/14651858.CD004703.pub2. **(1a)(+++)**.

[2] Bittner R, Montgomery MA, Arregui E, Bansal V, Bingener J, Bisgaard T, Buhck H, Dudai M, Ferzli GS, Fitzgibbons RJ, Fortelny RH, Grimes KL, Klinge U, Koeckerling F, Kumar S, Kukleta J, Lomanto D, Misra MC, Morales-Conde S, Reinpold W, Rosenberg J, Singh K, Timoney M, Weyhe D, Chowbey P. Update of guidelines on laparoscopic (TAPP) and endoscopic (TEP) treatment of inguinal hernia (International Endohernia Society). Surg Endosc. 2015;29:289–321. **(1a)(+++)**.

[3] Wei FX, Zhang YC, Han W, Zhang YL, Shao Y, Ni R. Transabdominal preperitoneal (TAPP) versus totally extraperitoneal (TEP) for laparoscopic hernia repair: a meta-analysis. Surg Laparosc Endosc Percutan Tech. 2015;25(5):375–83. **(1a)(+++)**.

[4] Bringman S, Ek A, Haglind E, Heikkinen T, Kald A, Kylberg F, Ramel S, Wallon C, Anderberg B. Is a dissection balloon beneficial in totally extraperitoneal endoscopic hernioplasty (TEP)? A randomized prospective multicentre study. Surg Endosc. 2001;15:266–70.

[5] Misra MC, Kumar S, Bansal VK. Total extraperitoneal (TEP) mesh repair of inguinal hernia in the developing world: comparison of low-cost indigenous balloon dissection versus telescopic dissection: a prospective randomized controlled study. Surg Endosc. 2008;22:1947–58.

[6] Krishna A, Misra MC, Bansal VK, Kumar S, Rajeshwari S, Chabra A. Laparoscopic inguinal hernia repair: transabdominal preperitoneal (TAPP) versus totally extraperitoneal (TEP) approach: a prospective randomized controlled trial. Surg Endosc. 2012;26:639–49. **(1b)**

(++).

[7] Bansal VK, Misra MC, Babu D, Victor J, Kumar S, Sagar R, Rajeshwari S, Krishna A, Rewari V. A prospective, randomized comparison of long-term outcomes: chronic groin pain and quality of life following totally extraperitoneal (TEP) and transabdominal preperitoneal (TAPP) laparoscopic inguinal hernia repair. Surg Endosc. 2013;27:2373–82. **(1b)(++)**.

[8] Aeberhard P, Klaiber C, Meyenberg A. Prospective audit of laparoscopic totally extraperitoneal inguinal hernia repair: a multicenter study of the Swiss Association for Laparoscopic and Thoracoscopic Surgery (SALTC). Surg Endosc. 1999;13:1115–20.

[9] Voitk AJ. The learning curve in laparoscopic inguinal hernia repair for the community general surgeon. Can J Surg. 1998;41:446–50.

[10] Feliu-Pala X, Martı'n-G'omez M. The impact of the surgeon's experience on the results of laparoscopic hernia repair. Surg Endosc 2001;15:1467– 70.

[11] Dulucq JL, Wintringer P, Mahajna A. Laparoscopic totally extraperitoneal inguinal hernia repair: lessons learned from 3,100 hernia repairs over 15 years. Surg Endosc. 2009;23:482–6.

[12] Köckerling F, Bittner R, Kraft B, Hukauf M, Kuthe A. Does surgeon volume matter in the outcome of endoscopic inguinal hernia repair? Surg Endosc. 2016. https://doi.org/10.1007/s00464-016-5001-z.

[13] Lal P, Kajla RK, Chander J. Laparoscopic total extraperitoneal (TEP) inguinal hernia repair: overcoming the learning curve. Surg Endosc. 2004;18:642–5.

[14] Bansal VK, Krishna A, Misra MC, Kumar S. Learning curve in laparoscopic inguinal hernia repair: experience at a tertiary care centre. Indian J Surg. 2016;78(3):197–202. https://doi.org/10.1007/s12262-015-1341-5. Epub 2015 Sep 12.

[15] Ramshaw B, Shuler FW, Jones HB, Duncan TD, White J, Wilson R, Lucas GW, Mason EM. Laparoscopic inguinal hernia repair. Lessons learned after 1224 consecutive cases. Surg Endosc. 2001;15:50–4. **(3)(+)**.

[16] Schultz C, Baca I, Go¨tzen V. Laparoscopic inguinal hernia repair. Surg Endosc. 2001;15:582–4.

[17] Kapiris SA, Brough WA, Royston CM, et al. Laparoscopic transabdominal preperitoneal (TAPP) hernia repair. A 7-year two-center experience in 3017patients. Surg Endosc. 2001;15:972–5. **(3)**.

[18] Bittner R, Schmedt CG, Schwarz J, Kraft K, Leibl BJ. Laparoscopic transperitoneal procedure for routine repair of groin hernia. Br J Surg. 2002;89:1062–6.

[19] Chiofalo R, Holzinger F, Klaiber C, et al. Total endoscopic pre-peritoneal mesh implant in primary and recurrent inguinal hernia. Chirurg. 2001;72:1485–91.

[20] Vanclooster P, Smet B, de Gheldere C, et al. Laparoscopic inguinal hernia repair: review of 6 years experience. Acta Chir Belg. 2001;101:135–8.

[21] Bittner R, Leibl BJ, Jager C, Kraft B, Ulrich M, Schwarz J. TAPP – Stuttgart technique and result of a large single center series. J of MAS. 2006;2:155–9.

[22] Tamme C, Scheidbach H, Hampe C, et al. Totally extraperitoneal endoscopic inguinal hernia repair (TEP).

Surg Endosc. 2003;17:190–5.

[23] Köckerling F, Bittner R, Kraft B, Hukauf M, Kuthe A. TEP versus TAPP: comparison of the perioperative outcome in 17,587 patients with a primary unilateral inguinal hernia. Surg Endosc. 2015;29:3750–60. **(2c) (+++)**.

[24] Tamme C, Scheidbach H, Hampe C, Schneider C, Ko¨ckerling F. Totally extraperitoneal endoscopic inguinal hernia repair (TEP). Results of 5203 hernia repairs. Surg Endosc. 2003;17:192–5.

[25] International Association For the study of pain. Subcommittee on Taxonomy. Classification of chronic pain: description of chronic pain syndromes and definition of pain terms. Pain. 1986;3:S1–226.

[26] Poobalan AS, Bruce J, Cairns W, Smith S, King PM, Krukowski ZH, Chamber WA. A review of chronic pain after inguinal herniorrhaphy. Clin J Pain 2003;19:48–54.

[27] Aasvang E, Kehlat H. Chronic postoperative pain: the case of inguinal herniorrhaphy. Br J Anaesth. 2005;95:69–76.

[28] Grant AM, The EU, Hernia Trialists Collaboration. Laparoscopic versus open groin hernia repair: meta-analysis of randomized trials based on individual patient data. Hernia. 2002;6:2–10.

[29] Lepere M, Benchetrit S, Debaert M, Detruit B, Dufilho A, Gaujoux D, Lagoutte J, Martin Saint Leon L, Pavis d'Escurac X, Rico E, Sorrentino J, Therin J. A multicentric comparison of transabdominal versus totally extraperitoneal laparoscopic hernia repair using Parietex® meshes. JSLS J Soc Laparoendoscopic Surg. (2000);4(2):147. **(3)(++)**.

[30] Cocks JR. Laparoscopic inguinal hernioplasty : a comparison between transperitoneal and extraperitoneal techniques. Aust NZ J Surg. 1998;68:506.

[31] Lau H, Lee F. Seroma following endoscopic extraperitoneal inguinal hernioplasty. Surg Endosc. 2003; 17:1773–7.

[32] Tetik C, Arregui ME, Dulucq JL, Fitzgibbons RJ, Franklin ME, McKernan JB, Rosin RD, Schultz LS, Toy FK. Complications and recurrences associated with laparoscopic repair of groin hernias. A multi-institutional retrospective analysis. Surg Endosc. 1994;8:1316–23.

[33] Moreno-Egea A, Aguayo JL, Canteras M. Intraoperative and postoperative complications of totally extraperitoneal laparoscopic inguinal hernioplasty. Surg Laparosc Endosc Percutan Tech. 2000;10:30–3.

[34] Schmedt CG, Daubler P, Leibl B, Kraft K, Bittner R. Simultaneous bilateral laparoscopic inguinal hernia repair. An analysis of 1336 consecutive cases at a single center. Surg Endosc. 2002;16:240–4.

[35] Leibl B, Schmedt CG, Schwarz J, Daubler P, Kraft K, Kraft K, Schlossnickel B, Bittner R. A single institution's experience with transperitoneal laparoscopic hernia repair. Am J Surg. 1998;175:446–52.

[36] Neumayer L, Giobbie-Harder A, Jonasson O, et al. Open mesh versus laparoscopic mesh repair of inguinal hernia. New Engl J Med. 2004;350:1819–27.

[37] The MRC Laparoscopic Groin Hernia Trial Group. Laparoscopic versus open repair of groin hernia: a randomized comparison. Lancet. 1999;354:185–90.

[38] Reid I, Devlin HE. Testicular atrophy as a consequence of inguinal hernia repair. Br J Surg. 1994;81:91–3.

[39] Akbulut G, Serteser M, Yücel A, Değirmenci B, Yilmaz S, Polat C, San O. Dilek ON can laparoscopic hernia repair alter function and volume of testis? Randomized clinical trial Surg Laparosc Endosc Percutan Tech. 2003;13:377–81.

[40] Singh AN, Bansal VK, Misra MC, Kumar S, Rajeshwari S, Kumar A, Sagar R, Kumar A. Testicular functions, chronic groin pain, and quality of life after laparoscopic and open mesh repair of inguinal hernia: a prospective randomized controlled trial. Surg Endosc. 2012;26:1304–17.

[41] Štula I, Družijanić N, Sapunar A, Perko Z, Bošnjak N, Kraljević D. Antisperm antibodies and testicular blood flow after inguinal hernia mesh repair. Surg Endosc. 2014;28:3413–20.

[42] Bischoff JM, Linderoth G, Aasvang EK, Werner MU, Kehlet H. Dysejaculation after laparoscopic inguinal herniorrhaphy: a nationwide questionnaire study. Surg Endosc. 2012;26:979–83.

[43] Gholghesaei M, Langcveld HR, Veldkamp R, Bonjer HJ. Cost and quality of life after endoscopic repair of inguinal hernia vs. open tension free repair. Surg Endosc. 2005;19:816–21.

[44] Lawrence K, Jenkinson C, McWhinnie D, Coulter A. Quality of life in patients undergoing inguinal hernia repair. Ann R Coll Surg Eng. 1997;79:40–5.

[45] De Jonge P, Lioyd A, Horsfall L. The measurement of chronic pain and health related quality of life following inguinal hernia repair: a review of literature. Hernia. 2008;12:561–9.

[46] Myers E, Katherine M, Kavanagh D, Hurley M. Laparoscopic (TEP) versus Lichtenstein inguinal hernia repair: a comparison of Quality-of-Life Outcomes. World J Surg. 2010;34:3059–64.

[47] Champault GG, Rizk N, et al. Inguinal hernia repair. Totally preperitoneal laparoscopic approach versus Stoppa operation: randomized trial of 100 cases. Surg Laparosc Endosc. 1997;7:445–50.

[48] Aitola P, Airo I, Matikainen M. Laparoscopic versus open preperitoneal inguinal hernia repair: a prospective randomized trial. Ann Chirurgiae Gynaecol. 1998;87:22–5.

[49] Cohen RV, Alvarez G, Roll S, et al. Transabdominal or totally extraperitoneal laparoscopic hernia repair? Surg Laparosc Endosc. 1998;8:264–8. **(3)(++)**.

[50] Schrenk P, Woisetschlager R, Rieger R, et al. Prospective randomised trial comparing postoperative pain and return to physical activity after transabdominal preperitoneal, total preperitoneal or Shouldice technique for inguinal hernia repair. Brit J Surg. 1996;83:1563–6. **(1b)(+)**.

[51] Greenberg D, Peiser JG. Cost and benefits of laparoscopic inguinal hernia repair: is there an economic justification? Harefuah. 2001;140:580–5.

[52] Ferzli GS, Kiel T. The role of the endoscopic extraperitoneal approach in large inguinal scrotal hernias. Surg Endosc. 1997;11:299–302.

[53] Misra MC, Bhowate PD, Bansal VK, Kumar S. Massive

[54] scrotal hernias: problems and solutions. J Laparoendosc Adv Surg Tech. 2009;19:19–22.

[54] Leibl BJ, Schmedt CG, Kraft K, Kraft B, Bittner R. Laparoscopic transperitoneal hernia repair of incarcerated hernias: is it feasible? Results of a prospective study. Surg Endosc. 2001;15:1179–83.

[55] Ferzli G, Shapiro K, Chaudry G, Patel S. Laparoscopic extraperitoneal approach to acutely incarcerated inguinal hernia. Surg Endosc. 2004;18:228–31.

[56] Saggar VR, Sarang R. Endoscopic totally extraperitoneal repair of incarcerated inguinal hernia. Hernia. 2005;9:120–4.

[57] Schaap HM, et al. The preperitoneal approach in the repair of recurrent inguinal hernias. Surg Gynecol Obstet. 1992;174:460–4.

[58] Sandbichler P, et al. Laparoscopic repair of recurrent inguinal hernia. Am J Surg. 1996;171:366–8.

[59] Felix EL, et al. Laparoscopic repair of recurrent hernia. Am J Surg. 1996;172:580–4.

[60] Memon MA, et al. Laparoscopic repair of recurrent hernias. Surg Endosc. 1999;13:807–10. **(1a)(++)**.

[61] Ramshaw B, et al. Laparoscopic inguinal hernia repair: lessons learned after 1,224 consecutive cases. Surg Endosc. 2001;15:50–4.

[62] Gass M, Scheiwiller A, Sykora M, Metzger J. TAPP or TEP for recurrent Inguinal Hernia? Population-based analysis of prospective data on 1309 patients undergoing endoscopic repair for recurrent Inguinal Hernia. World J Surg. 2016;40(10):2348–52. [Epub ahead of print] **(2c) (+++)**.

[63] Crawford DL, Hiatt JR, Phillips EH. Laparoscopy identifies unexpected groin hernias. Am Surg. 1998;64:976–8.

[64] Thumbe VK, Evans DS. To repair or not to repair incidental defects found on laparoscopic repair of groin hernia. Early results of a randomized controlled trial. Surg Endosc. 2001;15:47–9.

[65] Felix EL, Michas CA, Gonzalez MH Jr. Laparoscopic hernioplasty. TAPP vs TEP. Surg Endosc. 1995;9:984–9. **(3)(+)**.

[66] Khoury N. A comparative study of laparoscopic extraperitoneal and transabdominal preperitoneal herniorrhaphy. J Laparoendosc Surg. 1995;5:349–55. **(3)(++)**.

[67] Fielding GA. Laparoscopic inguinal hernia repair. ANZ J Surg. 1995;65:304–7.

[68] Ramshaw BJ, Tucker JG, Conner T, Mason EM, Duncan TD, Lucas GW. A comparison of the approaches to laparoscopic herniorrhaphy. Surg Endosc. 1996;10(1):29–32. **(3)(+)**.

[69] Kald A, Anderberg B, Smedh K. Transperitoneal or totally extraperitoneal approach in laparoscopic hernia repair: results of 491 consecutive herniorrhaphies. Surg Laparosc Endosc. 1997;7:86–9. **(3)(++)**.

[70] Van Hee R, Goverde P, Hendrickx L et al. Laparoscopic transperitoneal versus extraperitoneal inguinal hernia repair: a prospective clinical trial. Acta Chir Belg. 1998;98:132–5. **(3)(++)**.

[71] Weiser HF, Klinge B. Endoscopic hernia repair—experiences and characteristic features. Viszeralchirurgie. 2000;35:316–20. **(3)(+)**.

[72] Gong K, Zhang N, Lu Y, Zhu B, Zhang Z, Du D, Zhao

X, Jiang H. Comparison of the open tension-free mesh-plug, transabdominal preperitoneal (TAPP), and totally extraperitoneal (TEP) laparoscopic techniques for primary unilateral inguinal hernia repair: a prospective randomized controlled trial. Surg Endosc. 2011;25(1):234–9. **(1b)(+)**.

[73] Choksi D, Parmar A, Raiyani G, Prasad G. Comparative prospective study of laparoscopic TEP repair versus laparoscopic TAPP repair for inguinal hernioplasty conducted at tertiary level hospital, Vadodara. Int J Res Med. 2014;3(1):17–9.

[74] Dedemadi G, Sgourakis G, Karaliotas C, Christofides T, Kouraklis G. Comparison of laparoscopic and open tension-free repair of recurrent inguinal hernias: a prospective randomized study. Surg Endosc Other Interv Tech. 2006;20(7):1099–104. **(1b)(+)**.

[75] Butler RE, Burke R, Schneider JJ, Brar H, Lucha PA Jr. The economic impact of laparoscopic inguinal hernia repair: results of a double-blinded, prospective, randomized trial. Surg Endosc. 2007;21(3):387–90. **(1b)(++)**.

[76] Günal Ö, Özer Ş, Gürleyik E, Bahçebaşi T. Does the approach to the groin make a difference in hernia repair? Hernia. 2007;11(5):429–34.

[77] Pokorny H, Klingler A, Schmid T, Fortelny R, Hollinsky C, Kawji R, Steiner E, Pernthaler H, Függer R, Scheyer M. Recurrence and complications after laparoscopic versus open inguinal hernia repair: results of a prospective randomized multicenter trial. Hernia. 2008;12(4):385–9. **(1b)(+)**.

[78] Zhu Q, Mao Z, Yu B, Jin J, Zheng M, Li J. Effects of persistent CO2 insufflation during different laparoscopic inguinal hernioplasty: a prospective, randomized, controlled study. J Laparoendoscopic Adv Surg Tech. (2009);19(5):611–614. **(1b)(++)**.

[79] Hamza Y, Gabr E, Hammadi H, Khalil R. Four-arm randomized trial comparing laparoscopic and open hernia repairs. Int J Surg. 2010;8(1):25–8. **(1b)(+)**.

[80] Mesci A, Korkmaz B, Dinckan A, Colak T, Balci N, Ogunc G. Digital evaluation of the muscle functions of the lower extremities among inguinal hernia patients treated using three different surgical techniques: a prospective randomized study. Surg Today. 2012;42(2):157–63. **(1b)(+)**.

[81] Sharma D, Yadav K, Hazrah P, Borgharia S, Lal R, Thomas S. Prospective randomized trial comparing laparoscopic transabdominal preperitoneal (TAPP) and laparoscopic totally extra peritoneal (TEP) approach for bilateral inguinal hernias. Int J Surg. 2015;22:110–7. **(1b)(++)**.

[82] Jeelani S, Ahmad MS, Dar HM, Abass MF, Mushtaq A, Ali U. A comparative study of transabdominal preperitoneal (TAPP) verses totally extra-peritoneal (TEP) mesh repair of inguinal hernia. Appl Med Res. 2015;1(2):60–4. **(1b)(+)**.

[83] Günal O, Ozer S, Gürleyik E, Bahçebaşi T. Does the approach to the groin make a difference in hernia repair? Hernia. 2007;11:429–43. **(1b)(++)**.

[84] Tetik C, Arregui ME, Dulucq JL, Fitzgibbons RJ, Franklin ME, McKernan JB, Rosin RD, Schultz LS, Toy FK. Complications and recurrences associated with laparoscopic repair of groin hernias. A multi-institutional retrospective analysis. Surg Endosc. 1994;8(11):1316–22. **(3) (+)**.

[85] Felix E, Scott S, Crafton B, Geis P, Duncan T, Sewell R, McKernan B. Causes of recurrence after laparoscopic hernioplasty. A multicenter study. Surg Endosc. 1998;12(3):226–31. **(3)(+)**.

[86] Bobrzynski A, Budzynski A, Biesiada Z, Kowalczyk M, Lubikowski J, Sienko J. Experience--the key factor in successful laparoscopic total extraperitoneal and transabdominal preperitoneal hernia repair. Hernia. 2001;5(2):80–3. **(3)(+)**.

[87] Papachristou EA, Mitselou MF, NDM F. Surgical outcome and hospital cost analyses of laparoscopic and open tension-free hernia repair. Hernia. 2002;6(2):68–72. **(3)(+)**.

[88] Belyansky I, Tsirline VB, Klima DA, Walters AL, Lincourt AE, Heniford TB. Prospective, comparative study of postoperative quality of life in TEP, TAPP, and modified Lichtenstein repairs. Ann Surg. 2011;254(5):709–14. **(3)(+)**.

[89] Shah NR, Mikami DJ, Cook C, Manilchuk A, Hodges C, Memark VR, Volckmann ET, Hall CR, Steinberg S, Needleman B, Hazey JW, Melvin WS, Narula VK. A comparison of outcomes between open and laparoscopic surgical repair of recurrent inguinal hernias. Surg Endosc. 2011;25:2330–7. **(3)(+)**.

[90] Wang WJ, Chen JZ, Fang Q, Li JF, Jin PF, Li ZT. Comparison of the effects of laparoscopic hernia repair and Lichtenstein tension-free hernia repair. J Laparoendosc Adv Surg Tech A. 2013;23(4):301–5. **(1b)(++)**.

[91] McCormack K, Wake B, Perez J, Fraser C, Cook J, McIntosh E, Vale L, Grant A. Laparoscopic surgery for inguinal hernia repair: systematic review of effectiveness and economic evaluation. Health Technol Assess. 2005;9(14):1–203. iii–iv. Review. **(1a)(+++)**.

[92] Tolver MA, Rosenberg J, Bisgaard T. Early pain after laparoscopic inguinal hernia repair. A qualitative systematic review. Acta Anaesthesiol Scand. 2012;56(5):549–57. **(1a)(+++)**.

[93] O'Reilly EA, Burke JP, O'Connell PR. A meta-analysis of surgical morbidity and recurrence after laparoscopic and open repair of primary unilateral Inguinal Hernia. Ann Surg. 2012;255:846–53. **(1a)(+++)**.

[94] Bracale U, Melillo P, Pignata G, Di Salvo E, Rovani M, Merola G, Pecchia L. Which is the best laparoscopic approach for inguinal hernia repair: TEP or TAPP? A systematic review of the literature with a network meta-analysis. Surg Endosc. 2012;26:3355–66. **(1a)(+++)**.

[95] Antoniou SA, Antoniou GA, Bartsch DK, Fendrich V, Koch OO, Pointner R, Granderath FA. Transabdominal preperitoneal versus totally extraperitoneal repair of inguinal hernia: a meta-analysis of randomized studies. Am J Surg. 2013;206:245–52.**(1a)(+++)**.

[96] Wittenbecher F, Scheller-Kreinsen D, Röttger J, Busse R. Comparison of hospital costs and length of stay associated with open-mesh, totally extraperitoneal inguinal hernia repair, and transabdominal preperitoneal inguinal hernia repair: an analysis of observational data using propensity score matching. Surg Endosc. 2013;27(4):1326–33. **(2c)(+++)**.

[97] Czechowski A, Schafmayer A. TAPP vs. TEP. Chirurg. 2003;74:1143–8. **(3)(+)**.

[98] Bright E, Reddy VM, Wallace D, Garcea G, Dennison

AR. The incidence and success of treatment for severe chronic groin pain after open, transabdominal preperitoneal, and totally extraperitoneal hernia repair. World J Surg. 2010;34(4):692–6. **(3)(+)**.

[99] Zanghì A, Di Vita M, Lo Menzo E, Castorina S, Cavallaro AS, Piccolo G, Grosso G, Cappellani A. Multicentric evaluation by Verbal Rate Scale and EuroQoL-5D of early and late post-operative pain after TAPP and TEP procedures with mechanical fixation for bilateral inguinal hernias. Ann Ital Chir. 2011;82(6):437–42. **(3)(+)**.

[100] International Guidelines for Groin hernia Management. The HerniaSurge Group. Hernia. 2017. https://doi.org/10.1007/s10029-017-1668-x.

[101] Misra M in Bittner R, Arregui ME, Bisgaard T, Dudai M, Ferzli GS, Fitzgibbons RJ, Fortelny RH, Klinge U, Koeckerling F, Kuhry E, Kukleta J, Lomanto D, Misra MC, Montgomery A, Morales-Conde S, Reinpold W, Rosenberg J, Sauerland S, Schug-Pass C, Singh K, Timoney M, Weyhe D, Chowbey P. Guidelines for laparoscopic (TAPP) and endoscopic (TEP) treatment of inguinal hernia [International Endohernia society (IEHS)]. Surg Endosc. 2011;25(9):2773–843. No abstract available **(1a)(+++)**.

14

复杂腹股沟疝
Complex Inguinal Hernias

Mazen Iskandar and George Ferzli

施小宇 曹春辉 译，黄磊 校

引 言

复杂腹股沟疝的定义包括：多次复发疝、补片感染、绞窄性疝、有前次手术史和巨大疝。对这些疝处理前需投入大量的准备工作，术中和术后需当场制订决策。如果外科医师能坚持"3M法则"〔熟悉解剖结构（mastery of the anatomy）、精细解剖操作（meticulous dissection）和工作方法（modus operandi）〕，那么使用腹腔镜修补复杂腹股沟疝是切实可行的，效果也很好。下面介绍腹腔镜复杂腹股沟疝修补的临床治疗方法，并提供可靠的支持证据。

阴 囊 疝

术前评估

绝对禁忌证包括：腹股沟区照射史、先前已存的盆腔淋巴结和嵌顿的巨大阴囊疝。根据手术医师的经验，嵌顿性阴囊疝和有腹腔镜疝修补史属于相对禁忌证[1]。

便秘和前列腺疾病等导致腹腔压力增大的情况需要在术前得到控制。如果患者之前没做筛查或本来就计划做结肠镜检查，那么术前应该行结肠镜检查。对疝内容物为大量肠管的患者需进行肠道准备。术前2周戒烟有利于切口愈合，可减少术后咳嗽和肺部感染。对于病态肥胖的患者，其他生活方式的调整，如体育锻炼、减肥显得尤为重要。另外，需要仔细检查皮肤，寻找是否有疖、脂膜炎、局灶皮肤浸润、皮疹或念珠菌病等疾病的存在。一旦发现上述情况，特别是病态肥胖的患者，必须重视并在术前治疗。对于念珠菌病可使用抗真菌药物治疗。对于疖和脂膜炎，特别是在耐甲氧西林金黄色葡萄球菌（MRSA）感染的情况下，更需要使用敏感抗生素治疗。

在与巨大腹股沟阴囊疝患者签署知情同意书时，需充分告知他们并发症和疝复发的概率都会增高。手术并发症包括血清肿、慢性腹股沟区疼痛、输精管或膀胱损伤和缺血性睾丸炎等。术前留置导尿管有助于降低膀胱损伤的风险。

TEP 的技术要点

按照标准，将3个套管放置在中线上[2]。TEP手术时，脐部-耻骨间距和脂膜的厚度对套管的放置至关重要。由于病态肥胖的患者拥有厚厚的脂膜和更低位置的脐部，使套管放置的空间不足，最终导致操作空间减小和力矩增大（图14-1）。所以需要插入第四个套管——一个增加的5 mm套管，以利于术野暴露（图14-2）。从中线开始解剖分离，辨认耻骨联合和耻骨梳韧带。先进入Retzius间隙，再扩展进入Bogros间隙，这时腹壁下血管可得到确认和保护（图14-3）。如果存在精索脂肪瘤，需要分离并切除，这有利于进一步回纳疝囊，创造更大的操作空间（图14-4）。对于巨大嵌顿疝病例，在10点钟方向使用电凝钩烧灼切开腹横筋膜吊带（必要时需离断腹壁下血管），以利于完成疝囊回纳（图14-5）。

如果在这个空间内发现睾丸和睾丸鞘膜结构，建议横断疝囊，以减少睾丸血供断流的风险（图14-6）。将网片置入这一空间，只需钉合于耻骨梳韧带，可通过腹膜结构压迫并固定。放置闭式负压吸引装置，以防止不可避免的术后血清肿。

术后护理

术后局部使用冰敷，口服非甾体抗炎药物，可以减轻水肿，同时既可以镇痛又不会增加出血的风险。

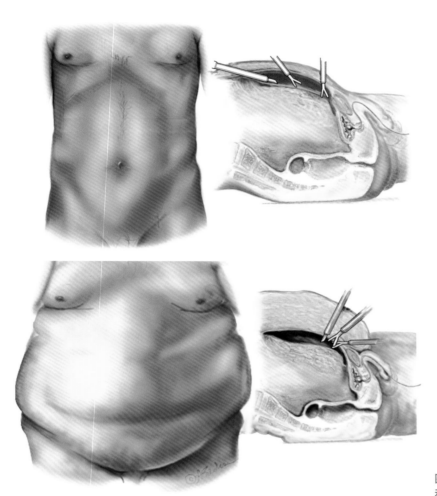

图14-1 TEP手术中，脐部-耻骨间距和脂膜的厚度对套管的放置至关重要

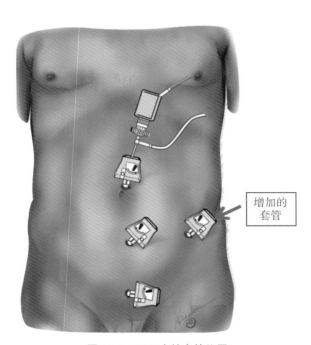

图14-2 TEP中的套管位置

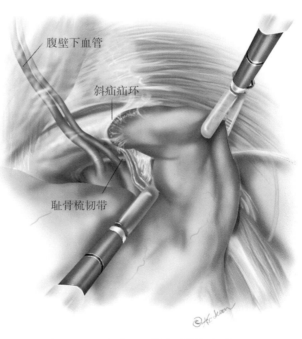

图14-3 腹壁下血管和疝的解剖关系

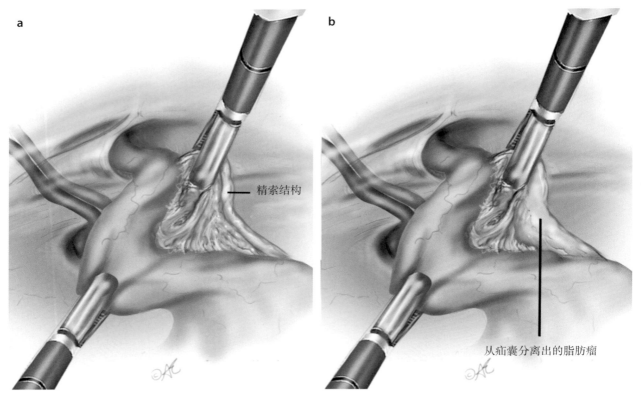

图 14-4　a. 疝囊和精索的分离；b. 精索脂肪瘤的分离和切除

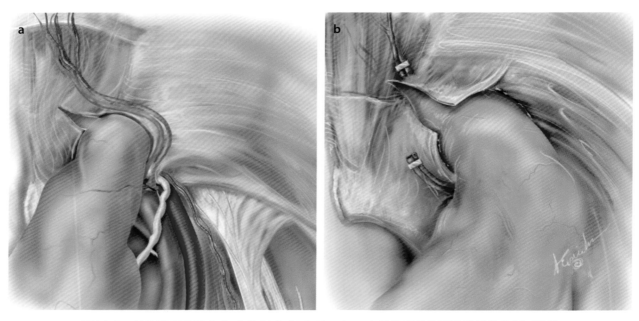

图 14-5　处理嵌顿性直疝（a）和斜疝（b）时，在 10 点钟位置的腹横筋膜吊带处切开松解

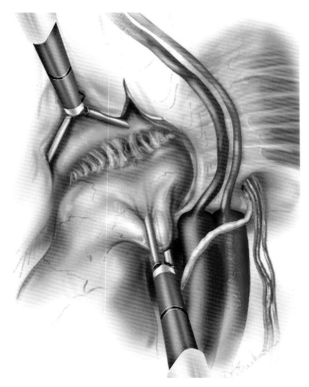

图14-6 通过分离疝囊可见斜疝空间的睾丸和睾丸鞘膜结构

TAPP 的技术要点（参见专题 8）

证据[3, 4]

观点

— 3级：对于阴囊疝，TAPP 和 TEP 都是可行的治疗方法。其手术持续时间、并发症发生率、复发率都比普通疝修补术高。形成血清肿/血肿是最常见的并发症。随着手术经验的增加，疗效会有所改善，完全回纳疝囊是可能的。

对阴囊疝施行 TEP 修补，在遇困难需要中转开放式手术时，更有优势。因为腹腔镜下腹膜前空间的解剖，一旦中转为开放式后，有助于前入路回纳疝囊和优化网片放置。

— 5级：因为标准网片的尺寸（10 cm×15 cm）太小，所以对巨大疝施行开放式手术的患者会有更高的复发率。对于巨大疝施行开放式手术的患者，使用更小抗张强度（轻量型）的网片或网片没有充分覆盖缺损区域，会导致网片被推入缺损内。

推荐

— C级：经验丰富的外科医师使用 TAPP 和 TEP 技术都是安全可靠的。对于巨大困难的阴囊疝病例，TEP 分离建立的腹膜前间隙，一旦"中转"为开放式手术，可方便网片放置和疝的修补。

— D级：对于大的疝缺损（3～4 cm），可以使用更大的网片（12 cm×17 cm）。对于大的直疝缺损（3～4 cm），需将网片钉合固定于耻骨联合/耻骨梳韧带，也有固定于腹直肌的。对于大的斜疝缺损（4～5 cm），网片的覆盖范围必须到达髂前上棘前上方的外侧1～3 cm。另外，可以用纤维蛋白胶固定于腰大肌。对于巨大疝的缺损，需使用更大抗张强度（重量型）网片，或者把充分覆盖缺损的轻量型网片固定好。必须精细、彻底地止血，以减少血肿和血清肿的发生率。

嵌顿疝和绞窄疝

TAPP 或 TEP 都可以修补嵌顿疝，但是 TAPP 可以让外科医师观察到肠管，判断其活力[5]。如果使用 TEP，脐部戳孔可以从腹膜外转入腹腔，检查是否有可疑肠管。有时候全身麻醉诱导后肌肉松弛，嵌顿疝会自行或被轻推后回纳。手术的关键步骤是回纳疝囊及其内容物。在避免损伤股血管和腹壁下血管的前提下，直疝疝环可以通过切开内侧扩大，斜疝疝环可以通过切开外侧扩大。如果修补完成后需切除没有活力的组织，切除大网膜或阑尾可在腹膜内操作，那么小肠可在腹膜外操作。

曾有运用 TAPP 治疗嵌顿性股疝的报道[6-8]，因髂耻束内侧缘反折形成股管的内侧边界，需切开，以便回纳疝囊。

TAPP 处理嵌顿疝和绞窄疝的证据[3, 4]

观点

— 3级：与非复杂疝比较，处理嵌顿疝和绞窄疝的手术时间较长，但并发症的发生率和复发率相似。腹腔镜手术的优势是在整个手术操作过程中可以一直观察肠管的活力。和开放式疝修补手术相比，降低了肠切除的概率。

— 5级：对腹腔和腹膜外空间的统揽俯视，使得疝内容物的回纳或为了回纳需要而切开疝环变得更安全。

推荐

— C级：TAPP可用于嵌顿性或绞窄性腹股沟疝的修补，但需要有丰富TAPP技术经验的外科医师来实施。

— D级：对于TAPP修补绞窄性疝时遇到的可疑肠管，在完成TAPP修补术后（在允许的时间内观察肠管并判断其活力）可以切除。在腹腔外操作小肠，在腹腔内操作大网膜或阑尾。

TEP 处理嵌顿性和绞窄性腹股沟疝的证据[3.4]

嵌顿性和绞窄性腹股沟疝的证据

观点

— 3级：急诊情况下手术中转率较高，复发和并发症的发生率也较非嵌顿疝高。

— 5级：对绞窄性腹股沟疝使用TEP相对于TAPP的一个缺点是：TEP不能观察肠管，除非进腹腔探查。

推荐

— C级：TEP可以用于修补嵌顿性和绞窄性腹股沟疝，但是必须追加进腹腔探查，以明确肠管活力。

— D级：当肠管活力可疑，需进一步评估时，可将脐部戳孔从腹膜前转变为腹腔内。

嵌顿性股疝的证据

观点

— 5级：只有很少关于成功治疗嵌顿性股疝

的报道。股疝内容物的回纳，需要切开陷窝韧带。

推荐

— D级：对嵌顿性股疝可以用TAPP或TEP安全修补，但是TEP中还需进腹探查嵌顿疝的内容物。虽然对一些病例已经使用网塞修补，但普遍意见是应该植入常规尺寸的平片。

复发性腹股沟疝

使用开放网片修补术治疗原发性腹股沟疝的复发率是1%～5%，腹腔镜修补术后的复发率可高达10%[9]，但在经验丰富且病例数量大的医疗中心也可以降至1%[10]。不过据估算，在所有的腹股沟疝修补手术中，有17%的病例是复发疝[11]。复发疝修补术后的再复发率可高达15%～20%[12-14]。因此，复发疝的腹腔镜修补术应由病例数量大的医疗中心内已克服了学习曲线的外科医师来实施，选择最好的手术方式，以使并发症最少。在对复发疝患者手术前，至关重要的是仔细复习该患者的前次手术记录，重点包括疝的类型、使用的网片类型和尺寸，以及钉合或缝合的固定方式。

对于第一次开放式修补术后的复发疝，TEP或TAPP都可以选择。最初，对绝大多数的复发疝都选用TAPP修补，但是随着外科医师对TEP技术越来越熟练，TEP已成为主要方法。多中心非随机研究表明，TEP和TAPP的再次复发率相似，波动于0.5%～11%[12, 13, 15, 16]。

对于前次使用腹腔镜修补的复发疝，可以选择开放式或再次进行TEP或TAPP修补。有几项研究关注于TAPP术后复发疝再次进行TAPP修补的并发症发生情况（TAPP后的TAPP）。Bittner的135例大样本量的TAPP术后再次TAPP手术的病例研究显示，总体再复发率是0.74%，研究结论强调学习曲线的克服和手术经验的积累有助于取得好结果[17]。

TEP术后复发疝的TEP手术是非常具有挑战性的，需要熟悉的解剖知识和精细的操作技巧。挑战来自粘连，它模糊了正常的解剖边界，失去了操作空间，难以建立Retzius和Bogros间隙。TEP术后TEP手术的技术关键点如下：

（1）操作空间的创建应该在陈旧性网片和前腹

壁之间，以保持腹膜结构的完整性。

（2）腹壁下血管的辨认有助于辨认疝。疝周围通常没有粘连，发现致密的粘连意味着这里可能没有疝。

（3）出于确切止血需要，常规结扎腹壁下血管及其分支，因为出血会影响组织暴露。

（4）使用不带电灼的器械锐性分离疝囊，而在原发疝的修补中绝大多数使用的是牵拉和对抗牵拉的钝性分离。

（5）体外触诊和牵拉睾丸有助于辨别精索结构。

（6）虽然操作空间有限，可能只能放置较小尺寸的网片，但还得多尝试，以便放置大网片。若无法放置网片，会增加复发的概率，对于这样的病例，开放式前入路手术是更好的选择[18]。

笔者曾尝试对21例TEP术后复发的病例进行TEP修补[19]，其中5例中转为开放式手术，原因是3例无法进入Retzius间隙，1例术野出血，1例腹膜破裂导致操作空间丢失。中位手术时间是47分钟（31～120分钟），没有输血或发生并发症。所有患者都于手术当天出院。

复发性腹股沟疝 TAPP 修补的证据[3、4]

观点
— 2级：TAPP在辨认解剖结构和提供更大的机械力量方面具有优势。与开放式手术相比，再复发率相似或稍高。和Lichtenstein修补术相比，术后1周的并发症发生率更低，病假时间更短。和开放网片修补术相比，术后急性和慢性疼痛更少。
— 3级：复发疝和原发疝的TAPP修补效果相同。

推荐
— A级：对前一次是前入路修补的复发腹股沟疝，TAPP修补法优于组织修补和Lichtenstein修补。
— B级：复发疝的TAPP修补应该由具有丰富TAPP经验的外科医师来施行。

复发性腹股沟疝 TEP 修补的证据[3、4]

观点
— 2级：TEP在辨认解剖结构和提供更大的

机械力量方面具有优势。再复发率与开放式手术相似或稍高。
— 2C级：与开放式手术比较，再手术率更低。

推荐
— A级：对前一次是前入路修补的复发性腹股沟疝，TEP修补优于组织修补和Lichtenstein修补。

股　疝

股疝更多见于女性患者，占腹股沟区疝的2%～4%[20]。一旦确诊，即使没有症状，也要择期修补，因为发生嵌顿并导致相关并发症的风险很高。关于腹腔镜治疗单一股疝报道的病例数都较少，但是腹腔镜修补具备以下优势：可以用网片完整覆盖整个肌耻骨孔，从而避免了开放式手术在股管放置网塞而引起相关并发症，包括网塞移位和深静脉血栓形成。因此，笔者提倡对所有的股疝都使用腹腔镜修补[1]。

闭　孔　疝

闭孔疝很罕见，在所有疝中占比小于0.1%，因此鲜有关于腹腔镜修补闭孔疝的报道，而且绝大多数的报道病例数都很少[21]。典型的闭孔疝常发生于消瘦的老年女性患者。通常的临床表现是肠梗阻，但体格检查无法发现包块。当髋关节拉伸、外展和内旋时出现大腿内侧疼痛。Howship-Romberg征是闭孔疝的特征性病征，但是很少表现。为明确诊断，需要进行CT检查。为避免高龄人群中高病死率的肠绞窄发生，必须及时手术治疗。有高达20%的闭孔疝是双侧的，因此强烈建议探查对侧。腹腔镜修补手术有利于探查双侧，并使用网片完整覆盖整个肌耻骨孔。TEP和TAPP都可以选择，但必须牢记，TEP时需将脐部戳孔从腹膜前转变为进入腹腔，应用腹腔镜探查，以明确肠管活力。

女　性　疝

女性疝需要特殊关注，因为相对于男性疝有其不同的特点。女性患者更容易形成小股疝，很少形成大直疝。这种临床表现的区别源于女性和男性腹股沟管结构的解剖差异，男性腹外斜肌腱膜存在缺损[22]。依据疝的定位和表现的症状来作出女性疝的诊断是具有挑战性的。如果有包块，处理是不复杂的。但更常见的是，女性患者以"腹股沟区疼痛"为表现就医，体格检查没有阳性发现，需要鉴别诊断的疾病包括很多器官系统，例如：肌肉骨骼系统、生殖泌尿系统、胃肠道系统和血管系统等。女性隐匿疝的风险不应该被忽视。为明确诊断，对于包块缺如的患者必须进行影像学检查。MRI对诊断包括疝在内的腹股沟区疼痛的病因非常有帮助[23]。41%的女性复发腹股沟区疝归因于股疝，但在最初的手术中并没有表现出来[20]。由于复发率高，因此建议对所有女性患者使用腹腔镜修补，同时覆盖腹股沟和股管区域。

证据[3、4]

观点

— 4级：女性患者同时存在隐匿性股疝的风险高。

推荐

— C级：对女性患者行腹股沟疝修补术时，需额外探查，以显露并治疗同时存在的隐匿性股疝。

前列腺癌根治术后和低位腹部手术后的 TEP 和 TAPP

与对照组相比，耻骨后微创前列腺切除术后腹股沟疝修补的发生率增大了差不多4倍，接受放疗的患者的发生率增大了约2倍[24]。这些观察结果提示，除了腹壁的术后变化外，对腹股沟疝的警惕性提高也有助于观察到前列腺癌患者腹股沟疝修补发生率的增加。一般来说，对接受过前列腺切除手术的腹股沟疝患者，采用前入路开放式手术方式是更好的治疗方法。但是，对这种疝使用 TEP 和 TAPP 修补都有报道。普遍接受的观点是，对于有腹膜前手术史的患者，最好的选择是开放式前入路手术。只有两个研究报道了对经腹前列腺癌根治术后腹股沟疝患者使用TAPP[26]和TEP[25]治疗的结果。在1年的时间里，Dulucq为10例前列腺术后的腹股沟

疝病例行TEP手术。手术持续时间比非复杂性疝修补的时间长，有2例中转为TAPP，但是总的并发症发生率和结果相似。Wauschkuhn等报道了10年内约264位接受手术治疗的患者的结果，他们发现手术持续时间更长，并发症发生率更高（5.7 vs. 2.8），但病假时间和复发率相似。按照手术实施时间进行的亚组分析显示，有一个陡峭的学习曲线。

Patterson 报道了47例对下腹部有各种手术瘢痕的病例行 TEP 手术的结果，包括阑尾切除术切口瘢痕、旁正中切口瘢痕和 Pfannenstiel 切口瘢痕[27]。有2例中转为开放式手术，没有明显的并发症发生。

证据[3、4]

观点

— 3级：TAPP 和 TEP 都是可行的治疗方法。与原发疝修补术相比较，手术时间更长，并发症发生率更高，但是病假时间和复发率相似。学习曲线很陡峭。TEP 更容易中转为 TAPP。

— 5级：TAPP 似乎更容易实施。

推荐

— D级：TAPP 和 TEP，都可以选择，但必须由 TAPP 或 TEP 疝修补专家来实施。

双 侧 疝

与开放式双侧腹股沟疝手术相比，腹腔镜疝修补术给在不增加腹壁创伤的情况下修补双侧疝提供了机会。另外，大样本前瞻性研究提示，与单侧疝修补相比，除了手术持续时间延长了大约20分钟以外，其他的短期和长期结果都是相同的[28]。双侧疝的发病率很高。一项前瞻性研究包括1 010例疝病例，经过长期连续的随访发现，双侧疝占28%。单侧疝修补手术后患者5年内发生对侧疝的比例是13.8%[29]。为实现腹腔镜修补的优势，临床上必须仔细进行双侧评估，尤其是超声检查被怀疑的病例。另外，术前要签署知情同意书，如果术中（特别是TAPP）发现对侧疝（临床隐匿疝），将同时行双侧疝修补手术。

证据[3]

观点

— 5 级: 在对很多病例手术时, 发现对侧存在术前未预料到的疝。

推荐

— D 级: 单侧腹股沟疝患者术前需知情同意并授权, 如果发现对侧隐匿疝则同时行修补手术。

参考文献

[1] Ferzli GS, Edwards ED. In: Cameron JL, Cameron AM, editors. Current surgical therapy. 10th ed. Philadelphia: Elsevier; 2011:1197–210.

[2] Ferzli GS, Massaad A, Albert P. Extraperitoneal endoscopic inguinal hernia repair. J Laparaoendosc Surg. 1992;2:281–6.

[3] Bittner R, Arregui ME, Bisgaard T, et al. Guidelines for laparoscopic (TAPP) and endoscopic (TEP) treatment of inguinal hernia [international Endohernia society (IEHS)]. Surg Endosc. 2011;25(9):2773–843.

[4] Bittner R, Montgomery MA, Arregui E, et al. Update of guidelines on laparoscopic (TAPP) and endoscopic (TEP) treatment of inguinal hernia (international Endohernia society). Surg Endosc. 2015;29(2):289–321.

[5] Leibl BJ, Schmedt CG, Kraft K, Kraft B, Bittner R. Laparoscopic transperitoneal hernia repair of incarcerated hernias: is it feasible? Results of a prospective study. Surg Endosc. 2001;15(10):1179–83.

[6] Watson SD, Saye W, Hollier PA. Combined laparoscopic incarcerated herniorrhaphy and small bowel resection. Surg Laparosc Endosc. 1993;3(2):106–8.

[7] Rebuffat C, Galli A, Scalambra MS, Balsamo F. Laparoscopic repair of strangulated hernias. Surg Endosc. 2006;20(1):131–4.

[8] Yau KK, Siu WT, Cheung YS, Wong CH, Chung CC, Li KW. Laparoscopic management of acutely incarcerated femoral hernia. J Laparoendosc Adv Surg Tech Part A. 2007;17(6):759–62.

[9] Neumayer L, Giobbie-Hurder A, Jonasson O, et al. Open mesh versus laparoscopic mesh repair of inguinal hernia. N Engl J Med. 2004;350(18):1819–27.

[10] Bittner R, Kraft K, Schmedt CG, Schwarz J, Leibl BJ. Risks and benefits of laparoscopic hernioplasty (TAPP). 5 years experience with 3400 hernia repairs. Chirurg. 1998;69:854–8.

[11] Bay-Nielsen M, et al. Quality assessment of 26,304 herniorrhaphies in Denmark: a prospective nationwide study. Lancet. 2001;358:1124–8.

[12] Dedemadi G, et al. Comparison of laparoscopic and open tension-free repair of recurrent inguinal hernias: a prospective randomized study. Surg Endosc. 2006;20:1099–104.

[13] Eklund A, Rudberg C, Leijonmarck CE, et al. Recurrent inguinal hernia: randomized multicenter trial comparing laparoscopic and Lichtenstein repair. Surg Endosc. 2007;21(4):634–40.

[14] Bisgaard T, Bay-Nielsen M, Kehlet H. Re-recurrence after operation for recurrent inguinal hernia. A nationwide 8-year follow-up study on the role of type of repair. Ann Surg. 2008;247(4):707–11.

[15] Schaap HM, van de Pavoordt HD, Bast TJ. The preperitoneal approach in the repair of recurrent inguinal hernias. Surg Gynecol Obstet. 1992;174(6):460–4.

[16] Bökeler U, et al. TAPP: an ideal technique for the treatment of recurrent hernia after open repair. Scottsdale: AHS; 2008.

[17] Bittner R, Schwarz J. How to treat recurrent inguinal hernia—TAPP. In: Schumpelick V, Fitzgibbons JR, editors. Recurrent hernia. Prevention and treatment. Heidelberg: Springer; 2007. p. 297–301.

[18] Leibl BJ, Schmedt CG, Kraft K, Ulrich M, Bittner R. Recurrence after endoscopic transperitoneal hernia repair (TAPP): causes, reparative techniques, and results of the reoperation. J Am Coll Surg. 2000;190(6):651–5.

[19] Sayad P, Ferzli G. Laparoscopic preperitoneal repair of recurrent inguinal hernias. J Laparoendosc Adv Surg Tech A. 1999;9(2):127–30.

[20] Koch A, Edwards A, Haapaniemi S, Nordin P, Kald A. Prospective evaluation of 6895 groin hernia repairs in women. Br J Surg. 2005;92(12):1553–8.

[21] Liu J, Zhu Y, Shen Y, Liu S, Wang M, Zhao X, Nie Y, Chen J. The feasibility of laparoscopic management of incarcerated obturator hernia. Surg Endosc. 2016;31:656–60. [Epub ahead of print].

[22] Fitzgibbons R Jr, Gerson Greenberg A. Nyhus and Codon's hernia. 5th ed. Phildelphia: Lippincott Williams and Wilkins; 2002. p. 45–54.

[23] Ferzli GS, Edwards E, Al-Khoury G, Hardin R. Postherniorrhaphy groin pain and how to avoid it. Surg Clin North Am. 2008;88(1):203–16. x-xi.

[24] Nilsson H, Stranne J, Stattin P, Nordin P. Incidence of groin hernia repair after radical prostatectomy: a population-based nationwide study. Ann Surg. 2014;259(6):1223–7.

[25] Dulucq JL, Wintringer P, Mahajna A. Totally extraperitoneal (TEP) hernia repair after radical prostatectomy

or previous lower abdominal surgery: is it safe? A prospective study. Surg Endosc. 2006;20(3):473-6.

[26] Wauschkuhn CA, Schwarz J, Bittner R. Laparoscopic transperitoneal inguinal hernia repair (TAPP) after radical prostatectomy: is it safe? Results of prospectively collected data of more than 200 cases. Surg Endosc. 2009;23(5):973-7.

[27] Paterson H, et al. Totally extraperitoneal laparoscopic repair in patients with previous lower abdominal surgery. Hernia. 2005;9(3):228-30.

[28] Wauschkuhn CA, Schwarz J, Boekeler U, Bittner R. Laparoscopic inguinal hernia repair: gold standard in bilateral hernia repair? Results of more than 2800 patients in comparison to literature. Surg Endosc. 2010;24(12):3026-30.

[29] Muschalla F, Schwarz J, Bittner R. Effectivity of laparoscopic inguinal hernia repair (TAPP) in daily clinical practice: early and long-term result. Surg Endosc. 2016;30(11):4985-94.

15 腹股沟疝修补中的补片技术
Mesh Technology at Inguinal Hernia Repair

Ferdinand Köckerling, Dirk Weyhe, Rene H. Fortelny, and Bruce Ramshaw

陈吉彩 译，黄磊 校

生物相容性

不可吸收合成补片

Currie[1]等在一项包含8个临床试验针对1 592位患者1 667例疝手术的meta分析中发现，不可吸收合成补片对复发或慢性疼痛并无影响，其中术后平均随访时间为2～60个月。轻量型和重量型补片在术后疼痛、血清肿的发生和重返工作的时间方面有相似的结果。

该些作者认为这两种补片术后长期或短期预后是类似的[1]。

Sajid[2]等的一项系统回顾性和meta分析研究，是纳入了2 189位患者的11项随机对照试验。在一个固定效应模型中，使用轻量型或重量型补片在手术时间、术后疼痛和复发率方面的统计学结果相似。轻量型补片可以减少术后并发症和降低慢性腹股沟疼痛的发生风险，同时还可减少异物感等其他腹股沟症状的风险，但没有统计学意义。

综上所述，腹腔镜腹股沟疝修补术中使用轻量型补片并不会增加疝复发的风险。相反，轻量型补片可减少慢性疼痛、腹股沟僵硬和异物感的发生率[2]。

因此，Sajid[2]等推荐在腹腔镜腹股沟疝修补术中常规使用轻量型补片。欧洲疝学会在治疗成人腹股沟疝[4]1级研究指南更新中指出：尽管数据不完整，但轻量型补片在腹腔镜腹股沟疝修补术中依然有潜在优势。但是轻量型补片的优点在内镜疝修复中没有显现[3]。

国际内镜疝协会[6]在腹腔镜经腹腹膜前疝修补术（TAPP）和内镜全腹膜外疝修补术（TEP）治疗腹股沟疝的指南更新中指出[5]：1A级的一项声明是，在已发表的meta分析中，关于较大孔隙的轻量型补片在改善生活质量方面的统计意义是不一致的。亚组分析显示在腹腔镜腹股沟疝修补术中使用轻量型补片不会带来更高的复发风险[5]。

证据级别B级建议是，国际内镜疝协会

（International Endohernia Society，IES）指南推荐使用单纤维合成不可吸收性植入物（聚丙烯），其孔径至少为1.0～1.5 mm（通常称作轻量型）（表15-1，图15-1～图15-3），在所有方向上的最小可伸展强度为16 N/cm似乎是最有利的[5, 6]。

欧洲内镜外科协会（European Association of Endoscopic Surgery，EAES）在内镜腹股沟疝修补术共识会议上声明：目前没有足够的证据支持在内镜腹股沟疝修补术中常规使用轻量型补片替代重量型补片[7]（共识度达86%）。

2016年，一项关于在TEP中使用轻量型补片（Ultrapro）与重量型补片（Prolene）的长期随机双盲前瞻性试验发表了[8]。自2010年3月至2012年10月，原发性、可回纳的单侧腹股沟疝的男性患者被纳入研究，接受TEP日间手术。在研究期间，一共有950例男性患者被纳入试验。术后1年明确疼痛（数字评分4～10）的发生率，轻量型补片组（2.9%）明显高于重量型补片组（0.7%）（$P=0.001$）。两年后这种差距仍然显著（$P=0.03$）。其中，重量型补片组中有4例（0.8%）复发，轻量型补片组中有13例（2.7%）复发。两组术后异物感及生活质量无差异。

因此，作者的结论是，术后随访2年内，TEP手术中使用的轻量型补片并不比重量型补片有任何优势。

合成可吸收补片

欧洲疝协会（European Hernia Society，EHS）指南指出，基于证据1A级别，使用补片的手术比不使用补片[4]的手术复发更少。虽然补片修补似乎可以减少而不是增加慢性疼痛的可能性[4]，但补片会引起腹股沟周围一定的疼痛和僵硬，并影响身体功能。这导致了大量不同种类补片的出现，越来越多的人把目光投向可吸收和生物补片[9]。为了避免并发症，提出使用可吸收补片，如由乳酸聚合物

表 15-1　市场上腹股沟疝修补补片

品　　种	重量（g/m²）	强　度
Prolene	108	++++
Marlex	95	++++
Surgipro	95	++++
Atrium	83	++++
Premilene	55	+++
Parietene light	38	++
Optilene mesh LP	36	++
TiMesh light	35	++
Vypro Ⅱ（multifil.）+ polyglactin	31	+
Ultrapro+polyglecaprone	28	++
TiMesh extralight	16	+

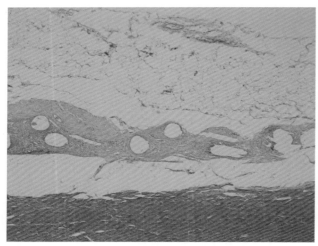

重量型小网孔聚丙烯补片　　　　　　　　　　　轻量型大网孔聚丙烯补片

图 15-1　重量型小网孔聚丙烯补片与轻量型大网孔聚丙烯补片的组织学外观

或由乳酸和乙醇酸共聚物制成的补片。这将使患者不可避免地面临疝复发，由于通过水解作用，炎症反应可完全消化植入的假体材料[9-11]。

在一项初步研究中，对 10 名患者实施开放腹股沟疝修补术时使用可吸收聚乙醇酸/三亚甲基碳酸酯补片（BioA）。3 年后，3 名患者（37.5%）被临床确诊为疝复发[12]。

一种新的方法是使用长效可吸收植入物，如 TIGR Matrix 补片。在瑞典的两个试点研究中，对 40 位原发性腹股沟疝患者使用这种补片并施以 Lichtenstein 修复术。在随访 36 个月期间，腹股沟斜疝患者无复发，但 4 例（44%）腹股沟直疝和 4 例（33%）腹股沟复合疝患者复发[13]。

从以上非常有限的有效研究中可以总结出，在内镜腹股沟疝修补术试验之外常规使用可吸收合成补片是不合理的。

生物补片

另一种可以替代合成可吸收补片的是生物补片，它与可吸收合成补片不同，不会完全降解；相

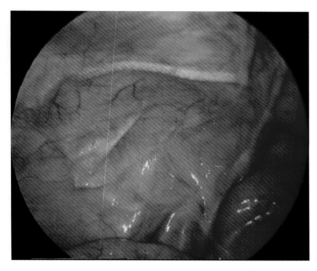

图15-2　重量型小网孔聚丙烯补片（83 g/m²），内镜下植入5年后

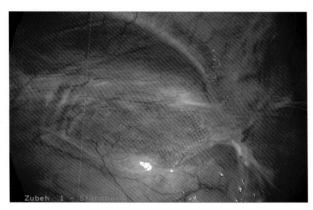

图15-3　轻量型大网孔聚丙烯补片，双侧疝TEP修补10年后

反，会诱发一个重塑过程，即生物补片通过新位点的特异性组织的再生[9]。

在3个回顾性病例系列研究中[9, 14-17]，对10～38位患者采用腹腔镜手术（TEP或TAPP），使用Surgisis补片修复腹股沟疝。平均随访12～14.5个月，复发率分别为2%和9.1%[14, 15]。然而，为了可靠地评估生物补片植入后的长期复发率，需要24个月以上的随访期。1位运动性疝患者在接受了使用Surgisis补片的TEP手术后，症状没有改善[16]。另一项研究中，在可能被污染的环境中成功使用了生物补片（Surgisis），如疝内嵌顿/肠绞窄，或者与腹腔镜胆囊切除术/结肠切除术同时进行手术，以及在严重污染的区域（即脓肿或粪漏）施行手术[9, 17]。

综上所述，使用生物补片通过腹腔镜技术行腹股沟疝修复的短期复发率合理，它可以作为一种在潜在污染情况下的选择[9]。但是，其较高的费用使它并不适合常规用于腹股沟疝修补术中。

尺　寸

补片的尺寸大小可能比手术技术对疝复发的影响更大[5, 6]。小补片已被证明是复发的独立危险因素，与补片的类型无关，如轻量型或重量型[5, 6]。

在国际疝协会的指南中，A级证据的建议是使用至少10 cm×15 cm的补片进行TEP和TAPP术。D级证据的建议是，对于较大疝（直疝＞3～4 cm，斜疝＞4～5 cm），需要大补片（12 cm×17 cm以上）[5, 6]。

如果腹膜前间隙解剖不充分，难以正确放置大补片，易引起折叠和起皱[5, 6]。因此，解剖应彻底暴露整个腹膜前间隙，以保证放平补片[5, 6]。固定不能弥补补片尺寸的不足[5, 6]。

关于腹腔镜腹股沟疝修补的EAES共识发展会议认为补片的足够大小比补片的固定更重要（共识度达82%）。在腹股沟疝修补术中补片的尺寸最少为15 cm×10 cm（共识程度达89%）[7]。对于直疝较大的患者应该考虑使用重量型补片，需要更大尺寸的补片，进行机械固定，减少无效腔（即腹横筋膜与Cooper韧带固定）（共识程度达85%）[7]。

补片剪开：是或否

文献中并没有令人信服的证据支持腹腔镜腹股沟疝修补术中的补片要剪开[5, 6]。因此，国际内镜疝协会在指南中给出了证据B级的建议，即根据现有的证据，不应该在补片上剪开，尽管开缝并不会影响睾丸灌注[5, 6]。

补 片 固 定

René H. Fortelny

无固定

Sajid等[20]的一篇系统性综述分析了8个随机对照试验，共1 386例病例，随访时间6～36个月，表明TEP或TAPP手术中用永久钉固定与无固定相比，复发率和术后疼痛并无显著性差异。

复发

6个随机对照试验和3个病例系列对照研究均

表 15-2　腹腔镜疝修补术中补片固定与不固定复发率的 meta 分析、系统回顾、随机对照试验和临床对照研究

研　究	研究类型	修补方式	随访时间	复发率		循证等级	质量评级
				固定	不固定		
Sajid 等，2012[20]	MA	TAPP/TEP	6 ～ 36 个月[§]（8 RCT）	n.s.	n.s.	1++	中
Teng 等，2011[21]	MA	TEP	6 ～ 36 个月[§]（8 RCT）	n.s.	n.s.	1++	中
Tam 等，2010[22]	MA	TEP	6 ～ 36 个月[§]（8 RCT）	n.s.	n.s.	1++	中
Garg 等，2011[31]	RCT	TEP	26，2（25 ～ 29）个月[*]	0/41	0/43	1++	中
Garg 等，2009[34]	CCS	TEP	17（6 ～ 40）个月[§]	1/61	2/1692	2-	低
Taylor 等，2008[35]	RCT	TEP	8（6 ～ 13）个月[*]	1/247	0/253	1+	中
Koch 等，2006[41]	RCT	TEP	19（6 ～ 30）个月[*]	0/20	0/20	1+	低
Parshad 等，2005[49]	RCT	TEP	23.2 ± 9.3 个月[∞]	0/25	0/25	1+	低
Moreno-Egea 等，2004[44]	RCT	TEP	36 ± 12 个月[∞]	0/118	3/111	1+	中
Lau 等，2003[45]	CCS	TEP	1 年[#]	0/100	0/100	2-	低
Khajanchee 等，2001[46]	CCS	TEP	15（1 ～ 23）个月[§]	2/67	4/105	2-	低
Smith 等，1999[47]	RCT	TAPP	16（1 ～ 32）个月[*]	3/273	0/263	1+	中
Ferzli 等，1999[48]	RCT	TEP	8 个月[#]	0/50	0/50	1+	低

注：[#]平均值；[*]中位数（范围）；[§]平均值（范围）；[∞]平均值；±，标准差；n.s.，差异不显著；MA，meta 分析；RCT，随机对照试验；CCS，临床对照研究。

不能证明 TEP 修补术中不固定补片有显著的复发风险（表 15-2）。Smith 等[47]的一份随机对照试验表明 TAPP 修补术中永久钉固定与不固定的复发率无显著性差异。所有这些随机对照试验中有关疝缺损大小和类型的信息都较有限，尤其是巨大直疝所占的百分比（EHS 分类的 M3 型）。

除了随机对照试验以外，Mayer 等[51]发表的一项疝登记研究，对 11 230 位 TAPP 修补术后患者进行了多变量分析，发现在直疝和复合疝患者中不固定补片组具有显著的复发风险［合并疝与直疝相比，OR 1.137（95%CI 0.656 ～ 1.970）；斜疝和直疝相比，OR 0.463（95%CI 0.303 ～ 0.707），$P < 0.001$］。

根据 Bittner 等[55] 2011 年发表的内镜腹股沟疝修补 IESH 指南指出：TEP 修补术时，除了巨大的直疝缺损外，不需要固定补片（A 级推荐）；TAPP 修补术时，对于直径 3 cm 以内的斜疝、直疝，不固定补片是可行的（EHS 分级为 Ⅱ 级）。如果需要固定，最好使用无创胶水（B 级推荐）（图 15-4）。

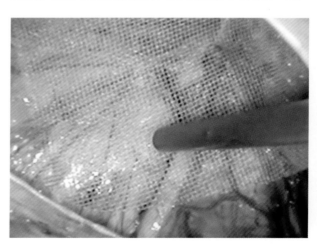

图 15-4　TAPP 中纤维蛋白胶固定

急性和慢性疼痛

在3项包括8项随机对照试验[21-23]的meta分析[20-22]中,固定和不固定补片在急性与慢性术后疼痛方面都没有显著差异。仅在Taylor等[35]对TEP修补术的研究中,发现不固定补片组慢性疼痛的发生显著减少。在Smith等[47]对TAPP修补术的随机对照试验中,发现不固定补片组在慢性疼痛方面无显著差异。但是,所有的研究都缺乏术前疼痛的具体量化,而这有助于识别易发生术后慢性疼痛的高危患者。

胶水固定

永久固定和非永久固定(钉和黏性胶水)。

复发

两项meta分析[18, 19]显示,在TEP修补术中钉和胶水固定方法的复发率没有显著差异。Sajid等[18]包括3个随机对照试验[23, 29, 42]和4个病例对照研究[25, 40, 43, 50]的meta分析也证实了上述结论(表15-3)。

一项包括4项随机对照试验[32, 36, 38, 39]的meta

表 15-3 腹腔镜疝修补术中钉与胶固定补片后复发对比的 meta 分析、系统评价、随机对照试验和临床对照研究

研　　究	研究类型	修补方式	随访时间	复发率		循证等级	质量评级
				钉固定	不固定		
Sajid 等,2013[18]	MA	TAPP/TEP	1 ～ 27 个月（5RCT）	n.s.		1++	中
Kaul 等,2012[19]	SR/MA	TEP	7 ～ 47 个月（3CCS）	n.s.		1+	中
Melissa 等,2014[23]	RCT	TEP	1 年	0/64	0/64b	1++	中
Tolver 等,2013[24]	RCT	TAPP	6 个月	0/50	2/50b	1+	中
Horisberge 等,2013[25]	CCS	TEP	28.2（±7.4）个月 * 19.5（±7.1）个月 *	0/100	0/101b	2+	低
Wang 等,2013[26]	CCS	TAPP	钉 vs. 胶 a	0/89	0/552	2+	中
Bruegger 等,2012[28]	RCT	TAPP	38（13 ～ 56）个月 *	1/35	2/32a	1+	中
Subwongcharoen 等,2013[29]	RCT	TAPP	1 年	1/30	0/30a	1+	中
Fortelny 等,2012[32]	RCT	TAPP	1 年	1/45	1/44b	1+	中
Bittner 等,2010[33]	CCS	TAPP	6 个月	0/64	0/212b	2+	中
Boldo 等,2008[36]	RCT	TAPP	6 个月	2/11	3/11b	1+	低
Ceccarelli 等,2008[37]	CCS	TAPP	19（4 ～ 40）个月 *	0/87	0/83b	2+	低
Olmi 等,2007[38]	RCT	TAPP	1 个月	0/450	0/150b	1+	中
Lovisetto 等,2007[39]	RCT	TAPP	11.7 个月	0/98	1/99b	1+	低
Schwab 等,2006[40]	CCS	TEP	23.7（11 ～ 47）个月 *	5/87	2/86b	2+	中
Novik 等,2006[50]	CCS	TEP	40 个月	0/96	0/9b	2-	低
Lau 等,2005[42]	RCT	TEP	1.2 年 #	0/94	0/92b	1+	中
Topart 等,2005[43]	CCS	TEP	28.3 ± 10.9 个月 * 23.9 ± 11.3 个月 *	3/117	1/81b	2+	低

注:# 平均数;* 中位数(范围);a, 氰基丙烯酸酯胶, b, 纤维蛋白胶。

分析探讨了 TAPP 修补术中胶水与固定钉[18]的对比，显示两组间复发率的差异无统计学意义（表 15-3）。

这些结果在 6 个随机对照试验[24、28、32、36、38、39]和 3 个病例对照试验[26、33、37]中也得到证实。

急性和慢性疼痛

根据瑞典疝登记资料分析了原发性男性腹股沟疝 TEP 手术中固定补片对慢性疼痛的影响。对 1 110 位患者进行了 7 年半的随访，期间使用腹股沟疼痛问卷和 SF-36 亚量表统计分析比较了永久性固定（permanent fixation，PF）与非固定（no fixation，NF）或非永久性固定（nonpermanent fixation，NPF）的结果[52]，显示在主要疼痛方面，PF 组和 NF 组（包括直疝亚组）无差异（$P < 0.462$）。

Sajid[18]等的一篇系统性综述分析了 3 项基于 TAPP 术的随机对照试验[32、38、39]和 1 项基于 TEP 修补术的随机对照试验[42]，结果显示钉组和医用胶组之间在急性疼痛方面没有显著差异。但是在慢性疼痛发生率方面医用胶组更具优势，具有显著差异。

另一篇 Kaul[19]等人的综述，包括 1 个随机对照试验[42]和 3 个病例对照试验[40、43、50]，把重点放在了慢性疼痛的发生率上。两篇综述均显示医用胶固定在减少慢性疼痛发生率方面具有显著优势。

与已发表的综述恰恰相反，有 3 项基于 TEP 术但未被纳入上述综述的随机对照试验[23、29、42]显示，医用胶与钉固定补片相比在慢性疼痛方面并没有显著差异。关于 TAPP，5 个随机对照试验[24、28、36、38、39]和 3 个病例对照研究[26、33、37]发现，与钉固定相比，使用医用胶明显减少了急性疼痛。

总之，根据最近发表的研究，医用胶固定的好处主要是减少术后急性疼痛。

更新的 IEHS[55]和 EHS 指南[56]建议，在需要固定的情况下用胶水进行无创固定可以减少术后急性疼痛的风险（B 级推荐）。

不可吸收和可吸收的夹 / 钉

目前，无论是 TAPP 还是 TEP 修补术，还没有关于可吸收和不可吸收夹或钉比较的随机对照试验。Agresta[53]等最近发表一项队列研究，在 TAPP 术中比较了可吸收钉和纤维蛋白胶，发现可吸收钉在减少 TAPP 手术时间方面有显著优势，但在复发和疼痛方面两者没有明显差异。另一方面，可吸收钉显著增加了手术成本。Belyansky[54]等在比较 TEP 和 TAPP 术后患者生活质量的多中心前瞻性研究中，发现使用超过 10 个钉固定补片的患者术后早期疼痛的发生率增加了两倍，但复发率没有影响。在术后随访 1 个月时，使用可吸收钉患者的术后疼痛发生率相比于使用不可吸收钉的患者（25.7% vs. 11.5%，$P=0.015$）显著增加，这与外科医师在用可吸收钉固定时使用的钉数量显著增加有密切关系。然而，在随访期为 6 个月和 1 年时，不可吸收钉组和可吸收钉组患者在症状出现的频率方面没有差异。

自固定补片

关于新的非创伤性补片固定技术，Cambal[27]等在 TAPP 修补术中做了一项关于自固定补片与医用胶固定相比较的随机对照研究。在 3 个月的短期随访中，两组间在疝复发和术后疼痛方面无明显差异。在另一项由 Fumagalli[30]等进行的、随访期为 6 个月的基于 TAPP 修补术的病例对照研究描述了类似的结果。

总　　结

在 TEP 和 TAPP 腹股沟疝 / 股疝修补术中，几乎对所有类型的疝都不建议固定补片，除非直疝缺损巨大（M Ⅲ型）。

如果必须固定，应考虑使用医用胶（纤维蛋白胶、氰基丙烯酸酯胶），由于这是一种无创固定技术，可以尽量减少发生急性术后疼痛的风险。

使用可吸收或不可吸收钉与使用医用胶固定相比，患者术后早期疼痛的发生率有所增加，这与使用钉的数量相关。

自固定补片在 TAPP 和 TEP 修补术中的实用性还需要进一步的随机对照试验证实和记录数据的证据。

参考文献

[1] Currie A, Andrew H, Tonsi A, Hurley PR, Taribagil S. Light-weight versus heavyweight mesh in laparoscopic inguinal hernia repair: a meta-analysis. Surg Endosc. 2012; 26:2126-33. https://doi.org/10.1007/s00464-012-

2179-6.

[2] Sajid MS, Kalra L, Parampalli U, Sains PS, Baig MKA. systematic review and meta-analysis evaluating the effectiveness of lightweight mesh against heavyweight mesh in influencing the incidence of chronic groin pain following laparoscopic inguinal hernia repair. Am J Surg. 2013;205:726–36. 10.1016./j.amjsurg.2012.07.046.

[3] Miserez M, Peeters E, Aufenacker T, Bouillot JL, Campanelli CJ, Fortelny R, Heikkinen T, Jorgensen LN, Kukleta J, Morales-Conde S, Nordin P, Schumpelick V, Smedberg S, Smietanski M, Weber G, Simons MP. Update with level 1 studies of the European hernia society guidelines on the treatment of inguinal hernia in adult patients. Hernia. 2014;18:151–63. https://doi.org/10.1007/s10029-014-1236-6.

[4] Simons MP, Aufenacker T, Bay-Nielsen M, Bouillot JL, Campanelli G, Conze J, de Lange D, Fortelny R, Heikkinen T, Kingsnorth A, Kukleta J, Morales-Conde S, Nordin P, Schumpelick V, Smedberg S, Smietanski M, Weber G, Miserez M. European hernia society guidelines on the treatment of inguinal hernia in adult patients. Hernia. 2009;13:343–403. https://doi.org/10.1007/s10029-009-0529-7.

[5] Bittner R, Montgomery MA, Arregui E, Bansal V, Bingener J, Bisgaard T, Buhck H, Dudai M, Ferzli GS, Fitzgibbons RJ, Fortelny RH, Grimes KL, Klinge U, Koeckerling F, Kumar S, Kukleta J, Lomanto D, Misra MC, Morales-Conde S, Reinpold W, Rosenberg J, Singh K, Timoney M, Weyhe D, Chowbey P. Update of guidelines on laparoscopic (TAPP) and endoscopic (TEP) treatment of inguinal hernia (internationals Endohernia society). Surg Endosc. 2015;29:289–321. https://doi.org/10.1007/s00464-014-3917-8.

[6] Bittner R, Arregui ME, Bisgaard T, Dudai M, Ferzli GS, Fitzgibbons RL, Fortelny RH, Klinge U, Koeckerling F, Kuhry E, Kukleta J, Lomanto D, Misra MC, Montgomery A, Morales-Conde S, Reinpold W, Rosenberg J, Sauerland S, Schug-Paß C, Singh K, Timoney M, Weyhe D, Chowbey P. Guidelines for laparoscopic (TAPP) and endoscopic (TEP) treatment of inguinal hernia [international Endohernia society (IEHS)]. Surg Endosc. 2011;25:2773–843. https://doi.org/10.1007/s00464-011-1799-6.

[7] Poelman MM, van den Heuvel B, Deelder JD, Abis GSA, Beudeker N, Bittner R, Campanelli G, van Dam D, Dwars BJ, Eker HH, Fingerhut A, Khatkov I, Koeckerling F, Kukleta JF, Miserez M, Montgomery A, Munoz Brands RM, Morales Conde S, Muysoms FE, Soltes M, Tromp W, Yavuz Y, Bonjer HJ EAES Consensus development conference on endoscopic repair of groin hernias Surg Endosc. Published online: 25 May 2013. https://doi.org/10.1007/s00464-013-3001-9.

[8] Burgmans JPJ, Voorbrood EH, Simmermacher RKJ, Schouten N, Smakman N, Clevers G, Davids PHP, Verleisdonk EMM, Hamaker ME, Lange JF, van Dalen T. Long-term results of a randomized double-blinded prospective trial of a lightweight (ultrapro) versus a heavyweight mesh (prolene) in laparoscopic total extraperitoneal inguinal hernia repair (TULP-trial) annals of surgery. Ann Surg. 2016;263(5):862–6.

https://doi.org/10.1097/SLA:0000000000001579.

[9] Köckerling F, Alam NN, Narang SK, Daniels IR, Smart NJ. Biological meshes for inguinal hernia repair – review of the literature. Front Surg. 2015;2:48. https://doi.org/10.3389/fsurg.2015.00048.

[10] Tyrell J, Silberman H, Chandrasoma P, Niland J, Shull J. Absorbable versus permanent mesh in abdominal operations. Surg Gynecol Obstet. 1989;168(3):227–32.

[11] Ansaloni L, Catena F, Coccolini F, Gazzotti F, D'Alessandro K, Pinna AD. Inguinal hernia repair with porcine small intestine submucosa: 3-year follow-up results of a randomized controlled trial of Lichtenstein's repair with polypropylene mesh versus Surgisis inguinal hernia matrix. Am J Surg. 2009;198(3):303–12. https://doi.org/10.1016/j.amjsurg.2008.09.021.

[12] Symeonidis D, Efthimiou M, Koukoulis G, Athanasiou E, Mamaloudis I, Tzovaras G. Open inguinal hernia repair with the use of polyglycolic acid / trimethylene carbonate absorbable mesh: a critical update of the long-term results. Hernia. 2013;17:85–7. https://doi.org/10.1007/s10029-012-1016-0.

[13] Ruiz-Jasbon F, Norrby J, Ivarsson ML, Björck S. Inguinal hernia repair using a synthetic long-term resorbable mesh: results from a 3-years prospective safety and performance study Hernia. Published online: 26 April 2014. https://doi.org/10.1007/s10029-014-1249-1.

[14] Fine AP. Laparoscopic repair of inguinal hernia using Surgisis mesh and fibrin sealant. JSLS. 2006;10(4):465.

[15] Agresta F, Bedin N. Transabdominal laparoscopic inguinal hernia repair: is there a place for biological mesh? Hernia. 2008;12(6):609–12. https://doi.org/10.1007/s10029-008-0390-0.

[16] Edelmann DS, Selesnick H. "sport" hernia: treatment with biologic mesh (Surgisis): a preliminary study. Surg Endosc. 2006;20(6):971–3.

[17] Franklin ME Jr, Gonzalez JJ Jr, Glass JL. Use of porcine small intestinal submucosa as a prosthetic device for laparoscopic repair of hernias in contaminated fields: 2 year follow-up. Hernia. 2004;8(3):186–9.

[18] Sajid MS, Ladwa N, Kalra L, McFall M, Baig MK, Sains P. A meta-analysis examining the use of tacker mesh fixation versus glue mesh fixation in laparoscopic inguinal hernia repair. Am J Surg. 2013;206(1):103–11. https://doi.org/10.1016/j.amjsurg.2012.09.003. Epub 2013 Feb 4. PubMed PMID: 23388426.

[19] Kaul A, Hutfless S, Le H, Hamed SA, Tymitz K, Nguyen H, Marohn MR. Staple versus fibrin glue fixation in laparoscopic total extraperitoneal repair of inguinal hernia: a systematic review and meta-analysis. Surg Endosc. 2012;26(5):1269–78. https://doi.org/10.1007/s00464-011-2025-2. Epub 2012 Feb 21. Review. PubMed PMID: 22350225.

[20] Sajid MS, Ladwa N, Kalra L, Hutson K, Sains P, Baig MK. A meta-analysis examining the use of tacker fixation versus no-fixation of mesh in laparoscopic inguinal hernia repair. Int J Surg. 2012;10(5):224–31. https://doi.org/10.1016/j.ijsu.2012.03.001. Epub 2012 Mar 24. Review. PubMed PMID: 22449832.

[21] Teng YJ, Pan SM, Liu YL, Yang KH, Zhang YC, Tian JH, Han

JX. A meta-analysis of randomized controlled trials of fixation versus nonfixation of mesh in laparoscopic total extraperitoneal inguinal hernia repair. Surg Endosc. 2011;25(9):2849–58. https://doi.org/10.1007/s00464-011-1668-3. Epub 2011 Apr 13. PubMed PMID: 21487873.

[22] Tam KW, Liang HH, Chai CY. Outcomes of staple fixation of mesh versus nonfixation in laparoscopic total extra-peritoneal inguinal repair: a meta-analysis of randomized controlled trials. World J Surg. 2010;34(12):3065–74. https://doi.org/10.1007/s00268-010-0760-5. PubMed PMID: 20714896.

[23] Melissa CS, Bun TA, Wing CK, Chung TY, Wai NE, Tat LH. Randomized double-blinded prospective trial of fibrin sealant spray versus mechanical stapling in laparoscopic total extraperitoneal hernioplasty. Ann Surg. 2014;259(3):432–7. https://doi.org/10.1097/SLA.0b013e3182a6c513. PubMed PMID: 24045438.

[24] Tolver MA, Rosenberg J, Juul P, Bisgaard T. Randomized clinical trial of fibrin glue versus tacked fixation in laparo-scopic groin hernia repair. Surg Endosc. 2013;27(8):2727–33. https://doi.org/10.1007/s00464-012-2766-6. Epub 2013 Jan 26. Erratum in: Surg Endosc. 2013 Aug;27(8):2734. PubMed PMID: 23355162.

[25] Horisberger K, Jung MK, Zingg U, Schöb O. Influence of type of mesh fixation in endoscopic totally extraperito-neal hernia repair (TEP) on long-term quality of life. World J Surg. 2013;37(6):1249–57. https://doi.org/10.1007/s00268-013-1974-0. PubMed PMID: 23604341.

[26] Wang MG, Tian ML, Zhao XF, Nie YS, Chen J, Shen YM. Effectiveness and safety of n-butyl-2-cyanoacrylate medical adhesive for noninvasive patch fixation laparo-scopic inguinal hernia repair. Surg Endosc. 2013; 27 (10):3792–8. https://doi.org/10.1007/s00464-013-2970-z. Epub 2013 May 10. PubMed PMID: 23660719.

[27] Cambal M, Zonca P, Hrbaty B. Comparison of self-grip-ping mesh with mesh fixation with fibrin-glue in lapa-roscopic hernia repair (TAPP). Bratisl Lek Listy. 2012;113(2):103–7. PubMed PMID: 22394041.

[28] Brügger L, Bloesch M, Ipaktchi R, Kurmann A, Candinas D, Beldi G. Objective hypoesthesia and pain after trans-abdominal preperitoneal hernioplasty: a prospective, randomized study comparing tissue adhesive versus spiral tacks. Surg Endosc. 2012;26(4):1079–85. https://doi.org/10.1007/s00464-011-2003-8. Epub 2011 Nov 2. PubMed PMID: 22044970.

[29] Subwongcharoen S, Ruksakul K. A randomized con-trolled trial of staple fixation versus N-butyl-2-cyano-acrylate fixation in laparoscopic inguinal hernia repair. J Med Assoc Thail. 2013;96(Suppl 3):S8–13. PubMed PMID: 23682517.

[30] Fumagalli Romario U, Puccetti F, Elmore U, Massaron S, Rosati R. Self-gripping mesh versus staple fixation in laparoscopic inguinal hernia repair: a prospective comparison. Surg Endosc. 2013;27(5):1798–802. https://doi.org/10.1007/s00464-012-2683-8. Epub 2013 Jan 5. PubMed PMID: 23292556.

[31] Garg P, Nair S, Shereef M, Thakur JD, Nain N, Menon GR, Ismail M. Mesh fixation compared to nonfixation in total extraperitoneal inguinal hernia repair: a randomized controlled trial in a rural center in India. Surg Endosc. 2011;25(10):3300–6. https://doi.org/10.1007/s00464-011-1708-z. Epub 2011 May 2. PubMed PMID: 21533969.

[32] Fortelny RH, Petter-Puchner AH, May C, Jaksch W, Ben-esch T, Khakpour Z, Redl H, Glaser KS. The impact of atraumatic fibrin sealant vs. staple mesh fixation in TAPP hernia repair on chronic pain and quality of life: results of a randomized controlled study. Surg Endosc. 2012; 26(1):249–54. https://doi.org/10.1007/s00464-011-1862-3. Epub 2011 Aug 19. PubMed PMID: 21853390.

[33] Bittner R, Gmähle E, Gmähle B, Schwarz J, Aasvang E, Kehlet H. Lightweight mesh and noninvasive fixation: an effective concept for prevention of chronic pain with laparoscopic hernia repair (TAPP). Surg Endosc. 2010;24(12):2958–64. https://doi.org/10.1007/s00464-010-1140-9. Epub 2010 Jun 5. PubMed PMID: 20526620.

[34] Garg P, Rajagopal M, Varghese V, Ismail M. Laparoscopic total extraperitoneal inguinal hernia repair with nonfix-ation of the mesh for 1,692 hernias. Surg Endosc. 2009;23(6):1241–5. https://doi.org/10.1007/s00464-008-0137-0. Epub 2008 Sep 24 PubMed PMID: 18813990.

[35] Taylor C, Layani L, Liew V, Ghusn M, Crampton N, White S. Laparoscopic inguinal hernia repair without mesh fixation, early results of a large randomised clinical trial. Surg Endosc. 2008;22(3):757–62. Epub 2007 Sep 21. PubMed PMID: 17885789.

[36] Boldo E, Armelles A, Perez de Lucia G, Martin F, Aracil JP, Miralles JM, Martinez D, Escrig J. Pain after laparo-scopic bilateral hernioplasty: early results of a pro-spective randomized double-blind study comparing fibrin versus staples. Surg Endosc. 2008;22(5):1206–9. Epub 2007 Oct 18. Erratum in: Surg Endosc. 2008;22 (5):1210. PubMed PMID: 17943371.

[37] Ceccarelli G, Casciola L, Pisanelli MC, Bartoli A, Di Zitti L, Spaziani A, Biancafarina A, Stefanoni M, Patriti A. Comparing fibrin sealant with staples for mesh fixa-tion in laparoscopic transabdominal hernia repair: a case control-study. Surg Endosc. 2008;22(3):668–73. PubMed PMID: 17623245.

[38] Olmi S, Scaini A, Erba L, Guaglio M, Croce E. Quantifica-tion of pain in laparoscopic transabdominal preperito-neal (TAPP) inguinal hernioplasty identifies marked differences between prosthesis fixation systems. Sur-gery. 2007;142(1):40–6. PubMed PMID: 17629999.

[39] Lovisetto F, Zonta S, Rota E, Mazzilli M, Bardone M, Bottero L, Faillace G, Longoni M. Use of human fibrin glue (Tissucol) versus staples for mesh fixation in laparoscopic transab-dominal preperitoneal hernioplasty: a prospective, ran-domized study. Ann Surg. 2007;245(2):222–31. PubMed PMID: 17245175; PubMed Central PMCID: PMC1876985.

[40] Schwab R, Willms A, Kröger A, Becker HP. Less chronic pain following mesh fixation using a fibrin sealant in TEP inguinal hernia repair. Hernia. 2006;10(3):272–7. Epub 2006 Mar 23. PubMed PMID: 16554980.

[41] Koch CA, Greenlee SM, Larson DR, Harrington JR, Far-ley DR. Randomized prospective study of totally extra-peritoneal inguinal hernia repair: fixation versus no fixation of mesh. JSLS. 2006;10(4):457–60. PubMed PMID:17575757; PubMed Central PMCID: PMC3015750.

[42] Lau H. Fibrin sealant versus mechanical stapling for

mesh fixation during endoscopic extraperitoneal inguinal hernioplasty: a randomized prospective trial. Ann Surg. 2005;242(5):670–5. PubMed PMID: 16244540; PubMed Central PMCID:PMC1409848.

[43] Topart P, Vandenbroucke F, Lozac'h P. Tisseel versus tack staples as mesh fixation in totally extraperitoneal laparoscopic repair of groin hernias: a retrospective analysis. Surg Endosc. 2005;19(5):724–7. Epub 2005 Mar 11. PubMed PMID: 15759187.

[44] Moreno-Egea A, Torralba Martínez JA, Morales Cuenca G, Aguayo Albasini JL. Randomized clinical trial of fixation vs. nonfixation of mesh in total extraperitoneal inguinal hernioplasty. Arch Surg. 2004;139(12):1376–9. PubMed PMID: 15611465.

[45] Lau H, Patil NG. Selective non-stapling of mesh during unilateral endoscopic total extraperitoneal inguinal hernioplasty: a case-control study. Arch Surg. 2003; 138(12):1352–5. PubMed PMID: 14662538.

[46] Khajanchee YS, Urbach DR, Swanstrom LL, Hansen PD. Outcomes of laparoscopic herniorrhaphy without fixation of mesh to the abdominal wall. Surg Endosc. 2001;15(10):1102–7. PubMed PMID: 11727079.

[47] Smith AI, Royston CM, Sedman PC. Stapled and nonstapled laparoscopic transabdominal preperitoneal (TAPP) inguinal hernia repair. A prospective randomized trial. Surg Endosc. 1999;13(8):804–6. PubMed PMID: 10430690.

[48] Ferzli GS, Frezza EE, Pecoraro AM Jr, Ahern KD. Prospective randomized study of stapled versus unstapled mesh in a laparoscopic preperitoneal inguinal hernia repair. J Am Coll Surg. 1999;188(5):461–5. PubMed PMID: 10235572.

[49] Parshad R, Kumar R, Hazrah P, Bal S. A randomized comparison of the early outcome of stapled and unstapled techniques of laparoscopic total extraperitoneal inguinal hernia repair. JSLS. 2005;9(4):403–7. PubMed PMID: 16381354; PubMed Central PMCID: PMC3015632.

[50] Novik B, Hagedorn S, Mörk UB, Dahlin K, Skullman S, Dalenbäck J. Fibrin glue For securing the mesh in laparoscopic totally extraperitoneal inguinal hernia repair: a study with a 40-month prospective follow-up period. Surg Endosc. 2006;20(3):462–7. Epub 2006 Jan 19. PubMed PMID: 16424986.

[51] Mayer F, Niebuhr H, Lechner M, Dinnewitzer A, Köhler G, Hukauf M, Fortelny RH, Bittner R, Köckerling F. When is mesh fixation in TAPP-repair of primary inguinal hernia repair necessary? The register-based analysis of 11,230 cases. Surg Endosc. 2016. [Epub ahead of print] PubMed PMID: 26886454.

[52] Gutlic N, Rogmark P, Nordin P, Petersson U, Montgomery A. Impact of mesh fixation on chronic pain in total extraperitoneal inguinal hernia repair (TEP): A nationwide register-based study. Ann Surg. 2015. [Epub ahead of print] PubMed PMID: 26135697.

[53] Agresta F, et al. Laparoscopic Tapp inguinal hernia repair: mesh fixation with absorbable tacks, initial experience. J Minim Invasive Surg Sci. 2016;5(2):e35609.

[54] Belyansky I, et al. Prospective, comparative study of postoperative quality of life in TEP, TAPP, and modified Lichtenstein repairs. Ann Surg. 2011;254(5): 709–14.

[55] Bittner R, Montgomery MA, Arregui E, Bansal V, Bingener J, Bisgaard T, Buhck H, Dudai M, Ferzli GS, Fitzgibbons RJ, Fortelny RH, Grimes KL, Klinge U, Köckerling F, Kumar S, Kukleta J, Lomanto D, Misra MC, Morales-Conde S, Reinpold W, Rosenberg J, Singh K, Timoney M, Weyhe D. Chowbey P; international Endohernia society. Update of guidelines on laparoscopic (TAPP) and endoscopic (TEP) treatment of inguinal hernia (international Endohernia society). Surg Endosc. 2015;29(2):289–321.

[56] Miserez M, Peeters E, Aufenacker T, Bouillot JL, Campanelli G, Conze J, Fortelny R, Heikkinen T, Jorgensen LN, Kukleta J, Morales-Conde S, Nordin P, Schumpelick V, Smedberg S, Smietanski M, Weber G, Simons MP. Update with level 1 studies of the European hernia society guidelines on the treatment of inguinal hernia in adult patients. Hernia. 2014;18(2): 151–63.

16 腹腔镜腹股沟疝术后的护理及康复
Aftercare and Recovery in Laparoscopic Inguinal Hernia Surgery

Ralf M. Wilke, Andrew de Beaux, and Juliane Bingener-Casey

李绍春 译，黄 磊 校

引　言

在所有不同类型的医疗保健系统中经常会有关于腹股沟疝的外科咨询，且由此产生的社会经济影响是不可低估的。产生这样的结果一方面是由于住院因素本身造成的；另一方面，明显受到术后康复过程的影响。

目前腹股沟疝术后患者通常仍有数周无法工作，但并没有任何有效的科学证据对此现象作出解释。德国联邦工人保护和员工健康研究所一直在估计这部分人群无法工作所产生的经济成本。据初步估算，每年的生产损失约91亿欧元，国内生产总值（gross domestic product，GDP）损失约160亿欧元。从目前来看，这些巨大的损失可能是可以预防的[1]。当今社会价值观不断变化，不仅早日恢复工作很重要，而且生活方式的改变也越来越重要。对于需要日常生活活动和长期从事体育活动的患者，术后限制其活动已经变得无法容忍。

个人实践中的术后随访：我该怎么做

良好的术后随访和护理最重要的内容包括避免术后疼痛和针对重返工作或体育活动的个性化建议，以期望避免疝病复发。在术后门诊随访时对意外的术后并发症进行适当的治疗同样也很重要。

术后疼痛综合征

术后早期最常见的不适是疼痛。术前应开始适当地预防术后疼痛。在我们医院经常发现患者的疼痛耐受性可能低于平均人群。这些患者常常遭受明显的疼痛，但限于临床结果无法解释产生此现象的原因。对于这一类人群，我们应高度重视术前止痛药的有效应用。除了保留神经的解剖结构和无创性网片固定以外，我们还采用局部麻醉药预防性注射脐部穿刺部位，以及进行患侧的区域神经阻滞。另外，术后我们建议使用非阿片类镇痛药，布洛芬或Cox-2抑制剂在镇痛方面同样有效。在住院期间（通常持续约24小时），我们通常每8小时给予患者一次400 mg布洛芬或与Cox-2抑制剂联合用药来预防胃溃疡发生。患者出院后仅根据其个人需要来选择是否使用止痛药。如果发现患者大量使用止痛药，临床医师需要特别注意，应认真考虑患者对止痛药高需求的原因，及时排除相关的手术并发症。如果术后疼痛持续时间超过3个月，则可能需要与其他疾病进行鉴别诊断，如进行骨科、泌尿科或妇科会诊，以及通过超声或结肠镜检查腹腔内器官。当然，腹股沟疼痛也可以归因于腹股沟区域的躯体疼痛。

术后活动

建议患者术后2周内限制身体活动，应特别避免涉及腹股沟区的高强度体育活动。如果患者的活动很活跃并过度劳累，可能使患者不能获得良好的手术预期。通常大多数患者可以在2周后恢复全职工作。如果患者的身体不适感很强烈，建议他们进行门诊随访并再次评估是否需要额外的恢复时间。

术后门诊随访

不需要对所有的术后患者进行常规检查，重要的是必须有经验丰富的专业人员来承担这项工作。如果没有得到合理、有效的检查，手术疼痛或其他问题同样可能导致患者慢性疼痛综合征；同时，还会导致不同医师的门诊意见相左，以及制订不必要的手术方案。对有问题的患者进行早期评估是非常重要的。超声检查是了解腹股沟区术后结果的重要检查手段，通常会显示一些不需要进一步治疗的血清肿。如果较大的有症状的血清肿位于腹股沟管外间隙中，则可以通过外科操作吸出。此外，慢性抗凝患者出现小血肿也不罕见。在这种情况下，应避免怀有侥幸心理，遇到问题及时处理。另外，术后很难通过超声检查精确显示正确的网片位置。此时，磁共振成像（MRI）检查可显示置入网片的结构和位置，可能是将来评估术后问题的最佳手段（图16-1）。

术后随访：证据是什么

目前尚无科学明确的术后随访计划和体育锻炼建议。现在看来，随着皮肤切口的愈合，基于证据的手术就已经终止，而基于权威的个人见解和经验就被引入到日常临床工作中。目前的随访方法基于1990年代关于术后疼痛和伤口感染的开放手术经验而来[2, 3]。开放手术及腹腔镜手术的许多技术改进和创新正在不断地影响着我们的日常活动。预防术后疼痛和疝复发尚无统一的标准。使用源自斯堪的纳维亚或德国疝病登记系统的数据来定义有效的后续随访计划所做的努力并未成功，造成这种情况的原因是多方面的。腹腔镜疝手术是一种个性化定制的方法。影响术后随访的因素很多，如合并症、职业和体育活动等，以及护理中的技术差异。此外，越来越多的微创腹股沟疝手术的门诊治疗，导致术后早期的随访通常由初级保健医生提供，并且不同地区的水平可能参差不齐。

开放腹股沟疝手术的术后疼痛综合征

众所周知，在手术前进行预防性局部麻醉会产生很好的镇痛效果[4-7]。建议进行超声引导下腹横肌平面（TAP）阻滞来预防术后早期疼痛[8, 9]。此外，围手术期应在腹腔镜穿刺器部位局部注射麻醉药[9]，以及在术后48小时内给予口服标准化低剂量的止痛药。可以使用视觉模拟量表（VAS）评分系统来调整个体化的疼痛控制，对于这一点，我们

建议遵循新的美国指南[10]。如果术中神经损伤导致术后疼痛，则应广泛使用含皮质类固醇的浸润注射剂，但目前尚无有效的科学推荐[11]。如果术后疼痛持续3个月以上，则必须假定为慢性疼痛综合征，刺激性神经调节对疼痛缓解的作用目前尚不清楚[12]。

术后活动

疝复发的病因目前尚不清楚。患者的个体因素或外科医师的医疗失误已被广泛地讨论，但是问题仍然在于如何避免复发[13]。目前，仍在讨论戒烟对复发和疼痛的影响，而减少运动量数周的医学建议似乎已经过时。尽管没有新的研究，但疝手术后早期活动已在临床上被使用[2-4]；但是不能在全球范围内就全面恢复工作能力和运动能力提出一般性建议，因为特定的患者需求非常个性化。可以肯定的是，早期的体育锻炼对复发没有影响[14]。使用来自丹麦的注册系统数据进行的一项研究指出：术后恢复期约为2天[15]。因此，目前的临床工作一般是可以嘱咐患者在手术后的14天恢复日常生活活动，并进行正常的体育活动的。

术后门诊随访

术后并发症的最佳评估包括了外科医师的早期评估。由于可动态观察的优势，超声检查已被确定为检查腹股沟疝的必要工具。

常见的问题是术后血清肿的治疗，血清肿通常发生在巨大疝修补术后或血肿被吸收后。术后血清肿的发生率约为所有手术病例的7%[14]。但是，在临床中它的发生概率可能更高。较小的血清肿很少引起症状，并且经常被自行吸收，没有必要进行抽吸操作[4]。回顾性分析显示，在最初的18.7%的腹

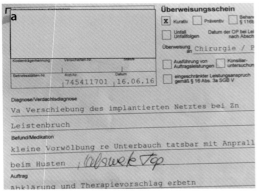
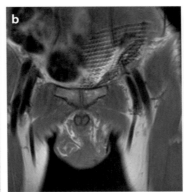
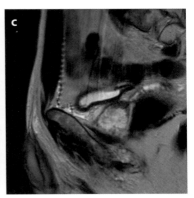

图16-1　a. 全科医生检查网片移位的医嘱；b、c. MRI图像中的网片

腔镜疝修补术后血清肿患者中，只有1.7%的患者出现了慢性血清肿[16]。应当讨论是否应抽吸少量的慢性血清肿，特别是当永久性疼痛与血清肿相关，并只能通过全身或外用镇痛药来控制时。首先我们应该避免血清肿的形成，例如，一种预防性的手术方法是拉拢腹横筋膜来治疗大直疝或剥离大斜疝的疝囊而出现的间接缺损[14]。

尽管已经评估了超声检查在腹股沟疝诊断中的应用，并被证明是一种有效的影像学工具，但是关于超声检查在术后的使用，目前的研究还很少。术后第一周进行超声检查似乎是有意义的，如果患者处于异常的高危状态，则可以在术后48小时内进行密切监护。在患者出院之前可以常规多次使用超声检查，但是，如果超声检查不能带来实质性治疗措施的改变，那么多次使用的意义就不大[17]。

临床上常见的问题是术后评估时间较晚，尤其是当网片已经贴合于腹壁组织，此时再去探讨网片位置已毫无意义。另外，超声检查的评估结果只是模糊的，结果是不确定的。很明显，腹腔镜腹股沟植入网片位置的移动可以在术后立即发生，而不依赖于固定方式。MRI在大多数情况下有助于鉴别诊断[18]，即使在网片贴合后也可以显示其可视化的网格，这将有助于揭示网片的确切细节和复发问题[19, 20]。

很少被提及却十分重要的问题是术后性活动。丹麦登记系统的一项研究显示，有3.1%的患者经历了短暂的射精功能障碍，10.9%的患者在术后第一周出现此类情况[21]。对于患者来说，最重要的是要保持耐心，因为许多问题都会随着时间的流逝而消失。根据目前的证据显示，腹腔镜疝修补术所致的永久性不孕是不太可能出现的[22, 23]。

参考文献

[1] Brenscheidt F, Nöllenheidt CH, Siefer A. Arbeitswelt im Wandel: Zahlen - Daten - Fakten. Ausgabe 2012 1. Auflage. Dortmund. ISBN: 978-3-88261-706-1, 86 Seiten, Papier, PDF-Datei; 2012.

[2] Callesen T, Klarskov B, Bech K, Kehlet H. Short convalescence after inguinal herniorrhaphy with standardised recommendations: duration and reasons for delayed return to work. Eur J Surg. 1999;165(3):236–41.

[3] Shulman AG, Amid PK, Lichtenstein IL. Returning to work after herniorrhaphy. BMJ. 1994;309(6949):216–7.

[4] Alfieri S, Amid PK, Campanelli G, Izard G, Kehlet H, Wijsmuller AR, Di Miceli D, Doglietto GB. International guidelines for prevention and management of postoperative chronic pain following inguinal hernia surgery. Hernia. 2011;15(3):239–49.

[5] Lange JF, Kaufmann R, Wijsmuller AR, Pierie JP, Ploeg RJ, Chen DC, Amid PK. An international consensus algorithm for management of chronic postoperative inguinal pain. Hernia. 2015;19(1):33–43.

[6] Saeed M, Andrabi WI, Rabbani S, Zahur S, Mahmood K, Andrabi SI, Butt HA, Chaudhry AM. The impact of pre-emptive ropivacaine in inguinal hernioplasty – a randomized controlled trial. Int J Surg. 2015;13:76–9.

[7] Hon SF, Poon CM, Leong HT, Tang YC. Pre-emptive infiltration of bupivacaine in laparoscopic total extraperitoneal hernioplasty: a randomized controlled trial. Hernia. 2009;13(1):53–6.

[8] Arora S, Chhabra A, Subramaniam R, Arora MK, Misra MC, Bansal VK. Transversus abdominis plane block for laparoscopic inguinal hernia repair: a randomized trial. J Clin Anesth. 2016;33:357–64.

[9] Meyer A, Bonnet L, Bourbon M, Blanc P. Totally extraperitoneal (TEP) endoscopic inguinal hernia repair with TAP (transversus abdominis plane) block as a day-case: a prospective cohort study. J Visc Surg.

2015;152(3):155–9.

[10] Chou R, Gordon DB, de Leon-Casasola OA, Rosenberg JM, Bickler S, Brennan T, Carter T, Cassidy CL, Chittenden EH, Degenhardt E, Griffith S, Manworren R, McCarberg B, Montgomery R, Murphy J, Perkal MF, Suresh S, Sluka K, Strassels S, Thirlby R, Viscusi E, Walco GA, Warner L, Weisman SJ, Wu CL. Management of postoperative pain: a clinical practice guideline from the American Pain Society, the American Society of Regional Anesthesia and Pain Medicine, and the American Society of Anesthesiologists' Committee on Regional Anesthesia, Executive Committee, and Administrative Council. J Pain. 2016;17(2):131–57.

[11] Khan JS, Rai A, Sundara Rajan R, Jackson TD, Bhatia A. A scoping review of perineural steroids for the treatment of chronic postoperative inguinal pain. Hernia. 2016;20(3):367–76.

[12] Schu S, Gulve A, ElDabe S, Baranidharan G, Wolf K, Demmel W, Rasche D, Sharma M, Klase D, Jahnichen G, Wahlstedt A, Nijhuis H, Liem L. Spinal cord stimulation of the dorsal root ganglion for groin pain-a retrospective review. Pain Pract. 2015;15(4):293–9.

[13] Wieskopf JS, Mathur J, Limapichat W, Post MR, Al-Qazzaz M, Sorge RE, Martin LJ, Zaykin DV, Smith SB, Freitas K, Austin JS, Dai F, Zhang J, Marcovitz J, Tuttle AH, Slepian PM, Clarke S, Drenan RM, Janes J, Al Sharari S, Segall SK, Aasvang EK, Lai W, Bittner R, et al. The nicotinic α6 subunit gene determines variability in chronic pain sensitivity via cross-inhibition of P2X2/3 receptors. Sci Transl Med. 2015;7(287):287–372.

[14] Bittner R, Montgomery MA, Arregui E, Bansal V, Bingener J. Update of guidelines on laparoscopic (TAPP) and endoscopic (TEP) treatment of inguinal hernia (International Endohernia Society). Surg Endosc.

2015;29(2):289–321.

[15] Tolver MA, Rosenberg J, Bisgaard T. Convalescence after laparoscopic inguinal hernia repair: a qualitative systematic review. Surg Endosc. 2016;30(12):5165–72.

[16] Mercoli H, Tzedakis S, D'Urso A, Nedelcu M, Memeo R, Meyer N, Vix M, Perretta S, Mutter D. Postoperative complications as an independent risk factor for recurrence after laparoscopic hernia repair: a prospective study of 417 patients with long-term follow-up. Surg Endosc. 2016;31(3):1469–77.

[17] Pochhammer J, Lang S, Scuffi B, Schäffer M, Smaxwil CA. Are routine ultrasound examinations helpful in the detection of bleeding complications following laparoscopic inguinal hernia repair? J Clin Ultrasound. 2016;45(3):145–9.

[18] Burgmans JP, Voorbrood CE, Van Dalen T, Boxhoorn RN, Clevers GJ, Sanders FB, Naafs DB, Simmermacher RK. Chronic pain after TEP inguinal hernia repair, does MRI reveal a cause? Hernia. 2016;20(1):55–62.

[19] Ciritsis A, Truhn D, Hansen NL, Otto J, Kuhl CK, Kraemer NA. Positive contrast MRI techniques for visualization of iron-loaded hernia mesh implants in patients. PLoS One. 2016;11(5):e0155717.

[20] Hansen NL, Ciritsis A, Otto J, Busch D, Kuhl CK, Kraemer NA. Utility of magnetic resonance imaging to monitor surgical meshes: correlating imaging and clinical outcome of patients undergoing inguinal hernia repair. Investig Radiol. 2015;50(7):436–42.

[21] Bischoff JM, Linderoth G, Aasvang EK, Werner MU, Kehlet H. Dysejaculation after laparoscopic inguinal herniorrhaphy: a nationwide questionnaire study. Surg Endosc. 2012;26(4):979–83.

[22] Hallén M, Westerdahl J, Nordin P, Gunnarsson U, Sandblom G. Mesh hernia repair and male infertility: a retrospective register study. Surgery. 2012;151(1):94–8.

[23] Tolver MA, Rosenberg J. Pain during sexual activity before and after laparoscopic inguinal hernia repair. Surg Endosc. 2015;29(12):3722–5.

17 慢性术后腹股沟疼痛（CPIP）
Chronic Postoperative Inguinal Pain (CPIP)

Wolfgang Reinpold and David Chen
李绍春 译，黄 磊 校

引 言

众所周知，几乎所有的外科手术都可能导致术后慢性疼痛。根据公布的系统性数据研究显示，在截肢、开胸和乳房手术后，慢性疼痛的发生率最高，分别为60%、50%和30%[1]。

最近几十年疝修补的主要发展特点在于世界范围内引入了网片和腹腔镜技术。如今，人们普遍认为慢性疼痛是腹股沟疝修补术后最常见的并发症。目前，慢性疼痛已引起了更多的关注，并不是因为它在网片修补术后更常见，而是因为复发率的降低将外科医师的主要关注点开始转移到了避免疼痛上[2]。Harms等在1984年发表了关于慢性术后腹股沟疼痛（chronic postoperative inguinal pain，CPIP）的第一个小型病例系列报道[3]。1996年，Cunningham等[4]发表了一项针对315位患者的前瞻性随机试验，将Bassini，McVay和Shouldice方法修补腹股沟疝后的慢性疼痛、麻木感和复发作为主要结果参数进行比较。术后1年，有63%的患者出现了腹股沟区疼痛，12%的患者遭受了中度至重度疼痛。术后2年，上述指标仅分别略下降至54%和11%。术后长期疼痛的预测因素是：术前无明显隆起（$P < 0.001$）、术后手术区域麻木（$P < 0.05$）以及术后未参加工作4周以上（$P < 0.004$）。慢性疼痛是开放腹股沟疝缝合修补术后非常常见的晚期后遗症，这一信息改变了许多外科医师对疝修补术的态度，并在全世界引起了疝外科医师的强烈兴趣，以期预防和进一步研究这种常见又复杂的并发症。

如今，在PubMed数据库中，"腹股沟疝"和"慢性疼痛"这两个搜索词已被引用超过了1 800次。

慢性疼痛的定义

1986年，国际疼痛研究协会将慢性疼痛定义为持续超过3个月的疼痛[14]。这一定义主要运用于术后慢性腹股沟痛的研究。然而，一些作者认为网片修补后所出现的组织炎症反应可能导致愈合过程延长，使疼痛持续时间可能超过3个月[4]，并将慢性疼痛的定义改为持续超过6个月以上。

由于缺乏更详细的CPIP定义，对许多关于CPIP的研究结果很难甚至不可能进行比较，因为在疼痛强度、疼痛发作持续时间、对日常活动的影响、体力活动的影响及对生活质量的影响等方面，都没有统一的评估标准。

CPIP也可以根据其发生位置进行分类。最常见的疝术后疼痛位于腹股沟。它还可能发生于生殖器、大腿和腹部。阴囊皮肤痛应与睾丸痛相鉴别。此外，腹股沟疝修补术也可能导致与疼痛相关的性功能障碍，包括射精障碍[15, 16]。

今后对CPIP有一个更详细的定义和统一的评估是至关重要的。

根据目前一个由疼痛专科医师和疝外科专家组成的国际专家组正在制定的第一个全球腹股沟疝修补术指南，将CPIP定义为有烦扰症状和至少中度以上的疼痛，且术后持续3个月或更长时间，对日常活动造成影响[5, 6]。

目前，CPIP强度的评定主要采用视觉模拟量表（Visual Analog Scales，VAS）或言语评定量表（Verbal Rating Scales，VRS）。

慢性疼痛的流行病学

根据疝病登记系统、meta分析及指南，开放腹股沟疝修补术后有18%（0.7%～75%）的患者会出现慢性疼痛，而腹腔镜腹股沟疝修补术后有6%（1%～16%）的患者会出现CPIP[1, 6, 7]。报道的慢性疼痛率差异很大的原因主要是由于不同的研究对慢性疼痛的定义和评估不一致。尽管有些研究将VAS评分 > 0定义为慢性疼痛，但其他研究仅认为

VAS评分＞3才是慢性疼痛。一些研究仅将烦扰的或对日常活动有影响的疼痛视为慢性疼痛[8]，而其他研究则将任何疼痛都视为慢性疼痛。使用网片似乎可以减少慢性疼痛的风险[21]。根据Nienhuijs等的研究结果显示，腹股沟疝网片修补术后11%的患者有慢性疼痛，其中四分之一的患者会出现中度至重度疼痛[56]。

根据丹麦数据库进行了为期1年的问卷调查，有29%的患者最近1个月曾出现术后疼痛，11%患者的工作或休闲活动受限，4.5%的患者需要治疗[9]。对这些慢性疼痛患者进行为期6年的长期随访研究显示，CPIP发生率总体是下降的，其中慢性疼痛减轻的患者有76%，疼痛程度相同的患者有17%，疼痛程度增加的患者有7%[10]。

瑞典疝病注册系统对长期CPIP患者（术后1～6年）进行的一项研究报道了相似的结果：29%的患者在最近1周有疼痛，6%的患者疼痛已经干扰了日常活动[11]。

一项针对781例开放腹股沟疝修补术（286例Shouldice术和495 Lichtenstein术）的大型前瞻性多阶段试验并未证实瑞典疝病注册系统所发现的慢性疼痛会随着时间的推移而减轻[11]，患者6个月和5年时的慢性疼痛率均为16%[12]。

目前，德国疝病登记系统"Herniamed"已记录了106 918例腹股沟疝修补术，并进行了为期1年的问卷随访发现：5%的患者出现休息时疼痛，10%的患者出现活动时疼痛，4%的患者需要进行各种形式的临床治疗。这些数据与斯堪的纳维亚疝病登记系统的结果是一致的。

影响日常活动的具有临床意义的CPIP的发生率为2%～12%[5, 8, 13]。

0.5%～6%的病例报道了对日常活动或工作有严重影响且会逐渐减轻的CPIP[10, 11, 13]。

2%～3%的患者有术后慢性睾丸痛。

CPIP的特征和发病机制

腹股沟疝修补术后疼痛有多种重叠的原因和发病机制[1-3]，术前和其他非手术相关的因素必须加以考虑和鉴别。伤害性疼痛是由组织损伤和（慢性）炎症介导的，而不损害神经结构。它可能与复发、肌肉或韧带劳损、神经周围纤维化、有无网片瘢痕、网片相关性疼痛（与网片的皱缩、移位或折叠有关）以及缝合或固定材料有关。伤害性疼痛的特征是腹股沟部位的隐痛，通常被描述为咬痛、压痛、拉伤或抽痛。

神经性疼痛可能是由于直接的神经损伤或与网片、钉、缝合材料、瘢痕组织、神经瘤或肿瘤形成有关的神经卡压引起的。严重的炎症或感染也会导致神经损伤。神经性疼痛被描述为戳痛、灼痛、放射痛或刺痛，因走路或坐位而加重。它也常表现为感觉异常（灼热、刺痛感）、感觉减退、超敏（非疼痛刺激引起的疼痛）和痛觉亢进（对疼痛的敏度性增加）。大多数疼痛专家认为，神经损伤是CPIP最常见的原因。

没有研究能明确伤害性疼痛是否能可靠地与神经性疼痛区分开，它们在症状、表现和诊断方面非常相似。神经性疼痛和伤害性疼痛的分类，因为没有可区分的诊断方法，所以对其分类的实际意义有限。必须承认，开放疝修补术中的每一个切口都会导致腹股沟神经及其分支、亚分支的损伤，从而可能导致神经痛。内脏疼痛也可能乘机混淆视听，并增加患者的疼痛表现。

诊　断

仔细询问病史和有条理的体检、皮肤体感测图、回顾之前的手术记录及影像学检查对于描绘疼痛发生的可能机制和制订有效的治疗方案是必不可少的。首先应该排除腹股沟疝的复发。皮肤体感测图（dermatomal mapping，DM）有助于描述疼痛的皮肤分布，并有助于确定一条或多条腹股沟神经的损伤[31]（图17-1）。腹股沟超声检查快速、经济，无并发症，可识别复发、网片裂开、感染、异物、血清肿/血肿和炎症。如果未显示异常，可采用CT或MRI进行断层成像检查，有助于识别解剖异常、与之前修补相关的问题及疼痛的自然改变机制。

由于腹股沟前外侧神经的巨大变异性和分支较多且相连，通常使得诊断性腹股沟区阻滞对精确定位受影响的神经没有太大的帮助。受影响的神经节段（TH11–L3）可以可靠地用神经根周围CT引导的诊断块进行识别。对于疼痛和生活质量的定性和定量评估，应使用标准化问卷（即SF 36，Carolina舒适度量表）。

危险因素和疼痛预防

与手术相关的（术中和术后）危险因素必须与

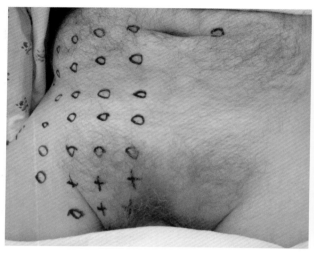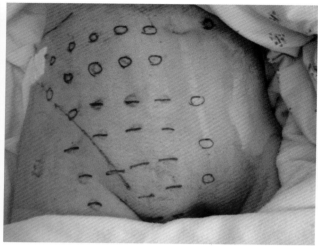

术前　　　　　　　　　　　　　　　　　　　　术后

图17-1　皮肤体感测图：术前右腹股沟疼痛，三神经切除术后无疼痛但麻木。□正常敏感度，＋疼痛区域，－麻木区域

那些与手术无关的因素区分开[6, 7]（框17-1）。疝外科医师可能是最重要的但目前尚分析不足的CPIP危险因素。对CPIP危险因素的最详细分析发表在国际腹股沟疝学会腹腔镜内镜治疗腹股沟疝指南（IEHS）[6, 7]中。网片的使用似乎降低了CPIP发生的风险[4, 6, 7, 21]。

　　根据有关腹股沟疝修补术的一些meta分析和指南，有强有力的证据表明，与开放手术相比，腹腔镜手术后发生急性疼痛、CPIP和麻木感的风险明显降低，并且恢复正常活动的速度更快[6, 7, 18-22, 57]。这一发现最可能的解释是TAPP术和TEP术减少了入路创伤和保护了神经所在的解剖层面，腹股沟神经被筋膜层覆盖着，始终保持其原有自然的状态。但在TEP术和TAPP术中应避免创伤性的网片固定。在开放疝修补术中，在皮肤作切口总是意味着神经损伤。此外，开放手术网片的植入经常会干扰髂腹股沟神经。TAPP术和TEP术后出现慢性疼痛的风险是相同的。开放后入路网片修补术与开放前入路网片修补术相比，CPIP出现的风险较少。一项随机试验的meta分析报道，Lichtenstein术与腹膜前修补术相比，前者术后出现慢性疼痛的风险更高[23]。

　　CPIP的其他高危险因素有：年轻、女性、术前腹股沟痛程度重、有腹股沟以外的慢性疼痛史、复发疝手术及术后早期疼痛强度高（框17-1）[6, 7]。

　　文献中证据较少的CPIP危险因素有：遗传易感性（DQB1*03:02 HLA单倍型）、术前情绪较低落、对强直性热刺激有高强度疼痛反应（实验诱导）、工作补偿金、缝线、固定钉、闭合夹、网片固定、

框 17-1　CPIP 的危险因素（粗体字代表强风险因素）

术前危险因素
　　女性
　　年轻
　　术前疼痛程度重
　　慢性疼痛史（CPIP除外）
　　复发疝手术
　　遗传易感性（DQB1*03:02 HLA 单倍型）
　　术前乐观度降低
　　强直性热刺激高强度疼痛反应（实验诱导）
　　工作补偿金
术中危险因素
　　开放修补技术
　　缝合/钉合/夹合固定网片不合适
　　网片类型：开放手术中采用重量型网片
　　在Lichtenstein术中行髂腹股沟神经松解术
　　忽视神经的存在
　　外科医师经验不足
术后危险因素
　　术后早期疼痛强度高
　　腹股沟区感觉功能障碍
　　术后并发症（血肿、感染）

网片类型（开放术中采用重量型网片）、Lichtenstein术中行髂腹股沟神经松解[12]、忽视神经的手术、

缺乏经验的外科医师，以及腹股沟术后并发症（血肿、感染）所伴有的腹股沟区感觉功能障碍（框17-1）[5-7, 18-22]。术前定量感觉测试（quantitative sensory testing，QST）可能有助于识别热刺激阈值降低的患者，这些患者似乎罹患CPIP的风险更高。

开放和腹腔镜腹股沟疝修补术中的神经处理

对于每位疝外科医师来说，详细了解腹股沟神经前、后方的生理解剖是至关重要的。在每次开放和腹腔镜腹股沟疝手术中，都要注意神经的解剖及其分布。忽视神经的手术无论如何都是不可接受的。在正确的TAPP和TEP修补术中，神经应保持其自然状态。完整的筋膜层保护着神经，使其避免与网片直接接触。无固定或等同于无创的网片固定降低了神经受损的风险（图17-2）。最近的一项关于腰丛腹膜后走行的尸体研究表明，在腹腔镜和开放腹膜前腹股沟疝修补术中，腹股沟神经可能受损的区域比先前预期的更大[30]。

在开放腹股沟疝修补术中，通常在手术区域会遇到神经，并经常干扰手术。

已进行了许多关于开放腹股沟疝修补术中神经处理的研究，术中选择的方法包括移动或不移动神经、预防性神经切除术或实用性神经切除术。

Alfieri等的前瞻性非随机多中心研究[24]对310例术中辨识且保护髂腹下神经（iliohypogastric nerve，IHN）、髂腹股沟神经（iliohypogastric nerve，IIN）和生殖股神经（genitofemoral nerve，GB）的开放腹股沟疝修补术与189例行神经分离的手术进行比较。6个月后，神经分离组中重度疼痛明显增多（4.7% vs. 0；$P < 0.02$）。作者得出的结论是，术中应该辨识并保护位于腹股沟的3条神经。

几项随机试验研究了预防性神经切除术与保留髂腹股沟神经的区别。3项meta分析得出的结论是，在慢性疼痛方面没有显著差异[25-27]。最新的meta分析报道了IIN神经切除术后6个月和1年的更多感觉丧失[27]。两项关于保留IHN与切除IHN的随机对照试验显示两种手术术后患者的慢性疼痛无差异，但神经切除术后更多的是麻木感。目前尚无随机对照试验研究对保护GB和切除GB进行比较。

根据相关试验、meta分析和指南，在开放腹股沟疝修补术中一般不推荐预防性神经切除术，因为它不会降低CPIP的风险，反而会增加感觉丧失的发生率，而感觉丧失本身就是慢性疼痛的一个危险因素[12, 25-27]。

近年来，创造了"实用性神经切除术"这一术语，用于切除受到疝、瘢痕组织和手术创伤而受损的神经，或因网片干扰而存在受损风险的神经[28, 29]。尽管尚未对此问题进行随机对照试验，并且"存有风险的神经"一词尚无明确定义，但实用性神经切除术目前受到大多数专业疝外科医师的青睐。目前，仅保留不太可能引起慢性疼痛的完整神经，该方法被认为是良好的手术方法。

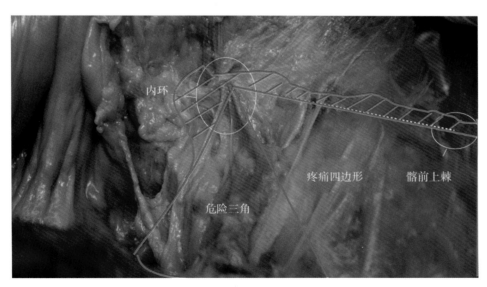

图17-2　右腹股沟后视图：根据最近的一项尸体解剖研究，在TAPP术和TEP术过程中，危险三角和存在神经损伤风险的疼痛四边形比以前所报道的范围更大[30]

对781位接受Shouldice术（LⅠ、LⅡ、MⅠ型腹股沟疝）或Lichtenstein术（LⅢ、MⅡ、MⅢ型疝；12）的原发性腹股沟疝患者进行前瞻性非随机两阶段试验，其结果有力地支持了实用性神经切除术。通过移位而得到保留的Lichtenstein修补术后5年的髂腹股沟神经是慢性疼痛的独立危险因素。12例确诊为慢性疼痛的病例中（VAS > 3），有11例在5年前行Lichtenstein术时在术中移位过髂腹股沟神经。这项研究的结论是，应避免正常解剖位置被移动过的神经与网片接触，这也正支持了这样一个观点，即切除神经要比完整保留受伤的神经或允许网片与神经接触更有益处[12]。

腹股沟疝修补术后慢性疼痛的治疗

腹股沟疝修补术后慢性疼痛的治疗仍然是一项巨大的挑战，因为病因重叠、神经解剖多样及心理社会因素的复杂性使得治疗过程复杂化。由于这些客观存在的多因素性，很少有关于标准治疗方法的高级证据，而且大多数的建议都是基于专家的经验和意见。

发现与先前手术修补有关的明显解剖或病理异常时，应予以纠正。对于感染，应采用合理的抗生素治疗，甚至可能需要移除网片才能解决问题。如果发现血肿或血清肿，一旦保守治疗失败，应进行引流。如果发现疝复发，应予以处理。通常最好在腹腔镜下处理开放手术后的复发，而腹腔镜术后的复发可以用开放前入路手术来处理，从而避开了先前的手术瘢痕和与再次手术解剖相关的风险。然而，在出现疼痛和复发的患者中，常常需要对先前修补的手术区域进行评估，这对纠正引起疼痛的因素是很有意义的。

建议进行任何补救性手术的时机应在初次手术后至少3个月，因为慢性疼痛的定义意味着要有足够的持续时间，才可以允许正常的术后炎症消退[13, 32]。如果涉及网片修补，这一手术时间通常需要延长至6个月，因为此阶段的正常愈合过程、炎症、融合和重塑正发生在网片-组织间的界面上。所以在此期间，应采取保守措施、药物和行为治疗，以及非手术干预。建议由包括疼痛管理专家在内的多学科团队参与治疗[13, 32]。

药物和非药物治疗选择

对于有明显慢性术后疼痛的患者，最初主要通过药物治疗，包括阿片类和非阿片类镇痛药。根据疼痛的严重程度和强度，阿片类药物经常被使用，但很少能有效解决引起疼痛的根本原因。由于该药有明显副作用、风险和成瘾性，长期使用最好由疼痛专家使用长效制剂来减轻这些风险。非甾体抗炎药可能是有益的，但长期服用也有相应的负面影响。对于神经性疼痛，最初也可用药物治疗。非典型抗抑郁药［三环类抗抑郁药（TCA）、选择性5-羟色胺再摄取抑制剂（SSRI）］和镇静神经的抗惊厥药（加巴喷丁和普瑞巴林）已被证明对神经性疼痛有效，并被常规用于腹股沟疝修补术后疼痛[33]。值得注意的是，关于所有药物（如非甾体抗炎药、对乙酰氨基酚、TCA、SSRI、加巴喷丁、普瑞巴林和阿片类药物）用于腹股沟疝修补术后疼痛治疗的研究却很少，其疗效是从大量的疼痛相关文献中推断而来的[34, 35]。虽然使用利多卡因贴剂的证据有限，但较低的并发症率和副作用使得研究试验变得合理[36]。同样，辣椒素贴剂可以作为一种辅助治疗方法，因其风险小、成本低并具有潜在的临床益处[37]。

很少有证据明确支持非药物方法（如心理治疗、催眠、行为疗法、生物反馈、针灸和身心治疗）用于治疗腹股沟疝术后慢性疼痛。但是，心理、认知和情绪因素对身体疼痛的相互作用是不容忽视的。在一般的关于疼痛管理的文献中，这些非药理学方法已被用于调节对慢性疼痛的知觉和反应[34]。采用合理的多模式循序渐进的方法是很重要的，在考虑再次手术之前，应先尝试使用这些非介入性方法。

介入神经阻滞的作用

关于神经阻滞在治疗神经性腹股沟疝术后慢性疼痛中的价值，尚无足够的高质量证据。然而，在临床实践中髂腹下神经、髂腹股沟神经或生殖股神经的神经阻滞的确起到了一定的诊断和治疗作用。这可以运用解剖定位、神经刺激或超声引导来进行，以提高对神经识别的准确性。尚无研究证明辅助技术（如超声、神经刺激）可提高阻滞效果[38, 39]。如果神经阻滞能暂时减轻疼痛，则有助于描述是何种神经受累，并在需要时为将来神经切除术的预后提供合理的依据。如果神经阻滞能有效地减轻疼痛，则建议重复阻滞，因为它们能中断痛周期，并且在某些情况下能起到减轻疼痛的疗效。如果取得了这种积极效果，但不持久，则建议采用神经消融术（如射频消融、化学/冷冻消融）或神经切除术。冷冻消融术已在有限的病例中得到证实是有效的[40]。脉冲射频消融术已被证明是治疗腹股沟疝术后慢性疼痛的有效方法[41]。与神经切除术一样，这些技术的疗效取决于选择合适的患者，以及识别可能对这些技术有反应的受损神经，并能作用到受损神经的近端。

无效的神经阻滞在有效提示神经受累方面存在争议，并且是否成功取决于操作者对解剖的掌握。CT技术的引导已被用于辨识先前修补术后腰大肌处的生殖股神经近端[39]。此外，椎旁和硬膜外阻滞可能是有用的，因为它们接近神经根起始处，那里的神经解剖更一致，更可预测。在后入路修补（腹腔镜和腹膜前疝修补术）术后疼痛经腹股沟神经阻滞无效时，这两种方法（椎旁和硬膜外阻滞）特别有用，因其阻滞处可能就在腹股沟管近端的神经受损平面附近。

神经刺激、脊髓刺激和神经调节

神经刺激、脊髓刺激和神经调节已被用于治疗腹股沟疝术后神经性慢性疼痛。这些方法是在周围神经、脊髓或背根神经节平面上探讨腹股沟区近端的受损神经。与大多数和此主题相关的文献一样，只有微弱的证据支持它们的运用，仅限于案例系列、回顾性综述和病例报道。植入式周围神经刺激器已在小样本的系列病例研究中显示可减轻疼痛[42]。脊髓刺激也被用于治疗难治性神经性腹股沟痛[43]。早期的研究结果提示，背根神经节（dorsal root ganglia，DRG）的神经调节可能比非选择性神经刺激在治疗腹股沟慢性神经性疼痛方面更具有针对性和有效性。虽然初步研究的证据水平都很低（回顾性、病例系列、缺乏对照组、随访时间短），但研究报道的结果显示是有希望的，可以持续缓解疼痛、改善生活质量和（或）减少止痛药的使用[44]。这些模式的缺点在于这些技术非常昂贵，以及对更深层次的病理学上的改变缺少关注。通常，这些选择应留给那些在腹股沟区域找不到解决方案的难治性病例，或用于腹股沟区域疼痛综合征，而不是用于那些继发于先前疝修补术所引起的疼痛病例。对于那些再次补救手术无反应的难治性腹股沟疼痛病例，近端神经刺激或神经调节提供了一个有希望的选择[34,35]。

腹股沟疝修补术后腹股沟痛的手术治疗

对保守治疗无效和超过疝修补术后正常愈合期的患者，可考虑手术治疗。然而，保守治疗失败本身并不是手术的正当理由。治疗的成功与否取决于仔细的患者选择，以确定特定的神经解剖、结构和与网片相关的问题，这些都是可以纠正的。一般来说，可以通过手术干预来纠正的情况有以下几种：与网片有关的问题（折叠、皱缩、网片瘤）、异物反应（缝合、钉合、固定）、腹股沟神经损伤和复发。深入了解腹股沟和腹膜后神经解剖学、初次修补手术的技术细节、当前的横断面成像、评估先前干预和对非手术治疗的反应，对于确定疼痛的可能机制、手术选择及最佳手术入路至关重要[13,32]。

神经切除术治疗神经性腹股沟痛

关于采用神经切除治疗腹股沟疝修补术后慢性疼痛，目前还缺乏相应的高水平证据。然而，在过去30年中，有大量关于腹股沟选择性神经和三神经切除术的作用和疗效的经验数据相继报道[17,45-52]。根据回顾性和前瞻性研究的文献显示，三神经切除术的结果是有85%～100%的疼痛改善。选择性单根或双根神经切除术的研究通常显示成功率略低。目前还没有比较选择性和三神经切除术的研究，因为考虑到患者和病因的异质性，不太可能进行系统的研究。有关三神经切除术的数据大多来自一个单一的研究所，报道了30年来所进行的600多例开放神经切除术和80例内镜神经切除术的连续累积数据[17,48,49]。而且，其他学者也取得了类似的结果[50]。在选择性和三神经切除术的研究中，用疼痛评分、随访、问卷调查和神经系统检查进行系统评估是不一致的，而且常常是缺失的。在选择选择性神经切除术或三神经切除术时，必须在准确识别、到达受损腹股沟神经层面的困难度与切除神经带来的麻木感、更广泛的神经切除术带来的侧支神经损伤之间取得平衡。

2011年国际共识会议制定了治疗慢性腹股沟疝修补术后疼痛的指南，推荐了最切实可行的临床方案[13]。2016年，由五大国际疝学会合作，根据现有文献、专家建议和共识进行投票，制定了治疗慢性腹股沟疝修补术后疼痛的循证指南[53]。由于源数据一直保持相对稳定，两个指南都建议在补救性手术治疗前要有一段期望期，而支持选择性和三神经切除术方面的证据不足。一致推荐了诊断和治疗这种情况的专业知识。引用相似原理的 Delphi 法开发了一种用于治疗疝病术后慢性疼痛的方法[32]。对于保守治疗失败的难治性病例，该小组主张由经验丰富的疝外科医师行三神经切除术和（或）将网片移除。

选择性神经切除术

选择性髂腹股沟神经（IIN）、髂腹下神经（IHN）、生殖股神经（genitofemoral nerve，GFN）或股外侧皮神经（lateral femoral cutaneous nerve，LFC）切除术是治疗难治性神经性腹股沟痛的有效方法。成功的腹股沟、腹膜前或腹膜后神经切除取决于根据解剖、发病机制、之前手术、症状、体感测绘图、辅助影像和神经阻滞来准确识别可能受损的神经。框 17-2 列出了常见的疝修补术及发生神经性腹股沟痛时必须考虑的神经损伤。根据症状和术中发现，术中神经切除可结合移除网片、固定材料和（或）修正先前的疝修补术[45-47]。单独移除网片和固定材料可能会消除一些常见的疼痛原因，但不能解决受损的神经问题。此外，在瘢痕累累的手术区再次手术时可能会损伤神经。一项关键的手术原则是，应该在神经受损处的近端切除神经。选择性神经切除术可以被认为是一种开放腹股沟前入路手术，通常应用在前次开放修补术后。选择性神经切除术也可在以下情况通过腹腔镜或腹膜后入路来完成：前次手术为腹腔镜腹膜前修补术、再次开放手术失败、不存在需处理的复发或网片瘤。有关选择性神经切除术的病例系列研究显示，切除了神经的患者 CPIP 有所改善[45-47]。仔细的患者选择和诊断技巧可以提高治疗的成功率，同时将因广泛的神经切除带来的副作用和伴随损害（麻木、去除传入神经后超敏、疼痛、复发、破坏了之前的疝修补结构、腹壁松弛）降至最低。

框 17-2　潜在损伤的部位：相关手术和有损伤风险的神经

腹横筋膜前
初始手术：
　　组织修复（Shouldice，Bassini，McVay，Desarda）

　　Lichtenstein，Trabucco（网片修补！），

双层网片（PHS/UHS）
　　网塞-平片
　　开放经腹股沟腹膜前修补术（Kugel，ONSTEP，TIPP）
　　运用锐利固定的腹腔镜下修补术（TEP/TAPP）
有损伤风险的神经：
　　髂腹股沟神经
　　髂腹下神经可见段及肌内段
　　生殖股神经生殖支腹股沟段
腹横筋膜后（腹膜前间隙）
初始手术：
　　开放腹膜前修补术（plug，plug/patch，PHS/UHS，Stoppa，Kugel，TIPP，TREPP，ONSTEP，GPRVS）
　　腹腔镜腹膜前修补术（TEP/TAPP）
有损伤风险的神经：
　　生殖股神经生殖支腹膜前段
　　生殖股神经股支腹膜前段
　　生殖股神经主干
　　股外侧皮神经

三神经切除术

总体而言，神经解剖、手术技术和多变量因素使得三神经切除术成为治疗神经性腹股沟痛更加明确可靠的方法。在已报道的文献中，三神经切除术在减轻或解决神经性腹股沟痛方面，比选择性神经切除术具有更高的有效率[48-50]。但是，关于选择性与三神经切除术的总体证据水平还比较低，主要还是一些回顾性或前瞻性的队列研究。支持三神经切除术作为标准方法的主要论据如下：① 腹膜后和腹股沟管中的腹股沟神经存在明显的变异和由交叉神经支配，使得选择性神经切除术的可靠性降低。② 仅靠皮肤感觉测试不够精确，无法明确地排除感觉分布重叠的相邻神经是否受损。③ 神经损伤仅仅基于可视化预测是不精确的，超微结构的损伤同样可出现在三神经切除后被认为是正常的神经中。④ 瘢痕区的多次再手术使神经识别更加困难。这些都将增加复发、血管损伤、睾丸损害和内脏损伤的风险，降低了成功的可能性，应该尽可能避免。三神经切除术在诊断、治疗和技术上的优势是以增加由此所带来的伴随损伤为代价的。

方法：开放三神经切除术

传统的开放三神经切除术需要重新探查先前的腹股沟手术区域。这种方法适用于存在复发或网状瘤时的神经性CPIP患者，或者曾接受腹膜前未放置网片的前入路修补术后的神经性CPIP患者[34, 48-50]。由于在瘢痕累累的区域再次手术的困难度较大，要正确识别所有的三条神经是一种挑战，而且还增加了睾丸、精索结构、血管结构受损和破坏了前次修补手术等并发症的风险，所以这一手术变得更加复杂。手术取腹股沟区切口，并向头侧延长，从先前修补区域或所植入的网片近端的无瘢痕区域进入腹股沟管。常规在髂前上棘和外环间的近内环侧发现髂腹股沟神经。髂腹下神经的远端可在处于腹外斜肌和腹内斜肌间的解剖层里的腹股沟管出口处被辨识出。然后，沿着原手术区域，在腹内斜肌表面向头侧可追溯到它的近端，在此近端处腹内斜肌腱膜上有一裂口容腱膜下髂腹下神经肌内段通过，而此部分肌内段很可能在缝合固定时受损[48]。循着精索内的精索外静脉走行，可辨识出与其毗邻的生殖股神经生殖支，并可向外侧一直追溯至内环处。在先前手术区域和存在潜在损伤的近端切断神经。我们的做法是结扎切断的神经末梢，以防止其再生长和形成神经瘤。然后将其埋入腹内斜肌，以使神经主干远离以后形成的瘢痕区。万一存在腹膜前修补术后疼痛，那么只有在网片和手术区域的"上游"区才能接近并找到生殖股神经的主干。具体可通过将腹股沟管底部向头侧与内环分开，或者通过解剖分开那可辨识髂腹下神经肌内段处的腹内斜肌上的裂口，从而在腹膜后的腰大肌表面辨识并切断生殖股神经主干（扩大三神经切除术）[49, 50]。将所有被切除的神经都送病理组织学检查。如果存在网塞或网片瘤或复发，此时可通过网片移除术及之后的腹股沟疝修补术来解决疼痛这一问题。如果同时存在睾丸痛，切除包绕输精管的输精管旁自主神经纤维可能有助于减轻神经性睾丸痛[49]。

方法：内镜腹膜后三神经切除术

内镜进入腹膜后可采用经腹或经腹膜后入路，这样就可沿着周围神经病变的所有潜在位置，逆向追溯到腹股沟神经的近端。腹膜后神经的解剖结构要比腹股沟管内的变异小[51, 52]。可以在L1神经根远端的腰方肌上识别出髂腹股沟神经和髂腹下神经

的主干[30]。可发现生殖股神经的主干是从腰大肌上发出的[30]，可能是单一主干，也可能呈现为分开的生殖支和股支。如果发生股外侧皮神经损伤，可以在L3神经根出口处辨认它的主干，并可见其经过疼痛三角内腰大肌外侧的髂肌。这项手术技术适用于腹腔镜或开放腹膜前网片修补术后的神经性腹股沟痛，以及多次前入路手术失败的患者[34, 52]。

在腹膜后腰丛处识别神经更可靠，可克服开放三神经切除术存在的许多局限性。远离先前手术的瘢痕组织来接近并寻找神经是安全的，并可减少潜在的并发症（精索、睾丸或血管损伤及毁坏先前修补组织的风险）。此外，手术本身在技术上很简单，而对神经的识别能力取决于对解剖的熟知程度。

近端神经切除术的缺点源自舍弃了神经近端并由此带来了去传入神经性超敏反应、腹股沟区及髂腰区大范围麻木，以及继发于髂腹股沟神经和髂腹下神经对腹横肌运动功能支配的丧失而导致的外下侧腹壁松弛、膨隆[52]。该手术也有局限性，因为这种经腹膜后入路不易解决其他所伴随的伤害性问题，如网片瘤或复发。然而，在有睾丸痛的情况下，可运用这项技术并结合移除腹膜前网片、钉夹或固定物，以及行腹股沟疝修补术或沿着位于腹膜前的精索切除睾丸的自主神经纤维等方法来处理。

网片移除

如果是网片引起的伤害性疼痛，切除网片或进行网片移除术可能是有益的。网片瘤可能与网片的皱褶、折叠、收缩和移位有关。与网片相关的疼痛机制包括：压迫相邻结构（神经、精索）、纤维化和炎症引起的压迫（神经、精索、血管）、三维网片材料挤压或移位到相邻结构（皮下组织、肠、膀胱、股管、血管）、神经被网片固定材料（缝线、钉夹）伤及以及残留的网片固定材料（缝合线、钉）。这些变化可能导致伤害性的网片相关性疼痛，常常因体位改变和运动而加剧。腹股沟痛通常会有伤害性和神经性原因的重叠，不进行神经切除的网片移除术，很难使患者疼痛缓解。有几个关于网片移除的系列病例报道，但总体证据是有限的，不能断定仅移除网片是否对于CPIP患者是可行的[34, 35, 54, 55]。

在大多数情况下，会同时切除术前识别出的受影响神经或在移除网片过程中可能受到医源性伤害的"高风险"神经。网片移除术仍然是治疗腹股沟

痛最具挑战性的方法之一。不经意的血管损伤、睾丸萎缩、睾丸切除、内脏损伤或腹股沟管断裂都是可能发生的，并可能导致症状加重及出现并发症。可以运用开放、腹腔镜、机器人和技术的结合等来移除网片以及那些与相邻血管、脏器、精索结构和腹股沟管中的肌肉骨骼成分固定的材料。不能低估术者的技术专长和患者选择的重要性，以期优化治疗效果[13, 32, 34, 53]。

总　结

避免慢性疼痛是腹股沟疝修补术的首要关注点，甚至可能被认为是最重要的临床结果。这个问题的出现早于现代网片技术，但是随着复发率的降低，疼痛已经成为更普遍和更重要的并发症。了解腹股沟痛的发病机制有助于预防、诊断和治疗此类疾病。对于严重的术后慢性腹股沟痛，如果采取保守和介入措施无效，可能需要手术治疗。对腹股沟神经解剖学和初始损伤机制的深入了解，有助于指导手术成功。根据个体症状、皮肤感觉图、体检结果、影像学检查和先前手术的技术，为每个患者量身定制出个体化治疗方案，对于正确解决这一复杂问题至关重要。为了预防腹股沟疝修补术后发生腹股沟疼痛，术中精细操作、正确识别和处理神经、优化植入材料和明智的固定都是值得推荐的好方法。

参考文献

[1] Aasvang E, Kehlet H. Chronic postoperative pain: the case of inguinal herniorrhaphy. Br J Anaesth. 2005; 95(1):69–76.

[2] Amid PK. Causes, prevention, and surgical treatment of postherniorrhaphy neuropathic inguinodynia: triple neurectomy with proximal end implantation. Hernia. 2004;8(4):343–9.

[3] Harms BA, DeHaas DR Jr, Starling JR. Diagnosis and management of genitofemoral neuralgia. Arch Surg. 1984;119(3):339–41.

[4] Cunningham J, Temple WJ, Mitchell P, Nixon JA, Preshaw RM, Hagen NA. Cooperative hernia study. Pain in the postrepair patient. Ann Surg. 1996;224(5):598–602.

[5] Kehlet H, Roumen RM, Reinpold W, Miserez M. Invited commentary: persistent pain after inguinal hernia repair: what do we know and what do we need to know? Hernia. 2013;17(3):293–7. https://doi.org/10.1007/s10029-013-1109-4. Epub 2013 May 21.

[6] Bittner R, Montgomery MA, Reinpold W, Arregui E, Bansal V, Bingener J, Bisgaard T, Buhck H, Dudai M, Ferzli GS, Fitzgibbons RJ, Fortelny RH, Grimes KL, Klinge U, Köckerling F, Kumar S, Kukleta J, Lomanto D, Misra MC, Morales-Conde S, Rosenberg J, Singh K, Timoney M, Weyhe D, Chowbey P. International Endohernia society. Update of guidelines on laparoscopic (TAPP) and endoscopic (TEP) treatment of inguinal hernia (international Endohernia society). Surg Endosc. 2015;29(2):289–321. Epub 2014 Nov 15.

[7] Bittner R, Arregui ME, Reinpold W, Bisgaard T, Buhck H, Dudai M, Ferzli GS, Fitzgibbons RJ, Fortelny RH, Grimes KL, Klinge U, Köckerling F, Kumar S, Kukleta J, Lomanto D, Misra MC, Morales-Conde S, Rosenberg J, Singh K, Timoney M, Weyhe D. Chowbey pet al. Guidelines for laparoscopic (TAPP) and endoscopic (TEP) treatment of inguinal hernia [international Endohernia society (IEHS)]. Surg Endosc. 2011;25(9):2773–843. https://doi.org/10.1007/s00464-011-1799-6.

[8] Nienhuijs S, Staal E, Keemers-Gels M, Rosman C, Strobbe L. Pain after open preperitoneal repair versus Lichtenstein repair: a randomized trial. World J Surg 2007;31(9):1751–7; discussion 1758–9. https://doi.org/10.1007/s00268-007-9090-7.

[9] Bay-Nielsen M, Perkins FM, Kehlet H. Pain and functional impairment 1 year after inguinal herniorrhaphy: a nationwide questionnaire study. Ann Surg. 2001;233(1):1–7.

[10] Aasvang EK, Bay-Nielsen M, Kehlet H. Pain and functional impairment 6 years after inguinal herniorrhaphy. Hernia. 2006;10(4):316–21.

[11] Kalliomäki ML, Meyerson J, Gunnarsson U, Gordh T, Sandblom G. Long-term pain after inguinal hernia repair in a population-based cohort; risk factors and interference with daily activities. Eur J Pain. 2008;12(2):214–25.

[12] Reinpold WM, Nehls J, Eggert A. Nerve management and chronic pain after open inguinal hernia repair: a prospective two phase study. Ann Surg. 2011;254(1):163–8.

[13] Alfieri S, Amid PK, Campanelli G, Izard G, Kehlet H, Wijsmuller AR, Di Miceli D, Doglietto GB. International guidelines for prevention and management of postoperative chronic pain following inguinal hernia surgery. Hernia. 2011;15:239–49.

[14] Association for the study of pain. Classification of chronic pain. Description of pain terms. Prepared by the international association for the study of pain, subcommittee on taxonomy. Pain Suppl. 1986;(3):1–226.

[15] Aasvang E, Mohl B, Kehlet H. Ejaculatory pain: a specific postherniotomy pain syndrome? Anesthesiology. 2007;107(2):298–304.

[16] Bischoff J, Linderoth G, Aasvang E, Werner M, Kehlet H. Dysejaculation after laparoscopic inguinal herniorrhaphy: a nationwide questionnaire study. Surg Endosc. 2012;26(4):979–83.

[17] Amid PK, Hiatt J. New understanding of the causes and surgical treatment of postherniorrhaphy inguinodynia

and orchalgia. J Am Coll Surg. 2007;205:381–5.

[18] McCormack K, Scott NW, Go PM, Ross S, Grant AM. Laparoscopic techniques versus open techniques for inguinal hernia repair. Cochrane Database Syst Rev. 2003;(1):CD001785. https://doi.org/10.1002/14651858. CD001785.

[19] Schmedt CG, Sauerland S, Bittner R. Comparison of endoscopic procedures vs Lichtenstein and other open mesh techniques for inguinal hernia repair: a meta-analysis of randomized controlled trials. Surg Endosc. 2005;19(2):188–99. https://doi.org/10.1007/s00464-004-9126-0.

[20] McCormack K, Scott NW, Go PM, Ross S, Grant AM, Collaboration EUHT. Laparoscopic techniques versus open techniques for inguinal hernia repair. Cochrane Database Syst Rev. 2003;(1):CD001785.

[21] Bittner R, Sauerland S, Schmedt C-G. Comparison of endoscopic techniques vs Shouldice and other open nonmesh techniques for inguinal hernia repair: a meta-analysis of randomized controlled trials. Surg Endosc. 2005;19(5):605–15. https://doi.org/10.1007/s00464-004-9049-9.

[22] Grant A. Laparoscopic compared with open methods of groin hernia repair: systematic review of randomized controlled trials. Br J Surg. 2000;87:860–7. https://doi.org/10.1046/j.1365-2168.2000.01540.x.

[23] Li J, Ji Z, Cheng T. Comparison of open preperitoneal and Lichtenstein repair for inguinal hernia repair: a meta-analysis of randomized controlled trials. Am J Surg. 2012;204:769–78. https://doi.org/10.1016/j.amjsurg.2012.02.010.

[24] Alfieri S, Rotondi F, Di Giorgio A, et al. Influence of preservation versus division of ilioinguinal, iliohypogastric, and genital nerves during open mesh herniorrhaphy: prospective multicentric study of chronic pain. Ann Surg. 2006;243(4):553–8.

[25] Wijsmuller AR, Van Veen RN, Bosch JL, et al. Nerve management during open hernia repair. Br J Surg. 2007;94(1):17–22. https://doi.org/10.1002/bjs.5651.

[26] Hsu W, Chen C-S, Lee H-C, et al. Preservation versus division of ilioinguinal nerve on open mesh repair of inguinal hernia: a meta-analysis of randomized controlled trials. World J Surg. 2012;36(10):2311–9. https://doi.org/10.1007/s00268-012-1657-2.

[27] Johner A, Faulds J, Wiseman SM. Planned ilioinguinal nerve excision for prevention of chronic pain after inguinal hernia repair: a meta-analysis. Surgery. 2011;150(3):534–41. https://doi.org/10.1016/j.surg.2011.02.024.

[28] Smeds S, Löfström L, Eriksson O. Influence of nerve identification and the resection of nerves "at risk" on postoperative pain in open inguinal hernia repair. Hernia. 2010;14(3):265–70. https://doi.org/10.1007/s10029-010-0632-9.

[29] Bartlett DC, Porter C, Kingsnorth A. A pragmatic approach to cutaneous nerve division during open inguinal hernia repair. Hernia. 2007;11(3):243–6. https://doi.org/10.1007/s10029-007-0209-4.

[30] Reinpold W, Schroeder AD, Schroeder M, Berger C, Rohr M, Wehrenberg U. Retroperitoneal anatomy of the iliohypogastric, ilioinguinal, genitofemoral, and lateral femoral cutaneous nerve: consequences for prevention and treatment of chronic inguinodynia. Hernia. 2015;19(4):539–48. https://doi.org/10.1007/s10029-015-1396-z. Epub 2015 Jun 17.

[31] Alvarez R. Dermatome mapping: preoperative and postoperative assessment. SAGES manual of groin pain. New York: Cham Springer; 2016. 1st p. 277–92.

[32] Lange JF, Kaufmann R, Wijsmuller AR, Pierie JP, Ploeg RJ, Chen DC, Amid PK. An international consensus algorithm for management of chronic postoperative inguinal pain. Hernia. 2014;19:33–43.

[33] Sen H, Sizlan A, Yanarateş O, Senol MG, Inangil G, Sücüllü I, Ozkan S, Dağli G. The effects of gabapentin on acute and chronic pain after inguinal herniorrhaphy. Eur J Anaesthesiol. 2009;26(9):772–6.

[34] Bjurstrom MF, Nicol AL, Amid PK, Chen DC. Pain control following inguinal herniorrhaphy: current perspectives. J Pain Res. 2014;7:277–90.

[35] Werner MU. Management of persistent postsurgical inguinal pain. Langenbeck's Arch Surg. 2014;399:559–69.

[36] Bischoff, et al. Lidocaine patch (5%) in treatment of persistent inguinal postherniorrhaphy pain: a randomized, double-blind, placebo-controlled, crossover trial. Anaesthesiology. 2013;119:1444–52.

[37] Derry S, Sven-Rice A, Cole P, Tan T, Moore RA. Topical capsaicin (high concentration) for chronic neuropathic pain in adults. Cochrane Database Syst Rev. 2013;(2):CD007393.

[38] Bischoff J, Koscielnaiak-Nielsen Z, Kehlet H, Werner M. Ultrasound-guided Ilioinguinal / Iliohypogastric nerve blocks for persistent inguinal Postherniorrhaphy pain: a randomized, double-blind, placebo-controlled, crossover trial. Pain Med. 2012;6:1323–9.

[39] Parris D, Fischbein N, Mackey S, Carroll I. A novel CT-guided transpsoas approach to diagnostic genitofemoral nerve block and ablation. Pain Med. 2010;11:785–9.

[40] Fanelli RD, DiSiena MR, Lui FY, Gersink KS. Cryoanalgesic ablation for the treatment of chronic postherniorraphy neuropathic pain. Surg Endosc. 2003;17:196–200.

[41] Werner MU, Bischoff JM, Rathmell JP, Kehlet H. Pulsed radiofrequency in the treatment of persistent pain after inguinal herniotomy: a systematic review. Reg Anesth Pain Med. 2012;37(3):340–3.

[42] Rauchwerger JJ, Giordano J, Rozen D, Kent JL, Greenspan J, Closson CW. On the therapeutic viability of peripheral nerve stimulation for ilioinguinal neuralgia: putative mechanisms and possible utility. Pain Pract. 2008;8:138–43.

[43] Yakovlev AE, Al Tamimi M, Barolat G, et al. Spinal cord stimulation as alternative treatment for chronic postherniorraphy pain. Neuromodulation. 2010;13:288–90; discussion 291.

[44] Schu S, Gulve A, ElDabe S, Baranidharan G, Wolf K, Demmel W, Rasche D, Sharma M, Klase D, Jahnichen G, Wahlstedt A, Nijhuis H, Liem L. Spinal cord stimulation (SCS) of the dorsal root ganglion (DRG) for groin pain – a retrospective review. Pain Pract. 2014;15:293–9.

[45] Madura JA, Madura JA 2nd, Copper CM, Worth RM. Inguinal neurectomy for inguinal nerve entrapment: an experience with 100 patients. Am J Surg. 2005;189(3):283–7.

[46] Zacest AC, Magill ST, Anderson VC, Burchiel KJ. Long-term outcome following ilioinguinal neurectomy for chronic pain. J Neurosurg. 2010;112(4):784–9.

[47] Loos MJ, Scheltinga MR, Roumen RM. Tailored neurectomy for treatment of postherniorraphy inguinal neuralgia. Surgery. 2010;147(2):275–81.

[48] Amid PK. A 1-stage surgical treatment for postherniorrhaphy neuropathic pain: triple neurectomy and proximal end implantation without mobilization of the cord. Arch Surg. 2002;137(1):100–4.

[49] Amid PK, Chen DC. Surgical treatment of chronic groin and testicular pain after laparoscopic and open preperitoneal inguinal hernia repair. J Am Coll Surg. 2011;213(4):531–6.

[50] Campanelli G, Bertocchi V, Cavalli M, Bombini G, Biondi A, Tentorio T, Sfeclan C, Canziani M. Surgical treatment of chronic pain after inguinal hernia repair. Hernia. 2013;17:347–53.

[51] Giger U, Wente MN, Büchler MW, Krähenbühl S, Lerut J, Krähenbühl L. Endoscopic retroperitoneal neurectomy for chronic pain after groin surgery. Br J Surg. 2009;96(9):1076–108.

[52] Chen DC, Hiatt JR, Amid PK. Operative management of refractory neuropathic inguinodynia by a laparoscopic retroperitoneal approach. JAMA Surg. 2013;148:962–7.

[53] HerniaSurge: International guidelines for the treatment of groin hernia. http://herniasurge.com/.

[54] Heise CP, Starling JR. Mesh inguinodynia: a new clinical syndrome after inguinal herniorrhaphy? J Am Coll Surg. 1998;187:514–8.

[55] Bischoff JM, Enghuus C, Werner MU, Kehlet H. Long-term follow-up after mesh removal and selective neurectomy for persistent inguinal postherniorrhaphy pain. Hernia. 2013;17:339–45.

[56] Nienhuijs S, Staal E, Bleichrodt R. Chronic pain after mesh repair of inguinal hernia: a systematic review. Am J Surg. 2007;194:394–400.

[57] Aasvang EK, Gmaehle E, Hansen JB, Gmaehle B, Forman JL, Schwarz J, Bittner R, Kehlet H. Predictive risk factors for persistent postherniotomy pain. Anesthesiology. 2010;112(4):957–69. https://doi.org/10.1097/ALN.0b013e3181d31ff8.

18 成本
COST

G. H. Van Ramshorst and Reinhard Bittner

蔡 昭 译，黄 磊 校

引 言

外科治疗的成本是一个棘手的问题。需要考虑成本组成的各种因素，其中区分医疗机构成本、医疗保险公司的赔偿成本和社会成本尤其重要。在腹股沟疝手术中，与恢复工作或日常活动、治疗复发疝和（慢性）疼痛有关的成本是讨论的关键。然而，在诸多文献中很少能找到涉及成本所有相关因素的完整报道。本专题将讨论腹腔镜腹股沟疝修补术的成本管理方法及现有的文献证据。

日常工作的注意事项

当患者在某些特定条件下（如腹部手术后复发）需要使用一些特殊的治疗技术时，就成本而言，外科医师的经验是技术选择的最重要因素。

从社会经济的角度来看，应大力提倡选择"日间手术"施行绝大多数的内镜腹股沟疝修补术。这对于大多数的患者，甚至老年患者，都是可行的。如果患者不存在合并症或合并症很轻，则可将他们纳入医疗机构的一站式服务中。一站式服务可以包括在医师对诊断进行复核、麻醉师对手术完成评估后手术，然后于同一天出院。医疗机构间各个不同部门的合作和相关的基础设施，极好地支持了这种以患者为中心的方法。然而，应当考虑到，在老年人独居比例很高的西方国家，组织和具体操作一个完善的家庭看护的成本可能比住院都要来得昂贵。

腹腔镜腹股沟疝修补手术时不提倡预防性使用抗生素，这不仅仅是因为内镜腹股沟疝修补术发生手术部位感染的概率很低，更在于能预防过敏反应的发生和降低成本。

为了防止手术部位感染，建议避免刮除患者的毛发。若确实需要，应在术前尽可能快地剃除。避免刮除毛发也将节省清洁工作的时间和便于手术室的安排。

最大限度的成本降低来自腹腔镜手术中限制使用一次性器械。球囊穿刺器可以被重复使用的器械替代，然后，只需在浅筋膜上用可吸收缝线做荷包缝扎，就可以防止漏气。在进行 TEP 手术时，当外科医师积累的经验和掌握的解剖知识足以在直视下（放大镜下）进行钝性分离时，球囊分离器可被省略。起初，由于视野受限和容易发生意外（腹膜）损伤，在没有球囊分离器的情况下进行钝性解剖是极具挑战性的。然而，尤其在出现双侧疝的情况下，术中采用球囊分离器的费用可弥补双侧解剖（钝性）所产生的额外手术（手术室占用）时间的费用。不过，应当考虑使用廉价的国产球囊分离器。

和使用一次性器械一样，网片的选择也取决于经验。在学习曲线的初始阶段，预成形（三维）网片可使网片安置简单化并可节约手术时间和成本。外科医师对网片的操作及放置能力随着经验的增长而提高，然后就可以转换使用成本较低的非预成形补片。随着经验的积累和病例数的与日俱增，与供应商的沟通也将变得富有成效，使得一次性器械和材料的成本更为降低。

我们知道，在绝大多数情况下，使用昂贵的固定装置是毫无必要的，除非患者的疝开口很大（大于 3～4 cm）。然而，在早期的腹腔镜腹股沟疝修补术中，常使用大量的夹子和钉子来固定补片。

5 mm 穿刺套管装置可被用于多次使用的器械，建议使用三套管技术。标准的 30° 腹腔镜镜头（直径 5 mm）也可重复使用。这些器械与其他设备也可被用于该医疗机构中进行的其他腹腔镜手术，由此，医疗机构中单个手术的成本就能进一步降低。

鉴于手术时间和并发症的发生率随着外科经验的增长而减少，因此建议由经验丰富的外科医师施行腹腔镜腹股沟疝修补术。严格规范的操作技术、专门的手术团队和训练有素的人员不仅有助于缩短手术时间，更能每天安排和施行更多的手术。

腹股沟疝修补术的成本：研究、观点和建议的审慎性评估

搜索词："成本"和"腹股沟疝修补""成本"和"腹腔镜腹股沟疝修补""成本效用"和"腹腔镜腹股沟疝修补""成本效益"和"腹腔镜腹股沟疝修补""生活质量"和"腹腔镜腹股沟疝修补""性价比"和"疝手术""质量调整生命年（QALY）"和"疝手术"。

科克伦图书馆（Cochrane Library）：所有meta分析目录、系统评价，以及腹股沟疝手术领域的随机对照试验。

搜索引擎：文献检索系统（Pubmed）、医学文献数据库（Medline）和科克伦图书馆（Cochrane Library）。

搜索年限：1994—2014。

在发现的数百篇论文中，总共有95篇似乎是有用的。根据牛津分类法，其中1A级18篇、1B级44篇、2B/C级9篇、3级21篇和5级3篇。然而，依据一类标准要求，只有26篇论文被认为是高质量的（+++），绝大多数论文（51篇）属于中等质量的（++），另外18篇论文属于可令人接受的（+）。使得这些论文级别降低最显而易见的原因是研究团队规模过小、缺乏经验所致的手术时间过长、缺乏对医院成本构成的详细分析（如并发症的治疗成本并未包括在内）、缺乏对病假期间生产力下降而造成的社会成本研究，以及没有包括复发的治疗成本。

影响腹股沟疝修补术成本的因素

腹股沟疝修补术的成本计算相当复杂且难以操作[1]。总体成本包括预处理、治疗和后续的医疗护理成本，而社会成本和雇主成本很少在众多的研究中被完整提及。此外，应考虑到成本并非等同于收费[2]。收费通常采用不同的计算方式，与成本并无必然联系。不同医院、不同国家间的收费差异很大。保险公司或患者的支出费用在不同医院、国家间有很大差异，通常情况下，这往往取决于合同的谈判结果[3]。

以上所提到的都与治疗过程中成本的不确定性有关，互为矛盾的数据清楚地表明：疝手术的成本计算依赖于无数与成本相关的变量。成本因素可能与以下方面有关：① 患者因素（年龄、性别、体重指数、凝血障碍、下腹部前列腺切除史或阑尾切除史、麻醉分级）。② 疝的临床表现［位置、疝囊大小、缺损的直径、粘连（复发）、双侧］。③ 麻醉类型。④ 每年的疝病例数。⑤ 治疗类型：开放式手术或腹腔镜手术。⑥ 外科医师的技能、手术时间和材料选择（一次性物品使用情况、网片类型）。⑦ 网片的固定形式或不固定。⑧ 并发症的发生率。⑨ 手术环境（日间手术、医院/医疗机构规模、国家、地区）。⑩ 术后回访、家庭护理人数。⑪ 病假时间。⑫ 复发率、慢性疼痛频率、生活质量。⑬ 人员工资。⑭ 设备折旧费。⑮ 适当分摊相关后勤部门的日常开支费用：行政、总务、清洁、消毒和设备维护。从这些公布的数据显示：依据这些难以计数的因素，成本从126美元到4 116美元不等，甚至更多[4, 5]。此外，即使在同一家医疗机构，由不同供应商所导致的成本差异也很大[5]。

这些因素中受到外科医师影响的可能仅为一小部分：手术时间、手术质量、器械和材料的选择[6-10]。每个外科医师的经验和技能在减少手术时间、并发症、复发和慢性疼痛等后遗症方面，是降低成本的重要因素[6, 7, 9, 11]。

此外，比较生活质量和质量调整生命年（QALY），可以观察到这些参数的变化很大。例如，据报道领取工作补贴的患者重返工作岗位的时间比没有领取的患者长[3, 12]。与患者相关的因素，如年龄、合并症、工种、就业经验、地方文化以及对医师的期望等都会影响康复时间，但很难评估[13, 14]。另外，患者的社会成本也应被考虑在内，包括疼痛的药物治疗、家庭护理和交通费用。很少被考虑的成本是患者收入的损失、伤残保险费用以及患者无法照顾他人造成的成本。与雇主相关的成本因素包括保险费用、生产率下降和对患者换岗[3]。

另一个难以得出对比研究结果的因素是：随着时间的推移，同一货币的兑换可能因汇率而存在差异，因此在某些研究中成本差异的百分比仅为估算的结果。效率差异的百分比在一些研究中被用来计算每预防一个复发和每增加一天的工作/日常活动的增量成本[4]。

新设备的购买成本随着与日俱增的手术量而得以分摊，或者设备也被用于其他外科手术，由此（腹腔镜）修补手术的成本会随着时间的推移而改变[15]。

开放和腹腔镜腹股沟疝修补术的成本类型及成本差异

局部麻醉下行开放式组织修补是腹股沟疝修补术中成本最低的方法。但与网片修补法相比，由于复工

时间较长、复发率较高而显得成本效益较低[16-18]。

与开放式网片修补术相比，腹腔镜修补术（TAPP、TEP）的机构成本及成本效益都较高[6, 7, 19-46]。

然而，其中一些研究的可靠性值得商榷：手术时间长（大于60分钟）[14, 16, 20, 21, 24, 25, 31, 32, 37, 38, 44, 45, 47, 48]、腹腔镜修补术的复发率高（10%）和中转开腹率高（6%～10%）[6, 39, 42]，均表明手术医师缺乏经验。与此同时，研究中未提及器械和材料的种类，这对成本核算来讲是无效的。

大多数文献认为腹腔镜疝修补术的成本较高，主要是因为使用了更多昂贵的一次性器械和花费了更长的手术时间[4, 7, 14, 25, 29, 30-34, 42, 50, 52, 53]。多种灵敏度分析证实，与开放式手术相比，当腹腔镜疝修补术中使用了一次性套管、抓钳、腹膜前球囊分离器及包含钉枪的固定装置时[54]，其直接成本的确高很多。这主要发生在腹腔镜疝修补手术的早期[6, 13, 20, 21, 24, 32, 41, 43, 50, 55]。

如今腹腔镜疝修补术的机构成本可能与开放式手术相当，甚至更低些[3, 14, 15, 41, 56]。研究表明，在规模大的腹腔镜治疗中心，如果尽可能少地使用一次性手术器械、避免使用腹膜前球囊分离器及含钉枪的固定装置来固定补片，则腹腔镜疝修补术的实际直接费用与开放式手术相当[14]。此外，最近的一项高度标准化分析日常行政的研究发现，从患者层面的成本数据（来自15家参与国家成本数据研究的德国医院）来看，与开放式网片修补术相比，TEP/TAPP的成本更低。由此作者得出这样的结论：腹腔镜手术并不一定比开放式网片修补术消耗更多的医疗资源[9]。英国最近发表的一项大型研究也得出了类似的结论[5]，这些作者们发现腹腔镜疝手术和开放式疝手术的平均成本是不确定的，但与开放式修补术相比，腹腔镜手术似乎提供了更高的QALY成本效用，并以此得出结论，腹腔镜手术是种更具成本效益的手术方法[5]。

与医院成本（直接）的核算结果不同，几乎所有的随机对照试验、系统评价及meta分析均证明，与开放式补片修补术相比，腹腔镜腹股沟疝修补有以下优势：因疼痛减轻而术后恢复得更快[14, 15, 24, 40, 46, 47, 52, 57]、较短的病假时间[7, 8, 20, 25, 26, 30, 32, 33, 37, 44, 50, 52, 53, 57, 59]、更好的生理监测[3, 19]，以及医师随经验增长而减少的手术并发症发生率和复发率[3, 6, 14, 18, 25, 30, 32, 38, 40, 43, 53, 57, 58, 60]。

总而言之，如果将直接和间接成本都考虑在内的话，腹腔镜疝修补术似乎更具成本效益[5, 26, 29, 43, 51, 53, 58, 61, 62, 68]。

具有循证依据的观点和对临床实践的建议：哪种技术最具成本效益

观点	
局部麻醉下单纯组织修补腹股沟疝与开放式或腹腔镜网片修补术相比，成本较低，但效果较差。	证据等级：XXXX—高
开放式网片修补术的机构成本（直接）低于腹腔镜网片修补术。	
腹腔镜网片修补术的社会成本（间接）低于开放式手术。	
腹股沟疝修补术中的总体成本效益支持腹腔镜技术。	
腹腔镜腹股沟疝修补术的机构成本较高，主要反映在手术时间较长（缺乏经验所致）和更多地使用了昂贵的一次性设备。	证据等级：XXXX—高
在极少使用一次性用品的大规模医疗中心中，疝手术极具成本效益，腹腔镜修补术的成本可能与开放式手术相似，甚至更低。	证据等级：XXXO—中

推荐	
腹股沟疝修补术从成本效益的角度来看，网片修补术应作为首选。然而，在大规模的医疗中心，腹腔镜手术应作为修补的标准术式。	强烈推荐

如何提高成本效益（尤其是外科医师）

可以通过以下几个方面来提高成本效益：积累病例数（加快设备成本折旧速度、提高经验）[63]；对住院医师和低年资主治医师的适当管理来缩短学习曲线（缩短手术时间）、提高手术效率（降低并发症发生率和复发率）；规范技术，包含模拟训练在内的系统化培训[7, 11, 21, 24, 60, 64, 65]；以及使用非一次性套管和器械[7, 14, 15, 31, 66, 67, 68]。由于网片技术的改进及对缺损尺寸小于3 cm疝的腹股沟基底部的解剖范围（分离）有了更好的理解，可避免使用昂贵的固定器具[69, 70]。

观点	
熟练程度的提高将缩短手术时间、减少并发症、降低复发率，并由此降低成本。	证据等级：XXX—高

推荐	
积累病例数。	强烈推荐
通过严格规范手术技术、系统化培训模拟技术，以及对住院医师和低年资主治医师的适当监管来缩短学习曲线。	强烈推荐
应尽可能避免使用一次性用品和昂贵的固定器具。	强烈推荐

怎样提高资源缺乏国家的成本效益

腹股沟疝修补术是世界上最常见的普外科手术之一。然而，由于缺乏足够的资源而使患者负担不起外科治疗费用，造成许多资源缺乏环境下的疝得不到修复。以下众多策略可被用来提高资源缺乏国家中腹股沟疝修补的成本效益。

疾病负担

有关中-低收入国家腹股沟疝治疗负担的严谨而客观的评估是缺乏的[71]。加纳腹股沟疝的患病率估计为2.7%～3.15%[72，73]（有些估计为7.7%～30%）[74]。依据撒哈拉以南的人口数量和这些估计的患病率可以预测：非洲有630万成年男性疝病患者[71]。

资源缺乏地区的成本效益

一些研究报道了资源缺乏地区疝修补术的疗效和成本效益。在尼日利亚[75，77]、加纳[78]及厄瓜多尔[79]开展的关于小儿[75，76]和成人腹股沟疝修补术的单系列研究报道了开放式腹股沟疝的成本效益。与此同时，一项来自坦桑尼亚的研究强调了早期诊断并进行选择性修补的必要性，以改善发病率和因急诊修补而引起的病死率[80]。在前面提到的加纳的研究中，通过对伤残调整生命年（disability-adjusted life-year，DALY）的分析，证明手术是有效的。DALY可以用来衡量过早死亡和残疾的程度，这种方法非常适合于低、中资源地区[79]。一项系统性回顾评估了低收入和中等收入

国家手术的成本效益，并报道称腹股沟疝修补术是一种高成本效益的干预措施[81]。

麻醉使用

与其他所有的技术相比，局部麻醉最具成本效益[82]。然而，按规定腹腔镜手术是在全身麻醉下进行的。有关麻醉在资源缺乏地区腹股沟疝修补术中应用的文献很少。一项研究评估了在尼日利亚资源缺乏地区使用局部麻醉对巨大腹股沟疝患者施行修补术的效果[83]，他们报道认为这种技术具有良好的耐受性，结果可以让人接受[83]。另一项评估加纳7家医院麻醉技术的研究报道显示，1 038例疝修补术中仅有22.4%的手术在局部麻醉下进行；该报道评论说，如果更多地使用局部麻醉，可节省宝贵的资源[74]。

非商用网片

在资源贫乏国家，获得并使用网片可能是决定成本的因素之一，几项研究讨论了使用低成本非商用补片的可行性和有效性。一项基础科学研究显示，一种由聚乙烯均聚物制成的蚊帐具有类似于商用轻量型网片的材质和力学性能[84-89]，它的体外感染风险与单丝聚丙烯商用网片相类似（低于常用的商用多丝网片）[86]。

两个系统性回顾评估了非商用网片在资源贫乏地区的成本效益和有效性[71，90]。2012年进行的一项最新系统性回顾研究评估了使用非商用网片进行疝修补手术的效果，其中大部分是经消毒的蚊帐[90]。他们评估了5项研究工作，共有577个非商用网片用于患病人体，报道显示短期并发症的发生率为6.1%，复发率为0.17%[90]。与之相比，这些研究中有122位患者使用了可供的商用网片，短期并发症的发生率为8.2%，无一例复发[90]。于是他们得出这样的结论：手术中使用非商用网片极具成本效益。

另一项研究评价了涤纶聚丙烯网片在腹股沟疝修补中的应用[91]。在这项随机前瞻性研究中，对91例使用纯聚丙烯网片、93位使用涤纶聚丙烯网片进行治疗的患者从力学性能、成本效益及总体并发症发生率等方面进行评估[91]。他们报道：涤纶补片的抗张强度轻微下降，平均为66.6～58.2 N/cm；两组的总体并发症发生率相似。通过将网片成本从总费用的15.9%降至8.3%[91]，总体成本因而得以下降。缩小网片尺寸因与复发率增加有关而不被建

议[42, 49, 92]。

球囊扩张器在 TEP 中的应用

有关在TEP术中使用球囊扩张器来进一步降低成本的讨论，是具有争议性的。

有几项研究已经评估了球囊扩张器在腹腔镜完全腹膜外疝修补术（TEP）解剖中应用是有需求的。与此同时，几项随机研究报道了球囊扩张器除了可减少术中转为开腹的概率，并且有利于缩短TEP的学习曲线外[93, 94]，并非十分必要，或者可选择使用国产球囊扩张器[95]。另外一些研究评估和论证了成本最小化策略并报道认为：使用非一次性穿刺设备和不使用球囊扩张器可使成本显著降低[66, 67]。

观点

观点	
非商用网片可被安全地用于腹股沟疝修补术，以减少直接成本。	证据等级：XXX—高
TEP 术中，国产球囊扩张器可能等效于昂贵的商业设备。	证据等级：XXX—高

推荐

推荐	
在资源贫乏国家，可使用非商用网片、国产球囊扩张器和非一次性设备来开展开放式或腹腔镜修补术。	强烈推荐
在资源贫乏国家开展腹腔镜网片修补术，如果有必要行补片固定时，应使用简单的缝线缝合法。	弱推荐

参考文献

[1] Hahn S, Whitehead A. An illustration of the modelling of cost and efficacy data from a clinical trial. Stat Med. 2003;22(6):1009–24. **(1b)(+++)**.

[2] Schurz JW, Arregui ME, Hammond JC. Open versus laparoscopic hernia repair. Analysis of costs,charges, and outcome. Surg Endosc. 1995;9:1310–7. **(3)(++)**.

[3] Millikan KW, Deziel DJ. The management of hernia. Considerations in cost effectiveness. Surg Clin North Am. 1996;76(1):105–16. **(2B)(++)**.

[4] Vale L, Grant A, McCormack K, Scott NW. EU hernia Trialists collaboration (2004) cost-effectiveness of alternative methods of surgical repair of inguinal hernia. Int J Technol Assess Health Care. 2004;20(2):192–200. **(1A)(+++)**.

[5] Coronini-Cronberg S, Appleby J, Thompson J. Application of patient-reported outcome measures (PROMs) data to estimate cost-effectiveness of hernia surgery in England. J R Soc Med. 2013;106:278–87. **(2C)(+++)**.

[6] Langeveld HR, van't Riet M, Weidema WF, Stassen LP, Steyerberg EW, Lange J, Bonjer HJ, Jeekel J. Total extraperitoneal inguinal hernia repair compared with Lichtenstein (the LEVEL-trial): a randomized controlled trial. Ann Surg. 2010;251(5):819–24. **(1B)(+++)**.

[7] Eklund A, Carlsson P, Rosenblad A, Montgomery A, Bergkvist L, Rudberg C. Swedish multicentre trial of inguinal hernia repair by laparoscopy (SMIL) study group. Br J Surg. 2010;97(5):765–71. **(1B)(+++)**.

[8] Aly O, Green A, Joy M, Wong CH, Al-Kandari A, Cheng S, Malik M. Is laparoscopic inguinal hernia repair more effective than open repair? J Coll Physicians Surg Pak. 2011;21(5):291–6. **(1A)(+++)**.

[9] Wittenbecher F, Scheller-Kreinsen D, Röttger J, Busse R. Comparison of hospital costs and length of stay associated with open-mesh, totally extraperitoneal inguinal hernia repair, and transabdominal preperi-toneal inguinal hernia repair: an analysis of obser-vational data using propensity score matching. Surg Endosc. 2013;27(4):1326–33. **(2C)(+++)**.

[10] Sgourakis G, Dedemadi G, Gockel I, Schmidtmann I, Lanitis S, Zaphiriadou P, Papatheodorou A, Karaliotas C. Laparoscopic totally extraperitoneal versus open preperitoneal mesh repair for inguinal hernia recur-rence: a decision analysis based on net health benefits. Surg Endosc. 2013;27(7):2526–41. **(1A)(+)**.

[11] Koperna T. How long do we need teaching in the operating room? The true costs of achieving surgical routine. Langenbeck's Arch Surg. 2004;389(3):204–8. **(3)(++)**.

[12] Salcedo-Wasicek MC, Thirlby RC. Postoperative course after inguinal herniorraphy. A case-controlled comparison of patients receiving workers' compensation vs patients with commercial insurance. Arch Surg. 1995;130(1):29–32. **(3)(++)**.

[13] McCormack K, Scott NW, Go PM, Ross S, Grant AM, EU Hernia Trialists Collaboration. Laparoscopic tech-niques versus open techniques for inguinal hernia repair. Cochrane Database Syst Rev. 2003;1:CD001785. Review **(1a)(+++)**.

[14] Khajanchee YS, Kenyon TA, Hansen PD, Swanström LL. Economic evaluation of laparoscopic and open inguinal herniorrhaphies: the effect of cost-containment measures and internal hospital policy decisions on costs and charges. Hernia. 2004;8(3):196–202. **(2b)(++)**.

[15] McCormack K, Wake B, Perez J, Fraser C, Cook J, McIntosh E, Vale L, Grant A. Laparoscopic surgery for inguinal hernia repair: systematic review of effective-ness and economic evaluation. Health Technol Assess. 2005;9(14):1–203. **(1a)(+++)**.

[16] Dirksen CD, Ament AJ, Adang EM, Beets GL, Go PM,

Baeten CG, Kootstra G. Cost-effectiveness of open versus laparoscopic repair for primary inguinal hernia. Int J Technol Assess Health Care. 1998;14(3):472–83. **(1B)** **(+++)**.

[17] Fleming WR, Elliott TB, Jones RM, Hardy KJ. Randomized clinical trial comparing totally extraperitoneal inguinal hernia repair with the Shouldice technique. Br J Surg. 2001;88(9):1183–8. **(1B)(++)**.

[18] Amato B, Moja L, Panico S, Persico G, Rispoli C, Rocco N, Moschetti I. Shouldice technique versus other open techniques for inguinal hernia repair. Cochrane Database Syst Rev. 2012;4:CD001543. https://doi.org/10.1002/14651858.CD001543.pub4. Review. **(IA)(++)**.

[19] Payne JH Jr, Grininger LM, Izawa MT, Podoll EF, Lindahl PJ, Balfour J. Laparoscopic or open inguinal herniorrhaphy? a randomized prospective trial. Arch Surg. 1994;129(9):973–9. **(1b)(+++)**.

[20] Brooks DC. A prospective comparison of laparoscopic and tension-free open herniorrhaphy. Arch Surg. 1994;129(4):361–6. **(2b)(++)**.

[21] Lawrence K, McWhinnie D, Goodwin A, Gray A, Gordon J, Storie J, Britton J, Collin J. Randomised controlled trial of laparoscopic versus open repair of inguinal hernia: early results. BMJ. 1995;311(7011):981–5. **(1b)(++)**.

[22] Barkun JS, Wexler MJ, Hinchey EJ, Thibeault D, Meakins JL. Laparoscopic versus open inguinal herniorrhaphy: preliminary results of a randomized controlled trial. Surgery. 1995;118(4):703–9. **(1B)(++)**.

[23] van den Oever R, Debbaut B. Cost analysis of inguinal hernia surgery in ambulatory and inpatient management. Zentralbl Chir. 1996;121(10):836–40. German. **(2C)(+)**.

[24] Lawrence K, McWhinnie D, Goodwin A, Gray A, Gordon J, Storie J, Britton J, Collin J. An economic evaluation of laparoscopic versus open inguinal hernia repair. J Public Health Med. 1996;18(1):41–8. **(1b)(++)**.

[25] Liem MS, Halsema JA, van der Graaf Y, Schrijvers AJ, van Vroonhoven TJ. Cost-effectiveness of extraperitoneal laparoscopic inguinal hernia repair: a randomized comparison with conventional herniorrhaphy. Coala trial group. Ann Surg. 1997;226(6):668–75. **(1b)(+++)**.

[26] Kald A, Anderberg B, Carlsson P, Park PO, Smedh K. Surgical outcome and cost-minimisation-analyses of laparoscopic and open hernia repair: a randomised prospective trial with one year follow up. Eur J Surg. 1997;163(7):505–10. **(1b)(+++)**.

[27] Damamme A, Samama G, D'Alche-Gautier MJ, Chanavel N, Bréfort JL, Le Roux Y. Medico-economic evaluation of treatment of inguinal hernia: shouldice vs. laparoscopy. Ann Chir. 1998;52(1):11–6. **(1B)(++)**.

[28] Zieren J, Zieren HU, Jacobi CA, Wenger FA, Müller JM. Prospective randomized study comparing laparoscopic and open tension-free inguinal hernia repair with shouldice's operation. Am J Surg. 1998;175(4):330–3. **(1B)(++)**.

[29] Heikkinen TJ, Haukipuro K, Hulkko A. A cost and outcome comparison between laparoscopic and Lichtenstein hernia operations in a day-case unit. A randomized prospective study. Surg Endosc. 1998;12(10):1199–203. **(1b)(++)**.

[30] Wellwood J, Sculpher MJ, Stoker D, Nicholls GJ, Geddes C, Whitehead A, Singh R, Spiegelhalter D. Randomised controlled trial of laparoscopic versus open mesh repair for inguinal hernia: outcome and cost. BMJ. 1998;317(7151):103–10. **(1b)(+++)**.

[31] Paganini AM, Lezoche E, Carle F, Carlei F, Favretti F, Feliciotti F, Gesuita R, Guerrieri M, Lomanto D, Nardovino M, Panti M, Ribichini P, Sarli L, Sottili M, Tamburini A, Taschieri A. A randomized, controlled, clinical study of laparoscopic vs open tension-free inguinal hernia repair. Surg Endosc. 1998;12(7):979–86. **(1b)(+)**.

[32] Johansson B, Hallerbäck B, Glise H, Anesten B, Smedberg S, Román J. Laparoscopic mesh versus open preperitoneal mesh versus conventional technique for inguinal hernia repair: a randomized multicenter trial (SCUR hernia repair study). Ann Surg. 1999;230(2):225–31. **(1b)(++)**.

[33] Jönsson B, Zethraeus N. Costs and benefits of laparoscopic surgery- a review of the literature. Eur J Surg Suppl. 2000;585:48–56. **(1a)(++)**.

[34] Medical Research Council Laparoscopic Groin Hernia Trial Group. Cost-utility analysis of open versus laparoscopic groin hernia repair: results from a multicentre randomized clinical trial. Br J Surg. 2001;88(5):653–61. **(1b)(+++)**.

[35] Papachristou EA, Mitselou MF, Finokaliotis ND. Surgical outcome and hospital cost analyses of laparoscopic and open tension-free hernia repair. Hernia. 2002;6(2):68–72. **(3)(+)**.

[36] Bataille N. Clinical and economic evaluation of laparoscopic surgery for inguinal hernia. J Chir (Paris). 2002;139(3):130–4. **(1B)(++)**.

[37] Schneider BE, Castillo JM, Villegas L, Scott DJ, Jones DB. Laparoscopic totally extraperitoneal versus Lichtenstein herniorrhaphy: cost comparison at teaching hospitals. Surg Laparosc Endosc Percutan Tech. 2003;13(4):261–7. **(3)(+)**.

[38] Andersson B, Hallén M, Leveau P, Bergenfelz A, Westerdahl J. Laparoscopic extraperitoneal inguinal hernia repair versus open mesh repair: a prospective randomized controlled trial. Surgery. 2003;133(5):464–72. **(1B)(+++)**.

[39] Hildebrandt J, Levantin O. Tension-free methods of surgery of primary inguinal hernias. Comparison of endoscopic, total extraperitoneal hernioplasty with the Lichtenstein operation. Chirurg. 2003;74(10):915–21. **(1b)(+)**.

[40] Anadol ZA, Ersoy E, Taneri F, Tekin E. Outcome and cost comparison of laparoscopic transabdominal preperitoneal hernia repair versus open Lichtenstein technique. J Laparoendosc Adv Surg Tech A. 2004;14(3):159–63. **(3)(+)**.

[41] Hynes DM, Stroupe KT, Luo P, Giobbie-Hurder A, Reda D, Kraft M, Itani K, Fitzgibbons R, Jonasson O, Neumayer L. Cost effectiveness of laparoscopic versus open mesh hernia operation: results of a department of veterans affairs randomized clinical trial. J Am Coll Surg. 2006;203(4):447–57. **(1b)(+++)**.

[42] Butler RE, Burke R, Schneider JJ, Brar H, Lucha PA Jr. The economic impact of laparoscopic inguinal hernia repair: results of a double-blinded, prospective, randomized trial. Surg Endosc. 2007;21(3):387–90. **(1b)(+)**.

[43] Kuhry E, van Veen RN, Langeveld HR, Steyerberg EW, Jeekel J, Bonjer HJ. Open or endoscopic total extraperitoneal inguinal hernia repair? A systematic review. Surg Endosc. 2007;21(2):161–6. **(1a)(+++)**.

[44] Gong K, Zhang N, Lu Y, Zhu B, Zhang Z, Du D, Zhao X, Jiang H. Comparison of the open tension-free mesh-plug, transabdominal preperitoneal (TAPP), and totally extraperitoneal (TEP) laparoscopic techniques for primary unilateral inguinal hernia repair: a prospective randomized controlled trial. Surg Endosc. 2011;25(1):234–9. **(1B)(++)**.

[45] Smart P, Castles L. Quantifying the costs of laparoscopic inguinal hernia repair. ANZ J Surg. 2012;82(11):809–12. **(3)(+)**.

[46] Wang WJ, Chen JZ, Fang Q, Li JF, Jin PF, Li ZT. Comparison of the effects of laparoscopic hernia repair and Lichtenstein tension-free hernia repair. J Laparoendosc Adv Surg Tech A. 2013;23(4):301–5. **(1b)(++)**.

[47] Khan N, Babar TS, Ahmad M, Ahmad Z, Shah LA. Outcome and cost comparison of laparoscopic transabdominal preperitoneal hernia repair versus open Lichtenstein technique. J Postgrad Med Inst. 2013;27(3):310–6. **(1B)(+)**.

[48] Beets GL, Dirksen CD, Go PM, Geisler FE, Baeten CG, Kootstra G. Open or laparoscopic preperitoneal mesh repair for recurrent inguinal hernia? a randomized controlled trial. Surg Endosc. 1999;13(4):323–7. **(1B)(++)**.

[49] Neumayer L, Giobbie-Hurder A, Jonasson O, Fitzgibbons R Jr, Dunlop D, Gibbs J, Reda D, Henderson W, Veterans Affairs Cooperative Studies Program 456 Investigators. Open mesh versus laparoscopic mesh repair of inguinal hernia. N Engl J Med. 2004;350(18):1819–27. **(1b)(+++)**.

[50] Gholghesaei M, Langeveld HR, Veldkamp R, Bonjer HJ. Costs and quality of life after endoscopic repair of inguinal hernia vs open tension-free repair: a review. Surg Endosc. 2005;19(6):816–21. **(1A)(+++)**.

[51] Go PM. Overview of randomized trials in laparoscopic inguinal hernia repair. Sem Lap Surg. 1998;5(4):238–41. **(1A)(++)**.

[52] Heikkinen TJ, Haukipuro K, Leppälä J, Hulkko A. Total costs of laparoscopic Lichtenstein inguinal hernia repairs: a randomized prospective study. Surg Laparosc Endosc. 1997;7(1):1–5. **(1B)(++)**.

[53] Heikkinen TJ, Haukipuro K, Koivukangas P, Hulkko A. A prospective randomized outcome and cost comparison of totally extraperitoneal endoscopic hernioplasty versus Lichtenstein hernia operation among employed patients. Surg Laparosc Endosc. 1998;8(5):338–44. **(1B)(++)**.

[54] Ferzli GS, Frezza EE, Pecoraro AM Jr, Ahern KD. Prospective randomized study of stapled versus unstapled mesh in a laparoscopic preperitoneal inguinal hernia repair. J Am Coll Surg. 1999;188(5):461–5. **(1B)(++)**.

[55] Voyles CR, Hamilton BJ, Johnson WD, Kano N. Meta-analysis of laparoscopic inguinal hernia trials favors open hernia repair with preperitoneal mesh prosthesis. Am J Surg. 2002;184(1):6–10. **(1A)(++)**.

[56] Jacobs VR, Morrison JE Jr. Comparison of institutional costs for laparoscopic preperitoneal inguinal hernia versus open repair and its reimbursement in an ambulatory surgery center. Surg Laparosc Endosc Percutan Tech. 2008;18(1):70–4. **(3)(++)**.

[57] Chung RS, Rowland DY. Meta-analyses of randomized controlled trials of laparoscopic vs conventional inguinal hernia repairs. Surg Endosc. 1999;13(7):689–94. **(1a)(+++)**.

[58] Stylopoulos N, Gazelle GS, Rattner DW. A cost--utility analysis of treatment options for inguinal hernia in 1,513,008 adult patients. Surg Endosc. 2002;17(2):180–9. **(1a)**.

[59] Gokalp A, Inal M, Maralcan G, Baskonus I. A prospective randomized study of Lichtenstein open tension-free versus laparoscopic totally extraperitoneal techniques for inguinal hernia repair. Acta Chir Belg. 2003;103(5):502–6. **(1B)(++)**.

[60] Winslow ER, Quasebarth M, Brunt LM. Perioperative outcomes and complications of open vs laparoscopic extraperitoneal inguinal hernia repair in a mature surgical practice. Surg Endosc. 2004;18(2):221–7. **(3)(+)**.

[61] Nyhus LM. Hernia moderators overview. Surg Endosc. 1995;9:1306–10. **(3)(++)**.

[62] Greenberg D, Peiser JG. Costs and benefits of laparoscopic inguinal hernia repair--is there an economic justification? Harefuah. 2001;140(7):580–5. 680, 679. Review. Hebrew **(1A)(++)**.

[63] Chatterjee S, Laxminarayan R. Costs of surgical procedures in Indian hospitals. BMJ Open. 2013;3(6). pii: e002844. **(2c)(++)**.

[64] Perniceni T, Danès M, Boudet MJ, Levard H, Gayet B. Laparoscopy versus the Shouldice intervention in the treatment of unilateral inguinal hernia: can the operative surcosts be minimized? Gastroenterol Clin Biol. 1998;22(12):1061–4. **(3)(++)**.

[65] Kurashima Y, Feldman LS, Kaneva PA, Fried GM, Bergman S, Demyttenaere SV, Li C, Vassiliou MC. Simulation-based training improves the operative performance of totally extraperitoneal (TEP) laparoscopic inguinal hernia repair: a prospective randomized controlled trial. Surg Endosc. 2014;28(3):783–8. **(1b)(+++)**.

[66] Farinas LP, Griffen FD. Cost containment and totally extraperitoneal laparoscopic herniorrhaphy. Surg Endosc. 2000;14(1):37–40. **(3)(++)**.

[67] Lau H, Lee F, Patil NG, Yuen WK. Two hundred endoscopic extraperitoneal inguinal hernioplasties: cost containment by reusable instruments. Chin Med J. 2002;115(6):888–91. **(3)(+)**.

[68] Basu S, Chandran S, Somers SS, Toh SK. Cost-effective laparoscopic TEP inguinal hernia reair: the portsmouth technique. Hernia. 2005;9(4):363–7. **(3)(+)**.

[69] Taylor C, Layani L, Liew V, Ghusn M, Crampton N, White S. Laparoscopic inguinal hernia repair without mesh fixation, early results of a large randomised clinical trial. Surg Endosc. 2008;22(3):757–62. **(1b)(+++)**.

[70] Bittner R, Montgomery MA, Arregui E, Bansal V, Bingener J, Bisgaard T, Buhck H, Dudai M, Ferzli GS, Fitzgibbons RJ, Fortelny RH, Grimes KL, Klinge U, Köckerling F, Kumar S, Kukleta J, Lomanto D, Misra MC, Morales-

Conde S, Reinpold W, Rosenberg J, Singh K, Timoney M, Weyhe D, Chowbey P. Update of guidelines on laparoscopic (TAPP) and endoscopic (TEP) treatment of inguinal hernia (International Endohernia Society). Surg Endosc. 2015;29:289–321. [Epub ahead of print] No abstract available (1a)(+++).

[71] Yang J, Papandria D, Rhee D, Perry H, Abdullah F. Low-cost mesh for inguinal hernia repair in resource-limited settings. Hernia. 2011;15(5):485–9. (1a)(+++).

[72] Kingsnorth AN, Clarke MG, Shillcutt SD. Public health and policy issues of hernia surgery in Africa. World J Surg. 2009;33(6):1188–93. (5)(+).

[73] Beard JH, Oresanya LB, Ohene-Yeboah M, Dicker RA, Harris AW. Characterizing the global burden of surgical disease: a method to estimate inguinal hernia epidemiology in Ghana. World J Surg. 2013;37(3):498–503. (2c)(++).

[74] Wilhelm TJ, Anemana S, Kyamanywa P, Rennie J, Post S, Freudenberg S. Anaesthesia for elective inguinal hernia repair in rural Ghana - appeal for local anaesthesia in resource-poor countries. Trop Dr. 2006;36(3):147–9. (2c)(++).

[75] Osifo OD, Irowa OO. Indirect inguinal hernia in Nigerian older children and young adults: is herniorrhaphy necessary? Hernia. 2008;12(6):635–9. (3)(++).

[76] Eeson G, Birabwa-Male D, Pennington M, Blair GK. Costs and cost-effectiveness of pediatric inguinal hernia repair in Uganda. World J Surg. 2014;39(2):343–9. (3)(++).

[77] Arowolo OA, Agbakwuru EA, Adisa AO, Lawal OO, Ibrahim MH, Afolabi AI. Evaluation of tension-free mesh inguinal hernia repair in Nigeria: a preliminary report. West Afr J Med. 2011;30(2):110–3. (3)(+).

[78] Shillcutt SD, Clarke MG, Kingsnorth AN. Cost-effectiveness of groin hernia surgery in the western region of Ghana. Arch Surg. 2010;145(10):954–61. (3)(++).

[79] Shillcutt SD, Sanders DL, Teresa Butron-Vila M, Kingsnorth AN. Cost-effectiveness of inguinal hernia surgery in northwestern Ecuador. World J Surg. 2013;37(1):32–41. (3)(++).

[80] Mabula JB, Chalya PL. Surgical management of inguinal hernias at Bugando medical Centre in Northwestern Tanzania: our experiences in a resource-limited setting. BMC Res Notes. 2012;5:585. (3)(++).

[81] Grimes CE, Henry JA, Maraka J, Mkandawire NC, Cotton M. Cost-effectiveness of surgery in low- and middle-income countries: a systematic review. World J Surg. 2014;38(1):252–63. (1a)(++).

[82] Nordin P, Zetterström H, Carlsson P, Nilsson E. Cost-effectiveness analysis of local, regional and general anaesthesia for inguinal hernia repair using data from a randomized clinical trial. Br J Surg. 2007;94(4):500–5. (1B)(++).

[83] Osifo O, Amusan TI. Outcomes of giant inguinoscrotal hernia repair with local lidocaine anesthesia. Saudi Med J. 2010;31(1):53–8. (3)(++).

[84] Freudenberg S, Sano D, Ouangré E, Weiss C, Wilhelm TJ. Commercial mesh versus nylon mosquito net for hernia repair. A randomized double-blind study in Burkina Faso. World J Surg. 2006;30(10):1784–9. dicussion 1790 (1b)(++).

[85] Gundre NP, Iyer SP, Subramaniyan P. Prospective randomized controlled study using polyethylene mesh for inguinal hernia meshplasty as a safe and cost-effective alternative to polypropylene mesh. Updat Surg. 2012;64(1):37–42. (1B)(++).

[86] Sanders DL, Kingsnorth AN, Stephenson BM. Mosquito net mesh for abdominal wall hernioplasty: a comparison of material characteristics with commercial prosthetics. World J Surg. 2013;37(4):737–45. (5)(+).

[87] Sanders DL, Kingsnorth AN, Moate R, Steer JA. An in vitro study assessing the infection risk of low-cost polyethylene mosquito net compared with commercial hernia prosthetics. J Surg Res. 2013;183(2):e31–7. (5)(+).

[88] Cavallo JA, Ousley J, Barrett CD, Baalman S, Ward K, Borchardt M, Thomas JR, Perotti G, Frisella MM, Matthews BD. A material cost-minimization analysis for hernia repairs and minor procedures during a surgical mission in the Dominican Republic. Surg Endosc. 2014;28(3):747–66. (3)(++).

[89] Ekdahl T, Löfgren J, Wladis A, Nordin P. Mosquito nets in hernia surgery is an option in low-income countries. Interim analysis of a controlled randomized trial shows positive results. Lakartidningen. 2014;111(34–35):1358–61. (1B)(++).

[90] Sorensen CG, Rosenberg J. The use of sterilized mosquito nets for hernioplasty: a systematic review. Hernia. 2012;16(6):621–5. (1a)(++).

[91] Cingi A, Manukyan MN, Gulluoglu BM, Barlas A, Yegen C, Yalin R, et al. Use of resterilized polypropylene mesh in inguinal hernia repair: a prospective, randomized study. J Am Coll Surg. 2005;201(6):834–40. (1b)(++).

[92] Heikkinen T, Bringman S, Ohtonen P, Kunelius P, Haukipuro K, Hulkko A. Five-year outcome of laparoscopic and Lichtenstein hernioplasties. Surg Endosc. 2004;18(3):518–22. (1b)(++).

[93] Bringman S, Ek A, Haglind E, Heikkinen T, Kald A, Kylberg F, et al. Is a dissection balloon beneficial in totally extraperitoneal endoscopic hernioplasty (TEP)? A randomized prospective multicenter study. Surg Endosc. 2001;15(3):266–70. (1b)(++).

[94] Bringman S, Ek A, Haglind E, Heikkinen TJ, Kald A, Kylberg F, et al. Is a dissection balloon beneficial in bilateral, totally extraperitoneal, endoscopic hernioplasty? A randomized, prospective, multicenter study. Surg Laparosc Endosc Percutan Tech. 2001;11(5):322–6. (1b)(+).

[95] Misra MC, Kumar S, Bansal VK. Total extraperitoneal (TEP) mesh repair of inguinal hernia in the developing world: comparison of low-cost indigenous balloon dissection versus direct telescopic dissection: a prospective randomized controlled study. Surg Endosc. 2008;22(9):1947–58. (1b)(++).

运动员疝
Sportsmen Hernia

Salvador Morales-Conde, Moshe Dudai, and Andreas Koch
程志俭 于 愿 译，黄 磊 校

引　言

运动员疝（sportsmen hernia，SH）是一种罕见的、易被忽视的、研究不足的且影响人们生活的疾病，也是运动员从竞技体育中退役的主要原因之一。尽管它大都存在于年轻人群，但是在高水平运动员中更常见。这是一种病因不明的疾病，常见于足球、橄榄球和冰球运动员。这是一类独立于其他疾病的诊断。在最近的一篇综述中[1]谈到了运动员腹股沟区疼痛的原因，包括髋臼撞击（femoroacetabular impingement，FAI）（32%）、运动性耻骨痛（24%）、内收肌病变（12%）、腹股沟病变（10%）和阴唇部病变（5%），其中35%的阴唇部病变是因髋臼撞击引起的。

这个疾病的病因、发病机制、解剖学特点及用来鉴定它的术语在文献中有很大的差异。病情演变的具体过程尚不为人所知，但腹部和臀部内收肌肌力、耐力和协调性不平衡，腰和髋关节旋转运动障碍、组织延展性差和强烈或持久的髋内收肌与骨盆附件形成的剪切力可能是主要因素[2]。一些学者认为，直接的创伤、超负荷训练和肥大的腹肌所引起的腹股沟神经受压（受损）是导致运动员慢性疼痛的原因之一[3]。Gilmore用"腹股沟断裂"来描述运动损伤后腹股沟区和腹壁肌区的慢性疼痛，这些区域除了因腹内斜肌腱膜、联合腱-耻骨结节附着处受损，以及联合腱-腹股沟韧带间裂开所引起的腹股沟壁及腹股沟浅环病变以外，并无疝的存在。他成功开创了一种外科技术，将其作为一种基于Bassini术的改良治疗方法。Gilmore等发现，疼痛是由于腹横筋膜或由腹内斜肌和腹横肌的内侧部分构成的联合腱损伤造成的后壁缺陷（posterior wall deficiency，PWD）所致[3]。尽管如此，许多不确定因素仍然存在，至少不是因为耻骨联合周围存在其他病理变化所致，因为这些疾病在某种程度上更容易诊断。影像学诊断对排除其他情况有帮助，但一般不显示运动性疝[2]。随着时间的推移，特别是腹腔镜的引入，人们对不同的病因和发病机制的认识有所提高。当今，腹股沟后壁薄弱造成的隐匿性疝在体格检查时并不明显，但在外科手术中却很常见[2]。因此，对后壁缺损的疾病定义被认为是等同于运动员疝的定义，并被多个研究所证实。

运动员疝的病理生理学机制

从解剖学的角度来看，这个疾病的定义名称应该详细斟酌。"运动员疝"容易混淆是因为联合区的复杂解剖和生物力学、源自腹股沟区的大量潜在性疼痛以及运动员不同损伤部位相似的症状。当谈到运动员疝时涉及多种不同的解剖结构，包括韧带、肌腱、神经、肌肉和骨骼。

在大多数运动的动作中，巨大的扭矩或扭力发生在身体的中部和前部，或骨盆的前部承担了大部分力量。在耻骨或耻骨附近的主要肌肉是腹直肌，它与腹横肌交错在一起。在这些肌肉中，与它的力量直接对抗的是长展肌。这些对抗力可导致耻骨附着部位的肌肉/肌腱断裂。因此，问题可能与用力过度和不平衡有关，并且腹股沟的薄弱区域可能由于肌肉用力而增加[4]。

就像之前说的，这些肌肉产生的力量可能是不平衡的，可能会在耻骨上肌肉的附着部位造成肌肉/肌腱的断裂，或者由于这些肌肉导致腹股沟薄弱区的增加，而后者或许就被称为运动员疝。

另一方面，这种肌肉/肌腱在其附着部位的断裂可以被认为是一种耻骨应力损伤（pubic bone stress injury，PBSI），不仅影响耻骨自身，而且还影响了耻骨联合两侧的肌肉/肌腱[5]。由于这个原因，这个术语可以包括不同的疾病，例如：肌腱末梢炎、耻骨炎或撕脱性骨折等。

总之，这个疾病可以被认为是耻骨肌（外展的肌肉和腹部肌肉）的力量不平衡所致，导致腹股沟后壁薄弱，并产生肌腱末梢炎。如果没有发现真正的病因，如分不清楚到底是不是疝或到底是否有神经卡压等，可能会在后续阶段导致退行性关节病。

运动员疝的诊断

对慢性腹股沟区疼痛的诊断是困难的，但由于发病率较低，早期诊断非常重要。这些腹股沟损伤是运动医学领域中最具挑战性的损伤之一，文献对运动员腹股沟区疼痛的定义和诊断标准缺乏共识。复杂的解剖结构、变异性的存在及体征和症状的非特异性使诊断变得困难[6]。

因此，腹股沟损伤的处理具有挑战性，并且由于不同疾病的症状有不同程度的重叠，其诊断非常困难。这就要求有一支具有诊治不同腹股沟区疼痛的经验团队，需要多学科的参与去揭示其病因[7]，包括普外科医师对腹股沟疝及神经痛进行诊断，骨科医师诊断内收肌腱鞘炎和耻骨骨炎，泌尿科医师检测前列腺炎，放射科医师进行各种成像检查，核医学医师运用同位素研究。鉴于这些原因，所谓的运动员疝在很大程度上是一种排除性的临床诊断。

运动员疝必须与耻骨更常见的骨炎和肌腱损伤相鉴别[8]。第一步是明确诊断臀部和腹股沟区疼痛与腰椎、下腹部和骨盆的高频率疼痛，这在多数情况下是很困难的[9]。对于臀部和腹股沟区疼痛，系统性的方法对区别疼痛来源是非常重要的。症状的持续时间和程度及体格检查都是诊断的基础，在某些情况下，还需要X线检查，并可能注射局部麻醉剂，以确定疼痛的来源[9]。另一方面，在诊断神经疾病时若有临床体征，如闭孔神经病，那么这些患者通常表现为运动后腹股沟区、下腹部或内侧紧张性疼痛，内收肌无力，以及大腿内侧皮肤的感觉减退等临床症状和体征。除临床表现外，对闭孔神经病变的诊断可采用局部麻醉阻滞和肌电图检查。

对治疗无效的慢性腹股沟区疼痛，应怀疑运动员疝，但是体格检查是不够的，而且大多数诊断方法也都不能确诊。传统的等距主动负重运动理疗将使几乎全部的运动员完全康复[10]。重要的是，内收肌病变是这种病理综合征的一个可能，因此，在任何情况下都不应进行肌腱切开术。

最后必须指出的是，在选定的病例中，只有在诊断性腹腔镜探查后才可能作出正确的诊断[11]。

体格检查

体格检查是诊断腹股沟区疼痛的第一步，尽管症状往往模糊且容易混淆。活动时，运动员开始感到腹股沟区域疼痛。

腹股沟管上深度触诊可发现敏感区域、腹股沟外环扩张[2]。在触诊中，可以扪及凸起的肿块，在按压生殖股神经通过处时患者会极度敏感。这些症状表明，神经被夹在腹股沟内环区内的髂耻束（ileo-pubic tract，IPT）下。此外，咳嗽的时候所有症状都会加重。

对运动员腹股沟区疼痛的临床评估是困难的，因为缺乏具体的临床检测方法。检查内容可包括对内收肌相关疼痛和肌力的评估，髂腰肌相关疼痛、肌力和灵活性的评估，腹肌相关疼痛检查，以及骨关节的力量和疼痛检查，但唯一没有被检查者接受的可靠性测试是髂腰肌的力量测试[12]。

渐进式理疗结合药物治疗在大多数情况下应该是有效的，并且应该是诊断过程的一部分。这些药物包括非甾体抗炎药和肌肉松弛药。理疗计划通常包括伸展和加强内收肌、腹壁肌肉、髂腰肌、股四头肌和腘绳肌。在物理治疗和药物治疗失败的情况下，应进行不同的检查。

超声检查

超声检查是评价腹股沟疝的一种有用的辅助手段。超声诊断任何类型疝的总准确率为92%，而且，这一影像学检查能在无明显隆起的情况下进行，以75%的准确度鉴别腹股沟区疾病[13]。

另一方面，超声检查能在这些患者中进行特别有用的动态评估[2, 11]。动态超声检查应作为首选诊断工具，因为对无腹股沟疝而出现慢性腹股沟区疼痛临床征象的年轻男性，可检测出腹股沟管后壁缺损。由于患者可在诊断过程中活动，能在腹股沟浅环处实时观察到腹股沟前凸和鼓起。目前推荐对患者在仰卧和直立姿势、放松状态、咳嗽和Valsalva动作期间进行检查[14]。

虽然临床检查和超声检查的先后关系还没有建立，但是研究表明，双侧后壁缺损与腹股沟区疼痛相关[15]。超声检查也是诊断疝的有效工具，因此可以作为手术治疗的辅助依据。因为在一些研究中，39%接受检查的有腹股沟区疼痛的患者呈阳性[16]，手术患者的假阳性率极低，阳性预测值为94%。

超声检查也可用于检测其他可能与腹股沟区疼痛有关的疾病，例如：腹膜前脂肪瘤疝出进入腹股沟内环和腹股沟管内，通过识别腹股沟内环水平髂耻束后的水肿或联合腱插入耻骨处的撕裂和紧绷，从而证实生殖股神经受压。

MRI 和 CT 检查

骨扫描、X线平片和超声检查已被用来诊断这些疾病，但MRI是一个有效的工具。临床检查和影像学诊断是至关重要的，因为对于耻骨应力损伤，是不需要手术干预的。

MRI检查能准确显示耻骨的改变和邻近的肌肉结构[17]，这对于判断腹股沟疝的存在也非常有用[17]，因为可以直接显示腹股沟内的疝囊。伴有腹股沟区疼痛和耻骨联合/耻骨上支压痛的运动员的临床特征与耻骨骨炎的诊断一致。MRI检查所见信号增强是由于耻骨骨髓水肿所致。耻骨应力损伤是最有可能解释出现这些MRI信号的原因。

MRI检查可以早期准确地诊断与运动相关的腹股沟区疾病，也是监测治疗有无价值的工具，帮助运动员恢复运动能力。但也应该考虑到，异常MRI图像在无症状的运动员中也很常见，这就降低了MRI检查在外科决策中的价值[18]。另一方面，MRI检查表现为耻骨骨髓水肿的患者，如果因运动性疼痛接受了内镜修补术，那么在恢复期内并不会受这个因素的影响，所以这种情况可能会导致诊断不明[19]。

另外，CT检查也被认为是检测后壁缺损的一种高精度的诊断技术[20]。

运动员疝的治疗

运动员的慢性腹股沟区疼痛是一个棘手的问题，不仅需要多学科的方法来诊断，而且需要制订治疗计划[21]。根据以往的定义，如果腹股沟区失衡导致耻骨附着处的肌肉/肌腱断裂，治疗应包括休息、药物抗炎治疗和适当的训练计划，然后再重新评估。因此，首先进行保守治疗[22]，但是并没有循证共识来指导决策[21]。不过，如果由于肌肉产生的力量导致在腹股沟区发现一个薄弱的区域，应该对腹股沟区域进行手术修复，可以用或不用网片来加强后壁。因为连在一起的肌腱得到网片的充分支撑，或者通过缝合修补来固定，内收的肌肉不适几乎都会随着术后康复而得到缓解[3]。外展的肌肉很少需要手术松解、肌腱切开或在耻骨部位穿孔等措施。

保守治疗

传统保守治疗的成功率较低[2]，一例随机对照试验研究显示，与被动的措施相比，旨在加强肌肉以稳定髋关节和骨盆的积极的体育锻炼方案对患者有利[23]。

许多腹股沟区疼痛是由肌肉骨骼系统的相关问题引起的，是一种自限性疾病，可能需要几个月才能康复，皮质类固醇注射有时会加速康复过程。对于MRI检查结果正常的竞技运动员，这种治疗方法有望缓解至少一年的与内收肌肉相关的腹股沟区疼痛。然而，它只能作为一种诊断性试验或短期治疗。但另一方面，最近的研究表明，对于保守治疗难治性运动员疝，在短期内使用髂腹股沟神经和腹股沟韧带的射频去神经治疗是安全有效的，并且优于麻醉剂/类固醇注射治疗[24]。

最终我们认为，大多数的研究都表明手术治疗似乎优于非手术治疗[2, 11]，即使是最近的一项系统综述表明，经过保守治疗，运动员返回比赛的速度更快[25]，尽管纳入的研究质量很差。最近由Paajanen等进行的一项前瞻性随机试验[26]支持我们治疗这些患者的方法，为解决腹股沟区疼痛提供了一种手术治疗方法。此项研究对60例被诊断为慢性腹股沟区疼痛并疑似运动员疝的患者进行了保守治疗与内镜网片修补术的比较。经过术后1个月及最长12个月的随访，手术修复组较非手术治疗组能更有效地缓解慢性腹股沟区疼痛。在接受手术的30名运动员中，90%的运动员在康复3个月后重返体育活动，而非手术组30名运动员的这一比例为27%。因此，手术治疗应该被认为是解决这一问题的有效选择。另一方面，预防性训练方案可以成功地避免这种伤害。澳大利亚足球专业人士8年的预防性核心稳定性训练经验表明，这种预防性训练方案对于腹股沟区问题的减少是有意义的[27]。

手术治疗

保守治疗通常不能使症状得到解决[28]。在一些系列比赛中，运动员接受了不同的保守治疗，但都没有有效缓解，在这种情况下进行的外科手术为此问题提供了一个明确的解决方案。虽然有几种手术方法可修补腹股沟疝，但不知道该病的自然真实病史，所以决定何时适宜进行外科手术干预是非常困难的[14]。结论可能是，只有在长期休息保守治疗失败的情况下，才建议手术治疗[29]。

在对慢性腹股沟区疼痛患者进行手术前，精准诊断是非常重要的。Steele 等[30]的研究表明，症状侧超声检查异常者与正常者的预后无显著性差异。有症状的耻骨结节骨扫描增强的患者与没有增强患者的预后相比有显著性差异（P < 0.04）。这项研究支持了其他研究并表明，当腹股沟后壁缺损是唯一的诊断时，手术可以取得良好的结果。

尽管没有一致的观点支持任何特定的针对运动员疝的外科手术[8]，但对慢性腹股沟区疼痛进行后入路修补手术干预后，大多数病例在完全恢复活动时疼痛消失[28]。基于有关病理生理过程的各种理论，产生了各种类型的手术来治疗这种综合征。有些外科医师专注于腹股沟管的外部因素，修复腹股沟外斜筋膜或用腹直肌来加强腹股沟区。一些研究人员认为问题出在下腹部肌肉，或者是由神经卡压引起的，并据此进行相应的治疗，表现出良好的效果，如开放技术、Bassini 术或 Shouldice 术[31]，以及腹股沟神经切断术。虽然患者会获益，但大部分研究的总体质量较差[22]。

但是与用网片或缝合组织的腹股沟后方修补相关的最流行的手术方法是肌腱切断术[32-35]，一些团队也将其作为一种单独的技术在操作[36, 37]。有一些团队认为，在腹腔镜或开放修补腹壁后部缺损时，需要进行系统的长展肌肌腱切断术。但是，基本上大部分作者的主要建议是，对于诊断明确的后壁缺陷或腹股沟后壁撕裂的病例，手术应常规以腹股沟疝修补术为主[11, 28]。肌腱切断术是一种目前仅在文献中描述而我们不常进行的手术。

最近，已经发表了一些报道，描述腹股沟后壁缺损的不同修补术式是治疗运动员疝的主要途径，并取得了良好的效果。这种手术方式可以采用缝合法或网片法，无论采用开放手术还是腹腔镜手术，效果都很好[2, 38]。内镜腹膜前入路是去年更多开展的技术[18, 39-41]，也是我们团队和近期指南推荐的方法[42-46]。腹腔镜入路可提供更好的腹股沟后壁暴露，使双侧加强更容易[47]，并且患者可能比开放手术的患者恢复得更快[2, 21, 32, 37, 48]。因此，CJ Ingoldby[38]发表了一项非随机对照研究的结果，比较了开放和腹腔镜手术，显示内镜修补术可以使患者早期恢复活动。事实上，一些研究发现，患者手术后的总体恢复时间（基于恢复运动）在开放手术后为 17.7 周，在腹腔镜修补术后为 6.1 周[2]。

TEP 和 TAPP 技术都已被成功应用于运动性疝的治疗，目前没有研究表明这些不同方法的真正疗效。最近的一项系统综述研究比较了不同的腹腔镜手术，结果表明这两种技术在恢复运动能力方面并无差异，尽管与 TEP 相比，迄今为止文献中更多报道的病例是用 TAPP 技术[49]。因此，不能推荐用哪一种方法，这取决于外科医师的技能和个人喜好，我们团队的首选是 TEP 技术。

最后，除在腹膜前间隙放置网片外，术中应彻底探查腹股沟管，以发现手术中其他情况，如真正的腹股沟疝、扩大的内环、腹膜塌陷、股疝、腹膜前脂肪瘤、闭孔疝、血管前疝、明显的肌腱撕裂、肌肉不对称和后壁明显隆起。即使没有明确的病理证实，使用网片加固腹股沟后壁也能提供良好的临床效果。基本上，在对慢性腹股沟区疼痛的运动员的治疗中，最常见的是腹股沟管后壁的缺损（图 19-1 和图 19-2）。

内镜疝修补术需要在腹股沟区域放置网片。最近的 meta 分析表明，所谓的轻量型网片的唯一优点是它们在短期内可改善不适，并可能为这群想要尽快重返体育运动的患者提供可能[50]。对于这些病例，为了减轻急、慢性疼痛，也应该考虑用胶水进行无创伤性固定，这是我们团队在这些患者中使用的替代方法。

术后康复治疗

关于术后康复方案，到目前为止，人们对于能使运动员在最短时间内充分恢复运动的最佳术后体能训练方案，还没有达成共识[28]，迫切需要有高水平证据的有价值的研究。

最近报道了 MRI 图像中存在耻骨骨髓水肿对运动性耻骨痛患者内镜术后康复的影响[19]，研究发现耻骨骨髓水肿的存在并不影响这些患者内镜手术治疗后的恢复期，因此，存在这种水肿不应改变康复计划。

根据我们的经验，以下的方法效果很好：

（1）术后第 1 天：测力计训练高达 50 W。

（2）术后第 2～6 天：测力计训练达 200 W。

（3）术后第 7 天：从轻微跑步开始。

（4）术后第 2 周：增加训练负荷至术后第 3、4 周，直至完全恢复训练。

（5）相关的手法淋巴引流和理疗应在术后第 1 天开始。

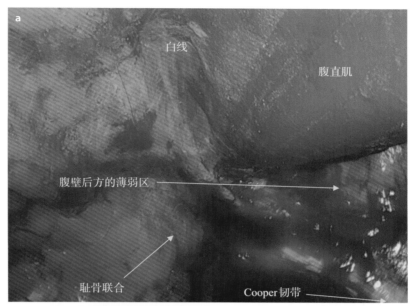

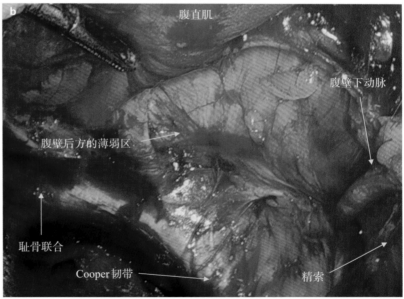

图 19-1 a、b. 内镜视野下（TEP）可能会演变发展成"运动员疝"的腹股沟区域

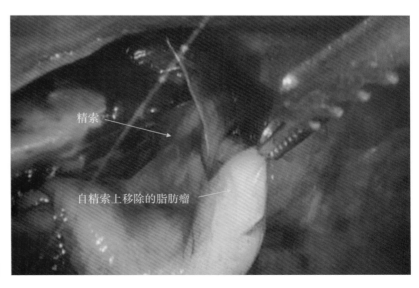

图 19-2 导致腹股沟区疼痛的精索脂肪瘤

参考文献

[1] de Sa D, Hölmich P, Phillips M, Heaven S, Simunovic N, Philippon MJ, et al. Athletic groin pain: a systematic review of surgical diagnoses, investigations and treatment. Br J Sports Med. 2016:1181–6.

[2] Caudill P, Nyland J, Smith C, Yerasimides J, Lach J. Sports hernias: a systematic literature review. Br J Sports Med. 2008;42:954–64.

[3] Minnich JM, Hanks JB, Muschaweck U, Brunt LM, Diduch DR. Sports hernia: diagnosis and treatment highlighting a minimal repair surgical technique. Am J Sports Med. 2011;39(6):1341–9.

[4] Meyers WC, McKechnie A, Philippon MJ, Horner MA, Zoga AC, Devon ON. Experience with "sports hernia" spanning two decades. Ann Surg. 2008;248(4):656–65.

[5] Meyers WC, Foley DO, Garrett WE, et al. Management of severe lower abdominal or inguinal pain in high-performance athletes. Performing athletes with abdominal or inguinal neuromuscular Pain Study Group (PAIN). Am J Sports Med. 2000;28:2–8.

[6] Sheen AJ, Paajanen H. The next step towards rational treatment for 'The sportsman's groin. Br J Sports Med. 2015;49(12):764–5.

[7] Sheen AJ, Stephenson BM, Lloyd DM, Robinson P, Fevre D, Paajanen H, et al. 'Treatment of the sportsman's groin': British Hernia Society's 2014 position statement based on the Manchester Consensus Conference. Br J Sports Med. 2014;48(14):1079–87.

[8] Fon LJ, Spence RA. Sportsman's hernia. Br J Surg. 2000;87:545–52.

[9] Holmich P, Dienst M. Differential diagnosis of hip and groin pain. Symptoms and technique for physical examination. Orthopade. 2006;35(1): 10–5.

[10] Hemingway AE, Herrington L, Blower AL. Changes in muscle strength and pain in response to surgical repair of posterior abdominal wall disruption followed by rehabilitation. Br J Sports Med. 2003;37:54–8.

[11] Farber AJ, Wilckens JH. Sports hernia: diagnosis and therapeutic approach. J Am Acad Orthop Surg. 2007;15:507–14.

[12] Hölmich P, Hölmich LR, Bjerg AM. Clinical examination of athletes with groin pain: an intraobserver and interobserver reliability study. Br J Sports Med. 2004;38(4):446–51.

[13] Lilly MC, Arregui ME. Ultrasound of the inguinal floor for evaluation of hernias. Surg Endosc. 2002;16(4):659–62.

[14] Lorenzini C, Sofia L, Pergolizzi FP, Trovato M. The value of diagnostic ultrasound for detecting occult inguinal hernia in patients with groin pain. Chir Ital. 2008;60(6):813–7.

[15] Orchard JW, Read JW, Neophyton J, Garlick D. Groin pain associated with ultrasound finding of inguinal canal posterior wall deficiency in Australian Rules footballers. Br J Sports Med. 1998;32:134–9.

[16] Depasquale R, Landes C, Doyle G. Audit of ultrasound and decision to operate in groin pain of unknown aetiology with ultrasound technique explained. Clin Radiol. 2009;64(6):608–14.

[17] Barile A, Erriquez D, Cacchio A, De Paulis F, Di Cesare E, Masciocchi C. Groin pain in athletes: role of magnetic resonance. Radiol Med (Torino). 2000;100(4):216–22.

[18] Paajanen H, Hermunen H, Karonen J. Pubic magnetic resonance imaging findings in surgically and conservatively treated athletes with osteitis pubis compared to asymptomatic athletes during heavy training. Am J Sports Med. 2008;36(1):117–21.

[19] Kuikka L, Hermunen H, Paajanen H. Effect of pubic bone marrow edema on recovery from endoscopic surgery for athletic pubalgia. Scand J Med Sci Sports. 2015;25(1):98–103. https://doi.org/10.1111/sms.12158. Epub 2013 Dec 18.

[20] Garvey JF. Computed tomography scan diagnosis of occult hernia. Hernia. 2012;16:307–14.

[21] Swan KG Jr, Wolcott M. The athletic hernia: a systematic review. Clin Orthop Relat Res. 2007;455:78–87.

[22] Jansen JA, Mens JM, Backx FJ, Kolfschoten N, Stam HJ. Treatment of longstanding groin pain in athletes: a systematic review. Scand J Med Sci Sports. 2008;18:263–74.

[23] Hölmich P, Uhrskou P, Ulnits L, et al. Effectiveness of active physical training as treatment for long-standing adductor – related groin pain in athletes: randomised trial. Lancet. 1999;353:439–43.

[24] Comin J, Obaid H, Lammers G, Moore J, Wotherspoon M, Connell D. Radiofrequency denervation of the inguinal ligament for the treatment of 'Sportsman's Hernia': a pilot study. Br J Sports Med. 2013;47:380–6.

[25] King E, Ward J, Small L, Falvey E, Franklyn-Miller A. Athletic groin pain: a systematic review and meta-analysis of surgical versus physical therapy rehabilitation outcomes. Br J Sports Med. 2015;49(22):1447–51.

[26] Paajanen H, Brinck T, Hermunen H, Airo I. Laparoscopic surgery for chronic groin pain in athletes is more effective than nonoperative treatment: a randomized clinical trial with magnetic resonance imaging of 60 patients with sportsman's hernia (athletic pubalgia). Surgery. 2011;150:99–107.

[27] Boyle J, Withers K, Singer KP. Prevention of groin injuries in the elite Australian rules footballer – 8 year clinical perspective. Manuelle Therapie. 2008;12:131–5.

[28] Moeller JL. Sportsman's hernia. Curr Sports Med Rep. 2007;6(2):111–4.

[29] Kaplan O, Arbel R. Sportsman's hernia – a plea for conservative therapeutical approach. Harefuah. 2005;144(5):351–6, 381.

[30] Steele P, Annear P, Grove JR. Surgery for posterior inguinal wall deficiency in athletes. J Sci Med Sport. 2004;7:415–21.

[31] Šebečić B, Japjec M, Janković S, Čuljak V, Dojčinović B, Starešinić M. Is chronic groin pain a Bermuda triangle of sports medicine? Acta Clin Croat. 2014;53(4):471–8.

[32] Rossidis G, Perry A, Abbas H, Motamarry I, Lux T, Farmer K, et al. Laparoscopic hernia repair with

adductor tenotomy for athletic pubalgia: an established procedure for an obscure entity. Surg Endosc. 2015;29(2):381–6.

[33] Mei-Dan O, Lopez V, Carmont MR, McConkey MO, Steinbacher G, Alvarez PD, et al. Adductor tenotomy as a treatment for groin pain in professional soccer players. Orthopedics. 2013;36(9):e1189–97.

[34] Messaoudi N, Jans C, Pauli S, Van Riet R, Declercq G, Van Cleemput M. Surgical management of sportsman's hernia in professional soccer players. Orthopedics. 2012;35(9):e1371–5.

[35] Jans C, Messaoudi N, Pauli S, Van Riet RP, Declercq G. Results of surgical treatment of athletes with sportsman's hernia. Acta Orthop Belg. 2012;78(1):35–40.

[36] Atkinson HD, Johal P, Falworth MS, Ranawat VS, Dala-Ali B, Martin DK. Adductor tenotomy: its role in the management of sports-related chronic groin pain. Arch Orthop Trauma Surg. 2010;130(8):965–70.

[37] Maffulli N, Loppini M, Longo UG, Denaro V. Bilateral mini-invasive adductor tenotomy for the management of chronic unilateral adductor longus tendinopathy in athletes. Am J Sports Med. 2012 Aug;40(8):1880–6.

[38] Ingoldby CJ. Laparoscopic and conventional repair of groin disruption in sportsmen. Br J Surg. 1997; 84:1171–2.

[39] Susmallian S, Ezri T, Elis M, Warters R, Charuzi I, Muggia-Sullam M. Laparoscopic repair of "sportsman's hernia" in soccer players as treatment of chronic inguinal pain. Med Sci Monit. 2004;10:52–4.

[40] Srinivasan A, Schuricht A. Long-term follow-up of laparoscopic preperitoneal hernia repair in professional athletes. J Laparoendosc Adv Surg Tech A. 2002;12:101–6.

[41] van Veen RN, de Baat P, Heijboer MP, Kazemier G, Punt BJ, Dwarkasing RS, et al. Successful endoscopic treatment of chronic groin pain in athletes. Surg Endosc. 2007;21:189–93.

[42] Simons MP, Aufenacker T, Bay-Nielsen M, Bouillot JL, Campanelli G, Conze J, et al. European Hernia Society guidelines on the treatment of inguinal hernia in adult patients. Hernia. 2009;13(4):343–403.

[43] Miserez M, Peeters E, Aufenacker T, Bouillot JL, Campanelli G, Conze J, et al. Update with level 1 studies of the European Hernia Society guidelines on the treatment of inguinal hernia in adult patients. Hernia. 2014;18(2):151–63.

[44] Bittner R, Arregui ME, Bisgaard T, Dudai M, Ferzli GS, Fitzgibbons RJ, et al. Guidelines for laparoscopic (TAPP) and endoscopic (TEP) treatment of inguinal hernia [International Endohernia Society (IEHS)]. Surg Endosc. 2011;25(9):2773–843.

[45] Bittner R, Montgomery MA, Arregui E, Bansal V, Bingener J, Bisgaard T, et al. Update of guidelines on laparoscopic (TAPP) and endoscopic (TEP) treatment of inguinal hernia (International Endohernia Society). Surg Endosc. 2015;29(2):289–321.

[46] Poelman MM, van den Heuvel B, Deelder JD, Abis GS, Beudeker N, Bittner RR, et al. EAES consensus development conference on endoscopic repair of groin hernias. Surg Endosc. 2013;27(10):3505–19.

[47] Genitsaris M, Goulimaris I, Sikas N. Laparoscopic repair of groin pain in athletes. Am J Sports Med. 2004;32:1238–42.

[48] Harmon KG. Evaluation of groin pain in athletes. Curr Sports Med Rep. 2007;6:354–61.

[49] Paajanen H, Montgomery A, Simon T, Sheen AJ. Systematic review: laparoscopic treatment of long-standing groin pain in athletes. Br J Sports Med. 2015;49(12):814–8.

[50] Śmietański M, Śmietańska IA, Modrzejewski A, Simons MP, Aufenacker TJ. Systematic review and meta-analysis on heavy and lightweight polypropylene mesh in Lichtenstein inguinal hernioplasty. Hernia. 2012;16(5):519–28.

20 与开放技术比较
Comparison to Open Techniques

Baukje Van Den Heuvel, Robert J. Fitzgibbons, Jr., and Reinhard Bittner

黄 磊 译，唐健雄 校

如 何 做

引言

现代腹股沟疝手术的基本原理诞生于1884年，当时意大利外科医师 Edoardo Bassini（1844—1924）介绍了一种新的外科修补技术[3, 37, 44]。他发现腹股沟底部在腹股沟疝的病因中扮演着一个重要的角色。他通过前入路来接近疝，并认识到区分斜、直疝，游离精索，在内环处切除带着腹膜一起涌出的斜疝疝囊，完全分开腹外斜肌腱膜和腹横筋膜，以及运用三层法来重建具有前后两壁、内外两口（环）的腹股沟管后壁的重要性。所谓的三层结构是指腹横筋膜、腹内斜肌腱膜及腹横肌腱膜，他将此三层结构缝合于腹股沟韧带[39]。经过5年的随访，Bassini发表的结果显示，该术式的复发率为2.8%。对术式进行改良很常见，事实上，文献中已经至少描述了70种不同名称的组织修补术式[2]。在20世纪的大部分时间里，Bassini技术（或其某一个改良术式）被普遍接受，并成为修补腹股沟疝的金标准。

最被广泛接受的改良 Bassini 术式诞生于1945年，当时加拿大的外科医师 Earle Shouldice（1890—1965）开了一家只治疗腹股沟疝的小医院[4]。他的手术技术类似于 Bassini 技术，所不同的是，他没有采用间断缝合来重建腹股沟管底部，而是运用不锈钢丝的四排连续缝合技术，并从第一针缝合起就不涉及骨膜。Shouldice 同样认识到腹股沟疝患者围手术期护理的重要性，这些护理包括术前准备、局部麻醉、早期活动、缩短住院时间，以及一旦患者感觉舒适后尽快恢复正常活动[39]。如图20-1所示，Shouldice 报道了经过最初的学习曲线后，该术式的复发率稳定在1%左右。一般情况下，Shouldice 技术的长期效果不太令人满意，复发率为1.7%～15%[40]，但该术式仍被大多数权威人士认为是治疗原发性腹股沟疝最好的纯组织修补技术。

来自对 Bassini 术式或其某一改良修补术式特

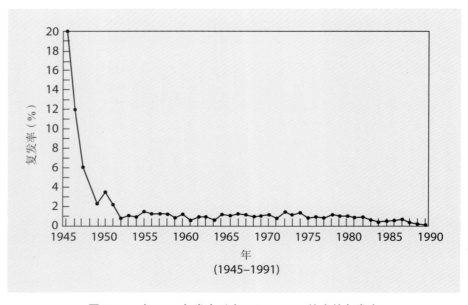

图20-1 自1945年发表以来，Shouldice技术的复发率

别感兴趣的各单中心的研究结果都基本相似，其复发率均低于5%。然而，在20世纪后半叶基于人口的研究显示，在所有手术医师中，这一复发率可高达30%，这也促使了研究者开始考虑新的替代方案[3]。一种公认的理论是，将不正常对位的结构缝合在一起所产生的张力会导致张力丧失，使最终疗效不佳。1958年，美国外科医师Francis Usher（1908—1980）介绍了一种革命性的无张力网片修补术[36]。他将其开发的聚乙烯网片放在腹股沟管后壁的前方进行加强，但若后壁已有解剖组织重建，这并不利于他运用网片来加强腹股沟底部。1962年，他引进了聚丙烯网片并一直沿用至今[48]。

直到1964年，另一位美国外科医师Irving Lichtenstein（1920—2000）提出了在局部麻醉下进行修补的想法，并推广了其无张力的理念，使得Usher所提出的手术技术得到了广泛应用。Lichtenstein和他的同事们是现今被称为"Lichtenstein无张力疝修补术（Lichtenstein tension free repair，TFR）"的前入路无张力网片修补术的积极倡导者[29, 30, 36, 37]。至20世纪90年代，这一术式已成为美国和世界各地最常见的腹股沟疝修补手术。即使是所有的手术医师实施，其复发率亦显著下降。时至今日，Lichtenstein修补术仍被认为是前入路腹股沟疝修补的金标准。

1975年，疝外科医师发现了运用合成网片的新希望。法国外科医师René Stoppa（1921—2006）为外科医师在治疗腹股沟疝的措施中增添了另一种技术[42, 43]。Stoppa术式是经下腹正中切口到达腹股沟底部，通过在腹膜前间隙放置大张网片来加强双侧腹股沟区。这一术式被称为巨大补片加强内脏囊技术，其复发率同样很低。

1982年，南非外科医师Ralph Ger（1921—2012）首次描述了运用腹腔镜治疗腹股沟疝的方法。他报道了一组12例病例，均主要在腹腔镜下缝合关闭了腹壁上的疝缺损[16]。疝外科医师开始探索通过腹腔镜途径，在短时间内能将首张合成网片放置在腹膜前间隙内，以覆盖疝缺损的可能性。为了尝试找到理想的放置位置，1991年引入了腹腔内放置网片（intraperitoneal onlay mesh，IPOM）的方法[46]。这种腹腔内放置网片的方法是将植入的假体〔通常采用膨化聚四氟乙烯（ePTFE），以避免网片侵蚀腹腔内脏器〕放置在腹腔内，通过与壁层腹膜的固定以覆盖疝缺损。该术式强调的是操作简单、手术时间短。但令人惊讶的是，这项技术从没在腹股沟疝治疗中流行，而在腹壁疝治疗中却经常被运用到。它的远期结果显示其复发率高，术后神经痛的发生率也增高[5, 15, 24]，这些可能与技术因素有关，如与固定结构（Cooper韧带）的固定不恰当或双手钉合动作过猛。然而，与其他微创技术相比[5]，它通常被认为略有逊色，但在多次复发的情况下，作为一种补救方法却是有用的。

两种腹腔镜腹股沟疝修补术至今仍在应用中，两者均从腹壁后方到达疝缺损处，并在腹膜前间隙放置网片。不同的是，TEP是通过腹直肌前鞘的一个小切口将腹直肌拉向一旁，然后沿着腹直肌后鞘向下方进行分离，进入腹膜前间隙。TEP不进入腹腔内，在腹膜前间隙进行彻底的解剖。术中必需辨识的关键结构是同侧及对侧的耻骨结节、腹壁下血管、Cooper韧带和髂耻束。继而回纳疝囊，置入大张网片覆盖整个肌耻骨孔。TAPP如常规腹腔镜手术那样先进入腹腔，可看见疝孔，切开腹股沟区腹膜，将网片放置在与TEP修补术相同的位置。两种技术相比，没有哪一种更占明显的优势，因为两者与开放技术比较，都具有相同的优势、同等的并发症发生率和手术时间[31]。与TAPP相比，TEP的学习曲线较长。因此，大多数权威人士认为，腹腔镜外科医师在进阶到TEP之前，应该先对TAPP应付自如。

技术的选择

鉴于修补腹股沟疝的技术太多，使得外科医师面临着一个临床难题：在哪种情况下应该选择哪种手术技术。关于这一主题的文献很多，在大多数研究中，开放手术和腹腔镜手术常互相比较，但比较的内容却存在多种不一致，如不同类型的疝、对结局特别是慢性疼痛的不同定义、不同的随访方案及随访时间等。这也表明，文献是很难对不同技术进行比较的，任何结论需谨慎得出。综上所述，两种最常运用的网片技术是开放前入路"Lichtenstein"技术及腹腔镜后入路技术（TAPP或TEP）。欧洲疝协会指南指出，只要外科医师对某一特定手术有足够的经验，那么这两种技术中的任何一种均可作为其最佳的循证选择，被推荐用来治疗单侧原发性疝[32, 40]。因此，本专题着重于介绍并比较这两个技术组治疗单侧腹股沟疝的情况。

开放网片修补与腹腔镜网片修补的比较

已经发表了几项随机对照研究和meta分析，对开放Lichtenstein技术和腹腔镜技术进行比较，故对这些研究方法进行审慎地评价非常重要。一些研究除了针对男性单侧原发性腹股沟疝外，还包括了双侧疝和复发疝或女性疝。为了力争客观，这里只采用包括男性单侧腹股沟疝修补术在内的研究结果。有关女性疝、双侧疝、复杂疝或复发疝的建议，请查阅本书其他专题（专题 11）。

术中及术后并发症

对于开放式和腹腔镜技术，术中及术后并发症具有可比性[8, 11, 21, 22, 28]。腹股沟疝网片修补术的术后并发症的总体风险在各回顾性综述中不尽相同，从 15% 到 28% 不等[40]。最常见的早期并发症是血肿、血清肿、伤口感染、尿潴留和急性疼痛[35]。腹腔镜手术比开放式手术更易发生血清肿（6% vs. 4%）[40]。腹腔镜术后伤口感染较少见（1%～2% vs. 3%）[35,40]。腹腔镜术后患者早期疼痛较少，止痛药的需求亦较少[9, 11]。

手术时间

对于原发性单侧腹股沟疝，开放 Lichtenstein 术式的手术时间与腹腔镜术式相当，在每组有 100 多位患者的随机对照研究中，手术时间相当，或腹腔镜术式稍显优势。开放 Lichtenstein 术式的手术时间为 55～70 分钟，腹腔镜术式的手术时间为 50～60 分钟[8, 11, 28]。

住院时间

一般来说，这两种术式均可通过日间手术来完成[14]。两种术式的术后住院天数无显著差异。

重返工作岗位及恢复正常生活

腹腔镜疝修补术后恢复工作及正常活动的时间明显短于开放 Lichtenstein 修补术。一般情况下，腹腔镜术后患者需要 7～13 天恢复工作，而开放 Lichtenstein 术后患者需要 12～17 天。同样，腹腔镜疝修补术后患者需要 14～20 天恢复正常活动，而开放 Lichtenstein 术后患者需要 20～31 天[11, 20-22, 28]。美国医疗保健研究与质量局（AHRQ）在互联网上发表的一项关于疗效的评估中显示，接受腹腔镜疝修补术的患者日常活动的恢复时间提前了 3.9 天（CI，2.2～5.6），工作的恢复时间提前了 4.6 天（CI，3.1～6.1）[47]。

慢性疼痛

因为采用不同的定义和诊断方法，所以术后慢性疼痛尤其难以评估。因此，对于术后慢性疼痛的定义、诊断和治疗，急需达成国际共识。尽管如此，仍有一些关于慢性疼痛的随机试验显示，腹腔镜修补术后的慢性疼痛较少[10, 13, 18, 33]。术后

五年慢性疼痛的发生率，开放 Lichtenstein 术式为 19%，而腹腔镜修补术为 9%。Lau 等比较了 100 例 Lichtenstein 修补术和 100 例腹腔镜修补术，他们报道了相似的结果。Lichtenstein 修补术后一年慢性疼痛的发生率为 22%，而腹腔镜术后的发生率为 10%[28]。AHRQ 关于疗效的研究显示，腹腔镜术后的长期疼痛更少，优势比为 0.61（CI，0.48～0.78）[47]。

复发

开放 Lichtenstein 修补术和腹腔镜修补术后的复发率一般无差异[26, 32]。平均复发率为 0～5%[12, 17, 21, 22, 28, 35]。然而 AHRQ 的分析显示，开放修补术因其相对风险低而受青睐，其优势比为 1.43（CI，1.2～1.8），但其证据为低等级[47]。

麻醉的种类

开放前入路修补术支持者最有力的论据之一是，它可以在局部麻醉下进行[4]。尽管如此，来自苏格兰、瑞典和丹麦的流行病学研究表明，对 60%～70% 的病例首选了全麻，对 10%～20% 病例采用了区域麻醉，大约对 10% 病例采用了局部麻醉[23]。在区域麻醉中使用了大剂量长效药物，增加了尿潴留的风险。

腹腔镜修补术通常在全身麻醉下进行，也有一些报道显示了在区域麻醉下进行 TEP 的可能[27, 41]。然而，由于气腹的原因，TAPP 除了全身麻醉，几乎不可能在其他任何麻醉下完成。有合并症的特殊患者对技术的选择具有决定性的影响。如果患者不适合全身麻醉，应在局部麻醉下进行开放 Lichtenstein 修补术，此时不鼓励施行需要全身麻醉的腹腔镜修补术。

对侧的检查

在对侧发现隐匿性腹股沟疝是一种常见的现象，一些观察性研究发现其发生率为 11%～51%[6, 7, 19, 25, 34, 38, 45]。腹腔镜腹股沟疝修补术的支持者认为，该技术可检查对侧是其一个明显的优势，因为如果一旦发现缺损，可以立即进行修补。然而，这是有争议的，因为根据定义，对侧是无症状的，修补可能会让这些没有症状的患者产生疝修补术后疼痛综合征。腹腔镜修补术治疗双侧疝的优点得到了权威人士的普遍认同，因为对侧疝的修补可以在同一个套管中进行，而不需要额外的切口。另外，开放技术需要相同的对称切口，基本上使并发症率翻了一番。

临床实践

为患者选择何种特定手术最重要的考虑因素是

外科医师的经验[10, 12]。如果训练得当，在腹腔镜和Lichtenstein修补术中，男性单侧腹股沟疝患者的术中、术后并发症发生率并无差异。腹腔镜手术的优点是：术后早期疼痛及止痛药的消耗较少；恢复正常的日常活动和工作较早；慢性疼痛较少。此外，由于较早重返工作岗位，社会成本也较低。另一个好处是，虽然如前所述存在争议，但可以检查对侧，并可能立即修补隐匿的缺损。必须根据腹腔镜方法的缺点来理解这些潜在的优点。这些缺点包括一些与腹腔镜手术相关的罕见但严重的并发症，如肠穿孔或大血管损伤；破裂腹膜处的潜在黏连并发症；需要全身麻醉；使用昂贵材料增加了住院费用（专题15）；以及学习曲线长。另一方面，常规开放手术可以在局部麻醉下进行，使腹部损伤的风险最小化，但需承受更高的伤口并发症发生率。结果是，与其他微创手术相比，腹腔镜腹股沟疝修补术并未被广泛采用。不同国家的采用率差别很大，据估计，美国15%～20%的腹股沟疝是通过腹腔镜修补的，但随着新培训的外科医师人数的增加，这一数字似乎正在逐渐增加。在德国，超过55%的腹股沟疝是通过腹腔镜来修补的。前入路修补术后复发、双侧疝及需要进行其他腹腔镜手术（如胆囊切除术）是腹腔镜疝修补术的最佳适应证。对于那些不复杂的单侧腹股沟疝，尚无普遍共识。因此，最重要的建议是施行最熟悉、最擅长的术式。然而，对于开放和腹腔镜两种术式，如果外科医师均有能力和财力开展，并且患者也适合全身麻醉的话，那么许多学者仍认为腹腔镜技术是治疗单侧原发性腹股沟疝的首选方法，特别是对于那些需要尽快重返工作岗位、积极参加运动或被认为痛阈低的年轻男性患者[1]。

观点和推荐

观点

腹腔镜疝修补术治疗男性原发性单侧腹股沟疝，与开放Lichtenstein修补术相比，在术后早期疼痛和慢性疼痛方面显示出明显的优势。

证据级别：高

考虑到外科医师采用腹腔镜修补原发性单侧腹股沟疝的技术已很熟练，所以腹腔镜与开放疝修补术的复发率是一样的。

证据级别：高

考虑到外科医师采用腹腔镜修补原发性单侧腹股沟疝的技术已很熟练，所以腹腔镜与开放疝修补术的手术时间是相当的。

证据级别：高

开放与腹腔镜修补术的术后并发症相似。腹腔镜修补术后更容易出现血清肿，而开放修补术后伤口感染更常见。

证据级别：高

腹腔镜修补术后工作和正常活动的恢复时间明显短于开放修补术后。

证据级别：高

参考文献

[1] Aasvang EK, Gmaehle E, Hansen JB, Gmaehle B, Forman JL, Schwarz J, Bittner R, Kehlet H. Predictive risk factors for persistent postherniotomy pain. Anesthesiology. 2010;112(4):957–69.

[2] Amid PK. Groin hernia repair: open techniques. World J Surg. 2005;29(8):1046–51.

[3] Bekker J, Keeman JN, Simons MP, et al. A brief history of the inguinal hernia operation in adults. Ned Tijdschr Geneeskd. 2007;151(16):924–31.

[4] Bendavid R. Biography: Edward Earle Shouldice (1890-1965). Hernia. 2003;7(4):172–7.

[5] Bittner R, Arregui ME, Bisgaard T, et al. Guidelines for laparoscopic (TAPP) and endoscopic (TEP) treatment of inguinal Hernia [International Endohernia Society (IEHS)]. Surg Endosc. 2011;25(9):2773–843.

[6] Bochkarev V, Ringley C, Vitamvas M, et al. Bilateral laparoscopic inguinal hernia repair in patients with occult contralateral inguinal defects. Surg Endosc. 2007;21(5):734–6.

[7] Crawford DL, Hiatt JR, Phillips EH. Laparoscopy identifies unexpected groin hernias. Am Surg. 1998;64(10):976–8.

[8] Dahlstrand U, Sandblom G, Ljungdahl M, et al. TEP under general anesthesia is superior to Lichtenstein under local anesthesia in terms of pain 6 weeks after surgery: results from a randomized clinical trial. Surg Endosc. 2013;27(10):3632–8.

[9] Dhankhar DS, Sharma N, Mishra T, et al. Totally extra-peritoneal repair under general anesthesia versus Lichtenstein repair under local anesthesia for unilateral inguinal hernia: a prospective randomized con-

trolled trial. Surg Endosc. 2014;28(3):996–1002.

[10] Eker HH, Langeveld HR, Klitsie PJ, et al. Randomized clinical trial of total extraperitoneal inguinal hernioplasty vs Lichtenstein repair: a long-term follow-up study. Arch Surg. 2012;147(3):256–60.

[11] Eklund AS, Rudberg C, Smedberg S. Short-term results of a randomized clinical trial comparing Lichtenstein open repair with totally extraperitoneal laparoscopic inguinal hernia repair. Br J Surg. 2006;93(9):1060–8.

[12] Eklund AS, Montgomery AK, Rasmussen IC, et al. Low recurrence rate after laparoscopic (TEP) and open (Lichtenstein) inguinal hernia repair: a randomized, multicenter trial with 5-year follow-up. Ann Surg. 2009;249(1):33–8.

[13] Eklund AS, Carlsson P, Rosenblad A, et al. Long-term cost-minimization analysis comparing laparoscopic with open (Lichtenstein) inguinal hernia repair. Br J Surg. 2010;97(5):765–71.

[14] El-Dhuwaib Y1, Corless D, Emmett C, et al. Laparoscopic versus open repair of inguinal hernia: a longitudinal cohort study. Surg Endosc. 2013;27(3):936–45.

[15] Fitzgibbons RJ, Camps J, Cornet DA, et al. Laparoscopic inguinal herniorrhaphy. Results of a multicenter trial. Ann Surg. 1995;221(1):3–13.

[16] Ger R. The management of certain abdominal herniae by intra-abdominal closure of the neck of the sac. Preliminary communication. Ann R Coll Surg Engl. 1982;64(5):342–4.

[17] Gokalp A, Inal M, Maralcan G, et al. A prospective randomized study of Lichtenstein open tension-free versus laparoscopic totally extraperitoneal techniques for inguinal hernia repair. Acta Chir Belg. 2003;103(5):502–6.

[18] Gong K, Zhang N, Lu Y, et al. Comparison of the open tension-free mesh-plug, transabdominal preperitoneal (TAPP), and totally extraperitoneal (TEP) laparoscopic techniques for primary unilateral inguinal hernia repair: a prospective randomized controlled trial. Surg Endosc. 2011;25(1):234–9.

[19] Griffin KJ, Harris S, Tang TY, et al. Incidence of contralateral occult inguinal hernia found at the time of laparoscopic trans-abdominal pre-peritoneal (TAPP) repair. Hernia. 2010;14(4):345–9.

[20] Hamza Y, Gabr E, Hammadi H, et al. Four-arm randomized trial comparing laparoscopic and open hernia repairs. Int J Surg. 2010;8(1):25–8.

[21] Heikkinen TJ, Haukipuro K, Hulkko A. A cost and outcome comparison between laparoscopic and Lichtenstein hernia operations in a day-case unit. A randomized prospective study. Surg Endosc. 1998a;12(10):1199–203.

[22] Heikkinen TJ, Haukipuro K, Koivukangas P, et al. A prospective randomized outcome and cost comparison of totally extraperitoneal endoscopic hernioplasty versus Lichtenstein hernia operation among employed patients. Surg Laparosc Endosc. 1998b;8(5):338–44.

[23] Kehlet H, Aasvang E. Groin hernia repair: anesthesia. World J Surg. 2005;29(8):1058–61.

[24] Kingsley D, Vogt DM, Nelson MT. Laparoscopic intraperitoneal onlay inguinal herniorrhaphy. Am J Surg. 1998;176(6):548–53.

[25] Koehler RH. Diagnosing the occult contralateral inguinal hernia. Surg Endosc. 2002;16(3):512–20.

[26] Koning GG, Wetterslev J, van Laarhoven CJ. The totally extraperitoneal method versus Lichtenstein's technique for inguinal hernia repair: a systematic review with meta-analyses and trial sequential analyses of randomized clinical trials. PLoS One. 2013;8(1):52599.

[27] Lal P, Philips P, Saxena KN, et al. Laparoscopic total extraperitoneal (TEP) inguinal hernia repair under epidural anesthesia: a detailed evaluation. Surg Endosc. 2007;21(4):595–601.

[28] Lau H, Patil NG, Yuen WK. Day-case endoscopic totally extraperitoneal inguinal hernioplasty versus open Lichtenstein hernioplasty for unilateral primary inguinal hernia in males: a randomized trial. Surg Endosc. 2006;20(1):76–81.

[29] Lichtenstein IL, Shore JM. Exploding the myths of hernia repair. Am J Surg. 1976;132(3):307–15.

[30] Lichtenstein IL, Shulman AG. Ambulatory outpatient hernia surgery. Including a new concept, introducing tension-free repair. Int Surg. 1986;71(1):1–4.

[31] McCormack K, Wake BL, Fraser C, et al. Transabdominal pre-peritoneal (TAPP) versus totally extraperitoneal (TEP) laparoscopic techniques for inguinal hernia repair: a systematic review. Hernia. 2005;9(2):109–14.

[32] Miserez M, Peeters E, Aufenacker T, Bouillot JL, Campanelli G, Conze J, Fortelny R, Heikkinen T, Jorgensen LN, Kukleta J, Morales-Conde S, Nordin P, Schumpelick V, Smedberg S, Smietanski M, Weber G, Simons MP. Update with level 1 studies of the European Hernia Society guidelines on the treatment of inguinal hernia in adult patients. Hernia. 2014;18(2):151–63. https://doi.org/10.1007/s10029-014-1236-6. Epub 2014 Mar 20.

[33] O'Reilly EA, Burke JP, O'Connell PR. A meta-analysis of surgical morbidity and recurrence after laparoscopic and open repair of primary unilateral inguinal hernia. Ann Surg. 2012;255(5):846–53.

[34] Panton ON, Panton RJ. Laparoscopic hernia repair. Am J Surg. 1994;167(5):535–7.

[35] Poelman MM, van den Heuvel B, Deelder JD, et al. EAES consensus development conference on endoscopic repair of groin hernias. Surg Endosc. 2013;27(10):3505–19.

[36] Read RC. The contributions of Usher and others to the elimination of tension from groin herniorrhaphy. Hernia. 2005;9(3):208–11.

[37] Read RC. Herniology: past, present, and future. Hernia. 2009;13(6):577–80.

[38] Sayad P, Abdo Z, Cacchione R, et al. Incidence of incipient contralateral hernia during laparoscopic hernia repair. Surg Endosc. 2000;14(6):543–5.

[39] Simons MP (1996) Dissertation Shouldice in Amsterdam.

[40] Simons MP, Aufenacker T, Bay-Nielsen M, et al. European Hernia society guidelines on the treatment of inguinal hernia in adult patients. Hernia. 2009;13(4):343–403.

[41] Sinha R, Gurwara AK, Gupta SC. Laparoscopic total extraperitoneal inguinal hernia repair under spinal anesthesia: a study of 480 patients. J Laparoendosc Adv Surg Tech A. 2008;18(5):673–7.

[42] Stoppa R, Petit J, Henry X. Unsutured Dacron prosthesis in groin hernias. Int Surg. 1975;60(8):411–2.

[43] Stoppa RE, Warlaumont CR, Verhaeghe PJ, et al. Pros-

thetic repair in the treatment of groin hernias. Int Surg. 1986;71(3):154–8.

[44] Thomas AD, Rogers A. Edoardo Bassini and the wound that inspires. World J Surg. 2004;28(10):1060–2.

[45] Thumbe VK, Evans DS. To repair or not to repair incidental defects found on laparoscopic repair of groin hernia: early results of a randomized control trial. Surg Endosc. 2001;15(1):47–9.

[46] Toy FK, Smoot RT. Toy-smooth laparoscopic hernioplasty. Surg Laparosc Endosc. 1991;1(3):151–5.

[47] Treadwell J, Tipton K, Oyesanmi O, Sun F, Schoelles K. Surgical options for inguinal hernia: Comparative effectiveness review. Comparative Effectiveness Review No. 70. (Prepared by the ECRI Institute Evidence-based Practice Center under Contract No. 290-2007-10063.) AHRQ Publication No. 12-EHC091-EF. Agency for Healthcare Research and Quality: Rockville, MD; 2012. www.effectivehealthcare.ahrq.gov/reports/final.cfm.

[48] Usher FC, Ochsner J, Tuttle LL Jr. Use of marlex mesh in the repair of incisional hernias. Am Surg. 1958;24(12):969–74.

21 腹腔镜腹股沟疝修补的减通道技术
Reduced Port in Laparoendoscopic Inguinal Hernia Repair

Davide Lomanto, Rajesh Khullar, Thomas Carus, and Sujith Wijerathne

吴卫东 译，黄 磊 校

原则和概念

腹腔镜手术在过去的几十年不断发展，证实疝修补手术中的微创理念是切实可行的，并在双侧和复发疝的治疗中取得了与开放式手术类似的临床效果。尽管人们对早期腹股沟疝的复发率和并发症率存在争议，但从开放式到腹腔镜腹股沟疝修补的过渡相当平稳[1-3]。为进一步减少手术创伤，早期采用了针孔镜技术[4]，随后是减通道手术和单一切口手术。应用减通道技术，无论是完全腹膜外入路（total extraperitoneal patch plasty，TEP）[5-7]还是经腹腹膜前入路（transabdominal preperitoneal patch plasty，TAPP）[8, 9]，都保持了和传统手术[10]相似的简易原则和手术技术，并且得到了广泛的应用。

数项研究表明，与传统技术相比，减通道TAPP或TEP的效果相当[5-9]。除少数研究显示手术时间更长以外，两组的术后结果、复发和疼痛无显著差异。

隐藏在减通道手术（reduced port surgery，RPS）背后的原则是将患者的创伤最小化，在不损害安全性的前提下改善术中和术后结果。近年来，这一概念在腹腔镜腹股沟疝修补术中已取得了一定的成功，前期大量的研究和结果也证明了这点。众所周知，减少手术创伤可改善术中及术后疼痛，有助于术后恢复。与传统开放式手术和传统腹腔镜手术相比，减通道手术的另一个优点是明显的美容效果。

该技术也带来了部分挑战，主要是因为缺乏三角关系导致镜头和器械间冲突，增加了成本和学习曲线。各种不同应对挑战的方法已被报道，并将在本专题中详细说明。尽管存在这些挑战，RPS的概念正越来越流行，尤其对于关心美容和疼痛的患者，如果有专门渠道的话，他们会不计成本。

器械与装置

单一通道手术（single-port surgery，SPS）或RPS的主要挑战是缺乏三角关系，从而导致器械和镜头间冲突。RPS中的器械应使操作者具有与传统多通道手术相似的自由度，以便安全、成功地完成手术。多年来，许多类型的器械和设备已经出现在手术室，包含了能在有限空间内给予更多器械通道的复杂装置，以及能使用传统器械的简易自制装置。

使用任何设备或器械的关键影响因素在于患者的安全性。其他因素包括设备简便、用户友好及价格低廉。成本取决于灭菌后的器械或设备是否可重复使用、它们的可复制性及市场上可获得竞争设备的数量。在RPS的初始阶段，由于这些微创设备都是新品且类型稀缺，因此它们的成本相当高。之后市场上出现了许多新设备，价格更便宜，设备质量和用户友好性显著改善。在SPS中，我们可将设备分为通道装置、镜头和操作器械。

通道装置

多种类型的单通道装置被应用于当今的外科实践中。在RPS中，从最基本的3～5个套管连接于手套（手套Port）到更复杂的单孔设备都被采用。

Tsai等在研究比较单通道和多通道疝修补术时，采用了一种简单的自制单通道疝修补装置。该装置类似于众所周知的手套Port（图21-1），其中切口保护圈用于牵开筋膜并作为基底，外科手套上插入2～4个金属或塑料套管作为工作通道，一个10～12 mm的套管用于置入摄像装置。所有的通道都通过手套的手指插入，并用线扎紧使之不漏气。随后将手套小心地套上切口保护圈，避免漏气。通过10 mm的套管注气。该装置可非常容易地使用常见的套管制备，它是其他商业装置的一个很好的替代。

Wakasugi等[11]研究了单一切口腹股沟疝修补术采用的单通道装置（EZ Access，Hakko Co.，Ltd.，Nagano，Japan）含有一个容纳10 mm四方向镜的10 mm通道和两个5 mm的工作通道，在切

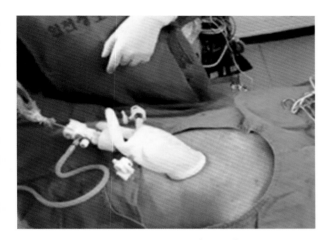

图 21-1　自制"手套 Port"

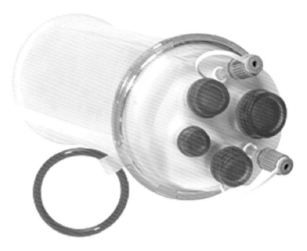

图 21-2　TriPort+ 装置（Olympus，USA）

口放置底座（Lap-Protector Mini，Hakko Co.，Ltd.，Nagano，Japan）后维持腹膜前空间注气。我们在单一切口腹股沟疝修补术与常规腹股沟疝修补术[7]的比较研究中采用了TriPort（Olympus，Japan，Germany），该装置可以通过脐下的一个1.5 cm切口置入。TriPort+（Olympus，Japan，Germany）（图21-2）是该装置目前可用的更新版本。其他常用的减通道疝修补装置包括SILS port（Covidien，USA）（图21-3）和GelPort（Applied Medical，USA）（图21-4）。如何选择装置取决于外科医师、装置成本、易用性和患者体质。

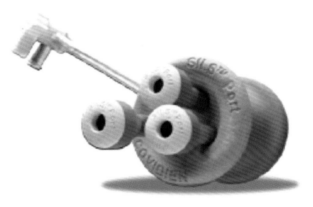

图 21-3　SILS™port 装置（Covidien，USA）

镜头

　　医师的倾向决定了使用何种腹腔镜，以及通过何种途径置入镜头。一般使用5 mm或10 mm的30°镜。根据我们的经验，鉴于5 mm镜头可以显示高清图像，它是最佳选择。因为它可以减少通道装置内整体空间的占用，从而减轻器械间冲突（与采用10 mm镜子和两个5 mm器械相比就是15 mm与20 mm的差距）。多出的5 mm将增加机动性，并减少器械间冲突[10]。镜头应与工作通道位于不同的轴上（上方或下方），但操作器械可在相同的轴上。可避免镜头与器械冲突的选择很少。一种方法是采用90°光源适配器，使光缆处于一定角度；另一种方法是采用减重手术中使用的加长镜头。近来，采用的光缆内置镜头，如EndoEYE镜头（Olympus，Japan）（图21-5），将光缆嵌入摄像机电缆中，避免了与器械的冲突。

器械

　　TAPP常用的器械有钳子、剪刀、电钩等。在

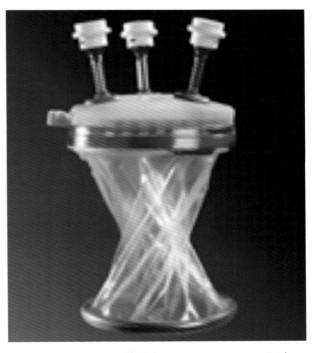

图 21-4　GelPort 装置（Applied Medical，USA）

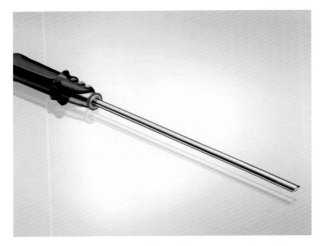

图21-5　EndoEYE镜头（Olympus，Japan）

RPS中，这些仪器可以是传统直线式、铰链式（图21-6）或预弯式（图21-7），后两者在有限的空间内提供了更多的自由。由于TEP手术中三角关系的应用有限，空间狭小，采用铰接式或预弯式器械并不很实用，而TAPP手术中空间广阔，尤其适用于腹膜瓣分离。无论是简单疝还是巨大疝，疝囊分离操作时需要更多的牵拉和空间，直线器械和预弯式器械的组合可以在手术的不同步骤中发挥作用。其他器械如圈套器、固定装置等的应用和常规手术相同。考虑到RPS过程中的挑战和困难，像Endo

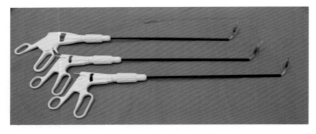

图21-6　铰接式器械

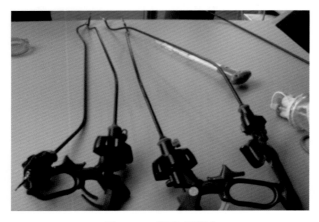

图21-7　预弯式器械

Stitch（Covidien，USA）这样的设备可帮助缝合。随着新设备的不断增加，"减通道腹股沟疝修补术中器械和设备的应用"是一个不断发展的话题。未来数年内，临床医师和科学家将不断地对这些器械、设备的安全性和可行性进行评估。

适应证和手术设置

与任何外科技术一样，手术的成功取决于正确的适应证和手术室的设置。源于新手术方法的固有挑战，这在RPS中尤为关键。

适应证

原发性单纯疝、女性患者疝和非肥胖患者疝可能是RPS疝修补的最佳选择。外科医师在TEP和TAPP方面的经验是另一个重要因素。对于初学者来说，重要的是坚持严格地筛选患者，直至他们熟悉该技术并克服RPS的挑战。在RPS中，也应当排除所有传统腹腔镜修补术禁忌和相对禁忌的患者。随着对该领域技术日益专业，基于手术的利弊，可在复发疝、可复性阴囊疝和具有出血的患者中进行尝试。

术前准备

应该让患者了解疝的基本机制、确切的发病过程和治疗方法。需要向患者解释各种可选择的治疗方法及其潜在的优势和风险。

应当取得患者对减通道TEP或TAPP手术的知情同意。为了患者的安全和健康，外科医师应向患者及家属解释他们自己在这项技术上的经验，以及必要时中转传统手术的可能性。必须对当前的疾病和伴随情况进行彻底的病史询问。外科医师应检查患者抗血小板和抗凝药物的使用情况，尤其是高血压和冠状动脉疾病患者。

对于其余患者而言，应当适用同样的腹股沟疝修补原则。

手术室布局

手术在全身麻醉下进行，患者处于轻微的Trendelenburg体位，两臂在两侧内收。在单侧疝修补术中，外科医师和助手站于疝的对侧，显示器置于疝的同侧，朝向足端（图21-8）。在双侧疝修补术中，监护器置于患者足端，外科医师站在疝的对侧，第一助手（扶镜手）与疝同侧（图21-9）。在

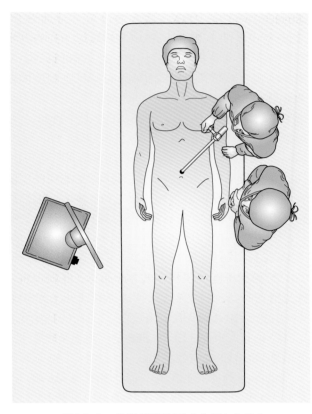

图21-8　单侧疝修补手术布局（右侧）

双侧疝修补术中，外科医师和扶镜手可互换位置来修补对侧。

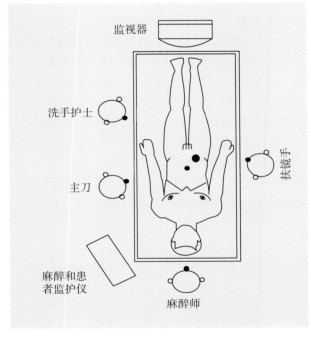

图21-9　双侧疝修补手术布局

手 术 技 巧

在手术室，患者被置于仰卧（Trendelenburg）位。减通道 TEP 和 TAPP 的术前流程是相同的，包括单剂量抗生素运用、手术消毒和无菌覆盖。手术前应做术区标记，在手术室内应由外科医师再次检查。

在作第一个切口之前，应强制由外科医师、手术护士和麻醉师组成的手术团队短暂停顿一会儿，以便一起确认患者的姓名、诊断、疝手术部位和预计的手术方式。

减通道 TEP

采用脐下 2.5 cm 横切口[12-14]。分离皮下脂肪，做一个 3 cm 横切口，打开腹直肌前鞘。进入腹膜前间隙前，外科医师可先在肌肉下方用手指分离，随后用纱布扩大肌后间隙，使单通道设备易于放置。在腹直肌前鞘切口边缘缝合两针，有助于 Port 置入。

放置单通道设备后，可注入 CO_2，最大压力为 $12 \sim 15$ mmHg。

使用何种腹腔镜及引入的通道取决于外科医师的偏好。一般情况下，使用 5 mm 30° 腹腔镜可提高手术的机动性，减少与器械的冲突[10]。镜头应在最远端（上方或下方），以便在腹腔镜和左右两个器械间创建一个"V"形。避免镜头和器械之间冲突的选择很少，一种方法是使用 90° 光缆适配器将光缆置于一定角度；另一种方法是采用减重手术中所使用的加长镜头。近期采用像 EndoEYE（Olympus，Japan）这样的一体镜，它将光缆嵌入摄像机电缆中，避免与器械横向冲突。随后，利用镜头推向耻骨弓以创建腹膜前空间。在标准的 TEP 中，钝性解剖可以用抓钳甚至用剪刀完成。按照步骤，首先向耻骨方向分离腹膜前间隙，在中央分离 Retzius 间隙，随后向外侧打开 Bogros 间隙。由于受单孔装置所限，采用预制球囊解剖可能是种挑战。

疝分离过程中可单用一种器械，也可以联用钝性解剖器或剪刀两种器械。单用一种器械可以减少腹腔镜与器械间的冲突，在直疝分离中非常容易；对于斜疝，要应用第二个器械给予疝囊足够的张力。预弯式或铰接式器械有助于那些筛选过的病例，也可作为直线器械的补充，以减少器械冲突。

腹膜前间隙分离后，下一步是从精索游离、剥离、回纳疝囊。清晰地显露肌耻骨孔后，放置一张标准的 10 cm × 15 cm 网片。可用可吸收钉或胶水固定，这取决于外科医师的偏好和使用的网片类型。释放气体后，取出单孔装置，关闭筋膜和皮肤切口，完成手术。

减通道 TAPP

减通道 TAPP 与传统的 TAPP 除了通道和器械放置不同外几无区别。TEP 中描述的一些技术步骤在 TAPP 中有类似的应用。

采用单一的 1.5 ～ 2.5 cm 脐下或经脐横切口[8,9]。切口的长度取决于所使用的单通道设备。进入腹腔后置入装置，插入一个 5 mm 或 10 mm 的 30°腹腔镜和两个 5 mm 器械（通常是抓钳和电钩或剪刀）（见 TEP 相关专题）。同样的技术也可用两个无气阀的 5 mm 套管改良，无气阀的 5 mm 套管可以减少镜头和器械间的冲突[14]。建立气腹后，下一步是进入腹膜前间隙，可通过在疝缺损上方切开腹膜完成。按照标准的 TAPP 方法，根据外科医师的喜好，使用直的、预弯式或铰接式的器械从外侧向内侧解剖。同样从精索游离、剥离、回纳疝囊，清晰地显露肌耻骨孔后放置一张标准的 10 cm × 15 cm 网片。根据外科医师的喜好和采用的网片类型，用可吸收钉或胶水固定。腹膜瓣的闭合可以通过缝合或钉合来完成。由于三角关系欠佳，通过单通道设备缝合要困难得多。使用可吸收钉固定的操作简单，推荐使用，可以有效缩短手术时间。应妥善关闭筋膜切口，以防切口疝发生。

来自文献和指南的证据

关于减通道技术与传统腹腔镜腹股沟疝修补术比较的报道和随机对照试验都较少[7, 15, 16]。

减通道技术旨在降低并发症的发生率和术后疼痛，提升美容效果。目前为止，关于该技术的安全性和有效性的数据还很有限。与传统腹腔镜手术相比，较差的三角关系和较低的器械自由度使单孔手术更为困难。内镜单一切口（laparo-endoscopic single site，LESS）TEP 因器械冲突导致手术效率较低[17, 18]。关于术后疼痛、镇痛需要、住院时间和恢复正常活动等方面的优势，已发表的研究结果显示出互有争议的结论。Araujo 等[12] 报道单侧和双侧 LESS TEP 的手术时间更长，术后参数与标准 TEP 技术无差异，然而 LESS TEP 安全有效，美容效果更好。Cugura 等[19] 将 25 例 LESS TEP 与 29 例标准 TEP 进行比较，所有分析的参数都具有可比性。在中位随访 11.5 ± 2.5 个月期间，LESS TEP 组有一例早期复发（因网片移位）。Tai 等[17] 报道了 54 例病例 98 侧成功完成的 LESS TEP，并与 152 例标准 TEP 进行比较。LESS TEP 组的平均手术时间明显延长（70.9 ± 23.8 分钟，61.8 ± 26.0 分钟，$P=0.04$）。两组患者围手术期的各项指标（住院时间、恢复活动时间、并发症发生率、疼痛评分、美容效果）比较后的差异无统计学意义。他们的结论是，对有经验的人来说，LESS TEP 是一种安全的手术，但不是标准 TEP 的有效替代。

Siddiqui 等[20] 发表了一篇回顾性文献，对包含 325 位患者的 13 项研究进行了 meta 分析，比较 LESS TEP 和标准 TEP。他们发现住院时间（$P > 0.99$）、术中并发症（$P = 0.82$）、早期复发率（$P = 0.82$）无显著差异。

与所有其他作者一样，他们的结论是有必要进一步推动可准确评估结果的研究，以强化证据。

关于 LESS TAPP 的研究结果与 LESS TEP 相似。LESS TAPP 是可行的和安全的，没有证据表明其有较高的早期复发率。

在过去的 7 年中，一些国际上关于腹股沟疝治疗的指南已经发表[21, 22]，但 LESS TAPP 和 LESS TEP 因缺乏证据支持而未被提及。综上所述，没有确切的证据表明 LESS TEP 和 LESS TAPP 具有显著的优势。两项随机对照试验证明了该技术的可行性和安全性，与传统技术相比，可能具有更好的美容效果和相似的术后疼痛。与任何新的手术方法相似，这项新技术的成功取决于进一步的研究，这些研究将为评估结果、长期疗效和患者满意度提供更多的数据。

参考文献

[1] Liem MS, van Duyn EB, van der Graaf Y, van Vroonhoven TJ. Recurrences after conventional anterior and laparoscopic inguinal hernia repair: a randomized comparison. Ann Surg. 2003;237(1):136–41.

[2] Langeveld HR, van't Riet M, Weidema WF, et al. Total extraperitoneal inguinal hernia repair compared with Lichtenstein (the LEVEL-trial): a randomized controlled trial. Ann Surg. 2010;251(5):819–24.

［3］ O'Reilly EA, Burke JP, O'Connell PR. A meta-analysis of surgical morbidity and recurrence after laparoscopic and open repair of primary unilateral inguinal hernia. Ann Surg. 2012;255(5):846–53.

［4］ Lau H, Lee F. A prospective comparative study of needlescopic and conventional endoscopic extraperitoneal inguinal hernioplasty. Surg Endosc. 2002;16(12) 1737–40.

［5］ Kim JH, Lee YS, Kim JJ, Park SM. Single port laparoscopic totally extraperitoneal hernioplasty: a comparative study of short-term outcome with conventional laparoscopic totally extraperitoneal hernioplasty. World J Surg. 2013;37(4):746–51.

［6］ Tsai YC, Ho CH, Tai HC, Chung SD, Chueh SC. Laparoendoscopic single-site versus conventional laparoscopic total extraperitoneal hernia repair: a prospective randomized clinical trial. Surg Endosc. 2013;27(12): 4684–92.

［7］ Wijerathne S, Agarwal N, Ramzy A, Lomanto D. A prospective randomized controlled trial to compare single-port endo-laparoscopic surgery versus conventional TEP inguinal hernia repair. Surg Endosc. 2014;28(11): 3053–8.

［8］ Goo TT, Goel R, Lawenko M, Lomanto D. Laparoscopic transabdominal preperitoneal (TAPP) hernia repair via a single port. Surg Laparosc Endosc Percutan Tech. 2010;20(6):389–90.

［9］ Sato H, Shimada M, Kurita N, et al. The safety and usefulness of the single incision, transabdominal preperitoneal (TAPP) laparoscopic technique for inguinal hernia. J Med Investig. 2012;59(3–4):235–40.

［10］ Fuentes MB, Goel R, Lee-Ong AC, Cabrera EB, Lawenko M, Lopez-Gutierrez J, Lomanto D. Single-port endolaparoscopic surgery (SPES) for totally extraperitoneal inguinal hernia: a critical appraisal of the chopstick repair. Hernia. 2013;17(2):217–21.

［11］ Wakasugi M, Masuzawa T, Tei M, et al. Single-incision totally extraperitoneal inguinal hernia repair: our initial 100 cases and comparison with conventional three-port laparoscopic totally extraperitoneal inguinal hernia repair. Surg Today. 2014;45:606–10.

［12］ Araujo F, Starling ES, Maricavich M, Tobias-Machado M. Single site and conventional totally extraperitoneal techniques for uncomplicated inguinal hernia repair: a comparative study. JMAS. 2014;10:197–201.

［13］ Chung SD, Huang CY, Wang SM, Hung SF, Tsai YC, Chueh SC, et al. Laparoendoscopic single-site totally extraperitoneal adult inguinal hernia repair: initial 100 patients. Surg Endosc. 2011;25:3579–83.

［14］ Sinha R, Malhotra V, Sikarwar P. Single incision laparoscopic TAPP with standard laparoscopic instruments and suturing of flaps: a continuing study. JMAS. 2015;11(2):134–8.

［15］ Tran H, Tran K, Zajkowska M, Lam V, Hawthorne WJ. Single-port onlay mesh repair of recurrent inguinal hernias after failed anterior and laparoscopic repairs. JSLS. 2015;19(1):e2014.00212.

［16］ Wijerathne S, Agarwal N, Ramzi A, Liem DH, Tan WN, Lomanto D. Single-port versus conventional laparoscopic total extra-peritoneal inguinal hernia repair: a prospective, randomized, controlled clinical trial. Surg Endosc. 2016;30(4):1356–63.

［17］ Tai HC, Lin CD, Chung SD, Chueh SC, Tsai YC, Yang SS. A comparative study of standard versus laparoendoscopic single-site surgery (LESS) totally extraperitoneal (TEP) inguinal hernia repair. Surg Endosc. 2011;25:2879–83.

［18］ Liu YB, Chen JL, Chao CY, Tsai YC. Clinical evaluation of a novel commercial single port in laparoendoscopic single-site surgery. Urol Sci. 2015;26:85–9.

［19］ Cugura JF, Kirac I, Kulis T, Sremac M, Ledinsky M, Beslin MB. Comparison of single incision laparoscopic totally extraperitoneal and laparoscopic totally extraperitoneal inguinal hernia repair: initial experience. J Endourol. 2012;26:63–6.

［20］ Siddiqui MR, Kovzel M, Brennan SJ, Priest OH, Preston SR, Soon Y. The role of the laparoendoscopic single site totally extraperitoneal approach to inguinal hernia repairs: a review and meta-analysis of the literature. Can J Surg. 2014;57(2):116–26.

［21］ Bittner R, Arregui ME, Bisgaard T, et al. Guidelines for laparoscopic (TAPP) and endoscopic (TEP) treatment of inguinal hernia [International Endohernia Society (IEHS)]. Surg Endosc. 2011;25:2773–843.

［22］ Miserez M, Peeters E, Aufenacker T, et al. Update with level 1 studies of the European hernia society guidelines on the treatment of inguinal hernia in adult patients. Hernia. 2014;18:151–63.

第二部分

腹壁切口疝

Ventral and Incisional Hernias

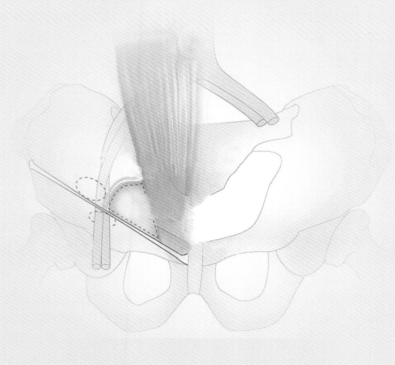

腹壁的解剖：腹腔镜手术的要点

Anatomy of the Abdominal Wall: What Is Important for Laparoscopic Surgery

Romed Hörmann, Helga Fritsch, and Karl A. LeBlanc

魏士博 李 宪 译，乐 飞 校

解剖学家观点

Romed Hörmann, Helga Fritsch

引言

本专题旨在概述腹壁的局部解剖，为后续专题展示腹腔镜专业视角的解剖图。

腹壁

腹壁结构的活动度非常大，尺寸变异度也很大。从乳房向下到腹股沟的部分称为腹壁，所以，腹壁从胸廓下口弹性柔韧区域延展至耻骨联合，两侧均通过腹股沟韧带延伸至髂前上棘，再通过髂嵴延续至第5腰椎棘突，在尾侧固定于坚硬的骨盆环。腹壁中部通过胸腰筋膜的深层连接至腰椎。腹部是指腹膜腔及其容纳的脏器和腹膜前、腹膜后区域。腹壁形状会因为年龄或性别的不同而变化。在儿童到成人的发育过程中，骨盆骨性结构尺寸的增大和肋骨的下降导致了腹壁外形的改变，而且由于男性和女性髂骨尺寸的不同而存在巨大差异[1]。

腹壁结构的网格样特性可以保护和固定腹腔内脏器。侧腹肌借助腱膜的延展性形成肌腱束，在尾侧端更加强壮。健康状态下，前腹壁可以抵御内脏压力[2]。进行性肥胖和衰老会导致腹肌的状态持续下降[3]。平卧位、正常呼吸状态下的平均腹内压为 0.3 kPa（2.5 mmHg）。用力呼吸时，腹内压可从 0.6 kPa（5.0 mmHg）升高至 5.3～10.6 kPa（40～80 mmHg）[4]。

临床相关的腹壁表皮厚度在新生儿中约为 23 μm，11～15 岁的少年约为 51 μm，成年人可达到 34～47 μm。皮肤厚度因性别（男性约为女性的 1.4 倍）、体重指数和种族的不同而存在差异[5-7]。

筋膜与肌肉

腹壁的脂膜层和膜性层通常被统称为腹部皮下组织[8]。膜性层在外科手术中很重要，因为较大的皮下血管走行于膜性层和腹壁筋膜之间（图 22-1a 和图 22-2a）。膜性层侧方朝大腿延展，放射状汇入阔筋膜；在中线方向汇入生殖器，成为阴茎或阴蒂的悬韧带。腹壁浅筋膜，从胸肌筋膜一直延伸至阴茎或阴蒂悬韧带，白线区域由封闭的弹性纤维加强。腹壁浅筋膜在白线和腹股沟区与腹外斜肌腱膜紧密相连（图 22-1）。封套腹横肌的筋膜在腹膜腔方向尤为坚韧，因此获名腹横筋膜。在脐周的坚硬部分称为脐筋膜。弓状线以下的腹直肌后鞘缺如，腹横筋膜直接覆盖于腹直肌后。借助于腹膜前和腹膜后脂肪组织层，腹横筋膜疏松地与壁腹膜相连。脐正中襞（闭锁的脐尿管）、两侧脐内侧襞（闭锁的脐动脉）和两侧脐外侧襞（腹壁下动静脉）这 5 条腹膜隆起的襞襞朝向脐孔走行。脐外侧襞或腹壁下动脉襞起始于凹间韧带区域，向头侧延展。在弓状线区域，血管结构穿过腹直肌后鞘，在腹直肌后方上行。脐正中襞起始于膀胱顶端，小骨盆里髂内动脉发出脐动脉支。

局部解剖

腹壁纵向血供通常由两部分构成，包括锁骨下动脉分出的胸廓内动脉纵向分支和髂外动脉分出的腹壁下动脉。此外，在筋膜上下走行的胸背动脉、腋动脉分出的胸外侧动脉和股动脉分出的腹壁浅动脉也参与腹壁血供。

腹壁横向血供则由肋间后动脉、肋下动脉和腰动脉供给（图 22-2a）。

在腹直肌深面走行的腹壁下动、静脉在脐上水平，以多种形式与胸廓内血管分出的腹壁上动静脉吻合[9-11]。腹壁上、下血管在锁骨下血管和髂外血管间形成了牢固的纵向吻合（图 22-2b）。

在腹股沟韧带下方，旋髂浅动脉在皮下水平向

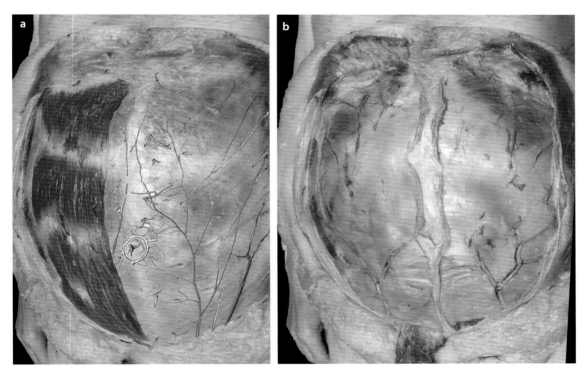

图22-1 新鲜（尸体）腹部皮下层和腹直肌后层的解剖。a. 保留白线的腹直肌鞘；b. 腹直肌后保留腹壁下动静脉的形态

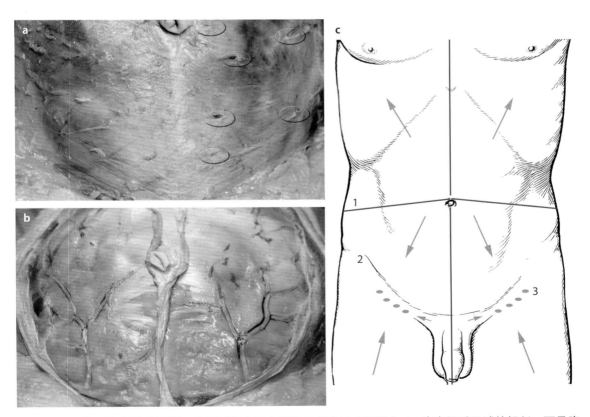

图22-2 a. 打开右侧腹直肌鞘，左侧显露皮下血管和神经出口（圆圈）；b. 腹直肌后区域的解剖，可见腹壁上动静脉和腹壁下动静脉；c. 淋巴引流示意图：1. 水平主"分水岭"，2. 腹股沟韧带，3. 腹股沟淋巴结，箭头所示淋巴引流方向

头侧走行，并在腹股沟环外侧向皮肤发出分支。有43%的旋髂浅动脉和腹壁浅动脉一起从股动脉发出。在穿过股环之前，髂外动脉向腹壁深面发出腹壁下动脉和旋髂深动脉。这两条动脉的发出位置在多数情况下相距甚近，但极少出现共同起源。旋髂深动脉在腹膜下方，髂筋膜和腹横筋膜之间，在腹股沟内环的外侧，沿着腹股沟韧带的深面，向髂前上棘方向走行，沿途向侧方肌肉发出分支。在髂前上棘水平，旋髂深动脉分为上行的腹壁支，为侧腹部肌肉供血，以及沿髂嵴内缘走行的髂内支。在腹内斜肌和腹横肌之间上行的粗壮动脉也称为腹壁外动脉[12]。

皮下血管和神经在皮下组织和腹壁筋膜之间走行。皮下脐旁静脉吻合了腹壁浅静脉系统和胸-腹壁静脉系统，具有重要的临床意义（图22-2a）。腹壁下血管穿过腹股沟韧带后，腹壁浅静脉经隐静脉裂孔汇入股静脉。除脐旁静脉外，所有腹壁静脉均有同名动脉伴行。

肋间神经Ⅷ～Ⅻ的前皮支，通常走行于腹横肌和腹内斜肌之间，从外侧经腹直肌鞘和旁正中腹壁筋膜穿入腹直肌（图22-2a）。白线和乳头线之间的皮肤区域由对应节段肋间神经的前皮支支配。腹直肌鞘外侧发出肋间神经Ⅸ～Ⅻ的外侧皮支，分布于肩胛中线和乳头线之间的皮肤区域（图22-2a）。这些节段神经之间存在横向吻合。

髂腹股沟神经起源于T12和L1段，有34.2%[13]与髂腹股沟神经共干。髂腹下神经位于髂前上棘内侧，在腹横肌和腹内斜肌之间向腹侧走行。髂腹下神经在髂前上棘内侧分为外侧皮支和前皮支。

髂腹下神经前皮支朝头侧穿过腹股沟外环筋膜，外侧皮支则在髂前上棘外侧区穿过[14, 15]。髂腹下神经的肌支支配侧腹肌群、尾侧腹直肌和锥状肌。

L1脊神经发出的髂腹股沟神经通常在髂嵴中前三分之一处穿过腹横肌腱膜。随后，它附着于腹股沟管结构的外侧表面，在外斜肌腱膜深面长距离潜行。在大多数情况下，其敏感的终末支分布于腹股沟外环内侧区域的皮下组织。

浅表淋巴引流

腹壁浅表淋巴引流分为4个象限。引流区的划分以纵向的前正中线和横向的脐水平线为界，上方向头侧肋弓方向引流（图22-2c）。水平主"分水岭"以下腹壁皮肤的淋巴，部分直接回流到腹股沟浅淋巴结[16]。水平主"分水岭"以上的淋巴主要经腋淋巴管回流。肋弓区域淋巴通过肋间淋巴结引流，脐旁淋巴则向4个象限引流。脐旁深层淋巴液，部分经下腹部流向腰深部，再汇入伴行的髂淋巴管；部分经镰状韧带（与肝圆韧带平行）汇入门静脉。由于引流途径众多，水平主"分水岭"上、下方的圆形切开极少导致躯干淋巴水肿。

外科学观点

Karl A. LeBlanc

引言

腹壁解剖对各类切口疝和腹壁疝的修补很重要。本书其他专题会讨论诸如腹腔入路、解剖结构、缺损测量和补片固定等重要内容。因此我们只勾勒要点。关于本专题各方面的证据文献鲜见发表。本专题将聚焦于技术及其与解剖学的关系。

半月线疝是受解剖学显著影响的特殊类型疝。这种疝常常难以诊断，因为很多患者的疝位于腹横肌和腹内斜肌之间。需谨记，这种筋膜缺损可以在腹壁半月线上的任意位置发生。腹腔镜手术尤其擅长诊断和治疗这种罕见疝。

腹部入路

腹腔镜手术需要穿透腹壁肌肉。一般来说，切口疝和腹壁疝手术时的套管会置于侧腹部，因为约90%是中线疝。穿刺时须小心操作，以免损伤腹壁血管。中线疝在侧方穿刺损伤的概率低，但在治疗诸如腰疝等其他疝时，血管损伤的风险会升高。

在套管穿刺时，手术医师不要解剖腹壁扁平肌肉，避免CO_2充气时进入肌肉层间隙。套管过多地摆动也会导致类似的后果。同样的道理，避免从腹横筋膜上剥落腹膜也可以预防建立气腹时气体充入错误间隙。

疝的位置

腹壁的某些区域对手术存在特定的挑战，为了完成一台牢固且耐久的修补术，故在此特别强调这些区域。若忽视需遵循的原则，这些区域的疝就会很容易复发。最常见的部位是上（剑突下）、下（耻骨上）两侧。这两个区域均需对组织进行更广泛的解剖。后续专题也会详述，必须将前腹壁的脂肪组织游离，具体的是游离镰状韧带和膀胱上方的腹膜前间隙。只有这样，才能为应用的补片提供足够的表面空间，有利于胶原组织的快速长入。

横膈和心包位于剑突上方，务必注意避免将任何固定物或缝线进入或贯穿这些结构。推荐使用与筋膜组织足够范围重叠（8 cm）的补片，以降低复发风险。此外，笔者还会将补片的头侧缘缝合于横膈。耻骨上疝修补时同样需要考虑补片的充分重叠，也就是说补片需要大到足以覆盖双侧Cooper韧带，并将补片固定于骨膜。这些技术点都是极其重要的。

同理，腰疝修补时也需要保障充分重叠足够大的补片，还可能需要将补片小心地缝合固定在横膈、腰大肌或髂肌上。在修补下腰部疝时，有些外科医师主张用骨钉把补片固定于髂骨。

众所周知，约25%患者的疝存在多发缺损。这些缺损的位置通常较近，可以视作单个疝进行修补。但有时，两个或更多的筋膜缺损之间的距离可以大到单张补片无法修补。在这种情况下，如果一套套管无法完成手术，可以适当加置额外的套管。有时甚至会穿透先前的网片，一旦发生即需闭合补片的破口，除非套管很细。但据笔者所知，尚未见补片破口疝的文献报道。

固定

当前的切口疝和腹壁疝修补术几乎用遍了各种合成材料。在全部病例中，都需要至少穿透一层腹壁肌肉组织才能完成固定。选择好器械后，手术医师不仅要熟悉固定器的穿透深度，还要考虑补片的厚度，这样才能知道穿透腹横筋膜和肌肉的深度。

也有很多外科医师沿用缝合全层筋膜固定的方法。当然，这样会穿透腹壁全层（腹横肌、腹内斜肌和腹外斜肌）。正因如此，打结时存在卡压皮下神经的风险，且这种风险无法规避，进而导致患者疼痛。但更常见的是，缝合线可能会切割筋膜和肌肉组织，导致慢性疼痛。所以，把结打牢且不绞窄组织是避免疼痛的最佳方法。

总　　结

理解腹壁解剖对于有效修复腹壁疝而言是十分重要的，腹腔镜手术时还需要留心一些特别关注点，需要特别注意。本专题回顾要点之后，将继续带领读者们研究本书的全部内容，以确保大家开展恰当的手术。

参考文献

[1] Leonhardt H, et al. Rauber/Kopsch. Bewegungsapparat-Thieme, Stuttgart: Anatomie des Menschen. Bd. I; 1987.

[2] von Lanz T, Wachsmuth W. Praktische Anatomie Teil 6: Bd. 2. Bauch. Berlin\Heidelberg\New York: Springer; 1993.

[3] Caix M. Functional anatomy of the muscles of the anterolateral abdominal wall: electromyography and histoenzymology, in hernias and surgery of the abdominal wall. Heidelberg: Springer; 1998: 31–44.

[4] Gedda S, van der Linden W. What makes the peritoneal drain work? Pressure in the subhepatic space after biliary surgery. Acta Chir Scand. 1982;149(7):703–6.

[5] Southwood W. The thickness of the skin. Plast Reconstr Surg. 1955;15(5):423–9.

[6] Krackowizer P, Brenner E. Dicke der Epidermis und Dermis. Phlebologie. 2008;37:83–92.

[7] Lee Y, Hwang K. Skin thickness of Korean adults. Surg Radiol Anat. 2002;24(3–4):183–9.

[8] Platzer W. Taschenatlas anatomie, band 1: bewegungsapparat. Stuttgart: Georg Thieme Verlag; 2013: 84–100.

[9] Fritsch H, Kühnel W. Taschenatlas der anatomie, band 2: innere organe. Stuttgart: Georg Thieme Verlag; 2013: 224–7.

[10] Milloy F, Anson B, McAfee D. The rectus abdominis muscle and the epigastric arteries. Surg Gynecol Obstet. 1960;110:293–302.

[11] Adachi B, Hasebe K. Das arteriensystem der Japaner. Kyoto and Tokyo: Kaiserlich-japanische Universität zu Kyoto, in kommission bei "Maruzen Company"; 1928.

[12] Stieda H. Über die Arteria circumflexa ilium. Anat Verh. 1892;7:232–45.

[13] Papadopoulos N, Katritsis E. Some observations on the course and relations of the iliohypogastric and ilioinguinal nerves (based on 348 specimens). Anat Anz. 1980;149(4):357–64.

[14] Barrington M, et al. Spread of injectate after ultrasound-guided subcostal transversus abdominis plane block: a cadaveric study. Anaesthesia. 2009;64(7):745–50.

[15] Hebbard PD, Barrington MJ, Vasey C. Ultrasound-guided continuous oblique subcostal transversus abdominis plane blockade: description of anatomy and clinical technique. Reg Anesth Pain Med. 2010;35(5):436–41.

[16] Kasseroller R, Brenner E. Kompendium der Lymphangiologie: Manuelle Lymphdrainage-Kompression-Bewegungstherapie. Stuttgart: Georg Thieme Verlag; 2015.

23 腹壁疝和切口疝的区别及其腹腔镜手术指征

Ventral and Inicional Hernias: Differences and Indications for Laparoscopic Surgery

Ferdinand Köckerling and Anil Sharma

张 剑 译，乐 飞 校

两种不同的疾病

Ferdinand Köckerling

在欧洲疝学会（European Hernia Society，EHS）共识会议上，与会专家认为切口疝的病因是既往手术切口愈合不佳，而原发性腹壁疝的病因则不同，所以将原发性腹壁疝（primary ventral hernia，PVH）和切口疝（incisional hernia，IH）认为两种疾病成为共识[1]。根据疝的位置，大会制定了原发性腹壁疝的分类法和腹壁切口疝亚分类标准[1]。有趣的是，在许多病例系列研究和临床随机对照试验中，腹腔镜修补原发性腹壁疝和切口疝的手术效果和结果一直被混为一谈[2-10]。即使在最近发表的腹腔镜疝修补术和开放疝修补术的系统回顾性对照和meta分析中，还纳入了在腹腔镜修补组中混合分析原发性腹壁疝和切口疝结果的临床随机对照研究[2, 11-16]。也就是说，分析这些结果时既没有区分原发性腹壁疝和切口疝，也没有给出脐疝、上腹疝和切口疝在该组患者中的比例[17]。直至2015年初，Awaiz等[17]和Al Chalabi等[18]才首次发表了腹腔镜手术对比开放手术修补切口疝的meta分析和系统回顾[19]。

Kurian等[20]、Subramanian等[21]、Stirler等[2]、Lambrecht等[22]及Köckerling等[19]的研究结果显示，原发性腹壁疝和切口疝的结果具有显著性差异。

Subramania等[21]报道腹腔镜修补切口疝会导致更高的复发率，更高的术后疼痛评分，出现慢性疼痛及更低的患者满意度。

Stirler等[2]发现腹腔镜修补切口疝比修补原发性腹壁疝需要松解更多的粘连，手术时间更长，住院时间更长，复发率和并发症发生率更高。

Köckerling等[19]分析了Herniamed注册平台数据后发现，采用腹腔镜腹膜内补片植入术（intraperitoneal onlay mesh，IPOM）用于治疗切口疝显著多于上腹疝和脐疝。缝合缺损的开放技术更多地被用于脐疝而非上腹疝和切口疝。上腹疝和脐疝的术后并发症率显著低于切口疝。术后并发症决定再手术率也是事实。为期一年的随访结果表明，与上腹疝和脐疝相比，切口疝的复发率和需要治疗的慢性疼痛率显著增高[19]。

Subramanian等（2013）也推论原发性腹壁疝和切口疝是不同的疾病。在今后的研究中，应排除切口疝后，再评估原发性腹壁疝的腹腔镜修补术。

Stirler等[2]指出，他的研究也显示原发性腹壁疝手术患者和切口疝手术患者的基线指标和手术疗效方面存在显著差异。目前，文献中常将腹腔镜修补原发性腹壁疝和切口疝的数据合并分析的做法，似乎并不正确。

Köckerling等[19]得出结论，脐疝、上腹疝和切口疝在治疗方法和治疗结果方面存在显著差异。因此，应就单一类型疝的不同手术方式进行比较研究（图23-1）。

腹腔镜手术的指征：局限性

Anil Sharma

我的方法

当患者出现疝导致的疼痛、不适和外观破坏时，应进行腹腔镜切口疝和腹壁疝修补术。预防嵌顿、肠梗阻和绞窄等并发症也是腹腔镜修补术的适应证。若无禁忌证，对所有的切口疝和腹壁疝均考虑用腹腔镜手术修补。

我们在临床实践中坚持下述规则。

绝对禁忌证

（1）不能耐受全麻。

（2）不可控的凝血功能障碍。

（3）造成腹腔内容积严重缩小的巨大疝。

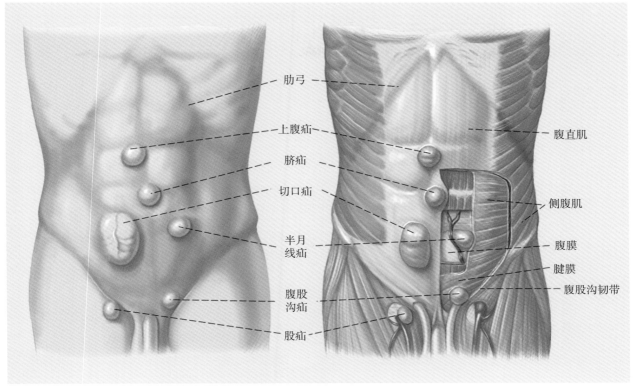

肋弓

上腹疝

脐疝

切口疝

半月
线疝

腹股
沟疝

股疝

腹直肌

侧腹肌

腹膜

腱膜

腹股沟韧带

图23-1　不同类型的疝

（4）伴有腹胀和广泛肠扩张的急腹症。

（5）严重腹部脓毒症。

（6）疝囊内肠绞窄。

（7）儿童（＜12岁）腹壁疝。

相对禁忌证

（1）过量腹壁组织冗余。对此类患者需行腹壁成形术，切除冗余的腹壁皮褶才能获得最佳腹壁轮廓。

（2）剑突至耻骨间存在严重腹直肌分离。不论是否缝合腹直肌，腹腔内Sublay法放置大尺寸补片修补可能都不是最佳方案。

（3）既往多次腹部手术史（无论是否有网片修补史）可能阻碍安全进腹。此类患者可有广泛的腹腔内肠管和网膜的严重粘连。在这种情况下，松解粘连过程中意外肠管损伤的发生率很高。此类患者最好由疝专业中心经验丰富的医师治疗。

（4）巨大腹壁疝缺损。关于"巨大疝"的尺寸尚无统一的定义。腹腔镜修补术可能不适用于巨大疝缺损。临床实践中可以将巨大疝定义为，缺损大到无法安全进腹，无法回纳疝内容物，且大型补片也无法在每个方向都覆盖超过疝缺损边缘至少7～8 cm的疝。

腹腔镜和开放联合手术的指征

有时需要应用腹腔镜和开放联合式，才能完成切口疝和腹壁疝手术，并且达到最佳疗效。联合术式需要在疝和邻近腹壁的部位作较小的皮肤切口，在腹腔镜下完成粘连松解和放置腹膜内补片。开放操作可以安全地回纳嵌顿肠管，安全地松解粘连，在检查肠管的同时可以同步切除肠管，并且可以一期关闭疝缺损，切除冗余的腹部皮肤和组织。

循证医学的临床实践是怎样的

根据Simon的研究[23]，尚无关于腹壁疝和切口疝发病率和患病率的确切数据。一项流行病学研究显示，中线腹壁疝的发生率逐年升高，脐疝/脐旁疝约占19%，上腹疝占8.6%，切口疝占4.8%。切口疝的发生率高达10%～20%，是开腹手术后最常见的手术并发症之一。手术治疗腹壁疝和切口疝可以缓解症状（疼痛和不适），预防并发症（绞窄、呼吸功能障碍或皮肤问题），解除急性并发症（嵌顿和绞窄）。在制定腹腔镜治疗腹壁疝和切口疝关于手术指征和局限性的IEHS指南[23]时，Simon按照牛津证据分类法对文献进行了总结和分析，并提出以下"观点"和"建议"；但是多数研究的质量欠佳，证据级别相当低。

> **观点**
> — 4 级：33% ～ 78% 的腹壁疝或切口疝患者有症状。
> — 4 级：5% ～ 15% 的腹壁疝或切口疝患者因急性并发症（梗阻/绞窄）接受手术。
> — 急诊修补会导致更多的并发症。
> — 脐疝出现梗阻的概率是其他腹壁疝和切口疝的 5 倍。
> — 4 级：切口疝的缺损大小可以预测复发率。
> — 4 级：腹腔镜治疗腹壁疝高龄患者的并发症发生率和死亡率未见差异。
> — 腹腔镜技术尤其可以降低老年患者手术部位感染（surgical site infection，SSI）的风险。

上述观点的证据级别很低。因此不能给出明确的治疗建议（D 级推荐）。

> **推荐**
> — D 级：有症状的腹壁疝和切口疝，均应手术治疗。
> — D 级：缺损直径 < 10 cm 的腹壁疝和切口疝，首选腹腔镜修补。
> — D 级：高龄患者，可应用腹腔镜技术修补腹壁疝和切口疝。

有些研究表示腹腔镜手术也可以治疗缺损 > 15 cm 的疝，但是一些证据水平可靠的研究（2B 级证据）提示对缺损 > 10 cm 的疝实施腹腔镜手术，复发率会升高（Bingener/Rohr[23]）。缺损大的患者的手术时间显著延长，提示手术难度更高。因此得出结论，对疝缺损 > 10 cm 的患者，首选开放术式。

> **观点**
> — 3 级：腹腔镜 IPOM 可用于缺损 > 15 cm 的疝。

> — 2B 级：缺损 > 10 cm 时，疝复发的可能性升高。
> — 3 级：缺损 > 15 cm 时，手术时间更长。
> — 4 级：腹腔镜腹壁切口疝修补术（laparoscopic ventral incisional hernia repair，LVHR）适用的最大缺损为 880 cm² 的疝。

文献表明，腹腔镜疝修补术可用于病态肥胖患者（Bingener/Rohr 和 Köckerling[23]），但并发症的发生率和复发率均较高。

> **观点（关于肥胖患者腹腔镜手术可行性）**
> — 3 级：腹腔镜 IPOM 适用于肥胖患者（BMI > 30 kg/m²）。
> — 3 级：腹腔镜 IPOM 适用于病态肥胖患者（BMI > 40 kg/m²）。
> — 3 级：腹腔镜 IPOM 适用于极度病态肥胖患者（> 50 kg/m²）。
> — 4 级：腹腔镜 IPOM 适用于 BMI 高达 82 kg/m² 的患者。

> **观点（关于肥胖患者手术安全性和复发情况）**
> — 3 级：BMI > 40 kg/m² 的患者 LVHR 术后并发症发生率高于 BMI < 40 kg/m² 的患者。
> — 2B 级：患者的 BMI > 30 kg/m² 时，复发率升高。

> **推荐**
> — B 级：应告知肥胖患者可行 LVHR 手术。
> — B 级：应告知患者，并发症发生率和疝复发风险随着 BMI 的增加而升高。
> — B 级：应告知肥胖患者，LVHR 手术的并发症发生率和伤口感染发生率比开放手术低。

总之，腹壁疝和切口疝的腹腔镜手术修补在老年患者、疝缺损大的患者和肥胖患者中都是可行的。与开放术式相比，腹腔镜手术的优点主要在于术后并发症和伤口感染的发生率更低。但要牢记，随着缺损尺寸或体重的增加，并发症的发生率和复发率也会随之升高。要取得患者的知情同意。

参考文献

[1] Muysoms FE, Miserez M, Berrevoet F, Campanelli G, Champault GG, Chelala E, Dietz UA, Eker HH, El Nakadi I, Hauters P, Hidalgo Pascual M, Hoeferlin A, Klinge U, Montgomery A, Simmermacher RKJ, Simons MP, Smietanski M, Sommeling C, Tollens T, Vierendeels T, Kingsnorth A. Classification of primary and incisional abdominal wall hernias. Hernia. 2009;13:407–14. https://doi.org/10.1007/s10029-009-0518-x.

[2] Stirler VMA, Schoenmaeckers EJP, de Haas RJ, Raymakers JTFJ, Rakic S. Laparoscopic repair of primary and incisional ventral hernias: the differences must be acknowledged. Surg Endosc. 2014;28:891–5. https://doi.org/10.1007/s00464-013-3243-6.

[3] Heniford BT, Park A, Ramshaw BJ, Voeller G. Laparoscopic repair of ventral hernias: nine years experience with 850 consecutive hernias. Ann Surg. 2003;238(3):391–9.

[4] LeBlanc KA, Whitaker JM, Bellanger DE, Rhynes VK. Laparoscopic incisional and ventral hernioplasty: lessons learned from 200 patients. Hernia. 2003;7(3):118–24.

[5] LeBlanc KA. Laparoscopic incisional and ventral hernia repair: complications – how to avoid and handle. Hernia. 2004;8(4):323–31.

[6] Chelala E, Thoma M, Tatete B, Lemye AC, Dessily M, Alle JL. The suturing concept for laparoscopic mesh fixation in ventral and incisional hernia repair: mid-term analysis of 400 cases. Surg Endosc. 2007;21(3):391–5.

[7] Wassenaar E, Schoenmaeckers E, Raymakers J, van der Palen J, Rakic S. Mesh-fixation method and pain and quality of life after laparoscopic ventral or incisional hernia repair: a randomized trial of three fixation techniques. Surg Endosc. 2010;24(6):1296–302. https://link.springer.com/article/10.1007%2Fs00464-009-0763-1.

[8] Schoenmaeckers EJ, Raymakers JF, Rakic S. Complications of laparoscopic correction of abdominal wall and incisional hernia. Ned Tijdschr Genesskd. 2010;154(45):A2390.

[9] Sharma A, Mehrotra M, Khullar R, Soni V, Baijal M, Chowbey PK. Laparoscopic ventral/incisional hernia repair: a single centre experience of 1,242 patients over a period of 13 years. Hernia. 2011;15(2):131–9. https://doi.org/10.1007/s10029-010-0747-z.

[10] Colavita PD, Tsirline VB, Belyansky I, Walters AL, Lincourt AE, Sing RF, Heniford BT. Prospective, long-term comparison of quality of life in laparoscopic versus open ventral hernia repair. Ann Surg. 2012;256(5):714–22. https://doi.org/10.1097/SLA.0b013e3182734130.

[11] Pham CT, Perera CL, Watkin DS, Maddern GL. Laparoscopic ventral hernia repair: a systematic review. Surg Endosc. 2009;23(1):4–15. https://doi.org/10.1007/s00464-008-0182-8.

[12] Sajid MS, Bokhari SA, Mallick AS, Cheek E, Baig MK. Laparoscopic versus open repair of incisional/ventral hernia: a meta-analysis. Am J Surg. 2009;197(1):64–72. https://doi.org/10.1016/j.amjsurg.2007.12051.

[13] Forbes SS, Eskicioglu C, McLeod RS, Okrainec A. Meta-analysis of randomized controlled trials comparing open and laparoscopic ventral and incisional hernia repair with mesh. Br J Surg. 2009;96(8):851–8. https://doi.org/10.1002/bjs.6668.

[14] Sauerland S, Walgenbach M, Habermalz B, Seiler CM, Miserez M. Laparoscopic versus open surgical techniques for ventral or incisional hernia repair. Cochran Database Syst Rev. 2011;(3):CD007781. https://doi.org/10.1002/14651858.CD007781.pub2.

[15] Castro PMV, Rabelato JT, Monteiro GGR, del Guerra GC, Mazzurana M, Alvarez GA. Laparoscopy versus laparotomy in the repair of ventral hernias: systematic review and meta-analysis. Arg Gastroenterol. 2014;51(3):205–11.

[16] Zhang Y, Zhou H, Chai Y, Cao C, Jin K, Hu Z. Laparoscopic versus open incisional and ventral hernia repair: a systematic review and meta-analysis. World J Surg. 2014;38(9):2233–40. https://doi.org/10.1007/s00268-014-2578-z.

[17] Awaiz A, Rahman F, Hossain MB, Yunus RM, Khan S, Momon B, Memon MA. Meta-analysis and systematic review of laparoscopic versus open mesh repair for elective incisional hernia. Hernia. 2015;19(3):449–63. https://doi.org/10.1007/s10029-015-1351-z.

[18] Al Chalabi H, Larkin J, Mehigan B, McCormick P. A systematic review of laparoscopic versus open abdominal incisional hernia repair, with meta-analysis of randomized controlled trials. Int J Surg. 2015;20:65–74. https://doi.org/10.1016/j.ijsu.2015.05.050.

[19] Köckerling F, Schug-Pass C, Adolf D, Reinpold W, Stechemesser B. Is pooled data analysis of ventral and incisional hernia repair acceptable? Front Surg. 2:15. https://doi.org/10.3389/fsurg.2015.00015.

[20] Kurian A, Gallagher S, Cheeyandira A, Josloff R. Laparoscopic repair of primary versus incisional ventral hernias: time to recognize the differences? Hernia. 2010;14(4):383–7. https://doi.org/10.1007/s10029-010-0649-0.

[21] Subramanian A, Clapp ML, Hicks SC, Awad SS. Liang MK laparoscopic ventral hernia repair: primary versus secondary hernias. J Surg Res. 2013;181(1):e1–5. https://doi.org/10.1016/j.jss.2012.06.028.

[22] Lambrecht JR, Vaktskjold A, Trondsen E, Øyen OM, Reiertsen O. Laparoscopic ventral hernia repair: outcomes in primary versus incisional hernias: no effect of defect closure. Hernia. 2015;19:479–86. https://doi.org/10.1007/s0029-015-1345-x.

[23] Bittner R, Bingener-Casey J, Dietz U, Fabian M, Ferzli GS, Fortelny RH, Köckerling F, Kukleta J, Leblanc K, Lomanto D, Misra MC, Bansal VK, Morales-Conde S, Ramshaw B, Reinpold W, Rim S, Rohr M, Schrittwieser R, Simon T, Smietanski M, Stechemesser B, Timoney M, Chowbey P, International Endohernia Society (IEHS). Guidelines for laparoscopic treatment of ventral and incisional abdominal wall hernias (international Endohernia society IEHS)-part 1. Surg Endosc. 2014;28(1):2–29.

24 腹壁疝和切口疝的病理生理学与诊断学
Pathophysiology and Diagnostics of Ventral and Incisional Hernias

Rudolf Schrittwieser

庄秋林 译，乐飞 校

第 一 部 分

我的方法

关于腹壁疝病理生理学的文献很少。我们必须区分原发性腹壁疝（脐疝、上腹疝、腰疝、半月线疝和其他罕见的原发疝）、切口疝和腹壁疝治疗后的复发。有学者报道遗传易感性是切口疝发生的一个危险因素。这可以通过Ⅰ型胶原蛋白与Ⅲ型胶原蛋白比例的改变来解释。滥用尼古丁是切口疝形成的重要危险因素，需要向接受开放式手术的患者解释。要建议患者立即戒烟。若发现术后伤口愈合障碍，切口疝发生的可能性会大很多。同样，再次剖腹手术后发生切口疝的可能性也会增加。

诊断的第一步包括完整的既往史。除了询问患者的医疗病史之外，还需要询问危险因素，并进一步询问他们现在的主诉、日常生活受限程度，以及在职的工作能力。对于切口疝患者，要查看能拿到的之前所有的手术记录，并进行回顾。在决定复发疝治疗术式时，重要的是要掌握此前手术所应用技术的综合信息，尤其是先前手术中所用的补片情况，它是影响术式选择的关键因素。若用了腹腔内补片，很可能存在粘连，因此，进行粘连松解时需要特别小心。若补片通过Sublay法置入，那么尽可能选择腹腔镜入路。

临床查体包括精确触诊腹部和粗略了解腹壁功能。术前影像学资料会有帮助。

通过超声检查，可以显示疝内容物，并测量疝缺损大小和缺损数量，还可能检查出伴发的腹直肌分离（图24-1和图24-2）。在大多数情况下，可以鉴别小肠和大网膜。特别是对于腹腔镜修补术后的患者，超声检查可以在多数情况下鉴别出假复发。孤立血清肿的形成或嵌顿的大网膜通常被认定为复发的肿胀原因。通过超声检查，还可以确定临床上未发现的残余疝。对肥胖患者进行超声检查可能很困难。因此，我们用CT扫描来检查非常肥胖的患者和大腹壁疝患者的腹部和盆腔。疝缺损尺寸的测量很容易（图24-3～图24-5）。通过CT扫描，可以诊断出临床和超声检查未发现的疝，同时可以排除其他可能的病变。CT检查在大多数情况下还可以鉴别假性复发。

对于巨大的疝，可以大致测量疝内容物与腹腔的体积比（图24-6）。于腹壁失域疝的患者而言，CT检查是决策必要的术前准备所不可或缺的。CT

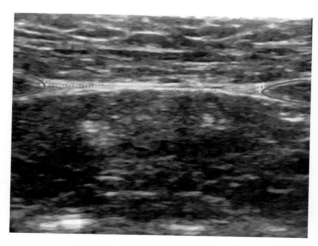

图24-1　腹直肌分离的超声图像

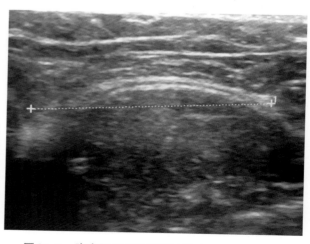

图24-2　腹直肌分离的超声图像（Valsalva试验）

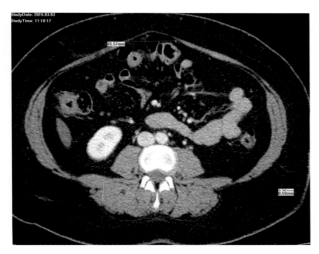

图24-3　腹直肌分离的CT图像

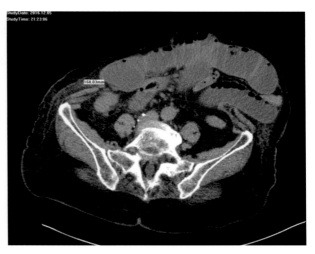

图24-6　嵌顿性切口疝，缺损大，疝内容物多

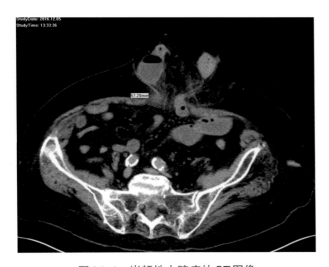

图24-4　嵌顿性大脐疝的CT图像

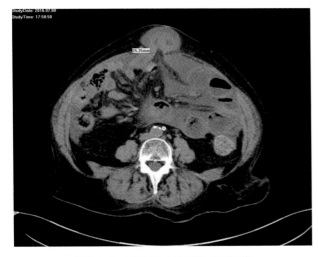

图24-5　嵌顿性小脐疝的CT图像

检查创伤性疝时，还可以排除合并的损伤。
MRI检查很少用于腹壁疝检查。

第 二 部 分

科学证据

术前诊断对于决定选择哪种疝修补技术至关重要。我们必须尽可能准确地知道缺损大小、缺损数量、疝囊大小和疝囊内容物是什么。腹部动态超声检查是准确诊断切口疝的有效手段。对于肥胖患者和巨大疝患者，可以展示其准确性[1]。它具有实时影像和无电离辐射的优点。

有少量针对术前CT检查的研究显示，在某些情况下可以提供重要的新信息。Killeen等[2]对腹部钝器伤和创伤性疝患者进行CT检查，尽管只有1位患者有疝的临床表现，但14位患者中发现9位患者合并损伤。因此，CT检查可以提供许多有价值的信息，包括合并损伤、潜在血肿及疝的概况。CT检查还能提供疝相关临床参数的重要信息（图24-6～图24-9），帮助制订预案决策，是需要补片桥接还是可以关闭筋膜[3]。

CT检查有助于诊断罕见疝。Skrekas等[4]报道了一例左腰部肿胀的病例，CT图像显示为Grynfeltt疝。Gough等[5]报道了一例因半月线嵌顿疝而引起的腹痛。

据文献报道，CT检查可以从肥胖患者中帮助获得新信息。Rose等[6]报道了3例无法通过临床查体确诊的腹壁疝患者，而通过CT检查确诊了腹壁疝是主诉的原因。

关于在术前诊断中使用MRI检查，目前尚无足够的数据来提供任何建议，但也有文献提示MRI检查有助于检测腹腔内粘连[7]。

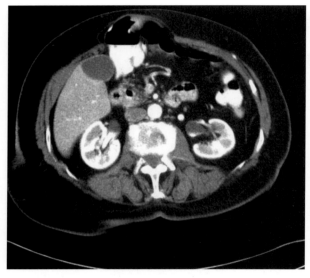

图24-7 切口疝：CT图像精确显示腹壁厚度和缺损大小，提供疝内容物信息

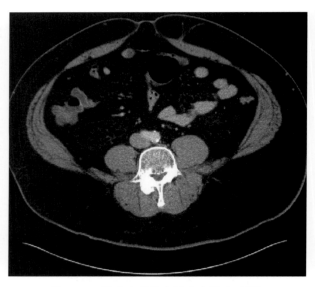

图24-8 脐疝合并腹直肌分离的CT图像

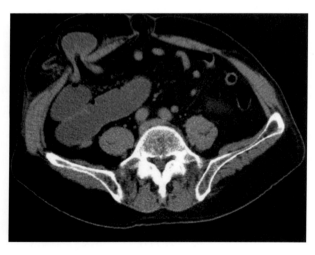

图24-9 戳卡疝：CT图像显示绞窄疝导致的严重小肠梗阻

参考文献

[1] Baucom RB, Beck WC, Phillips SE, Holzman MD, Sharp KW, Nealon WH, et al. Comparative evaluation of dynamic abdominal sonography for hernia and computed tomography for characterization of incisional hernia. JAMA Surg. 2014;149(6):591–6. https://doi.org/10.1001/jamasurg.2014.36.

[2] Killeen KL, Girard S, De Meo JH, Shanmuganathan K, Mirvis SE. Using CT to diagnose traumatic lumbar hernia. AJR Am J Roentgenol. 2000;174(5):1413–5.

[3] Xu Z, Asman AJ, Baucom RB, Abramson RG, Poulose BK, Landman BA. Quantitative CT imaging of ventral hernias: preliminary validation of an anatomical labeling protocol. PLoS One. 2015;10(10):e0141671. https://doi.org/10.1371/journal.pone.0141671. eCollection 2015.

[4] Skrekas G, Stafyla VK, Papalois VE. A Grynfeltt hernia:

report of a case. Hernia. 2005;9(2):188–91. Epub 2004 Sep 10.

[5] Gough VM, Vella M. Timely computed tomography scan diagnoses spigelian hernia: a case study. Ann R Engl Coll Surg. 2009;91(8):W9–10. https://doi.org/10.1308/147870809X450629.

[6] Rose M, Eliakim R, Bar-Ziv Y, Vromen A, Rachmilewitz D. Abdominal wall hernias. The value of computed tomography diagnosis in the obese patient. J Clin Gastroenterol. 1994;19(2):94–6.

[7] Mussak T, Fischer T, Ladurner R, Gangkofer A, Bensler S, Hallfeldt KK, et al. Cinemagnetic resonance imaging vs high-resolution ultrasonography for detection of adhesions after laparoscopic and open incisional hernia repair: a matched pair pilot analysis. Surg Endosc. 2005;19(12):1538–43.

25 腹壁疝和切口疝的分类
Classification of Ventral and Incisional Hernias

Ulrich A. Dietz and Juliane Bingener-Casey

杨　硕　译，乐　飞　校

引　言

分类是厘清复杂现象内部组织结构的一种表达方式。对复杂现象进行分类是理解及处理复杂现象的基础[1]，因此需要对分类系统进行验证。第一步是对收集的数据进行回顾性验证，第二步是对验证结果进行前瞻性确认。如果能够产生可验证的假说，则该分类系统就被认为是有用的。验证过程会检验分类系统回答特定问题时的效用，结果在以下三者中必居其一：分类系统获得验证（方法学确认）、分类系统被证伪（方法学不成立）或检验结果不确定（既不能确认也不能证伪）。通过验证分类才能证明其已满足使用意图的需要，但任何分类系统都要根据其基础理论持续改进，才能经得起后续的各种严格检验。与真理不同，临时验证主要基于大样本基础数据[2]，因此每种分类系统都是基于经验主义验证的。目标是要创建证据性基础，并随着知识量的增加而不断改进[3]。

外科数据集的异质性很强，数值、实体、术语、协定、本体和算法只是其中的一小部分。必须将外科系统以外的因素考虑在内，才能组织好这样的数据集。哲学可以为我们提供认识方法论。计算机科学和统计学有助于信息的系统收集和评估，尤其是大数据。但什么工具可以被用来验证分类系统呢？接下来关于切口疝分类验证的方法学讨论将探讨分类学，以及选择验证标准的重要性。

任何实体的分类，都要求所用术语有广泛的接受度和清晰的定义。专业命名法试图在系统内锚定用词的意义，将自然语言整合入可分析数据集[1]。这就要求对术语及缩略语有明确且独特的分类。尤其是在国际交流中，自然语言的使用至关重要，开始阶段必须制订被广泛认可的语言和（或）术语[1]。医学术语由大量的拉丁词根及英语组成（英语化交流）。在英语国家，外科界普遍使用自然语言。有一套精确、简单、实用且与日常相关的专业术语十分必要。使用人名和缩写词时容易出现混淆和误解。国际出版物中，有些定义和术语的使用可能存在随意、不准确和不慎重的情况，无论如何皆应避免。

为了杜绝分类错误产生的根源，使用的专业术语必须尽可能客观地描述其分类的实体。专业术语必须与概念严格区分，因为概念会随着知识的自然增加而逐渐改变。专业术语和定义必须由不存在偏倚的公认的词语构成。专业术语可如此定义："记录患者结果、环境、事件和干预措施的标准名词及其同义词，有详尽的细节信息支撑临床医疗、决策，成果研究和质量改进，并可以根据行政管理、监管、监察和财政需要映射成为更广泛的分类系统"[4]。清晰的专业术语使不同患者之间的数据比较成为可能，是提升患者照护的关键[4]。想象一个虚拟的场景：患者的数据录入了数据库，发出指令寻找系统中是否存在相似数据的病例。如果发现了相似病例，可以知道之前患者的疗效信息，并在此"模型患者"的基础上预测当前患者的情况[1, 4, 5]。统一医学语言系统（Unified Medical Language System，UMLS）充分体现了使用确切术语分享医疗知识的重要性。

数据集复杂到怎样程度，而且还能用在临床日常工作中？传递复杂医学知识最好的方式是将其分解为更小的单元。粒度分区理论解释了如何完成该过程[6]。粒度是将事物纳入更大的背景中，评判观察到的知识或数据的观点。粒度的水平越高（就像在组织结构图中），其主要内容越普遍（更简单、更易懂、更表浅）；粒度的水平越低，其包含的细节越明确，与更高级别的实体区分越明确（更清晰、更集中、更细微）。所以要建立不同水平的粒度。诸如，切口疝患者的临床信息就可被分入不同水平的粒度，以便从不同角度观察和应用这些数据。因此，切口疝的分类必须采用专业术语明确的分类标准，粒度水平需要平衡最小信息量（有临床应用意义）和最大预测价值。

既往文献中报道了4种分类方法，都尝试总结这些本质点[7-10]。

Chevrel 和 Rath 分类（2000）

Chevrel 和 Rath 分类2000年被首次尝试对切口疝进行分类[7]。应用了3条标准：切口疝的位置、宽度和发生类型（图25-1）。疝的位置又分为两组：中线区（M）及外侧区（L）；每组又进一步分成亚组。由于作者是根据疝与中线的关系确定疝的位置，而不根据形态学，忽略了临床相关因素。中线区疝根据与脐的关系进行分类，通常没有临床相关性。例如：脐上疝（M1）因胸肋角的不同会有多种变化，脐下疝（M4）位于耻骨上时需要特别注意（腹直肌后鞘缺如）。Chevrel 和 Rath 用宽度（W）定义疝缺损的大小，每5cm为一档，分成亚组（W1～W4）。由于只记录了大小这个单一参数，后续亚组数据的重组就无法实现了。由于形态学和宽度是按随意原则指定代码的，数据

集会存在解释偏倚。在他们最初的文章中，作者们进行了验证，却限定在没有流行病学和预后因素的患者人群[7]。

Korenkov 等的共识分类（2001）

第二种切口疝分类系统是 Korenkov 等人提出的，由国际专家组制定标准[8]。与 Chevrel 和 Rath 分类相似，建议的分类标准也按"部位""大小"和"复发情况"区分（图25-2）[7, 8]。"部位"进一步分为纵向、横向、斜向与复合。这样的形态学分类方法考虑了对疝修补术极为重要的解剖学特征。疝缺损的"大小"根据长度或宽度分为大、中、小3个亚组。Korenkov 定义的"长度或宽度"从临床视角来看是不够充分的，例如：规划 Ramirez 手术时，需要明确长度和宽度哪个更"大"。因此，根据疝的情况（"可回纳"或"不可回纳"）和临床

Korenkov 等人的分类（2001）
位置
1　纵向
1.1　脐上或脐下中线区
1.2　脐左或脐右中线区
1.3　左侧或右侧旁正中区
2　横向
2.1　脐左或脐右的上方或下方
2.2　是否跨越中线
3　斜向
3.1　脐左或脐右的上方或下方
4　复合（中线+斜向；中线+造口旁；等）
大小
1　小（长度或宽度＜5 cm）
2　中（长度或宽度在5～10 cm）
3　大（长度或宽度＞10 cm）
复发状态
1　初发切口疝
2　复发切口疝（1、2、3次等，疝成形术类型：筋膜重建、Mayo重叠、植入补片和自体真皮等）
根据疝的状态
1　可回纳疝伴或不伴肠梗阻
2　不可回纳疝伴或不伴肠梗阻
根据症状
1　无症状
2　有症状

Chevrel 和 Rath 分类（2000）
部位
中线切口疝代码为M，有4个亚组
　　M1：脐上切口疝
　　M2：脐旁切口疝
　　M3：脐下切口疝
　　M4：剑突-耻骨切口疝
外侧切口疝代码为L，有4个亚组
　　L1：肋缘下切口疝
　　L2：横切口疝
　　L3：髂切口疝
　　L4：腰切口疝
宽度（术前测量），每5 cm为一档
　　W1：＜5 cm
　　W2：5～10 cm
　　W3：10～15 cm
　　W4：＞15 cm
复发，按次数定义
　　无复发：R初
　　第1次复发：R1
　　第1次复发：R2，以此类推。

图25-1　Chevrel 和 Rath（切口疝）分类（2000）。形态学（部位）分为中线和侧方。疝缺损仅测量宽度。按每5 cm为一档再分亚组，限制了未来的亚组分析价值。Chevrel 和 Rath 在2000年就已指出复发状态的重要性

图25-2　Korenkov 分类标准（2001）。形态学分类法注意到了切口方向，因此纵向疝亚组中涵盖了多种疝，如中线和旁正中疝。疝大小的分类标准与 Chevrel 和 Rath 分类相似，但只有3个亚组。"有症状"这项标准对"观察等待"治疗策略有用，但不需要成为分类标准的一部分

表现（"有症状"或"无症状"）增加了新标准。Korenkov 分类未引入危险因素[8]。

Chevrel 和 Korenkov 的分类法应用得极少，可能是因为他们的形态学分类和亚组分类不精确，两者均偏离了自然语言，成为粒度的早期障碍。两种分类系统没有给低水平粒度留下容纳医学知识进展的空间。腹壁疝工作组则采用了完全不同的方法，推荐一种基于风险因素的疝分级系统，有助于定制术式和选择补片（生物或合成）。但是，该工具并不是一种真正的切口疝分类系统[11]。

Würzburg 分类（2007）

Würzburg 切口疝分类不仅易被理解，还评估了外科术前风险[9]。共包括3个粒度水平：① 病理生理学不同的"腹壁疝"和"切口疝"。② 分类标准包括"发生类型""形态学""大小"和"危险因素"。③ 对① 和② 标准更精确地细分。病理生理学分类（pv= 原发腹壁或pi= 初发切口）在切口疝中加入了"发生类型"，还可以附加复发次数（如r1、r2等）。形态学分类包括医师检查患者发现的临床解剖描述（自然语言）和公认的解剖术语（正中、正中-肋缘下、脐、耻骨上、横、肋缘下、腰部），还有归为的"不可分类"（n.c.）。这些术语都可以使用各自明确的缩写词插入到分类框架中，不会丢失解释信息。从分类学角度看，这些术语定义明确，且都满足上文中提到的术语要求，不会出现语义理解上的冲突。疝缺损测量了长度和宽度，可以计算疝环的椭圆形面积。最后一个标准是相关危险因素的数量（图25-3）[9]。

使用缩写词进行分类的成功案例是TNM分类[14]。和TNM分类相比，Würzburg 分类的表达形式是图表而非表格，很容易被纳入医疗文书之中。我们对自己分类系统中的数据并未分类，可以根据不同的分类标准进行调节后再分组，既能适应未来的发展，又能确保数据毫无损失[14]。

探索标准在验证阶段具有核心的重要意义，必须根据有限的知识和时间找到可用的解决方案。通过良好概览现有病例的简单数据集可以理想地实现这一目标[15]。Würzburg 切口疝分类的验证证实：① 收集的数据内容可从临床日常工作中获得。② 个别错误不会危及整个数据集。③ 所收集的数据可以提供流行病学和预后线索，能够用于治疗算法的制定。2012年用一组330位患者的队列对

Würzburg 分类进行了内部验证。多因素分析结果表明，"发生类型"（在第一粒度水平）是术后并发症的独立预测因素："腹壁疝"的并发症少于"初发切口疝"，两者的并发症又都比"复发切口疝"的（OR 2.04；95% CI 1.09 ～ 3.84）更少。在我们的队列中，形态学并不是一个显著因素，可能在外科术前决策术式过程中应用了形态学标准的缘故。多因素分析中的疝环"宽度"也是一个术后并发症预测因素（OR 1.98；95% CI 1.19 ～ 3.29；< 5 cm vs. > 5 cm）。疝环"长度"是随访期内复发的独立预测因素（HR 2.05；95% CI 1.25 ～ 3.37；< 5 cm vs. > 5 cm）。合并症同样会对复发产生影响（HR 2.25；95% CI 1.28 ～ 9.92）[12, 16]。

这些分类标准在临床日常工作中具有很大的应用价值。有些学者认为形态学标准对术式选择至关重要。Conze（2005）和 Losanoff（2007）指出了剑突下切口疝的独特性，在 Würzburg 分类中表述为"Mm + sc"（正中+肋下）[17, 18]。Varnell（2008）描述了耻骨上切口疝的特点，并强调了这一形态学亚组的重要性[19]。这些例子说明，将这些疝笼统地分类为"中线疝"并不能满足外科需要。有时还需要考虑患者表型，特别是在给胸骨下角狭窄患者做剑突下疝手术时[9]。合并症的复杂程度也具有临床意义，术语表达为危险因素。在一篇文章中，Höer（2002）回顾性研究了2 983位患者开腹手术后的切口疝原因，强调了内源性危险因素的重要性[20]。Klinge（2001）指出了胶原蛋白的重要性[21]，Sorensen（2005）则指出了吸烟的重要性[22]。Jenkins（2010）认为慢性阻塞性肺疾病（COPD）是增加腹腔镜疝修补手术复杂程度的独立危险因素，BMI 和 ASA 分级越高，建立气腹的时间就越长[23]。Klinge（2008）据此推论切口疝患者需要个体化的手术评估，这一点在随机对照试验的研究中难以实现[24]。我们的内部验证结果表明，危险因素的作用一直被低估，却又十分重要，应将其纳入患者咨询、外科决策和规划科研新思路；基于上述原因，危险因素必须整合入分类标准中。未来外科决策时也会考虑危险因素，一个危险因素组的患者接受A手术治疗，而另一个危险因素组的患者接受B手术。这就意味着，合并症少且较大中线疝的年轻患者可以接受 Sublay 或肌肉植入补片术（形态学重建白线，尽管创伤较大，但患者伤口愈合功能好），而对存在伤口愈合障碍的高风险患者（肥胖、高龄、吸烟、糖尿病、

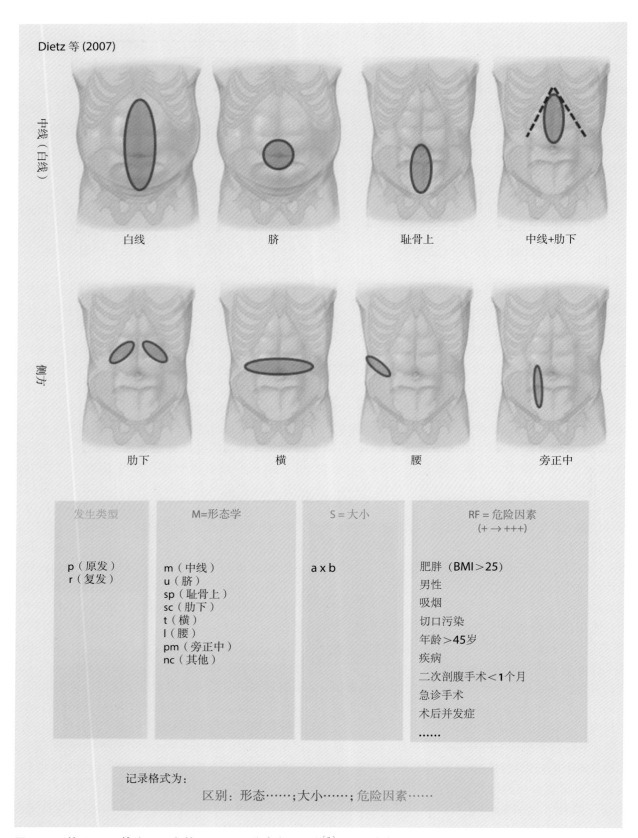

图25-3　基于Dietz等（2007）的Würzburg分类（2007）[9]。该分类注意到了腹壁疝和切口疝的区别（v/i）；形态学（M）考虑了影响外科术式选择的表型分类标准（如"m+sc"），通过长度×宽度计算疝大小（S），纳入了可能产生预后影响的危险因素（RF）。每一个危险因素均用"+"到最高"+++"定量评估。Würzburg分类通过330位患者进行了内部验证[12, 13]

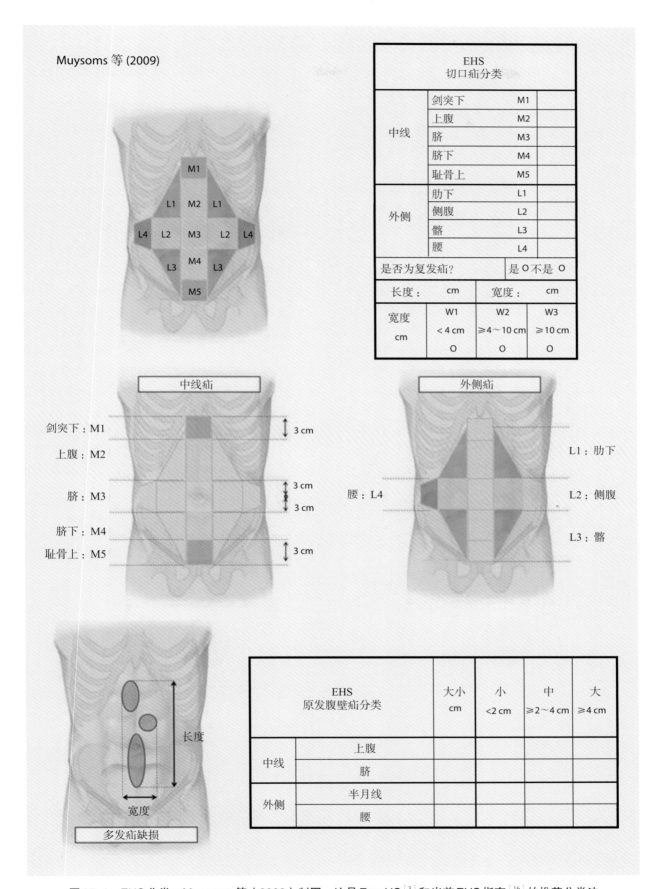

图 25-4 EHS分类。Muysoms 等（2009）制图。这是 EuraHS [3] 和当前 EHS 指南 [16] 的推荐分类法

应用激素、疝环口＜8 cm）会用腹腔镜（IPOM）手术对症治疗[13, 25, 26]。切口疝分类对危险因素更详细的说明需要一个或更多的粒度水平。此外，一定要评估慢性疾病的临床活动度。目前已准备开展相关研究，包括欧洲疝协会的欧洲切口疝注册系统（访问EuraHS网站 www.eurahs.eu）。可以想象，危险因素的不同存在方式会对术后结果产生正向或负向的影响。

EHS 分类（2009）

欧洲疝协会（EHS）提出了更进一步的新分类方法[10]。该方法在此前分类系统的基础上，以表格的形式总结。与Würzburg分类不同，EHS分类更倾向于定义术中情况，是一种仅描述疝位置情况的工具，不需要知道外科决策或评估外科风险。形态学分为中线区和外侧区，两边外侧区再分为4个亚区。中线区（或白线区）分为M1～M5，外侧区分为L1～L4（加标R=右侧，L=左侧）。疝环的大小表述为长度和宽度（cm），在分类总结表中，共有3种宽度类别（W1～W3）（图25-4）[10]。许多专家推荐EHS分类为腹壁疝和切口疝的标准分类方法。由于其接受程度高，EHS分类可能成为首个国际标准采集和数据评估的分类系统。目前EHS分类尚无验证数据，但很快会成为EHS欧洲腹壁切口疝系统（EuraHS）的一部分，名为EuraHS"2013分类"计划。

结论与展望

前文讨论的分类标准对外科风险评估、患者咨询（复发和并发症预后）及规划外科策略具有重要价值（图25-5）。分类标准的术前评估对患者咨询及手术规划尤其有用，若纳入危险因素，就可以帮助评估风险。术中收集疝缺损大小的确切数据有助于后续的数据比较。本专题通讯作者用Würzburg分类进行患者咨询、风险评估和术式选择[9]，用EHS分类在EuraHS上记录术中情况[10]。两种分类方法并不相互排斥，反而有互补作用（Würzburg分类指导手术规划；EHS分类采集标准化数据，用于未来数据比较）。两种分类方法的使用都是对患者诊疗的自然环节，不需要花费大量的时间和付出额外的精力进行记录工作。

国际内镜疝协会（IEHS）的2013年指南专门用一章的篇幅讨论了分类问题[16]。专家们的共识是对腹壁疝和切口疝必须进行分类，从而标准化

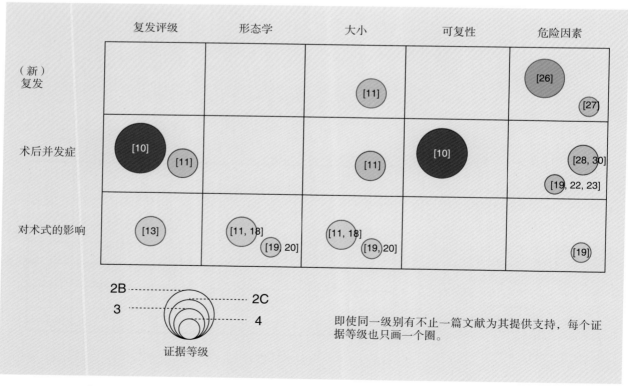

图25-5 患者咨询（预后和术后并发症）和手术决策的分类标准（来自参考文献[16]）

地收集数据，以便于制定个体化治疗及进行数据比较（5级证据观点）。IEHS推荐术前分类，手术开始前（D级推荐）立刻依照EHS分类标准（D级推荐）进行术中分类[10]。应将所有的腹壁疝和切口疝患者的数据前瞻性地录入注册平台，以便标准化评估。注册平台包括EHS的EuraHS（www.eurahs.eu）系统和德国的Herniamed系统（www.herniamed.de）。

参考文献

[1] Loves C. Trends and pitfalls with nomenclatures and classifications in medicine. Into J Med Inform. 1998;52:141–8.

[2] Popper K. Logik der Forschung. Wien: Julius Springer; 1935.

[3] Museums FE, Deisenberg EB, Peters E, Agrestic F, Brevet F, Campanili G, et al. Recommendations for reporting outcome results in abdominal wall repair: results of a consensus meeting in Palermo, Italy, 28-30 June 2012. Hernia. 2013;17:423–33.

[4] Chute CG. Clinical classification and terminology: some history and current observations. J Am Med Inform Assoc. 2000;7:298–303.

[5] Kennedy J, Kossmann CE. Nomenclatures in medicine. Bull Med Libr Assoc. 1973;61:238–52.

[6] Kumar A, Yip YL, Smith B, Marwede D, Novotny D. An ontology for carcinoma classification for clinical bioinformatics. Stud Health Technol Inform. 2005;116:635–40.

[7] Chevrel JP, Rath AM. Classification of incisional hernias of the abdominal wall. Hernia. 2000;4:7–11.

[8] Korenkov M, Paul A, Sauerland S, Neugebauer E, Arndt M, Chevrel JP, et al. Classification and surgical treatment of incisional hernia. Results of an experts' meeting. Langebeck's. Arch Surg. 2001;386:65–73.

[9] Dietz UA, Hamelmann W, Winkler MS, Debus ES, Malafaia O, Czeczko NG, et al. An alternative classification of incisional hernias enlisting morphology, body type and risk factors in the assessment of prognosis and tailoring of surgical technique. J Plast Reconstr Aesthet Surg. 2007;60:383–8.

[10] Muysoms FE, Miserez M, Berrevoet F, Campanelli G, Champault GG, Chelala E, et al. Classification of primary and incisional abdominal wall hernias. Hernia. 2009;13:407–14.

[11] Breuing K, Butler CE, Ferzoco S, Franz M, Hultman CS, Kilbridge JF, Rosen M, Silverman RP, Vargo D, Ventral Hernia Working Group. Incisional ventral hernias: review of the literature and recommendations regarding the grading and technique of repair. Surgery. 2010;148:544–58.

[12] Dietz UA, Winkler MS, Härtel RW, Fleischhacker A, Wiegering A, Isbert C, et al. Importance of recurrence rating, morphology, hernial gap size, and risk factors in ventral and incisional hernia classification. Hernia. 2012;18:19–30.

[13] Dietz UA, Wiegering A, Germer CT. Indikationen zur laparoskopischen Versorgung großer Narbenhernien. Chirurg. 2014;86:338–45.

[14] Sellers AH. The clinical classification of malignant tumours: the TNM system. Can Med Assoc J. 1971;105:836.

[15] Payne PR, Mendonça EA, Johnson SB, Starren JB. Conceptual knowledge acquisition in biomedicine: a methodological review. Biomed Inform. 2007;40:582–602.

[16] Bittner R, Bingener-Casey J, Dietz UA, Fabian M, Ferzli G, Fortelny R, et al. Guidelines for laparoscopic treatment of ventral and incisional abdominal wall hernias (international Endohernia society IEHS) part I. Surg Endosc. 2013;28:2–29.

[17] Conze J, Prescher A, Kisielinski K, Klinge U, Schumpelick V. Technical consideration for subxiphoidal incisional hernia repair. Hernia. 2005;9:84–7.

[18] Losanoff JE, Basson MD, Laker S, Weiner M, Webber JD, Gruber SA. Subxiphoid incisional hernias after median sternotomy. Hernia. 2007;11:473–9.

[19] Varnell B, Bachman S, Quick J, Vitamvas M, Ramshaw B, Oleynikov D. Morbidity associated with laparoscopic repair of suprapubic hernias. Am J Surg. 2008;196:983–7.

[20] Höer J, Lawong G, Klinge U, Schumpelick V. Factors influencing the development of incisional hernia. A retrospective study of 2,983 laparotomy patients over a period of 10 years. Chirurg. 2002;73:474–80.

[21] Klinge U, Si ZY, Zheng H, Schumpelick V, Bhardwaj RS, Klosterhalfen B. Collagen I/III and matrix metalloproteinases (MMP) 1 and 13 in the fascia of patients with incisional hernias. J Investig Surg. 2001;14:47–54.

[22] Sørensen LT, Hemmingsen UB, Kirkeby LT, Kallehave F, Jørgensen LN. Smoking is a risk factor for incisional hernia. Arch Surg. 2005;140:119–23.

[23] Jenkins ED, Yom VH, Melman L, Pierce RA, Schuessler RB, Frisella MM, et al. Clinical predictors of operative complexity in laparoscopic ventral hernia repair: a prospective study. Surg Endosc. 2010;24:1872–7.

[24] Klinge U. Mesh for hernia repair. Br J Surg. 2008;95:539–40.

[25] Dietz Dietz UA, Wiegering A, Germer CT. Eingriffsspezifische Komplikationen der Hernienchirurgie. Chirurg. 2014;85:97–104.

[26] Dietz Dietz UA, Spor L, Germer CT. Therapie der Netz-(Implantat) Infektion. Chirurg. 2011;82:208–17.

26 腹壁疝和切口疝的围手术期处理
Perioperative Management of Ventral and Incisional Hernias

Rudolf Schrittwieser

黄耿文 译，乐飞 校

第一部分：我的方法

对于小的原发性腹壁疝，诸如小脐疝或上腹疝，患者无需特殊的术前准备。对任何可能潜在影响患者手术耐受性的合并症都需要认真评估。完成相关检查后，麻醉医师还要评估患者对气腹的耐受情况。

若无任何合并症，对于小的原发性腹壁疝可以做日间手术。

对于较大的腹壁疝和全部切口疝，都应住院治疗。建议术前评估较大疝患者的肺功能，虽然有些患者既往无肺损伤，但大量疝内容物回纳可能造成术后肺部问题。作为术前准备的一环，多数情况下呼吸训练能显著改善患者的术前状态。

若无嵌顿倾向且疝相关症状轻微时，建议极度肥胖患者术前先减重。应告知此类患者，他们发生围手术期全身性或局部并发症的风险更高。还应告知吸烟患者，其术后复发风险较高，并要求其术前戒烟。

完成初始检查后，还应仔细视诊极度肥胖患者术野的皮肤条件，并尽可能予以改善。

腹壁丧失功能的疝患者是一类特殊群体。

术前渐进性气腹有时可能帮助扩大腹腔容积，使疝内容物回纳成为可能。但该方法相当复杂，因此仅适用于非常特殊的病例。

只要是补片修补腹壁疝，无论是开放手术还是腹腔镜手术，均给予患者单剂量预防性抗生素。术前1小时在病房给药最理想。

血栓栓塞性事件是围手术期尤其危险的并发症。要给存在危险因素的患者使用低分子肝素，预防血栓形成，直至出院或完全康复。应该尽快实现术后康复。也可嘱患者穿弹力袜，但许多患者并不愿穿，尤其是在夏季。

我们在手术台上给患者绑好腹带，以预防较常出现的血清肿。对于腹腔镜修补术后和开放巨大疝修补术后的患者，建议戴弹性腰围6周。

体力活动恢复的时间取决于疝的大小。巨大疝患者最好避免举重物和重体力活动6周左右。参加常规的轻体力活动当然是可以的，也是必需的。

第二部分：科学证据

关于腹壁疝围手术期预防性使用抗生素的问题，目前证据甚少。在腹股沟疝修补术领域，有一些相关研究。近期发表的一篇meta分析不支持在腹股沟疝开放补片修补术中常规预防性使用抗生素[1]。根据相关研究数据，腹腔镜腹壁疝修补术后的感染率可达16%，但通常在0.5%～4%。

在2001年发表的一篇关于腹壁疝开放手术的研究报道中，Rios等[2]认为预防性使用抗生素有明显优势。但报道的感染率高达18.1%，这是相当高了。

Abramov等[3]随机选取了35例接受脐疝和切口疝开放修补术的患者进行研究，结果显示术前30分钟使用头孢尼西1 g有预防效果。使用抗生素组的17例中仅有1例出现伤口感染，而未使用抗生素的18例中有8例发生感染。这项研究中未使用抗生素组的感染率也偏高。

针对伤口感染，White等[4]对14年中共计206例病例的250次疝手术进行的随访研究显示，预防性使用抗生素或留置伤口引流管都对伤口感染无显著影响。

也有许多文章认可应常规预防性使用抗生素。包括术前和术后8小时给予阿莫西林（1 g）和克拉维酸（200 mg）[5]，以及在切皮时给予第一代头孢菌素，如果手术超过2小时再追加1次[6]。但是无法从这些研究中得出是否预防性使用抗生素的明确建议。

有些研究表示，腹腔镜术中增高的腹内压和反Trendelenburg体位可能导致血栓栓塞的发生率升高[7]。有一项大样本腹腔镜手术和血栓栓塞并发症关系的研究，纳入了2 384例病例[8]，作者的结论是血栓栓塞的预防应持续至出院。

　　关于使用腹带来预防血清肿和降低术后疼痛的问题，尚无充足的数据。开放和腹腔镜腹壁疝修补术后，腹带对患者的术后健康、生活质量及活动受限均无明显影响[9]。腹带能改善身体功能，还对缓解开放腹部手术后患者的心理应激有益[10]。

参考文献

[1] Erdas E, Medas F, Pisano G, Nicolosi A, Calò PG. Antibiotic prophylaxis for open mesh repair of groin hernia: systematic review and meta-analysis. Hernia. 2016;20 (6):765–76. [Epub ahead of print].

[2] Ríos A, Rodríguez JM, Munitiz V, Alcaraz P, Pérez Flores D, Parrilla P. Antibiotic prophylaxis in incisional hernia repair using a prosthesis. Hernia. 2001;5(3):148–52.

[3] Abramov D, Jeroukhimov I, Yinnon AM, Abramov Y, Avissar E, Jerasy Z, Lernau O. Antibiotic prophylaxis in incisional hernia repair using a prosthesis. Eur J Surg. 1996;162(12):945–8. discussion 949.

[4] White TJ, Santos MC, Thompson JS. Factors affecting wound complications in repair of ventral hernias. Am Surg. 1998;64(3):276–80.

[5] Bansal VK, Misra MC, Kumar S, Rao K, Singhal P, Goswami A, Guleria S, Arora MK, Chabra A. A prospective randomized study comparing suture mesh fixation versus tacker mesh fixation for laparoscopic repair of incisional and ventral hernias. Surg Endosc. 2011;25: 1431–8.

[6] Heniford T, Park A, Ramshaw B, Voeller G. Laparoscopic repair of ventral hernias nine years' experience with 850 consecutive hernias. Ann Surg. 2003;238: 391–400.

[7] Holzheimer RG. Laparoscopic procedures as a risk factor of deep venous thrombosis, superficial ascending thrombophlebitis and pulmonary embolism–case report and review of the literature. Eur J Med Res. 2004;9(9):417–22.

[8] Catheline JM, Capelluto E, Gaillard JL, Turner R, Champault G. Thromboembolism prophylaxis and incidence of thromboembolic complications after laparoscopic surgery. Int J Surg Investig. 2000;2(1):41–7.

[9] Christoffersen MW, Olsen BH, Rosenberg J, Bisgaard T. Randomized clinical trial on the postoperative use of an abdominal binder after laparoscopic umbilical and epigastric hernia repair. Hernia. 2015;19(1):147–53. https://doi.org/10.1007/s10029-014-1289-6. Epub 2014 Sep 9.

[10] Rothman JP, Gunnarsson U, Bisgaard T. Abdominal binders may reduce pain and improve physical function after major abdominal surgery – a systematic review. Dan Med J. 2014;61(11):A4941.

27 腹腔镜修补腹壁疝和切口疝的标准技术
Standard Technique Laparoscopic Repair of Ventral and Incisional Hernia

Karl A. LeBlanc, Anil Sharma and Jan F. Kukleta
闵凯译,乐飞校

引　言

　　腹腔镜腹壁疝和切口疝修补手术技术已颇具规模。为了获得最佳疗效,还产生了很多技术演变。我们尝试介绍的这个方法,是文献中已知的可以提供最佳疗效的技术。我们也鼓励读者们去探索最新的数据,努力地持续提升质量。

患　者　体　位

　　标准中线疝患者的体位一般为仰卧位。最好将手臂贴在患者身侧,避免受未内收上肢的阻碍,便于术者和助手全方位地接近患者整个腹壁。然而,在现代肥胖者居多的时代,这在许多患者中并不可行。铺巾要尽量靠近侧方,让套管得以尽可能地远离中线放置,这点非常重要。这样将有利于手术的各个方面,包括解剖分离、补片的放置和固定。

　　剑突下或耻骨上疝患者需要分别取传统Trendelenburg体位或反向体位,妥善放置衬垫,并将患者固定于手术床上。

　　处理非中间线疝时,还需让患者在手术床上旋转一定的角度。特殊的垫子或“布袋”有助于保持患者的体位,尤其适用于腰疝或造口疝患者。

气　腹

　　进腹的技术多种多样。老方法Hasson技术或Veress气腹针穿刺技术都能可靠地建立所需的气腹[1,2]。使用可视套管的新方法也可以轻松进腹[3],该方法需要更多的经验,在穿刺进腹的过程中要能鉴别不同的组织层面。还可以用套管直接进腹,似乎也是安全和有效的[4]。

　　穿刺完成后,术者要决定术中所需的压力水平,一般而言,气腹压维持在 12 ～ 15 mmHg。这个压力下,可以最大限度地看到腹腔内容物,且有助于将粘连和(或)肠管从前腹壁分离,但同时也会让筋膜缺损扩大而加大疝的尺寸,在解剖完成后一定要考虑该因素。必须测量筋膜缺损大小后再选择合适尺寸的补片。根据术者偏好在该压力下测量(会增大重叠覆盖)或调低压力后测量(会稍微减小疝缺损尺寸和补片尺寸)。

　　若决定降低压力,通常降至 8 mmHg或 9 mmHg。这就减小了作用于腹壁的分离力。若在此低压水平,则更易关闭缺损,覆盖补片的范围更广,也更易固定补片。此外,这样的低压水平比高压水平更符合生理。但是,这个观点的证据水平只有5级。

套　管　布　局

　　腹腔镜切口疝和腹壁疝修补术(laparoscopic incisional and ventral hernia repair,LIVHR)的套管布局根据疝的部位决定(图27-1 ～图27-4)。

　　切口疝手术时,第一个套管进腹的位置至少要远离前次手术切口10 cm以上。可以选左季肋区的Palmer点(距左侧肋缘下一指宽与左侧锁骨中线交汇处)作为穿刺点。腹壁上套管彼此之间的距离至少5 cm。

　　补片需要通过一个10/12 mm的套管置入。其他都用5 mm的套管。这些套管在腹壁上以疝缺损为中心呈圆弧形分布。为了固定补片同侧边缘,还可能需要在对侧增加一个或两个5 mm的套管。

　　左侧肋缘下的套管通常放置腹腔镜镜头(30°/45°斜面镜头,最适合观察整个疝和前腹壁),其他的套管放置手术器械[1]。但是,为了使补片的不同部分都得到最佳固定,也可能需要将镜头通过其他套管观察。

　　必要时可以增加5 mm的套管,尤其在遇到补片可能覆盖了疝修补戳孔时。

　　从人体工程学角度来看,术者、主操作套管、

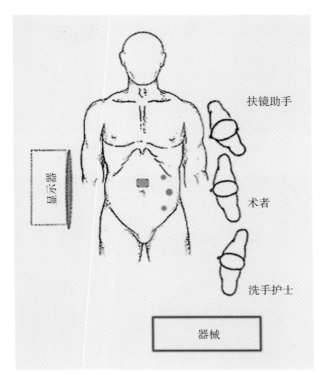

图27-1　中线疝的典型套管布局

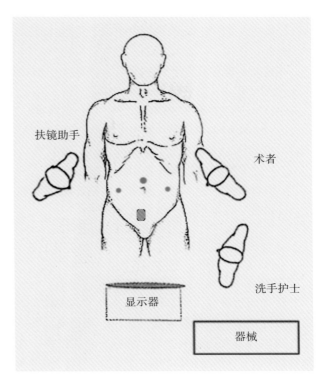

图27-3　耻骨上疝的典型套管布局

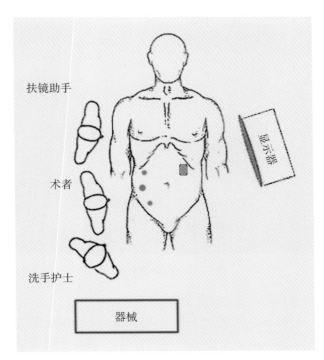

图27-2　左上象限疝的典型套管布局

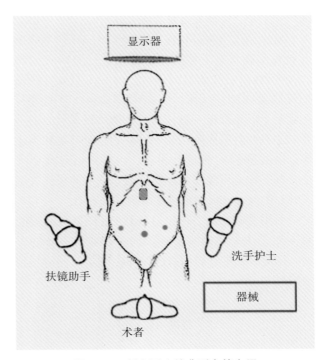

图27-4　剑突下疝的典型套管布局

手术部位和监视器呈一直线是最舒适的工作布局（Chowbey等2012）[5]。

推荐
— B级：推荐直视下穿刺套管，以缩小小创伤尺寸。
— D级：需要增加5 mm套管时，必须遵循三角布局和保持最佳间距的原则。
推荐在左上或右上象限肋缘下部位穿刺第一个套管进腹。推荐使用30°镜头。
其他套管的穿刺点应远离预期粘连和疝的位置，以便形成三角布局。

确定缺损范围

精确测量缺损大小是所有疝修补术的关键，尤其对补片尺寸的选择起决定性作用。测量缺损的方法有很多种。大约25%的切口疝存在多发缺损，在这种情况下，可以将其视作一个缺损，只需测量多发缺损的最远距离。宽度应以最大缺损为准。尽管多年来已经实施了很多修补术，但还没有标准的测量方法。众所周知，不正确的测量会导致选用补片的尺寸不足，进而导致复发率升高[6, 7]。

单靠体检去测量缺损是不够精确的[8]。笔者更喜欢在气腹状态下体外标记前腹壁（图27-5～图27-7），然后放气测量标记[9]。另一个有效方法是把尺放入腹腔，减压后直接测量缺损。有些外科医师测量时不降低气腹压力，而使用更大尺寸的补片。还有些外科医师用腰穿针穿刺腹壁标记缺损边缘，并在腹腔内测量针距[3, 4]。不管选择什么方法，都必须是可复制的和精确的。缺损的尺寸决定了补片的尺寸，极大地直接影响着复发率。

引用文献中有2B级、3级和4级证据表明腹腔镜下测量法是精确测量缺损的一种非常有效的方法。因此B级推荐应用腹腔镜体内测量法测定筋膜缺损尺寸。

解 剖 技 术

粘连松解

放置好所需的套管后开始松解粘连。松解粘连的范围包括以前腹部手术的全部瘢痕区，并至少超出疝缺损边缘5 cm。腹腔镜可以观察完整的腹壁，

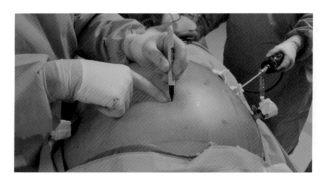

图27-5　体外标记触诊到的缺损边缘

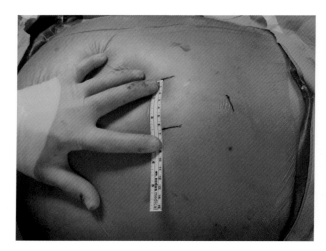

图27-6　测量纵向尺寸

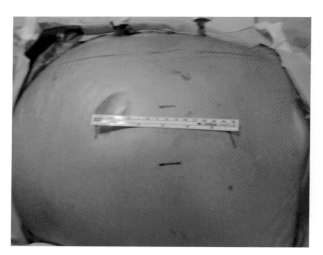

图27-7　测量横向尺寸

能够诊断隐匿疝并妥善治疗[10]。

医源性肠管切开是LIVHR最严重的并发症之一，尤其在术中未能发现的情况下[11]。松解肠管粘连时，要充分意识到医源性肠管切开的可能性。不带电的剪刀是松解粘连的最佳器械[12]（图27-8）。粘连松解时最好避免使用电凝或任何能量平台，以免损伤肠管。网膜和肠管常会附着在前次手术瘢痕

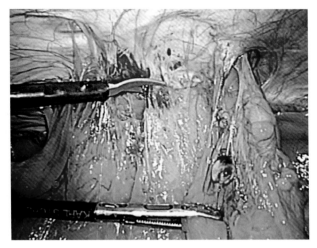

图27-8　用不带电的剪刀松解粘连

部位或围绕在疝缺损周围。在大多数患者，腹壁和内脏之间存在一个无血管层面，可经此松解粘连。保持在无血管层面松解的优点是可以保持视野清晰，从而减少粘连松解时肠管切开的可能。若腹壁与肠管粘连致密，应远离肠管打开壁腹膜，将粘连肠管连同腹膜一起回纳。

回纳疝内容物

切口疝和腹壁疝最常见的疝内容物是网膜和肠管。所有的疝内容物均需被还纳入腹腔。确保疝内容物完全还纳非常重要，尤其是上腹疝中的网膜和腹膜外脂肪。通过腹壁触诊疝囊内残余网膜或脂肪来确认内容物是否被完全还纳（图27-9）。疝内容物被完全还纳后，来自镜头的光线会通过疝的位置透射出腹壁皮肤。从疝囊中完整还纳的网膜，后续在手术结束前可用于覆盖肠管表面，在补片和肠管间制造一层天然的防粘连屏障[5]。疝囊内的肠管也均应被还纳入腹腔。用无损伤肠钳操控处理肠管。多个小肠肠襻嵌顿在相对狭窄的疝囊颈内的情况并不少见。要不断变化牵拉方向，

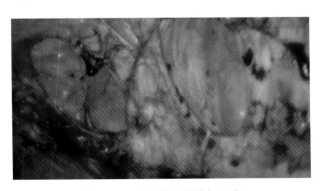

图27-9　完全解剖后的切口疝

以达到回纳嵌顿肠管的目的。处理肠管时需要巨大的耐心和细致的操作。有时候推压疝囊处腹壁有助于肠管的回纳。

推荐
— B级：松解粘连游离腹壁的范围仅限于足够的补片重叠覆盖缺损的大小。
— C级：用不带电的剪刀锐性松解粘连优于超声刀。允许应用双极电凝，但要避免用单极电凝。
— D级：粘连松解时应贴近腹壁进行，远离粘连的肠管。

腹壁脂肪组织游离范围

概述

经典的腹腔内补片置入（intraperitoneal onlay mesh，IPOM）的技术或加强版的关闭缺损加腹腔内补片置入（IPOM-Plus）的技术，目标都是让合成材料与其表面的腹壁完全贴合。补片充分重叠覆盖修复区域（在所有方向上都要包括整个手术瘢痕，而不仅是缺损）和充分的固定（根据疝的大小和类型），可以保证桥接修补（IPOM）或加强修补（IPOM Plus）今后的稳定性。大多数中线腹壁疝/切口疝（M1～M5）被一束延续的脂肪束包绕，从肝镰状韧带和肝圆韧带经脐正中韧带和脐内侧韧带直至进入Retzius间隙的膀胱前脂肪垫。

问题

补片与腹膜前脂肪之间层面（如腹直肌后鞘）的耐用性受到质疑。组织特性是否有利于长入大网孔补片结构，能否成为补片固定的基面，这对疗效而言至关重要。目前尚无相关数据，因此无法基于证据回答这个问题，而只能依据达成共识的建议。

方法

我们广泛搜集了从1993年（LeBlanc首次发布腹腔镜IPOM术）到2015年8月间发表的数据[13]，发现不仅没有随机对照实验的研究或其他高等级证据的数据，而且即使有关于离断或切除肝圆韧带和

（或）脐内侧韧带及相应脂肪带的评论，其证据质量水平也很低，甚至没有证据。关于该主题评论的报道罕见（见专题27），而且更多的是靠直觉。

国际疝协作组织（International Hernia Collaboration，IHC）是一个封闭性的Facebook社区，由对疝感兴趣的外科医师和疝外科专家组成，截至2015年8月有1 662名成员。该社区通过社交媒体，可以在短短几个小时内交换意见、分享知识、分享经验或寻求专业建议。要求"大众舆论"去跟随一个投身疝事业的社区成员集体的直觉，是一个艰巨的任务。我们咨询IHC，为让补片与腹壁更好地贴合并精准固定，他们是否：① 从未移除。② 有时移除。③ 或一直移除脂肪带。

结果

"搜索"显示，在过去的14年里，只有5篇文献探讨了横断、离断和切除上述脂肪带的问题。IHC的反应则是压倒性的。

我们在几分钟至几个小时内，收到来自四大洲的许多意见和个人观点。审慎的共识显示，绝大多数的观点赞同移除前腹壁的脂肪带，但切除（从腹腔内取出）通常并非必要。

讨论

2010年Berger在他描述IPOM技术时提到"像Retzius间隙、镰状韧带和肝圆韧带这样的结构都必须解离，必须打开膀胱前间隙，这样才能充分置入和固定补片"[14]。Stirler于2013年分别评论了要对上腹疝和脐疝患者松解粘连、离断肝圆韧带和移除疝囊脂肪[15]。Stirler说道："从腹壁上移除肝圆韧带和脂肪组织，为放置补片做准备。"

2015年Misiakos说道："处理上腹部中线疝时，要用能源器械将镰状韧带从腹壁上游离下来。"[16]

Chelala在2015年简要总结了腹腔镜腹壁疝/切口疝加强修补术的主要技术步骤，其中的一步是"准备良好的'着陆区'：要妥善切除患者所有的脂肪组织或松弛垂下的腹膜，确保将补片确切固定于健康的筋膜层，以便组织更好地长入"[17]。

在美国胃肠道与内镜外科医师协会（SAGES）（http://www.sages.org）的内镜腹壁疝修补指南中，有一段普通的描述："根据疝所在位置，可能需要切除镰状韧带和脐韧带，解剖出Retzius间隙，以识别隐匿的疝缺损，充分显露腹壁，以便放置大小合适的补片。"[18]

所有回应的IHC成员（24小时内有50位）认为，大多数情况下他们都会横断韧带，并切除腹直肌后鞘上的腹膜前脂肪，帮助补片最佳程度地接触腹壁。有些术者会将游离的蒂样结构重新固定于补片，有些术者会选择将其留在原位，还有些术者则会将其切除并取出腹腔。

值得注意的是，"清理""着陆区"的重要性却很少在相关文献中被强调[13, 19-28]。

结论

移除补片放置区的脂肪组织的疗效貌似显而易见，且在疝专业领域中被广为接受，尽管还缺乏证据支持，也没有任何指南或共识会议的强烈推荐。

关闭缺损，重建中线

概述

腹壁疝是常见病。传统缝合修补的复发率高且切口并发症多。开放修补术普遍采用置入补片加固技术，降低了复发率，但感染性并发症依然是个问题。LeBlanc于1993年首次演示了IPOM技术，显著减少了切口并发症，缩短了住院时间，但复发率仍有待改善[13, 29-31]。新技术也带来了新的并发症，尤其与腹腔镜粘连松解困难和肠管损伤风险相关。恰当地选择患者、认识热损伤风险、改进补片固定技术和使用新材料（补片和固定器械）可以进一步降低总体并发症发生率和复发率[32]。巨大疝的膨出、临床腹壁凸出和频繁出现的血清肿仍不能令人满意。

与腹腔镜腹股沟疝修补术不同，腹壁疝修补术后的急性和慢性疼痛有待大幅度改善。标准IPOM技术是桥接修复[33]，虽可以阻止疝凸出，但桥接是脆弱的，且未解决功能缺陷问题。中线疝患者的腹直肌发生移位，侧方肌群回缩，此前疝囊位置的无效腔容易形成血清肿。与桥接修补不同，加强修补技术（IPOM-Plus）可以做到一期手术关闭缺损并置入腹腔内补片[28]。白线是腹直肌直接附着和腹斜肌群间接附着的重要结构。白线是腹壁的中央腱。关闭了中线缺损，就能重建白线，恢复腹壁的解剖结构。重新伸展的侧方肌群恢复了生理张力，有助于改善躯干的稳定性。IPOM-Plus是一种更牢靠的修补技术。闭合筋膜和固定补片可以将张力更均匀地分布；消除缺损后，补片得以重叠覆盖更大范围，可以更有效地中和剪切力[17, 24, 28, 34-41, 50, 62]。

若从解剖学角度看可行的话，IPOM-Plus可在缝合腱膜时带入部分疝囊来消灭无效腔，从而降低血清肿的发生率[28,34-36,50]。IPOM Plus不是无张力修补，不过临床上没有确证存在预期加重的疼痛感[28,34]。

指征

IPOM-Plus技术还不能修补所有的腹壁疝和切口疝。缺损的大小和类型与腹壁的顺应性是最重要的可行性预测指标。有观点认为BMI指数低、女性和老年患者更易一期手术关闭筋膜[35]。关闭小缺损并非改善生理功能所必须，但会降低复发风险。这取决于腹壁表面与缺损宽度之间的关系，而不是以厘米计算的绝对大小。另一个限制因素是邻近骨性结构（耻骨上或剑突下）。既往手术类型和修补次数，以及是否使用合成材料，势必影响个性化方案和术式选择。虽然有成功关闭了宽12 cm缺损的报道，但对于宽度超过10 cm的缺损，我们应注意恰当地选择修补策略[34,36]。W3类缺损大于10 cm疝的复发率较高，反映了"疝缺损宽度"这个显著的危险因素与技术无关，无论是采取开放手术还是腹腔镜手术[62]。此外，腹腔镜辅助组织结构分离技术或经前入路关闭缺损和经腹腔镜补片植入的联合手术，可使困难的IPOM-Plus手术相对容易进行。对于巨大疝和（或）复发风险增高的开放前路或后路手术，在进行或不进行适当术前准备［渐进性气腹和（或）肉毒素A诱导腹侧肌群松弛］的情况下，有必要进行组织结构分离。

技术

首先准备"着陆区"。使用不带电的剪刀或谨慎使用电器械彻底松解粘连，以防意外损伤相邻的组织结构。如果要完全关闭缺损，粘连松解的范围要确保安全操控和放置足够大小的补片重叠覆盖整个瘢痕区，纵向超出5 cm，横向超出7 cm。

缝合缺损的方法有各种各样的技术。

技术要求最高的是由Palanivelu报道的腹腔镜下腹腔内连续缝合。机器人系统使这项操作变得更容易了。腹腔内间断缝合可以用Endo Stich腹腔镜自动缝合器或体外推结器打结。缺点是尽管降低了腹内压，但为了保证足够的视野，仍需保持腹壁必要的扩张度。

可通过弯针或勾线针来完成经皮全层缝合[24,28]。间断缝合后，可以在完全撤除气腹的腹壁上完成打结，这样张力控制得更为真实。对于皮肤上的小切口，有时可以缝合不止一针，但反复穿刺皮肤理论上会增加感染风险。因此，在任何经皮操作之前，我们会反复消毒皮肤。应选用不可吸收材料制作的缝线。若患者皮下组织菲薄，必须将线结彻底埋入，因为可触及的"肉芽肿"是令人讨厌的。打结后提拉皮肤可使线结更深地埋入，并且防止出现不美观的凹痕。

为了放置正确朝向的补片，并且最终固定，需要增加腹内压力，但不需超过8 mmHg。关闭了巨大缺损后，腹壁的延展性会受到限制，更小的操作空间可能会增加补片定位的困难。

讨论

Franklin和Chelala很早就报道了在放置腹腔内补片前关闭缺损[24,36,50]。Kukleta在2012年检索文献，找到了27篇关于缺损闭合或增强修补的文献，总体证据质量水平较低或非常低[28]。Nguyen于2014年发表了一篇关于腹腔镜腹壁疝修补术中一期闭合筋膜的系统综述[35]。有11篇文献符合纳入标准。他没找到随机对照试验，只找到了3项对比研究、5项回顾性研究和6项前瞻性研究[34,38,39]。对比研究表明，与不关闭缺损的IPOM组相比，IPOM-Plus组的复发率更低（0～5.7% vs. 8%～16.7%）。缺损关闭组血清肿的发生率也更低（5.6%～11.4% vs. 4.3%～27.8%）。

Clapp等研究了腹壁膨出、慢性疼痛、功能状态和患者满意度[34]，发现关闭组和不关闭组的膨出率分别为8.3%和69.4%，关闭组的患者满意度和功能状态评分比不关闭组更高。尽管缝合加大了腹壁张力，但两组之间的慢性疼痛率或术后疼痛率并无差异。平均随访24个月后，两组间的复发率存在差异（0 vs. 16.7%；P=0.02）。

Chelala在他的纳入了1 326例加强修补术病例的大样本研究中指出，对腹壁疝和切口疝应分开评价。切口疝的复发率为3.45%，原发性腹壁疝的复发率仅为1.27%[17]。缺损关闭组的中转率为0.82%，不关闭缺损组的则为2.42%，他意外地发现缝合概念或加强技术高度可行，能降低整体的并发症发生率和复发率。Suwa等于2015年新发表的关于IPOM-Plus的综述中纳入的16篇文献均报道认为，关闭缺损组的复发率、血清肿发生率和补片膨出率都明显更低[42]。

结论

观点

— 3级：用永久性缝线重建白线可以改善腹壁功能，降低伤口并发症发生率。前腹壁加强修补引发的术后早期疼痛比桥接修补更轻。加强修补（联合缺损关闭和补片覆盖）比单纯桥接修补更为牢固。

— 4级：关闭缺损降低了血清肿发生率，并减少了术后可能发生的补片膨出。加强修补也降低了复发率。最后，未经补片加固的白线重建会导致疝复发率的增加。

推荐

— B级：推荐用不可吸收缝线关闭缺损。

— C级：推荐使用补片覆盖关闭缺损。

— D级：推荐经筋膜关闭缺损时应包含疝囊，以消除无效腔，防止形成血清肿。

补片的尺寸、放置和固定

补片的尺寸

补片尺寸的选择是腹腔镜切口疝修补术成功的重要一环。虽然经常在讨论，但对其全面的认识仍存在分歧。准确测量的筋膜缺损大小决定了补片的尺寸。众所周知，补片越大，复发率就越低。既往研究表明，不经筋膜缝合会影响复发率，但不缝合则需要更大的补片重叠覆盖（5 cm vs. 3 cm）[43, 44]。相关研究也证实重叠覆盖筋膜缺损至少要4 cm[6]。近期的meta分析证实了这一事实，也发现可能需要更多的重叠覆盖范围[7]。这篇论文评估了近9 000例病例，基于补片重叠覆盖的复发率具有统计学差异。补片重叠覆盖小于3 cm时，复发率为8.6%；重叠覆盖在3～5 cm时，复发率为4.6%；当重叠覆盖达到5 cm甚至更多时，复发率仅为1.4%。因此，在修补时一定要注意这个事实。还需注意，修补时要让补片覆盖形成疝的整个瘢痕区域，以防形成继发性切口疝[45]。

最近有论文研究了缺损大小与补片大小的比值（补片/缺损比值，M/D比值）在疝修补中的作用[46]。结果显示，当M/D比值≤12且重叠覆盖缺损<5 cm时，复发率为100%，而当M/D比值≤12且重叠覆盖缺损>5 cm时，复发率仍高达22%。若

M/D比值>12，补片重叠覆盖<5 cm时复发率为4%，补片重叠覆盖5 cm以上时复发率为1%。这项研究表明，在腹壁疝和切口疝腹腔镜桥接修补术中，单一的重叠覆盖指标不足以预测复发率，建议在考虑M/D比值的基础上，可能不应选用腹腔镜技术来修补大缺损。推荐读者们深入研究这篇论文。

观点

— 2B级～4级：重叠覆盖至少4 cm，但更推荐5 cm，特别是在没有经筋膜缝合的情况下。

— 4级：在经典桥接修补术中要考虑M/D比值，且推荐保持M/D比值>12。补片重叠需覆盖整个切口以防复发。

推荐

— B级：重叠覆盖超过筋膜缺损5 cm以上。

— C级：在未经筋膜缝合固定合成补片时，需重叠覆盖5 cm。建议在腹腔镜疝修补时应用M/D比值来指导选用补片的尺寸。

补片的放置

补片的类型和硬度会影响其置入和放置的方法（图27-10），主要受网孔大小和补片厚度的影响。通常会将补片卷起，经10或12 mm套管置入腹腔（图27-11～图27-15）[47]。Hussain等在疝中心部位增加一个10或15 mm套管，用来置入补片[48]。也有术者偏爱在疝部位作一个长2～3 cm的切口置入补片[49-52]。还有术者喜欢在覆盖含碘手术膜时，通过5 mm套管将补片直接拉进腹腔[53]。务必避免

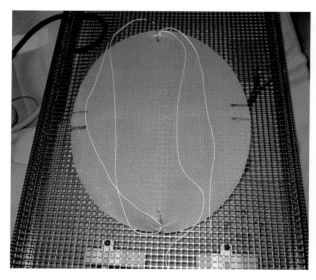

图27-10　在补片上预置缝线和标记

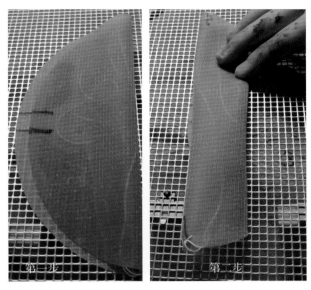

图27-11　折叠补片

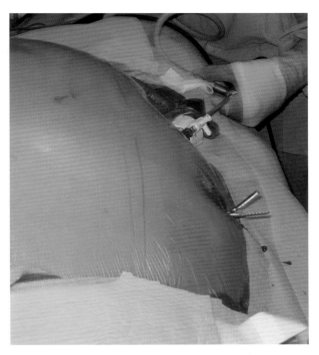

图27-13　用抓钳穿过套管抓持补片

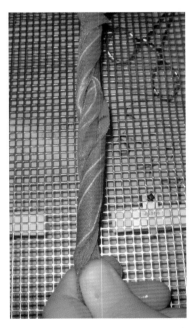

图27-12　置入腹腔前卷好的补片

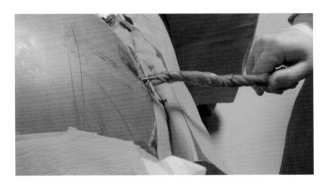

图27-14　补片正被拉进腹腔（外面观）

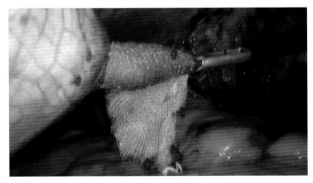

图27-15　补片正被拉进腹腔（内面观）

合成补片与皮肤接触[10, 54, 55]。

　　卷补片的方法多种多样，可按标准卷法或其他卷法操作。在补片置入前，可缝合固定补片卷的形态。有些术者会预置1～4针缝线，先把补片定位在腹壁，再用某种器械进行固定。预置缝线会在穿透筋膜后被打结来固定补片。

观点
　　— 3～5级：补片可经独立切口、套管或戳

孔进入腹腔。较大的补片自然需要更大的孔才能置入。

— 5级：要求补片不得接触皮肤。

推荐

— B级：对于较大的补片，应卷紧后置入。

— C级：对于较大的补片，应通过更大的套管和（或）切口置入，避免补片接触皮肤。

目前至少有两种不同的器械可对已固定的补片进行定位调整。一种是整合了补片的球囊样附着辅助装置（Echo PS，Davol公司），另一种则可将补片附着于其框架上（AccuMesh，Medtronic公司）。这些装置构造各异，仅适用于该制造商生产的补片。目前尚无文献提供推荐使用这类器械的等级证据，但也有许多"专家"意见表示支持。

补片的固定

补片固定是成功疝修补的重要环节。外科医师在术中可以使用大量的器械把补片固定于腹壁。应根据补片的厚度、固定物的侵袭深度，以及固定物是永久性还是可吸收来选择器械。新一代固定物模拟了这种固定方法，可能代表了补片固定的未来方向。关于不同补片固定方法的讨论超出了本专题的范畴，读者应该明白可选的有哪些。

已有一系列研究评估了各种固定方法的有效性。近期的一篇meta分析发现复发率与固定方法没有显著关系[4]，但至少有10项研究比对了缝合与疝钉的差异[8, 21, 56-63]，研究中2 211例病例的复发率为3.65%。有2项研究评估了只用缝合固定的方法[64, 65]，发现1 121例病例的复发率为1.05%。至少还有11项研究评估了只用疝钉固定的方法[14, 15, 66-73]，显示总计2 473例病例的复发率为4.5%。两组的随访时间和复发率并无统计学差异，这也印证了最新数据的评估结果。影响疗效的变量众多，术者及其个人技术理应臻于至善。补片重叠覆盖筋膜缺损的量比固定方法更重要。

观点

— 4级：固定方法并不影响疝复发率。
应用可吸收固定装置也能实现低复发率。

— 4级：建议缝线和（或）疝钉的间隔不要超过1.5 cm。

推荐

— B级：无论是否加用疝钉，缝合固定都是优选的方法（图27-16）。

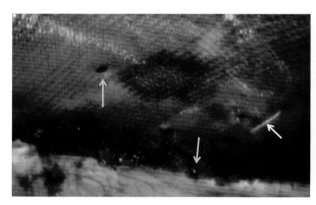

图27-16　修补完成；白色箭头所示经筋膜缝合；黄色向上箭头所示内圈疝钉；黄色向下箭头所示外圈疝钉

内镜组织结构分离

腹腔镜组织结构分离技术作为外科医师修补复杂疝的武器之一，在过去的几年中快速发展。但需要更广泛游离前腹壁筋膜和肌肉组织的患者日益增多，局限了这项技术的应用。将腹外斜肌腱膜从腹直肌鞘侧方附着处切开，实现松解，在部分患者中可以延伸大约8 cm距离。

这项技术有多种操作方法。最初的方法是在肋缘下近腋中线处开始解剖，一直拓展至腹外斜肌腱膜处。组织的穿刺和分离可以通过腹腔镜器械完成，也可以通过插入某种球囊来实现。充气后的球囊可以在腹内斜肌和腹外斜肌之间撑开一个间隙。在腹腔镜直视下完成此操作后，用剪刀分离腹外斜肌筋膜。根据需要决定是否需要在侧方添置套管。有些术者会用单孔技术在肋缘旁切开筋膜。

运用这项技术的医师不再需要了为了显露组织层次而大面积游离组织瓣，因此破坏血管穿支所致的组织坏死的发生率显著降低。尽管内镜和开放组织结构分离技术不能广泛游离组织层，但依然适用于一部分患者。经内镜或机器人系统实施腹横肌松解术（transversus abdominis release，TAR）会减少该技术的使用。

这项技术可与内镜或开放腹腔内修补术、开放Sublay术或Onlay修补术相结合，用于复杂疝的修补。Harth的回顾性研究对比了开放和内镜分离技术，结果显示开放术式在切口并发症方面有统计学的显著性差异，而在复发率上没有差异。但复发率高达32%（开放手术）和27%（内镜手术），应该是很高了[74, 75]。这一结果也在其他研究中得到证实[76-79]。近期的多项研究表明，腹腔镜下松解的腹腔镜腹壁疝修补术在切口并发症方面与开放修补术没有差异。但令人不安的是，在不到4年的随访时间里，42例病例中有3例发生了侧腹疝[80]。系统综述和meta分析发现，开放组织结构分离技术的复发率更低，但切口并发症的发生率更高[81]。

观点
— 3级：腹腔镜组织结构分离技术比开放术式的并发症发生率更低。
— 3级：该技术常引发侧方疝。

推荐
— C级：应由技术过关的外科医师开展该技术，但需注意加强侧方区域。

参考文献

[1] Roberts KE, Panait L, Duffy AJ, Bell RL. Single port laparoscopic umbilical hernia repair. Surg Innov. 2010;17(3):256–60. **(3).**

[2] Podolsky ER, Mouhlas A, Wu AS, Poor AE, Curcillo PG. Single port access (SPA) laparoscopic ventral hernia repair: initial report of 30 cases. Surg Endosc. 2010;24(7):1557–161. **(3).**

[3] Tinelli A, Malvasi A, Mynbaev OA, Tsin DA, Davila F, Dominguez G, Perrone E, Nezhat FR. Bladeless direct optical trocar insertion in laparoscopic procedures on the obese patient. JSLS. 2013;17(4):521–8. Level 1B.

[4] Godara R, Bansal AR, Verma S, Yadav S, Verma N, Gupta S, Tamaknand V, Garg P. Direct trocar insertion without the pneumoperitoneum in laparoscopic surgery – is this a safe technique? Hell J Surg. 2015;87(5):415–8. **(3).**

[5] Chowbey PK, Khullar R, Sharma A, Soni V, Baijal M. Laparoscopic repair of ventral and incisional abdominal wall hernias. In: Chowbey P, editor. Endoscopic repair of abdominal wall hernias. 2nd ed. New Delhi: Byword Books Pvt. Ltd; 2012. **(5).**

[6] Tsimoyiannis EC, Tsimogiannis KE, Pappas-Gogos G, Nikas K, Karfis E, Sioziou H. Seroma and recurrence in laparoscopic ventral hernioplasty. JSLS. 2008;12(1):51–7. **(3).**

[7] LeBlanc KA. Mesh overlap is a key determinant of hernia recurrence following laparoscopic ventral and incisional hernia repair. Hernia. 2016; 20(1): 85–9. **(2B and 3).**

[8] Sharma A, Mehrotra M, Khullar R, Soni V, Baijal M, Chowbey PK. Laparoscopic ventral/incisional hernia repair: a single center experience of 1242 patients over a period of 13 years. Hernia. 2011;15:131–9. **(4).**

[9] LeBlanc KA, Allain BW. Prevention and management of laparoendoscopic surgical complications. In: Kavic MS, Nezhat C, Winfield H, editors. Laparoscopic repair of ventral wall abdominal hernia. 3rd ed. World wide web: Society of Laparoendoscopic Surgeons (SLS). Miami, FL: CRC Press; 2010. **(5).**

[10] Sharma A, Khullar R, Soni V, Baijal M, Kapahi A, Najma K, Chowbey PK. Iatrogenic Enterotomy in laparoscopic ventral / incisional hernia repair -a single center experience of 2346 patients over 17 years. Hernia. 2013;17(5):581–7. **(4).**

[11] LeBlanc KA, Elieson MJ, Corder JM. Enterotomy and mortality rates of laparoscopic incisional and ventral hernia repair: a review of the literature. J Soc Laparoendosc Surg. 2007;11:408–14. **(1a).**

[12] Miller SK, Carey SD, Rodriguez FJ, Smoot Jr RT. Complications and their management. In: LeBlanc KA, editor. Laparoscopic hernia surgery-an operative guide. Boca Raton, FL: CRC Press; 2003. **(5).**

[13] LeBlanc KA, Booth WV. Laparoscopic repair of incisional abdominal hernias using expanded polytetrafluoroethylene: preliminary findings. Surg Laparosc Endosc. 1993;3:39–41. **(4).**

[14] Berger D. Laparoscopic IPOM technique. Chirurg. 2010;81(3):211–5. https://doi.org/10.1007/s00104-009-1819-4. **(5).**

[15] Stirler VMA, Schoenmaeckers EJP, de Haas RJ, Raymakers JTFJ, Rakic S. Laparoscopic repair of primary and incisional ventral hernias: the differences must be acknowledged. A prospective cohort analysis of 1,088 consecutive patients. Surg Endosc. 2014;28(3):891–5. **(3).**

[16] Misiakos EP, Patapis P, Zavras N, Tzanetis P, Machairas A. Current trends in laparoscopic ventral hernia repair. JSLS. 2015;19(3):e2015.00048. **(5).**

[17] Chelala E, Barake H, Estievenart J, Dessily M, Charara F, Alle L. Long-term outcomes of 1326 laparoscopic incisional and ventral hernia repair with the routine suturing concept: a single institution experience. Hernia. https://doi.org/10.1007/s10029-015-1397-y. online June 2015. **(2C).**

[18] Earle D, Roth S, Saber A, Haggerty S, Bradley JF III, Fanelli R, Price R, Richardson WS, Stefanidis D, SAGES Guidelines Committee. Guidelines for laparoscopic ventral hernia repair. Society of American Gastrointestinal and Endoscopic Surgeons. http://www.sages.org. **(5).**

[19] LeBlanc KA, Booth WV, Whitaker JM, Bellanger DE. Lap-

aroscopic incisional and ventral herniorrhaphy in 100 patients. Am J Surg. 2000;180(3):193–7. **(4)**.

[20] LeBlanc KA, Booth WV, Bellanger DE, Rhynes VK. Laparoscopic incisional and ventral herniorrhaphy: our initial 100 patients. Hernia. 2001;5:41–5. **(4)**.

[21] LeBlanc KA, Whitaker JM, Bellanger DE, et al. Laparoscopic incisional and ventral hernioplasty: lessons learned from 200 patients. Hernia. 2003;7:118–24. **(4)**.

[22] LeBlanc KA. Incisional hernia repair: laparoscopic techniques. World J Surg. 2005;29(8):1073–9. Review **(2C)**.

[23] Chelala E, Thomas M, Tatete B, Lemye AC, Dessily M, Alle JL. The suturing concept for laparoscopic mesh fixation in ventral and incisional hernia repair: midterm analysis of 400 cases. Surg Endosc. 2007;21(3):391–5. **(3)**.

[24] Chelala E, Gaede F, Douillez V, Dessily M, Alle JL. The suturing concept for laparoscopic mesh fixation in ventral and incisional hernias: preliminary results. Hernia. 2003;7(4):191–6. **(5)**.

[25] Bittner R, Bingener-Casey J, Dietz U, Fabian M, Ferzli GS, Fortelny RH, Köckerling F, Kukleta JF, LeBlanc K, Lomanto D, Misra MC, Bansal VK, Morales-Conde S, Ramshaw B, Reinpold W, Rim S, Rohr M, Schrittwieser R, Simon T, Smietanski M, Stechemesser B, Timoney M, Chowbey P. Guidelines for laparoscopic treatment of ventral and incisional abdominal wall hernias [International Endohernia Society (IEHS)]—part 1. Surg Endosc. 2014;28:2–29.

[26] Cuccurullo D, Piccoli M, Agresta F, Magnone S, Corcione F, Sancanelli V, Melotti G. Laparoscopic ventral incisional hernia repair: evidence-based guidelines of the first Italian consensus conference. Hernia. 2013;17(5):557–66.

[27] Silecchia G, Campanile FC, Sanchez L, Ceccarelli G, Antinori A, Ansaloni L, Olmi S, Ferrari GC, Cuccurullo D, Baccari P, Agresta F, Vettoretto N, Piccoli M. Laparoscopic ventral/incisional hernia repair: updated guidelines from the EAES and EHS endorsed consensus development conference. Surg Endosc. 2015;29:2463–84. https://doi.org/10.1007/s00464-015-4293-8.

[28] Kukleta J, Chelala E, Chowbey. "Bridging", "augmentation" and reconstruction of the linea alba: closure of the defect before IPOM. Guidelines for laparoscopic treatment of ventral and incisional abdominal wall hernias (International Endohernia Society (IEHS))-part 1. Surg Endosc. 2014;28:2–29. https://doi.org/10.1007/s00464-013-3170-6.

[29] Forbes SS, Eskicioglu C, McLead RS, Okrainec A. Meta-analysis of randomized controlled trials comparing open and laparoscopic ventral and incisional hernia repair with mesh. Br J Surg. 2009; 96 (8) : 851 – 6. **(1a)**.

[30] Arita NA, Nguyen MT, Nguyen DH, Berger RL, Lew DF, Suliburk JT, Askenasy EP, Kao LS, Liang MK. Laparoscopic repair reduces incidence of surgical site infections for all ventral hernias. Surg Endosc. 2015;29(7):1769–80. **(4)**.

[31] Sajid MS, Bokhari SA, Mallick AS, Cheek E, Baig MK. Lap-

aroscopic versus open repair of incisional/ventral hernia: a meta-analysis. Am J Surg. 2009;197(1):64–72. **(1a)**.

[32] Pierce RA, Spitler JA, Frisella MM, Mathews BD, Brunt LM. Pooled data analysis of laparoscopic vs. open ventral hernia repair: 14 years of patient data accrual. Surg Endosc. 2007;21(3):378–86. **(2A)**.

[33] LeBlanc KA. Incisional hernia repair: laparoscopic techniques. World J Surg. 2005;29(8):1073–9. **(5)**.

[34] Clapp ML, Hicks SC, Awad SS, Liang MK. Transcutaneous closure of central defects (TCCD) in laparoscopic ventral hernia repairs (LVHR). World J Surg. 2012;37(1):42–51. **(4)**.

[35] Nguyen DH, Nguyen MT, Askenasy EP, Kaol S, Liang MK. Primary facial closure with laparoscopic ventral hernia repair: systematic review. World J Surg. 2014;38(12):3097–104. **(2A)**.

[36] Franklin M, Dorman J, Glass J, Balli J, Gonzalez J. Laparoscopic ventral hernia repair. Surg Laparosc Endosc. 1998;8(4):294–9. **(4)**.

[37] Liang MK, Subramanian A, Awad SS. Laparoscopic transcutaneous closure of central defects in laparoscopic incisional hernia repair. Surg Laparosc Endosc Percutan Tech. 2012;22(2):66–70. **(4)**.

[38] Banerjee A, Beck C, Narula VK, Linn J, Noria S, Zagol B, Mikami DJ. Laparoscopic ventral hernia repair: does primary repair in addition to placement of mesh decrease recurrence? Surg Endosc. 2012;26:1264–8. **(2C–3)**.

[39] Zeichen MS, Lujan HJ, Mata WN, Maciel VH, Lee D, Jorge I, Plasencia G, Gomez E, Hernandez AM. Closure versus non-closure of hernia defect during laparoscopic ventral hernia repair with mesh. Hernia. 2013;17(5):589–96. **(4)**.

[40] Orenstein SB, Dumeer JL, Monteagudo J, et al. Outcomes of laparoscopic ventral hernia repair with routine defect closure using "shoelacing" technique. Surg Endosc. 2011;25(5):1452–7. **(4)**.

[41] Booth JH, Garvey PB, Baumann DP, Selber JC, Nguyen AT, Clemens MW, Liu J, Butler CE. Primary fascial closure with mesh reinforcement is superior to bridged mesh repair for abdominal wall reconstruction. J Am Coll Surg. 2013;217(6):999–1009. **(4)**.

[42] Suwa K, Okamoto T, Yanaga K. Closure versus non-closure of fascial defects in laparoscopic ventral and incisional hernia repairs: a review of the literature. Surg Today. 2015;46(7):764–73. [Epub ahead of print] **(2A)**.

[43] LeBlanc KA. Laparoscopic incisional and ventral hernia repair: complications—how to avoid and handle. Hernia. 2004;8:323–31. **(4)**.

[44] LeBlanc KA. Laparoscopic incisional hernia repair: are transfascial sutures necessary? A review of the literature. Surg Endosc. 2007;21(4):508–13. **(3a)**.

[45] Wassenaar EB, Shoenmeckers EJP, Raymakers JTF, Rakic S. Recurrences after laparoscopic repair of ventral and incisional hernia: lessons learned from 505 repairs. Surg Endosc. 2009;23:825–32. **(4)**.

[46] Hauters P, desmet J, Gherardi D, Dewaele S, Poilvache H, Malvaux P. Assessment of predictive factors

for recurrence in laparoscopic ventral hernia repair using a bridging technique. Surg Endosc. https://doi.org/10.1007/s00464-016-5401-0.

[47] Theodoropoulou K, Lethaby D, Hill J, Gupta S, Bradpiece H. Laparoscopic hernia repair: a two-port technique. JSLS. 2010;14:103–5. (**3b**).

[48] Hussain A, Mahmood H, Shuaib S, El-Hasani S. Prevention of trocar site incisional hernia following laparoscopic ventral hernia repair. JSLS. 2008;12:206–9. (**3B**).

[49] Perry KA, Millikan KW, Huang WW, Myers JA. A novel approach to extraction of incarcerated omentum and mesh insertion in laparoscopic ventral hernia repair. Surg Endosc. 2008;22:798–801. (**5**).

[50] Perrone JM, Soper NJ, Eagon JC, Klingensmith ME, Aft RL, Frisella MM, Brunt LM. Perioperative outcomes and complications of laparoscopic ventral hernia repair. Surgery. 2005;138:708–15. discussion 715-706 (**4**).

[51] Agarwal BB, Agarwal S, Mahajan KC. Laparoscopic ventral hernia repair: innovative anatomical closure, mesh insertion without 10-mm transmyofascial port, and atraumatic mesh fixation: a preliminary experience of a new technique. Surg Endosc. 2009;23:900–5. (**3B**).

[52] Nimeri AA, Brunt LM. Laparoscopic ventral hernia repair: 5-mm port technique and alternative mesh insertion method. J Am Coll Surg. 2006;202:708–10. (**4**).

[53] Carter PR, LeBlanc KA. Laparoscopic ventral and incisional hernia repair. In: Kingsnorth AN, LeBlanc KA, editors. Management of abdominal wall hernias. 4th ed. New York: Springer; 2013. p. 345–62. (**5**).

[54] Carlson MA, Petersen A. Technique for the insertion of large mesh during minimally invasive incisional herniorrhaphy. Surg Endosc. 2007;21:1243–4. (**5**).

[55] Miller KS, Carey SD, Rodriguez FJ, Smoot RT. Complications and their management. In: LeBlanc K, editor. Laparoscopic hernia surgery. London: Arnold; 2003. p. 161–9. (**4**).

[56] Wassenaar EB, Shoenmeckers EJP, Raymakers JTF, Rakic S. Recurrences after laparoscopic repair of ventral and incisional hernia: lessons learned from 505 repairs. Surg Endosc. 2009;23:825–32. (**5**).

[57] Franklin ME Jr, Gonzalez JJ Jr, Glass JL, Manjarrez A. Laparoscopic ventral and incisional hernia repair: an 11-year experience. Hernia. 2004;8(1):23–7. (**4**).

[58] Ballem N, Parikh R, Berber E, Siperstein A. Laparoscopic versus open ventral hernia repairs: 5 year recurrence rates. Surg Endosc. 2008;22:1935–40. (**4**).

[59] Topart P, Ferrand L, Vandenbroucke F, Lozac'h P. Laparoscopic ventral hernia repair with the Goretex Dualmesh: long-term results and review of the literature. Hernia. 2005;9(4):348–52. (**4**).

[60] Berger D, Bientzle M, Müller A. Postoperative complications after laparoscopic incisional hernia repair. Incidence and treatment. Surg Endosc. 2002;16(12):1720–3. (**4**).

[61] Bingener J, Buck L, Richards M, Michalek J, Schwesinger W, Sirinek K. Long-term outcomes in laparoscopic vs open ventral hernia repair. Arch Surg. 2007;142(6):562–7. (**4**).

[62] McKinlay RD, Park A. Laparoscopic ventral incisional hernia repair: a more effective alternative to conventional repair of recurrent incisional hernia. J Gastrointest Surg. 2004;8(6):670–4. (**4**).

[63] Yavuz N, Ipek T, As A, Kapan M, Eyuboglu E, Erguney S. Laparoscopic repair of ventral and incisional hernias: our experience in 150 patients. J Laparoendosc Adv Surg Tech A. 2005;15(6):601–5. (**4**).

[64] Chelala E, Thoma M, Tatete B, Lemye AC, Dessily M, Alle JL. The suturing concept for laparoscopic mesh fixation in ventral and incisional hernia repair: mid-term analysis of 400 cases. Surg Endosc. 2007;21(3):391–5. (**4**).

[65] Palanivelu C, Jani KV, Senthilnathan P, Parthasarathi R, Madhankumar MV, Malladi VK. Laparoscopic sutured closure with mesh reinforcement of incisional hernias. Hernia. 2007;11:223–8. (**4**).

[66] Carbajo MA, del Olmo JC, Blanco JI, de la Cuesta C, Martin F, Toledano M, Perna C, Vaquero C. Laparoscopic treatment of ventral abdominal wall hernias: preliminary results in 100 patients. JSLS. 2000;4:141–5. (**4**).

[67] Bencini L, Sanchez LJ, Boffi B, Farsi M, Martini F, Rossi M, Bernini M, Moretti R. Comparison of laparoscopic and open repair for primary ventral hernias. Surg Laparosc Endosc Percutan Tech. 2009;19(4):341–4. (**4**).

[68] Chowbey PK, Sharma A, Khullar R, Mann V, Baijal M, Vashistha A. Laparoscopic ventral hernia repair. J Laparoendosc Adv Surg Tech A. 2000;10(2):79–84. (**4**).

[69] Frantzides CT, Carlson MA, Zografakis JG, Madan AK, Moore RE. Minimally invasive incisional herniorrhaphy: a review of 208 cases. Surg Endosc. 2004;18(10):1488–91. (**4**).

[70] Kirshtein B, Lantsberg L, Avinoach E, Bayme M, Mizrahi S. Laparoscopic repair of large incisional hernias. Surg Endosc. 2002;16(12):1717–9. (**4**).

[71] Morales-Conde S, Cadet H, Cano A, Bustos M, Martín J, Morales-Mendez S. Laparoscopic ventral hernia repair without sutures–double crown technique: our experience after 140 cases with a mean follow-up of 40 months. Int Surg. 2005;90(3 Suppl):S56–62. (**4**).

[72] Moreno-Egea A, Cartagena J, Vicente JP, Carrillo A, Aguayo JL. Laparoscopic incisional hernia repair as a day surgery procedure: audit of 127 consecutive cases in a university hospital. Surg Laparosc Endosc Percutan Tech. 2008;18(3):267–71. (**4**).

[73] Olmi S, Erba L, Magnone S, Bertolini A, Croce E. Prospective clinical study of laparoscopic treatment of incisional and ventral hernia using a composite mesh: indications, complications and results. Hernia. 2006;10(3):243–7. (**3**).

[74] Harth KC, Rosen MJ. Endoscopic versus open component separation in complex abdominal wall reconstruction. Am J Surg. 2010;199(3):342–6. (**3**).

[75] Harth KC, Rose J, Delaney CP, Blatnik JA, Halaweish I, Rosen MJ. Open versus endoscopic component separation: a cost comparison. Surg Endosc. 2011;25(9):2865–70. (**3**).

[76] Albright E, Diaz D, Davenport D, Roth JS. The component separation technique for hernia repair: a comparison of open and endoscopic techniques. Am Surg. 2011;77(7):839–43. (**3**).

[77] Giurgius M, Bendure L, Davenport DL, Roth JS. The

endoscopic component separation technique for hernia repair results in reduced morbidity compared to the open component separation technique. Hernia. 2012;16(1):47–51. **(3)**.

[78] Bachman SL, Ramaswamy A, Ramshaw BJ. Early results of midline hernia repair using a minimally invasive component separation technique. Am Surg. 2009;75(7):572–7. **(3)**.

[79] Parker M, Bray JM, Pfluke JM, Asbun HJ, Smith CD, Bowers SP. Preliminary experience and development of an algorithm for the optimal use of the laparoscopic component separation technique for myofascial advancement during ventral incisional hernia repair.

J Laparoendosc Adv Surg Tech A. 2011;21(5):405–10. **(4)**.

[80] Azoury SC, Dhanasopon AP, Hui X, Tuffaha SH, De La Cruz C, Liao C, Lovins M, Nguyen HT. Endoscopic component separation for laparoscopic and open ventral hernia repair: a single institutional comparison of outcomes and review of the technique. Hernia. 2014;18(5):637–45. **(3)**.

[81] Switzer NJ, Dykstra MA, Gill RS, Lim S, Lester E, de Gara C, Shi X, Birch DW, Kamali S. Endoscopic versus open component separation: systematic review and meta-analysis. Surg Endosc. 2015;29(4):787–95. **(3)**.

28 出院后护理和疼痛管理
Aftercare and Pain Management

Juliane Bingener-Casey and Ralf M. Wilke
张 辉 译，乐 飞 校

引　言

在美国的许多地区，腹腔镜腹壁疝修补术是一种门诊手术。事实上，医疗保险和医疗补助服务中心也认为腹腔镜腹壁疝修补术是一种门诊手术，其监管框架和财政补偿符合这一预期。在这种框架内，医师与患者一起努力实现快速康复的共同目标就尤为重要。

传统意义上，围手术团队聚焦手术指征的把握和患者心血管状态的麻醉耐受度。随着术后快速康复措施的引入，外科医师更加审慎关注患者在进入手术室前的身体和认知准备。

我 的 方 法

让患者在术前了解到，他们是门诊患者以及如何在家中护理和康复是很重要的。此外，围手术期团队的其他成员（护士、职员、麻醉团队成员、住院医师、医师助理、药剂师）也要分担和支持，确保治疗过程成功运转。

为了让患者能够完成门诊手术，我们将术后快速康复（enhanced recovery after surgery，ERAS）的元素纳入腹腔镜腹壁疝修补术。讨论控制术后疼痛是术前评估的一部分。我们要求患者指定一位朋友或家人作为术后第一晚在家的术后护理者，以保证患者身体活动和充足饮水。术前晚餐可以吃碳水化合物。成人患者在手术日的午夜起限制固体食物，但鼓励他们在术前2小时之前喝流质，包括含电解质和碳水化合物的饮料，习惯喝咖啡者可以喝黑咖啡，以免出现脱水和咖啡因戒断性头痛。腹壁疝修补术前不常规进行肠道准备，哪怕预计术中要从腹壁上剥离结肠。

在手术当天，患者在麻醉诱导前的等候区先喝一小口水来口服超前镇痛药，通常是1 000 mg对乙酰氨基酚/扑热息痛，也可以使用COX抑制剂。我个人认为对乙酰氨基酚更易于常规使用，因其安全性高、禁忌证少。预先口服超前镇痛药与预防性应用术前抗生素和抗血栓栓塞药物，都是电子手术计划系统的一部分。若非特殊要求，术前一般不给予苯二氮䓬类药物。在等待区的患者可穿热空气暖袍以保持体温。

在术前讨论会上，我们与团队一起回顾分析局部麻醉计划、酮咯酸给药指征和预防术后恶心的方法，确保药物可用。麻醉诱导后，不常规留置导尿管，以防止尿路感染和意外尿道损伤。如果预期手术时间小于4小时，我们要求患者在进入手术室前排空膀胱。ERAS方案要求限制麻醉期间的静脉补液，以防止术后恶心和呕吐，但罕有患者在手术结束时膀胱充盈。当腹壁疝广泛累及膀胱时，就可能需要插导尿管，通常在气管插管拔管前拔除导尿管。所有经左上腹插入气腹针的患者，均需经口留置胃管，并在手术结束时拔除。在术前准备时，注意减少皮肤暴露、预热房间、加热气腹气体，以维持患者正常体温。如果患者出现低体温，可在手术区铺覆膜胶。

术中在套管切口、全层缝合及疝钉的部位实施局部麻醉。目前，我们使用30 ml的0.25%布比卡因（半衰期约4小时）与20 ml长效布比卡因脂质体（半衰期约48小时）组成的50 ml混合液局部麻醉腹壁。如果患者没有非甾体抗炎药（NSAID）禁忌证，在手术结束之际请麻醉师在患者苏醒前静脉给予15 mg酮咯酸。关腹后，用封闭的防水外科敷料（创可贴加透明塑胶带）贴于切口处。在将患者从手术室转移到复苏室病床前，为患者绑好腹带以使其感到舒适。如果在复苏室没有控制好患者的疼痛，若无禁忌证可额外经静脉给予15 mg酮咯酸。另外，如果距离术前首剂量对乙酰氨基酚已超过6小时且患者还不能口服药物，则可经静脉再次给予。如果疼痛控制得仍然不佳，则可能需要静脉或口服麻醉性镇痛药。

术毕患者清醒后，返回门诊外科病房。护士将

表 28-1　围手术期到术后 24 小时的服药时间表

药　物	13:00	14:00	15:00	16:00	17:00	18:00	19:00	20:00	21:00
对乙酰氨基酚 1 000 mg 口服 (q6 h)	X						X		
布洛芬 600 mg 口服 (q6 h)				X					X
麻醉性镇痛药 q3～4 h		(X)				(X)			

注：括号表示按需给药。

协助患者活动和进食。在麻醉后数小时内恢复进食，可根据患者的耐受程度，从流质逐渐过渡到普通饮食。建议术后节制摄入任何会引起明显腹胀或便秘的食物。我们不预防性留置鼻胃管，有利于术后早期经口进食刺激胃肠道蠕动。

术后主要给予口服药。患者苏醒后，予以计划好的非麻醉性镇痛药，尽可能多用基于对乙酰氨基酚和布洛芬的药物。在之后的48小时，按计划每6小时给予一次对乙酰氨基酚和布洛芬或其他非甾体抗炎药（除非有禁忌证）。患者会收到一份从围手术期到术后24小时的服药时间表，这样便于掌握时间点。例如，如果一个50岁的健康患者早上7:00在术前等待区口服了1 000 mg对乙酰氨基酚，上午10:00手术结束时静脉给予酮咯酸15 mg，然后在上午11:00口服了麻醉性镇痛药，患者将收到这样的一份时间表（表28-1）。

如果患者不能服用非甾体抗炎药，我们将在前48小时内按计划使用曲马多，一种低级别麻醉性镇痛药。在术后医嘱中将曲马多替代布洛芬/非甾体抗炎药。除了非阿片类药物以外，还会按需给予口服麻醉性镇痛药（不含对乙酰氨基酚/非甾体抗炎药）。对于有明显肌肉痉挛的患者，可以通过苯二氮䓬类药物松弛肌肉而获益。其他辅助措施包括热毛毯、音乐、按摩（如足底按摩放松）和消遣。

值得注意的是，切记疼痛的感知因性别和年龄而异。一般来说，40岁以下的患者比40岁以上的患者需要更高剂量的镇痛药，女性比男性更频繁需要镇痛药。所以，和70岁以上的男性患者相比，在临床上我会给40岁以下的疝修补女性患者使用更多的麻醉性镇痛药。

对某种镇痛药物不耐受（如应用某种麻醉性镇痛药后出现梦魇或恶心/呕吐）可能导致患者不愿意服用处方药，直到因疼痛控制不佳而再次入院。所以，很重要的是在术前讨论，当患者出现任何情况时，哪些镇痛药可能对患者有效。如果盐酸二氢吗啡酮对患者的疗效比其他阿片类药物好，我们也会尝试应用这种药物。与患者匹配的最佳镇痛药（在合理的框架内，不致成瘾）对于实现良好的疼痛控制和患者满意度很重要[1]。再次强调，有些患者确实会在家实现功能性恢复，尽管可能因术后疼痛而受限。患者回家后如果有任何问题，可以全天候地随时电话联系治疗团队。

通过这个方案，我们显著降低了腹腔镜腹壁疝修补术后患者对麻醉性镇痛药的总体需求[2]。反过来看，根据美国外科学院国家外科质量改进计划（ACS-NSQIP）的数据，这也与住院时间（length of stay，LOS）缩短、术后30天内术后并发症数量减少有关。另外，患者胃肠道功能恢复得也更快。我们积极寻找肠道方案以抵消麻醉性镇痛药的胃肠道副作用。我们建议患者在应用曲马多等麻醉性镇痛药期间服用缓泻药，而不仅仅是大便软化剂。术后第1天患者可以洗澡，根据CDC指南于术后48小时在家去除手术敷料。

团队成员在患者出院后48～72小时内致电患者，确认其健康状况。术后电话随访常有助于发现胃肠道恢复缓慢的状况，以便及时调整或增加镇痛药物（如利多卡因透皮贴）。

我的方法循证吗

专门针对腹腔镜腹壁疝修补术的指南和研究很少。我们目前的治疗方案是基于结直肠手术的术后快速康复的方案，始于Kehlet和Morgenson 1999年提出的概念[3]。ERAS包括术前、术中和术后3个模块。术前准备包括患者教育、液体和碳水化合物负荷、避免肠道准备、长时间禁食，以及预防性应用抗生素和预防血栓栓塞。术中避免液体过负荷和维持常温都很重要，还要限制应用引流管，在麻醉诱导前有效镇痛。术后包括非阿片类口服药物的有效镇痛、早期经口营养、刺激肠道蠕动及预防恶心和呕吐。

腹腔镜腹壁疝修补术患者快速康复的关键是控制术后疼痛[1, 4]。Rawal[5]的一篇综述提出对乙酰氨基酚/非甾体抗炎药组成的联合浸润性局麻药是各类外科手术中多模式镇痛的最有效方案。Mitchell，Bellows，Gough和Fields[4, 6-8]的小样本随机试验研究结果也支持该论点在腹腔镜腹壁疝修补术中的有效性。阿片类药物仍会被经常使用，但应予以口服药，最大限度地保持疼痛控制状态。包括患者自控镇痛在内的静脉镇痛药物引起疼痛曲线剧烈波动的情况并不少见，因而导致阿片类药物的总用量增多。此外，弹性腹带[9, 10]和利多卡因透皮贴[11]有助于提升患者的舒适感。

Steenhagen在2016年发表的腹部手术的综述[12]中很好地总结了其他ERAS的组成部分。下文着重介绍综述中对腹腔镜腹壁疝修补术患者非常重要的几个部分：

（1）术前个性化患者咨询是ERAS成功的独立危险因素[13]。

（2）整个团队需要同心协力[14-17]。

（3）避免长时间饥饿和摄入碳水化合物可以减少术后胰岛素抵抗[18-20]，后者和并发症发生率、病死率升高及住院时间延长有关[21]。来自Cochrane数据库的一篇综述发现，没有患者发生吸入性肺炎，但发现患者住院时间略缩短[22]。

（4）术后早期进食可降低感染风险和缩短住院时间[23-26]。

（5）术后应用缓泻药可消除阿片类药物的副作用，促进肠道功能早期恢复[27]。

（6）常规胃管减压会增加肺部并发症，延迟胃肠功能恢复，延长住院时间[28]。

我们努力把腹部手术的循证快速康复概念整合入腹腔镜腹壁疝修补术中，相关结果数据已于2015年发表[2]。我们的努力缩短了住院时间，减少了麻醉药物的使用，降低了并发症发生率，并使医疗成本下降了10%。在我们的体系中努力引入这些概念是需要时间的，还需要与众多专业人员和患者进行沟通。新的镇痛药物和临床证据在不断出现，我们也将继续评估和微调临床治疗方案。

参考文献

[1] Eriksen JR, Poornoroozy P, Jorgensen LN, Jacobsen B, Friis-Andersen HU, Rosenberg J. Pain, quality of life and recovery after laparoscopic ventral hernia repair. Hernia. 2009;13(1):13–21.

[2] Leonard J, Hieken TJ, Hussein M, Harmsen WS, Sawyer M, Osborn J, Bingener J. Delineation of factors associated with prolonged length of stay after laparoscopic ventral hernia repair leads to a clinical pathway and improves quality of care. Surg Endosc. 2016;30(4):1614–8.

[3] Kehlet H, Mogensen T. Hospital stay of 2 days after open sigmoidectomy with a multimodal rehabilitation programme. Br J Surg. 1999;86(2):227–30.

[4] Bellows CF, Berger DH. Infiltration of suture sites with local anesthesia for management of pain following laparoscopic ventral hernia repairs: a prospective randomized trial. JSLS. 2006;10(3):345–50.

[5] Rawal N. Current issues in postoperative pain management. Eur J Anaesthesiol. 2016;33(3):160–71.

[6] Mitchell A, van Zanten SV, Inglis K, Porter G. A randomized controlled trial comparing acetaminophen plus ibuprofen versus acetaminophen plus codeine plus caffeine after outpatient general surgery. J Am Coll Surg. 2008;206(3):472–9.

[7] Gough AE, Chang S, Reddy S, Ferrigno L, Zerey M, Grotts J, Yim S, Thoman SD. Periprosthetic anesthetic for postoperative pain after laparoscopic ventral hernia repair: a randomized clinical trial. JAMA Surg. 2015;150(9):835–40.

[8] Fields AC, Gonzalez DO, Chin EH, Nguyen SQ, Zhang LP, Divino CM. Laparoscopic-assisted transversus abdominis plane block for postoperative pain control in laparoscopic ventral hernia repair: a randomized controlled trial. J Am Coll Surg. 2015;221(2):462–9.

[9] Rothman JP, Gunnarsson U, Bisgaard T. Abdominal binders may reduce pain and improve physical function after major abdominal surgery — a systematic review. Dan Med J. 2014;61(11):A4941.

[10] Christoffersen MW, Olsen BH, Rosenberg J, Bisgaard T. Randomized clinical trial on the postoperative use of an abdominal binder after laparoscopic umbilical and epigastric hernia repair. Hernia. 2015;19(1):147–53.

[11] Saber AA, Elgamal MH, Rao AJ, Itawi EA, Martinez RL. Early experience with lidocaine patch for postoperative pain control after laparoscopic ventral hernia repair. Int J Surg. 2009;7(1):36–8.

[12] Steenhagen E. Enhanced recovery after surgery: it's time to change practice. Nutr Clin Pract. 2016;31(1): 18–29.

[13] Aarts MA, Okrainec A, Glicksman A, Pearsall E, Victor JC, McLeod RS. Adoption of enhanced recovery after surgery (ERAS) strategies for colorectal surgery at academic teaching hospitals and impact on total length of hospital stay. Surg Endosc. 2012;26(2):442–50.

[14] Nadler A, Pearsall EA, Victor JC, Aarts MA, Okrainec A, McLeod RS. Understanding surgical residents' postoperative practices and barriers and enablers to the implementation of an enhanced recovery after surgery (ERAS) guideline. J Surg Educ. 2014;71(4):632–8.

[15] Gillissen F, Hoff C, Maessen JM, Winkens B, Teeuwen JH, von Meyenfeldt MF, Dejong CH. Structured synchronous implementation of an enhanced recovery program in elective colonic surgery in 33 hospitals in The Netherlands. World J Surg. 2013;37(5):1082–93.

[16] McLeod RS, Aarts MA, Chung F, Eskicioglu C, Forbes SS, Conn LG, McCluskey S, McKenzie M, Morningstar B, Nadler A, Okrainec A, Pearsall EA, Sawyer J, Siddique N, Wood T. Development of an enhanced recovery after surgery guideline and implementation strategy based on the knowledge-to-action cycle. Ann Surg. 2015;262(6):1016–25.

[17] Hoffmann H, Kettelhack C. Fast-track surgery--conditions and challenges in postsurgical treatment: a review of elements of translational research in enhanced recovery after surgery. Eur Surg Res. 2012;49(1): 24–34.

[18] Nygren J, Soop M, Thorell A, Efendic S, Nair KS, Ljungqvist O. Preoperative oral carbohydrate administration reduces postoperative insulin resistance. Clin Nutr. 1998;17(2):65–71.

[19] Torgersen Z, Balters M. Perioperative nutrition. Surg Clin North Am. 2015;95(2):255–67.

[20] Wang ZG, Wang Q, Wang WJ, Qin HL. Randomized clinical trial to compare the effects of preoperative oral carbohydrate versus placebo on insulin resistance after colorectal surgery. Br J Surg. 2010;97(3):317–27.

[21] Awad S, Varadhan KK, Ljungqvist O, Lobo DN. A meta-analysis of randomised controlled trials on preoperative oral carbohydrate treatment in elective surgery. Clin Nutr. 2013;32(1):34–44.

[22] Smith MD, McCall J, Plank L, Herbison GP, Soop M, Nygren J. Preoperative carbohydrate treatment for enhancing recovery after elective surgery. Cochrane Database Syst Rev. 2014;(8):CD009161.

[23] Han-Geurts IJ, Hop WC, Kok NF, Lim A, Brouwer KJ, Jeekel J. Randomized clinical trial of the impact of early enteral feeding on postoperative ileus and recovery. Br J Surg. 2007;94(5):555–61.

[24] Dervenis C, Avgerinos C, Lytras D, Delis S. Benefits and limitations of enteral nutrition in the early postoperative period. Langenbeck's Arch Surg. 2003;387(11–12): 441–9.

[25] Lewis SJ, Egger M, Sylvester PA, Thomas S. Early enteral feeding versus "nil by mouth" after gastrointestinal surgery: systematic review and meta-analysis of controlled trials. BMJ. 2001;323(7316):773–6.

[26] Andersen HK, Lewis SJ, Thomas S. Early enteral nutrition within 24h of colorectal surgery versus later commencement of feeding for postoperative complications. Cochrane Database Syst Rev. 2006;(4): CD004080.

[27] Basse L, Madsen JL, Kehlet H. Normal gastrointestinal transit after colonic resection using epidural analgesia, enforced oral nutrition and laxative. Br J Surg. 2001;88(11):1498–500.

[28] Nelson R, Edwards S, Tse B. Prophylactic nasogastric decompression after abdominal surgery. Cochrane Database Syst Rev. 2007;(3):CD004929.

腹腔镜切口疝和腹壁疝修补术的并发症、陷阱和防范及其与开放修补术的比较

Complications, Pitfalls and Prevention of Complications of Laparoscopic Incisional and Ventral Hernia Repair and Comparison to Open Repair

Asuri Krishna, Virinder Kumar Bansal, and Mahesh C. Misra

杨建军 译，乐 飞 校

引 言

LeBlanc 和 Booth 于 1993 年首次报道了腹腔镜腹壁疝和切口疝修补术（LIVHR）[1]。随着新合成材料和新固定器械的发展，腹腔镜修补术不仅适用于原发性腹壁疝和切口疝，还能修补造口旁疝及耻骨周围疝。根据国际内镜疝协会（IEHS）的最新指南，腹腔镜修补术是治疗腹壁疝和切口疝患者的标准方法[2]。LIVHR 安全性较高，能让患者从腹腔镜外科获益，如早期恢复活动和缩短住院时间。但与其他腹腔镜手术不同的是，腹腔镜修补虽然比开放修补的疼痛轻，但是由于使用了疝钉类的补片固定器械，术后疼痛问题还是不能忽视。LIVHR 还会导致一些术中和术后并发症，及时诊治十分重要。

肠 管 损 伤

据文献报道，LIVHR 损伤肠管的发生率为 6% ～ 14.3%[3, 4]。肠管损伤可能导致的病死率为 0.05% ～ 3.4%[3, 5-7]。若未及时发现肠管被切开，患者病死率将飙升至 7.7% ～ 100%[3, 5-7]。最近的综述发现，增加肠管切开概率的危险因素包括超过 3 小时的广泛粘连松解、慢性梗阻、肠管炎症和补片侵蚀肠管[2]。

LeBlanc 等报道 LIVHR 的医源性肠管切开发生率为 1.78%，总体病死率为 2.8%[5]。若初次手术时漏诊损伤（漏诊率约 18%），则病死率可达 7.7%。不出所料，小肠损伤约占报道案例的 92%。最近的系统综述显示医源性肠管切开发生率在 LIVHR 时为 1.5%，在开放术式则为 0.63%[5, 8-11]。开放修补也存在肠管损伤的风险，但在腹腔镜修补时较难识别，一旦漏诊，预后极差。比较开放修补术和

腹腔镜修补术并发肠管损伤的 6 项随机对照试验的合并数据显示，腹腔镜修补术的肠管损伤发生率为 0.1% ～ 4%，在开放修补为 0.1% ～ 0.63%[9, 12-16]。根据这些研究，腹腔镜术后肠管损伤的风险似乎更高，但和开放手术的统计学差异很小[2]。

腹腔镜术中肠管损伤可大致分为以下 3 种类型[2]：

（1）即时发现的套管穿刺或松解粘连所致的医源性损伤。

（2）术后早期（12 ～ 24 小时）发现的漏诊的肠管损伤。

（3）采用单极电凝或超声刀解剖时的热损伤导致的迟发损伤，于术后 5 ～ 7 天出现[17-19]。

施行 LIVHR 时避免肠管损伤至关重要。通过开放或封闭式技术都能建立气腹，也可用可视化套管（VISI PORT）之类的特殊技术。但是 1 级证据表明不同技术导致的内脏损伤率并无差异，术者的经验和偏好是选择入路技术的关键。一般选择（左上腹）Palmer 点作为中线疝的第一穿刺点，因为该处粘连最少且腹壁最薄。穿刺 Palmer 点之前，要确保胃为完全排空状态，并且患者没有脾肿大。对于紧密粘连处应该一直用锐性分离（图 29-1）。再次强调，在肠管附近使用能量器械可能导致迟发性损伤、增加并发症发生率和病死率。切开腹膜可以避免肠管损伤[17]。

对术中发现的肠管损伤的处置尚有争议（图 29-2）。根据肠管损伤程度、损伤肠管的部位、污染程度和术者经验有几种不同的措施。中转开腹进行肠管修补，进行解剖关闭最安全[11, 21]。若污染较轻，可经小切口将肠管拖出体外进行修补，关闭小切口后，在腹腔镜下放置补片[11, 21]。也有研究报道认为，在开放或腹腔镜修补术后 7 ～ 10 天，一

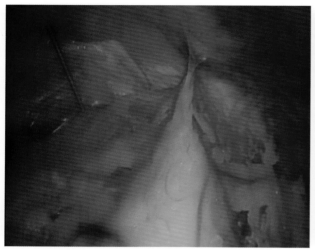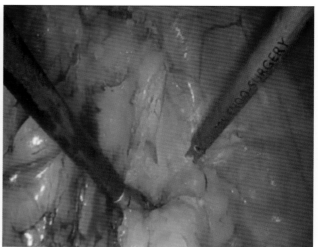

图 29-1　切口疝内的致密网膜粘连

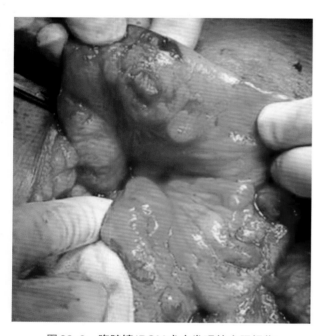

图 29-2　腹腔镜 IPOM 术中发现的小肠损伤

且患者康复且腹腔内感染消退，即行切口疝延迟修补术[17, 20]。

2010 年 Itani 等[9]报道了一组 73 位患者，施行 LVHR 时发生污染较轻的肠管损伤，然后中转行开放式。对 3 位患者行肠管破口修补术，再于腹腔镜下用聚丙烯（PP）补片完成疝修补。所有中转开腹的患者均未发生手术部位感染，包括放置了补片的患者。Lederman 和 Ramshaw[17]报道了 9 例在 LVHR 时遭遇医源性肠管切开的病例。修复损伤后，平均观察 3 天，同步静脉给予抗生素治疗。经此疗法，9 位患者中的 7 位成功完成了 LVHR。

在污染情况下，有术者偏好在 LVHR 时使用生物补片而不采用合成补片。2004 年，Franklin 等[22]报道了 43 例在污染情况下使用猪源性补片成功完成 LIVHR 的经验。他们对污染的情况描述不详，但包括肠切除、肠绞窄和既往补片感染。其中，一例患者出现伤口感染和瘘管。术后无复发，但随访评估时间太短。

国际内镜疝学会（IEHS）最近发布的"腹壁疝和切口疝腹腔镜治疗指南"对肠管损伤风险、处置和预防进行了详细的描述和讨论[2]。Karl LeBlanc 对漏诊的肠管切开进行了研究，分析了 174 篇文献，发现其在腹腔镜手术中的发生率较高，但和开腹手术相比，无统计学显著性差异[2, 8, 15, 23, 24]。

依据 Timoney，Rim 和 Ferzli 的循证医学观点和推荐如下。

只列出达到 1 级和 2 级证据水平的研究，以及 A 级（必须）、B 级（应该）和 C 级（可以）推荐。

观点

— 1 级：腹腔镜腹壁疝修补术的医源性肠管切开发生率为 1.78%。患者病死率为 2.8%。

— 大多数患者（92%）为小肠损伤。

— 最常见的原因是粘连松解粗暴，以及在肠管附近使用能量器械。

推荐

— C 级：应该紧贴腹壁且远离肠管松解粘连。首选锐性分离技术，避免在邻近肠管区域使用能量器械。

— 若术者的腹腔镜肠管修补技术不熟练，

建议及时中转开腹。

— 若有大量溢出物，建议一期行开放手术修补。若术野依旧为无菌状态，可行开放补片修补术。

— 可在远离缺损部位作小切口，修补肠管损伤后继续行LIVHR术。

— 若腹腔镜修补时肠管损伤，静脉应用抗生素治疗并观察3～7天，如无感染迹象，可以再次行LIVHR术。

— 若肠管损伤后几乎无溢出且立刻完成了修补，可以继续行LIVHR术，但要求术者具备腹腔镜肠管损伤修补经验。

依据LeBlanc和Rohr关于术中漏诊肠管损伤的循证医学观点和推荐如下[2]。

观点

— 2A级：漏诊肠管切开患者的死亡率飙升至7.7%～100%。

— 需要再次手术。

— 最安全的术式是开放修补术，切除受损肠段，取出补片，一期关闭筋膜缺损。

推荐

— B级：若怀疑漏诊了医源性肠管切开，术者可以选择开放入路或腹腔镜入路再次探查或修补损伤。

— 根据器官受伤情况和临床状态，决定切除受损肠段或行肠造口术。

— C级：应取出补片。

— 根据当前循证证据，若条件可行，可于补片取出后一期补疝。

感　染

切口疝和腹壁疝的术后感染包括手术部位浅表感染（surgicalsite infections，SSI）（图29-3）、补片感染和深部器官感染（图29-4）。SSI显著增加了切口疝和腹壁疝术后并发症的发生率和病死率[25]。手术部位浅表感染通常表现为疼痛、红斑和轻度肿

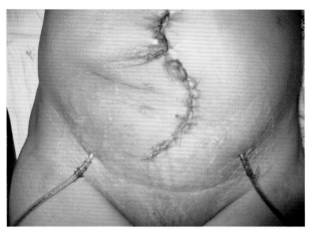

图29-3　巨大疝开放组织结构分离修补术后切口边缘的皮肤坏死

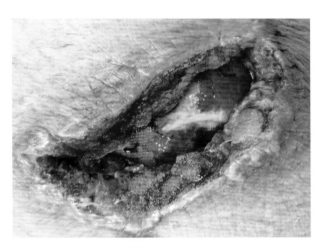

图29-4　切口疝开放修补术后伤口感染，伴补片外露

胀。治疗措施为充分引流、换药和口服抗生素。切口疝修补术后的总体感染率为10%～12%，复发疝修补术的感染率更高。易致感染的高危因素可大致分为患者相关因素和手术相关因素两大类。

患者相关危险因素

患者相关危险因素如下：

（1）年龄。

（2）合并症如冠状动脉疾病（CAD）、糖尿病和慢性阻塞性肺疾病（COPD）。

（3）营养不良和免疫抑制状态。

（4）肥胖。

（5）吸烟。

（6）应用类固醇激素。

性别与SSI虽不相关，但是15～24岁年龄段患者的伤口感染率平均为10%，超过65岁患者的伤口感染率则显著增高[31, 32]。Dunne等[33]报道CAD、

COPD和术前血清白蛋白水平低是老年患者感染的独立预测因子。吸烟、接受免疫抑制剂和类固醇激素治疗的患者发生感染的风险更大。

吸烟者的感染风险提高了5倍，接受类固醇激素者则增加了9%[32]。术后伤口感染患者的吸烟率是非感染患者的1.5倍。基于上述发现，择期疝修补术前应建议患者暂停吸烟，对复杂疝患者尤应如此。

糖尿病和营养不良也是重要的感染危险因素[34]。肥胖降低了脂肪组织的血液循环，增加了感染风险[35]。其他因素，如感染史、ASA分级高、缺氧、低温、放疗和周围血管疾病，也会增加接受切口疝和腹壁疝修补手术患者的SSI风险[36-39]。

手术相关危险因素

手术相关危险因素如下：
（1）术区准备技术.
（2）手术时间。
（3）输血需求。
（4）肠管损伤。
（5）补片相关因素。

增加感染风险的术前因素包括手术部位备皮不充分、外科洗手时间不足、抗菌剂的使用和输血。剃刀刮除患者体毛的SSI率为5.6%，而采用脱毛剂脱毛或不脱毛者的SSI率为0.6%[40]。输血会增加2倍的感染风险[41]。手术时间长也易致感染。手术时间超过3～4小时会增加感染的风险[36]。另外，术中失血也是一个重要的危险因素。发生血清肿、血栓栓塞、肺栓塞、术后肺炎和贫血等术后并发症的患者更易发生感染[46]。

有报道显示开放手术的感染率为10%，而腹腔镜手术的感染率为1.1%[26]。许多单中心研究发现腹腔镜修补术后的感染率比开腹修补术低。腹腔镜手术伤口小、住院时间短、手术时间短，以及细菌进入皮下间隙的可能性小，因而降低了感染风险[27-30]。Sauerland等[8]的meta分析报道，腹腔镜修补术后切口局部的感染率低于开腹修补术（3.1% vs. 13.4%，P=0.000 01）。Pierce等[47]的合并数据分析显示，腹腔镜术后的伤口感染率为1.3%，而开放手术后的切口感染率为10.9%（P=0.000 1）。

处理好危险因素对预防感染十分重要。应遵照已有的指南或协定处理和应对可调整的危险因素。术前戒烟不但对循环系统和呼吸系统有益，还能减少术后SSI。术前严格控制血糖和术中保持正常体温都是必需的。需要植入补片时，应在术前治疗和完全解决远处感染问题。术前应避免用剃刀备皮，而应使用修剪备皮。推荐在麻醉诱导时应用广谱抗生素，手术6小时时再次给药。术中仔细地正确操作，及时完成手术，也能降低SSI风险。

循证医学观点和推荐如下[2]：

观点

— 1级：术前输血可能增加SSI风险。

— 1级：因为切口的总长度更短，降低了细菌进入皮下间隙的风险，所以以腹腔镜手术比开放手术的SSI发生率低。

— 2级：COPD和术前血清白蛋白水平低是老年患者伤口感染的独立预测因子；CAD、COPD、术前血清白蛋白水平低和应用类固醇激素是延长住院时间的独立预测因素。

— 对于LIVHR时切开肠管的患者，与补片应用相关的感染性和非感染并发症的发生率均会较高。

— 由于组织分离范围减小，腹腔镜疝修补术后伤口感染率低于开放修补术。

— 尽可能使补片不接触皮肤，免受皮肤菌群污染。聚酯补片的感染率、形成瘘管率和复发率最高。

— 预防性使用抗生素可以降低SSI发生率。

推荐

— A级：腹腔镜修补术的SSI风险低，优于开放手术。

— 手术前尽可能处理必须治疗的SSI已知危险因素。

— 尽可能缩短手术时长和住院时长。

— B级：术前戒烟、控制血糖和治疗远处感染。

— 应避免肠切除术后同期置入合成补片。

— C级：术前采用修剪毛发备皮。

— 建议患者考虑术前减重。

补 片 感 染

补片感染是切口疝修补术后最可怕的并发症之一，可导致严重的并发症，甚至死亡。症状不仅表现为轻微的SSI（图29-5），还表现为开放的切口不

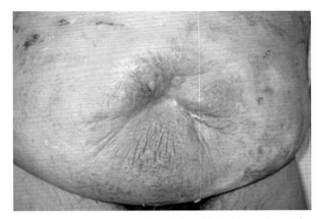

图29-5　开放切口疝补片修补术后补片感染，表现为慢性感染性窦道

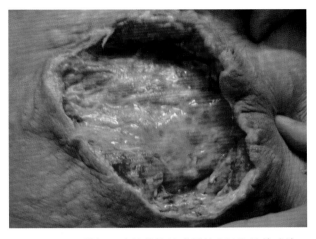

图29-6　开放切口疝补片修补术后的SSI和补片感染

愈（图29-6）。据报道，腹腔镜修补术后补片感染的发生率为0～3.6%[43]。Carlson等[24]在系统综述中报道的腹腔镜修补术后补片感染率低至0.78%。使用聚酯补片和将补片置于皮下会导致高感染率[43, 44]。在肠管切除或损伤的情况下使用补片会多方面地增加感染风险[45]。

采用腹腔镜腹腔内补片置入（IPOM）技术治疗切口疝和腹壁疝，相对于开放手术的一个重大优势是伤口和补片的感染率更低。这可以归因于相关因素，如补片触碰更少，因为补片经套管进腹，所以接触皮肤的机会少。Karl LeBlanc已证明腹腔镜切口疝和腹壁疝修补手术的伤口感染率更低，需要移除补片的情况更少（图29-7）[20]。Sauerland等[8]的meta分析显示，因局部感染需要移除补片的情况在腹腔镜组为0.7%，开放组为3.5%

（P=0.09）。Pierce等[47]的合并数据分析显示，腹腔镜修补术后的补片感染率为0.9%，而开放手术后的补片感染率为3.2%（P=0.000 1）。相关的大样本、临床系列病例和病例分析的研究显示，腹腔镜IPOM术后的补片感染率分别为0.78%（n=6 206）[24]、0.90%（n=4.582）[47]和0.70%（n=850）[11]。

除了此前概述的患者相关和手术相关因素外，补片类型也是补片感染的重要预测因素。补片类型不仅与补片感染相关，还决定了感染发生后补片的去留。

Hawn等[106]的比较研究发现，与聚丙烯补片（PP）相比，聚四氟乙烯（PTFE）相关的补片感染很少见，但发生后就很难根除，结局一定是取出补片。因为感染需要移除的PP补片远少于PTFE补片（P=0.000 1）。Morris和Hughes[48]发表了一篇在临

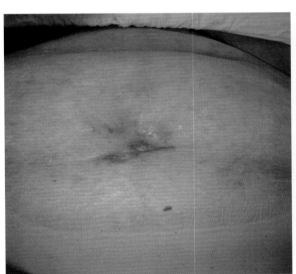

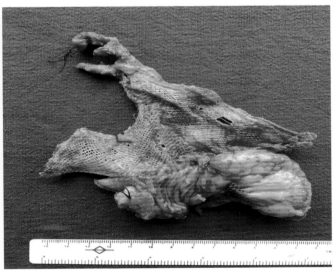

图29-7　腹腔镜IPOM术后补片感染，表现为感染性窦道，终致移除补片

床和实验条件下应用腹腔内不可吸收补片的综述，结果显示PP补片和聚酯补片比PTFE补片的腹膜化更好，这可能与补片的孔径有关。聚丙烯的感染发生率低于膨化聚四氟乙烯（ePTFE）或聚酯补片。

Finan等[42]在文献综述时观察到，曾有望成为复杂疝修补替代材料的可吸收补片，致伤口感染率升高了4倍，而永久性补片的伤口感染风险也有所增加。

如何预防补片感染？对于之前概括的患者相关的可纠正危险因素，需要在术前予以处理。远处感染也应在术前予以处理和达到完全治愈。应避免术前剃毛备皮，可替换为修剪备皮。推荐在麻醉诱导时预防性应用广谱抗生素，6小时后再给第二剂。术中注意正确操作并及时完成手术，以降低补片感染的风险。应尽量少接触补片。术者处理补片前应更换手套。不要在手术开始时打开补片，而在解剖完成后才打开。许多作者还主张在10%聚维酮碘（碘伏）和洗必泰之类杀菌剂中浸泡补片，以减少补片感染，但也有不少作者持反对意见，且这种做法缺乏1级证据支持。

对腹腔镜修补腹壁疝及切口疝术后补片感染的治疗，有关文献的案例报道讨论了移除补片[49,50]和挽救补片两种方案[51,52]。关于腹腔镜切口疝和腹壁疝修补术后补片感染的介入治疗和保守治疗，Aguila等[51]和Trunzo等[52]倡导经皮引流补片周围积脓并置入冲洗管，将80 mg庆大霉素溶于

20 ml生理盐水的溶液每日冲洗3次，同时静脉应用抗生素治疗。补片感染的治疗还与所用的材料有关。Sanchez等[54]报道了ePTFE补片的感染率为8.1%，PP补片的感染率为3.9%。他们进一步的报道显示，感染的ePTFE补片在任何患者中均无法得到挽救，而感染的PP补片却得以全部成功保留。因此PP补片感染后挽救成功的可能性更大，而ePTFE补片则通常需要被移除。如果腹腔镜IPOM术后补片感染的介入保守治疗尝试失败，或者一开始的情况就不允许保留补片，那么还可用以下多种方法治疗切口疝和腹壁疝补片修补术后补片感染[53-56]：

（1）移除补片后一期关闭皮肤切口，6～9个月后再行修补术。

（2）移除补片，用组织结构分离技术修补，保持皮肤切口开放，并且用负压系统辅助伤口闭合或覆盖开放伤口敷料（图29-8）。

（3）移除补片，用生物补片修补缺损，保持皮肤切口开放，并且用负压系统辅助伤口闭合或覆盖开放伤口敷料（图29-9）。

（4）挽救补片，保持切口开放，并且用负压系统辅助伤口闭合或覆盖开放伤口敷料。

文献中的治疗方案仅为个案或小宗病例系列；目前尚无法给出有确切循证依据且疗效佳的最优治疗方案的推荐。所以术者必须根据具体患者的具体情况来决定选择哪种方案，还有待进一步的研究来处理这个棘手问题。

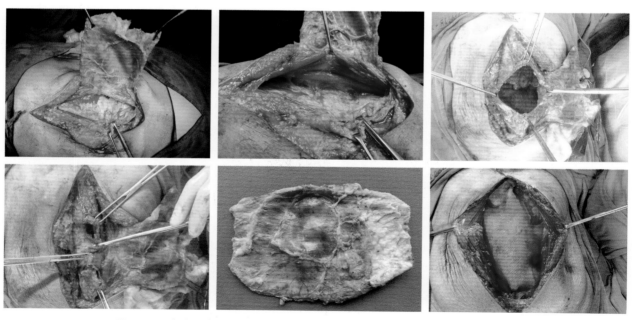

图29-8　移除补片，组织结构分离技术联合开放补片修补术后复发性切口疝

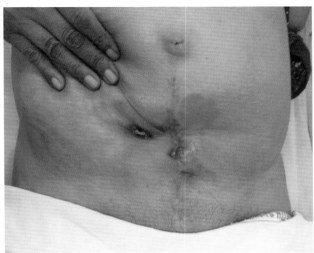
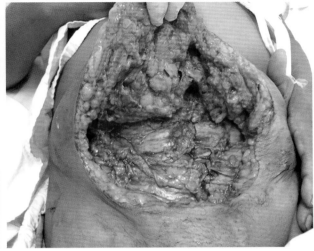

图 29-9　开放 Onlay 补片修补术后的补片感染，表现为感染性窦道

依据 Köckerling，Chowbey 和 Misra 的循证医学观点和推荐如下[2]：

观点

— 1A 级：腹腔镜腹壁疝和切口疝修补术后补片感染率低（1%）。

　　— 腹腔镜腹壁疝和切口疝修补术后发生切口感染后，不是所有的补片都需要取出。

— 2 级：感染的 ePTFE 补片移除率显著高于 PP 补片。

推荐

— B 级：应取出腹腔镜腹壁疝和切口疝修补术后感染的 ePTFE 补片。

血　清　肿

血清肿是切口疝和腹壁疝修补术后疝囊内的浆液积聚。腹腔镜切口疝和腹壁疝修补术后出现血清肿非常普遍，以至于许多外科医师不认为这是真正的并发症。但血清肿不仅令外观难看，还会给患者造成疝复发或手术失败的感觉。血清肿是腹腔镜疝修补术特有的并发症，开放修补术后罕见。很可能是因为腹腔镜 IPOM 修复术回纳疝囊内容物后，留在原位的疝囊为血液、淋巴和反应性液体的积聚提供了潜在空间，从而形成了血清肿。

危险因素

已认定为切口疝和腹壁疝修补术后血清肿形成的危险因素包括难复性疝、既往多次腹部手术切口、大缺损（图 29-10）和肥胖。血清肿形成的主要原因很可能是补片和腹壁之间的巨大无效腔。

据报道，LIVHR 术后血清肿的发生率为 3% ～ 100%，术后 7 天达高峰，术后 90 天几乎完全消失[23, 57-61]。有研究用超声检查随访所有患者，发现血清肿的发生率是 100%[59]。总体回顾当前的文献，平均有 4% ～ 5% 的 LIVHR 术后患者会出现临床显著的血清肿。根据当前文献，多达 35% 的血清肿患者会出现疼痛、压迫感或红斑等症状[61]，

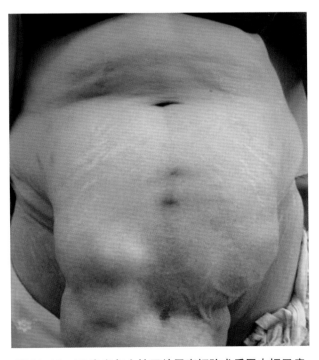

图 29-10　50 岁老年女性开放子宫切除术后巨大切口疝

几乎没有患者会发展成慢性血清肿（图29-11）。

文献中没有描述可以防止血清肿形成的技术/方法。经腹膜前修补原发性腹壁疝和脐疝可降低血清肿形成的可能性[61]。比较腹腔镜或开放修补术后血清肿形成的随机对照试验产生了不一致的结果[23, 62]。Kirshtein曾尝试用Veress气腹针在生物材料补片上打孔来避免血清肿，但发现这个步骤对血清肿的发生率没有明显影响[63]。还有学者使用带孔的DualMesh补片（Gore公司，美国），但术后血清肿的发生率也接近12%[21]。因此，补片打孔或使用PP补片在预防血清肿方面没有任何收效[62, 64, 65]。

有作者尝试采用预防性方法，如用电凝或超声能量器械处理疝囊，在疝缺损中心用一针缝线固定合成材料补片[66, 67]。一项小样本的随机研究发现，用电凝或超声能量器械烧灼疝囊后，血清肿的发生率从25%降到了4%[66]。其他类似的试验则报道称，绗缝疝囊缝合或双圈疝钉固定补片以减少无效腔，并不影响血清肿的形成[67, 68]。在放置补片前，还可以用鞋带式技术关闭缺损，但仅适用于小缺损（小于5 cm）。大多数研究的样本量都很小。多数术者会在手术台上为患者在腹壁缺损处绑好腹带或放置压迫敷料。根据疝凸出的初始大小，至少绑3～14天。使用腹带的尺寸和时间，以及是否使用内衬敷料，目前尚无统一标准。但这样做使得临床显著的血清肿的大小缩小了50%，持续时间也缩短了50%[65]。只有一项研究支持应用加压敷料的重

要性，但该研究在方法学方面存在局限性[72]。

大部分外科医师认为，绝大多数的血清肿通常会在3个月内消退[63, 66, 69, 70]。只有当患者的症状持续超过6个月，超声检查发现血清肿无明显消退时，才需要进行抽吸。如果患者的症状明显且伴有一定程度的疼痛，则有必要尽早抽吸。抽吸时务必牢记严格执行无菌技术，以防将细菌带入积液[71, 72]。

强烈建议告知患者可能会出现血清肿，但绝大多数会自行消退。补片感染可能是反复抽吸血清肿的并发症，并引发严重的临床后果，鉴于此，更应充分考虑这项推荐（图29-12）。

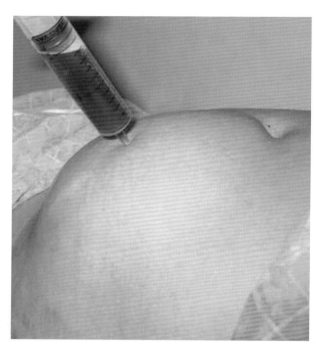

图29-12　穿刺抽吸腹腔镜IPOM术后6周形成的血清肿

依据Bingener和Rohr的循证医学观点和推荐如下[2]：

观点

— B级：有30%患者的血清肿会出现症状。
— 研究腹腔镜和开放修补手术后血清肿发生率的临床试验结果相反。
— 难复性疝是危险因素。
— 血清肿的发生率随既往手术次数的增多而升高。
— 烧灼疝囊可能减少血清肿形成。
— 绗缝缝合并不影响血清肿的形成。

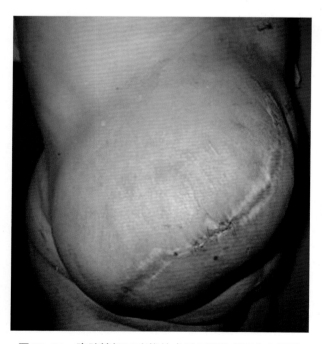

图29-11　腹腔镜切口疝修补术后2周形成巨大血清肿

— 双圈疝钉固定补片不会减少血清肿形成。

— 绝大部分血清肿会自行消退。

— 腹带使用时间长短不影响血清肿的形成。

推荐

— B级：应告知患者有发生无症状和有症状血清肿的可能性。

— C级：术者可以尝试烧灼疝囊预防血清肿的形成。

— C级：术者可以尝试应用加压敷料减少血清肿的发生。

疼　痛

与其他腹腔镜手术不同，LIVHR术后会出现明显疼痛，主要原因是使用了疝钉之类的固定器械。疼痛的成因有以下多种解释理论：

— 全层筋膜缝合导致局部肌肉缺血。

— 疝钉刺激壁腹膜神经纤维。

— 疝钉和缝线卡压神经。

— 补片修复效果取决于形成强韧的补片腱膜瘢痕组织复合物（MAST复合物），但超出最佳范围的炎症可能会卡压神经结构，导致慢性疼痛。

疝钉固定引发的疼痛不同于套管部位的疼痛。这种疼痛通常在术后最严重，之后随着时间的推移而减轻。咳嗽、打喷嚏、起床等使腹肌收缩的动作通常会加剧疼痛。然而也要牢记，疼痛感是十分主观的，且因人而异。疼痛可表现为急性疼痛或慢性疼痛（持续3个月以上）。引起慢性疼痛的各种因素包括补片固定方式、关闭缺损、复发性切口疝和补片类型。

疼痛和固定方法：缝合或疝钉

腹腔镜切口疝和腹壁疝修补术的疼痛与疝钉枪或缝线固定补片有关。Wassenaar等[73]的随机对照试验对3种补片固定方法（疝钉+可吸收缝合线 vs. 疝钉+不可吸收缝合线 vs. 只用疝钉）进行比较，结果显示在任意随访时间3种方法的视觉模拟评分（visual analogue scale，VAS）没有显著差异，且术前到术后VAS评分的改变也无显著组间差异。

Beldi等[74]的随机对照试验报道，术后6周内缝合固定组的疼痛较重，但6个月后无明显差异。经筋膜缝合固定补片后的疼痛可能是因为神经刺激

或卡压及针距较小的缘故。他们解释说疼痛减轻可能是卡压神经纤维脱敏或局部炎症消除的结果。因此，他们建议手术治疗神经刺激性疼痛不得早于术后6个月。

但Bansal等[75]的随机对照研究显示，疝钉固定补片的患者在术后早期（术后1小时、6小时和24小时）和随访过程中，疼痛评分都呈现持续性偏高水平，且在每个随访时间点的组间差异都有统计学显著性。

Schoenmaeckers等[76]发表了一项比较研究，一组40位患者接受"自由钉法"双圈固定，不用特别关注减少疝钉用量；另一组40位连续前瞻性患者队列，在充分固定补片的前提下，用尽可能少的疝钉实施双圈固定。只有术后3个月时的疼痛评分存在组间显著差异（VAS评分5.78 vs. 1.80；$P=0.002$），但作者推论尽管术后疼痛在术后3个月评估时有显著差异，但两组的VAS评分从临床角度来看都很低，所以该差异似乎无关紧要。所以，少用疝钉并不能减轻疼痛，而多用疝钉也不会加重疼痛。疝钉用量与术后疼痛的不相关性，提示腹腔镜修补小腹壁疝出现的术后疼痛可能遵循某种"阈值"原则，而非固定点数量增多的累积效应。

Sharma等[77]回顾性分析了单中心1 242例腹腔镜腹壁疝/切口疝修补术病例，结果显示14.7%（182例）的患者出现慢性疼痛，慢性疼痛在联用经腹缝合和疝钉患者中的发生率最高，但这种相关性并不显著（$P=0.078$）。Chelala等[78]研究了400位经腹缝合固定并关闭缺损的患者，随访28个月后，97.5%的患者无疼痛感，经腹缝合固定或关闭缺损部位均无残留痛感。出现7例（1.75%）慢性疼痛，逐渐消退；出现3例（0.75%）需要切除的缝合固定部位的神经瘤。作者在完全撤除气腹后，将缝线轻柔地打结固定于腱膜，以减少术后残留痛的发生率。他们认为在完全气腹状态下用力打结后深度固定可能会加重术后疼痛。

Chelala等[78]和Franklin等[44]的两项大型研究报道的缺损关闭后慢性疼痛的发生率分别为2.5%和3.1%。这就表明，关闭缺损及其后续的牵拉也可能导致术后慢性疼痛。

补片的材质也可能是引起疼痛的重要原因。Bansal等[75, 79]研究了急、慢性疼痛与补片类型的关系，但并未发现重量型PP补片与轻量型涂层补片之间有疼痛评分的差异。目前市场上有大量的轻量型复合补片，声称可以引发最佳的纤维反应并降低

慢性疼痛的发生率。但比较复合补片和PP补片的研究并不多见。

比较腹腔镜和开放切口疝修补术后急性疼痛的系统综述有两篇。Cochrane的综述（meta分析了10项随机对试验研究）[8]纳入了880位患者，包括4项评估了术后疼痛的随机对照试验（Asencio等[12]，Barbaros等[80]，Misra等[81]和Pring等[82]）。所有随机对照试验的开放修补组和腹腔镜修补组的疼痛强度都是相似的。Sajid等[83]分析了5项随机对照试验，并报道了类似的结果，总体认为术后疼痛在腹腔镜和开腹修补两组间无差异（$P=0.84$）。

腹腔镜腹壁疝和切口疝修补术后慢性疼痛的发生率为1%～3%[84]。只有两项随机对照试验研究了腹腔镜腹壁疝修补和开放修补术后的慢性疼痛。Asencio等[12]报道术后3个月和1年的随访评估时，认为平均疼痛评分没有显著差异。Itani等[9]报道了腹腔镜组的平均最痛评分在1年后显著减轻（0～100的VAS评分降低了15.2），但两组的平均疼痛评分均未被纳入。

Pierce等[47]（回顾了14项配对研究，31项非配对研究），Müller-Riemenschneider等[85]（回顾了14项对比研究）和Cassar等[86]（回顾了19项研究）回顾了9 244位患者（2 102例开放手术和7 384例LIVHR术），开放手术术后平均随访24个月，腹腔镜腹疝修补术后平均随访17.3个月。Pierce等[47]和Müller-Riemenschneider等[85]报道腹腔镜修补组和开放修补组的慢性疼痛率没有差异。Cassar等[86]报道19项中4项研究的慢性疼痛的平均发生率为1.8%。在其他非对比研究中，在术后随访6个月到64个月后，4 236位患者的慢性疼痛发生率为1%～14.7%[21，48，83，87-95]。

总而言之，LIVHR的术后疼痛率并不显著高于开放修补手术。

依据Bingener，Reinpold，and Chowbey循证医学声明和推荐建议如下[2]：

观点
— 2A级：LVHR技术的慢性疼痛率为2%～4%。
— 2C级：复发与慢性疼痛相关（开放和腹腔镜）。
— 2B级：术中在缝合处注射局麻药可显著降低术后早期急性疼痛。

— 2B级：镇痛泵对急、慢性疼痛无影响。
— 2B级：在可吸收和不可吸收缝线固定后3个月时VAS评分没有差异，但生活质量（QOL）方面存在差异（体力活动）。
— 2B级：疼痛与疝钉数量无关。
— 2A级：经筋膜缝合联合疝钉固定的VAS评分并不高于单用疝钉固定。
— 2B级：术后6个月时，不可吸收线缝合固定后的疼痛频率与单用疝钉固定相似。
— 2B级：对缺损小于5 cm的疝，用不可吸收线四角缝合联合双圈疝钉固定后的VAS评分高于单用不可吸收线缝合。
— 2B级：利多卡因透皮贴片不能显著减轻术后急性或慢性疼痛。

推荐
— B级：应告知患者腹腔镜腹壁疝修补术可能导致长时间疼痛。
— B级：急性疼痛是慢性疼痛的危险因素，术者应努力控制急性疼痛。
— B级：术者应在术中对缝合部位注射局麻药。
— C级：治疗慢性疼痛时，可考虑在缝合部位注射局麻药。
— C级：治疗慢性疼痛时，可考虑移除缝线、疝钉或补片。
— C级：多模式疼痛治疗可能是慢性疼痛治疗所必需的。

复　发

复发是所有疝修补术的致命弱点，也是修补效果的衡量标准。任何疝修补术的最终目标都是追求尽可能低的复发率。众多研究表明，应用补片修补2 cm以上的缺损，降低了复发率。据报道，切口疝单纯缝合修补术后的复发率为25%～52%。Luijendijk等[96]关于单纯缝合修补术疗效评估的前瞻性研究报道，3～6 cm缺损的5年复发率为44%，6～12 cm缺损的5年复发率为73%，这样的结果让人无法接受，而应用补片大幅度降低了复发率。

大多数的复发会在修补术后的第1～3年出现（Hasselink等[97]发现绝大多数的复发出现在术后前3年）。切口疝和腹壁疝修补后复发的疝，往往穿过补片或补片边缘，或者在初次手术中未发现的"隐匿"缺损处出现。

危险因素

切口疝和腹壁疝修补术后复发的原因包括患者相关因素和技术错误两大类，前者诸如BMI高与缺损范围大（图29-13和图29-14），后者包括重叠覆盖不足，疝钉和缝合固定数量不足，补片质量差导致的"补片断裂"、遗漏缺损、补片移位、补片收缩、内陷缺损，经筋膜缝合不当、补片缝合过多造成张力过大终致补片破洞而导致的复发[98]，固定方式和伤口感染。

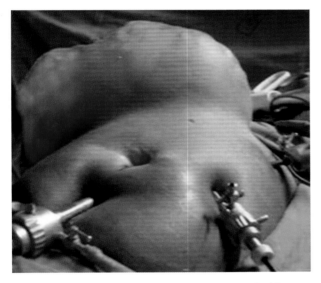

图29-13 开放胆囊切除术后的肋缘下巨大缺损

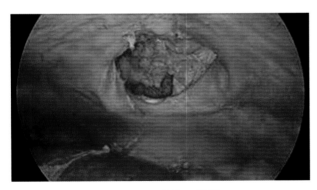

图29-14 剑突下缺损

Itani等将复发归因于术后手术部位的感染。Cassar等回顾了19项前瞻性比较研究，入组了1 896例病例（1 598例腹腔镜修补和298例开放修补），发现巨大疝和伤口感染患者的复发率更高。

已证明BMI > 40 kg/m^{2}会增加4倍左右的复发

风险。其病理生理学机制很复杂，但腹内压升高、组织松弛和大量皮下组织会导致疝修补失败。腹内压升高会增加补片张力，增加了这些患者的疝复发率。有些患者存在自然组织薄弱和已被证实的胶原合成缺陷，所以更容易复发[30, 108]。有肥胖、慢性阻塞性肺疾病、慢性咳嗽或糖尿病等潜在疾病的患者也更容易复发。既往尝试疝修补失败的吸烟患者[99]或有既往修补失败史的患者的复发率也会升高[69]。

复发率与原发性疝缺损的大小呈正相关：缺损越大（10 cm），复发的风险越高[2]。

另一个公认的复发原因是遗漏缺损（图29-15）。腹腔镜手术的优点是可以完全确定缺损的边缘，并发现临床表现不显著的其他缺损，这些缺损在开放式中可能被遗漏。Sharma等[79]注意到，47%的患者有一个以上的缺损，16%的患者有位于3 cm之外的卫星疝，它们只能在腹腔镜下被观察到。这就是必须总要用补片保护切口疝患者全部瘢痕的原因。Ceccarelli等[100]比较了94例腹腔镜修补病例和87例开放修补病例，发现腹腔镜修补术后患者的复发率显著更低（P=0.05），并假设复发率降低的原因是腹腔镜帮助发现了临床上无法识别的缺损。

内镜腹壁疝修补术和腹股沟疝修补术一样，符合Pascal原理（压强＝压力/表面积）。力的平衡将补片固定在原位防止复发。为了保持这种平衡，补片必须在各个方向都要充分覆盖筋膜。重叠覆盖的确切值虽不可知，但至少要在各个方向都达到4～5 cm。Misra等[81]将复发归因于低位缺损补片固定空间不足，而Olmi等[15]则将复发归因于补片重叠覆盖不足，他们还发现单用疝钉不足以妥善固定补片，两钉的间距应小于1 cm。Bedi等[101]认为复发率会因为经筋膜缝合固定及经验的增长而降低。Ceccarelli等[100]假定腹腔镜修补复发的原因为补片的蜷曲折叠（图29-16）、补片未完全展平及未完全覆盖缺损。Misera等[81]分析了56个病例系列，共有8 677例腹腔镜修补术，随访1～84个月后的复发率为0～20%。值得注意的是，复发通常出现在补片边缘，沿着补片-组织界面发生，主要是因为重叠覆盖不充分。多项研究发现补片重叠覆盖的范围达到3～5 cm，甚至更大范围，复发率都低于5%，但人们对这些研究的质量存在争议。LeBlanc[102]回顾了固定技术的文献，建议在没有经筋膜缝合固定时至少要重叠覆盖4～5 cm，在经

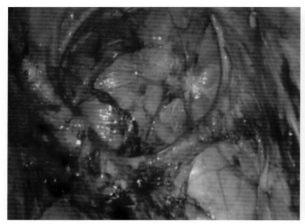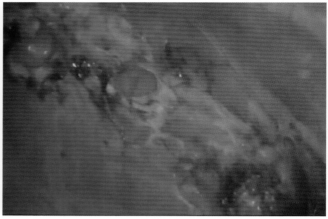

图29-15 瑞士奶酪样多发缺损

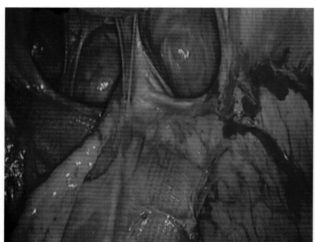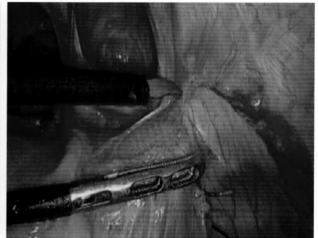

图29-16 复发性切口疝，伴补片折叠

筋膜缝合固定时至少要重叠覆盖3 cm。

McKinlay等[103]比较了腹腔镜疝修补术治疗69例复发疝和101例原发疝的复发情况，发现两组的复发率相当（7% vs. 5%），但复发疝组的平均复发时间更短（P=0.000 1）。

补片尺寸与瘢痕长度的关系同样重要。Wassenaar等[104]认为补片不仅要覆盖缺损，还要覆盖整个切口才能防止复发。

补片固定是影响复发率的决定性因素。击发良好的疝钉或锚钉可以在并不稳定的腹壁上提供充分的固定效果，但与缝线的固定强度相比只能达到1：2.5。尽管大量的疝钉可以在诸多固定点之间分散张力，但经筋膜缝合固定仍然重要。文献报道了应用不同补片固定技术病例的复发率不同。比较不同固定器械和固定技术的3项随机对照试验[2]的结果均显示，只用缝合、缝合加疝钉和只用疝钉3组

患者的复发率无显著性差异。回顾了6 824例病例的两个系统综述显示，缝合固定与疝钉固定之间没有显著差异，但在某些方面存在结果冲突[102, 105]。LeBlanc比对了补片单用缝合固定和单用疝钉固定的文献综述，报道单用缝合固定组的复发率最低（0.8%），而单用疝钉固定组为1.5%。令人惊讶的是，联用疝钉和缝合固定补片组的复发率最高，平均随访22个月后高达3.5%。大多数研究报道了应用疝钉和四角缝合悬吊固定补片的经验。Bansal等[75]随机选择106例病例，比较缝合固定和疝钉固定两项技术，平均随访31个月后，报道的两例复发均发生在疝钉固定组。

Heniford等[11]发表了样本量最大（850例）的应用疝钉和缝合固定的腹腔镜疝修补术病例系列研究的结果，认为有既往开放修补史患者的复发率较高。随访评估20个月后，总体复发率为4.7%。

LeBlanc等[89]报道了一组200例病例（43例有多发缺损）的研究结果，当他们联合使用钉枪与缝合固定时，复发率从9%下降到4%。但Franklin等的[44]回顾性研究分析了384例病例，在平均47个月的随访期内发现11例复发（2.9%），其中对大部分患者采用了钉枪联合缝合固定。同时结果显示，对大部分复发患者（$n = 8$）未采用经筋膜穿刺缝合固定补片的方法。

另一方面，有几项针对仅使用钉枪单圈或双圈固定补片的观察性研究报道了极低的复发率1% ～ 4%[62, 63, 65]。Wassenaar等[73]发表的随机对照试验比较了仅使用双圈钉枪固定的情况，将钉枪分为非可吸收钉枪组和可吸收钉枪组，发现术后2周、6周、3个月随访时组间的复发率并没有差异（$P = 0.38$，0.76 vs. 0.41）。Chelala等[78]分析了400例单纯使用经筋膜缝合固定补片的病例，平均随访28个月，未发现复发性疝。

综上所述，只要外科医师具备适当的专业知识，运用不同的固定技术都可能成功地预防术后疝复发。但必须严格指出的是，所有这些固定技术都不够标准化，因为证据太少，无法形成推荐建议。同时必须强调的是，目前最好的固定技术并不能避免因补片的重叠不足而导致的术后疝复发。

如何比较开放手术和腹腔镜手术，以找到预防复发的最佳方法？ 3项meta分析[8, 12, 82]，包括880例病例（446例腹腔镜手术和434例开腹手术），比较了腹腔镜手术和开放手术的复发率。随访2 ～ 68个月，两组的复发率无明显差异（$P = 0.58$）。Forbes等对517名患者的8个随机对照试验的meta分析发现，平均随访23个月，腹腔镜和开放修补术的复发率没有显著差异。总体复发率较低，原因是大部分研究中患者的疝环缺损较小，且对复发缺乏统一的定义。Carbajo等[21]和Barbaros等[80]的研究也显示腹腔镜手术的复发率较低。有系统综述纳入了共19 421例病例的8项前瞻性研究[52, 84, 85, 107-109]显示，腹腔镜组的复发率为0 ～ 20.7%，开放组的复发率为0 ～ 35%，随访时间为1 ～ 85个月。Pierce等[47]的研究显示腹腔镜手术后的复发率明显降低。另一个临床研究对近12年间45项研究的汇总数据进行分析，纳入5 340例病例（4 582例腹腔镜手术和758例开腹手术），发现腹腔镜手术的复发率明显较低（$P=0.000\ 1$）。

对慢性阻塞性肺疾病和慢性咳嗽的患者应在术前进行治疗，而对于病态肥胖的患者，应使用更大

的补片。尽管当前腹腔镜疝修补术在复发率方面优于开放修补术，但因为缺乏好的循证医学证据，大部分的研究质量较差，很难预测哪一种操作将成为标准的腹壁疝修补术式。学者们也在开发新的修补术式（参见专题7），将手术区域从腹腔转移到腹壁，从而避免较大的皮肤切口，避免将大量的合成材料（补片和钉枪）置入腹腔，减少了肠粘连和补片固定疼痛等诸多问题。此外，在腹腔镜手术中，必须考虑到腹腔内使用的特殊补片和固定装置的成本要高很多。基本原则是用补片将缺损覆盖并广泛重叠（规则：缺损越大，补片越大），然后仔细固定。此外，缺损的位置也很重要。当处理上腹壁疝时，需要将包括肝圆韧带在内的腹膜从腹直肌后肌鞘完全分离。如果是下腹部疝，则必须对脐韧带进行同样的切除，为了达到组织生长的最佳状态，补片必须与腹直肌后鞘紧密接触，应将补片置于膀胱后腹膜前间隙，并固定于耻骨。此外，需要补片修补整个切口，而不只是仅仅修补疝环，以减少复发的风险。综上所述，应用正确的技术处理患者潜在的危险因素，可以显著减少疝的复发。

循证医学声明和推荐建议如下[2]：

观点

— 1级：现有的文献没有证明哪一种补片固定技术能够减少术后复发。

— 1级：补片重叠覆盖长度增加、联合采用双固定方法（钉枪和经筋膜缝合固定），能够减少复发。

— 2级：缺损大小（≥10 cm）、体重指数（BMI ≥ 30 kg/m²）、既往开放修补手术史或疝修补失败史，以及围手术期并发症包括SSI是疝复发的危险因素，与手术方法无关。

— 3级：对于缺损 > 2 cm的切口疝和腹壁疝最好使用补片修补，因为直接缝合修复的复发率很高。

推荐

— B级：手术前应尽量消除术后易复发的危险因素。

— B级：应该避免补片对切口瘢痕的覆盖不足、SSI、胃肠道并发症。

— B级：应该采用严格的标准化操作，避免出现以下问题：补片重叠覆盖小于3 cm、固

定不当、补片收缩和补片内陷进入疝环缺损。

— C级：对于慢性阻塞性肺疾病、慢性咳嗽、肥胖等情况下腹内压升高的患者，应考虑最佳的术前治疗，降低腹内压。

— B级：对所有合适的、缺损 > 2 cm 的腹壁疝患者都应使用补片修补。

— B级：耻骨上疝，应解剖整个腹膜前间隙，补片重叠覆盖至少 5 cm，直视下将补片下缘固定于 Cooper 韧带。

— B级：补片应有足够的重叠覆盖范围，应采用经腹膜穿刺固定结合钉枪的固定方法。

— A级：腹腔镜修补术与开放疝修补术的复发率是相似的。

— B级：缝合固定与钉枪固定的效果相同，但对于中小腹壁缺损单独采用缝合固定更符合卫生经济学原则。

其他并发症

肺炎和其他肺部并发症在所有外科手术中都很常见。虽然这些疾病有时可以预防，但不可能完全消除。对有肺部疾病史的患者进行充分的术前准备有助于将风险降到最低。然而，由于全身麻醉和术后腹壁外固定与肠梗阻，使患者更容易发生肺部并发症。0.49% ~ 3.5% 的患者会出现呼吸衰竭或肺炎[77]，然而，大部分患者并无呼吸道问题。应根据患者的临床情况，对这些并发症进行适当处理，

类似于其他的外科干预措施。

虽然术中、术后并发气胸相当罕见，但已有报道发生[109]。这是由于在肋下经筋膜穿刺缝合时穿过胸膜腔而引发的。可以通过闭式引流治疗。

泌尿道并发症，如尿潴留或感染，术后时有发生，这是疝修补术中常见的情况。据报道，发生率为 0.74% ~ 3.6%[21]，通常为男性。考虑到这些患者的年龄，这类问题并不意外。一般治疗即能奏效。

戳孔疝在腹腔镜手术开展的早期较常见，通常发生在大于 5 mm 套管的位置，发生率为 0.25% ~ 3%[72, 88]。以往几乎全用较大的套管，但目前更多地使用较小尺寸的套管，甚至一些外科医师在整个手术过程中只使用小套管[20]。为了预防戳孔疝，可以使用一种膨胀型套管，因为该套管不切割穿刺，产生的缺损比切割型套管小。手术结束时，应该用穿线器关闭较大的穿刺孔。此外，手术过程中在套管内频繁操作，其缺损尺寸可能会变大，因此需要仔细关闭这种缺损。对于戳孔疝的修补，可以采用开放手术或腹腔镜手术。消瘦患者比肥胖患者的戳孔疝更容易通过前入路修补。在许多情况下，准确地估计缺损的大小是困难的，甚至是不可能的。无论选择哪种方法，都推荐使用补片材料进行修补。这些患者表现出疝形成的倾向，可能本身就合并胶原蛋白的缺乏，因此更容易发展成疝。无张力修补将为这些患者提供了最佳的长期效果。但有一个可能的例外是，对于术后短期内即出现的戳孔疝，仅使用经筋膜缝合关闭疝环容易施行，并且修补效果可靠[88]。

参考文献

[1] LeBlanc KA, Booth WV. Laparoscopic repair of incisional abdominal hernias using expanded polytetra-fluoroethylene: preliminary findings. Surg Laparosc Endosc. 1993;3:39–41.

[2] Bittner R, Bingener-Casey J, et al. Guidelines for laparoscopic treatment of ventral and incisional abdominal wall hernias (International Endohernia Society [IEHS]). Surg Endosc Part 1: Surg Endosc. 2014;28(1):2–29; Part 2: Surg Endosc. 2014;28(2):353–79.

[3] Koehler RH, Voeller G. Recurrences in laparoscopic incisional hernia repairs: a personal series and review of the literature. JSLS. 1999;3:293–304.

[4] Chari R, Chari V, Eisenstat M, Chung R. A case controlled study of laparoscopic incisional hernia repair. Surg Endosc. 2000;14:117–9.

[5] LeBlanc KA, Elieson MJ, Corder JM. Enterotomy and mortality rates of laparoscopic incisional and ventral hernia repair: a review of the literature. JSLS. 2007;11:408–14.

[6] Moreno Egea DA, Torralba Martinez JA, Morales Cuenca G, Miquel D, Martín Lorenzo JG, AguayoAlbasini JL, CanterasJordana M. Mortality following laparoscopic ventral hernia repair: lessons from 90 consecutive cases and bibliographical analysis. Hernia. 2004;8:208–12.

[7] Wright BE, Niskanen BD, Peterson DJ, Ney AL, Odland MD, VanCamp J, Zera RT, Rodriguez JL. Laparoscopic ventral hernia repair: are there comparative advantages over traditional methods of repair? Am Surg. 2002;68(3):291–6.

[8] Sauerland S, Walgenbach M, Habermalz B, Seiler CM,

Miserez M. Laparoscopic versus open surgical techniques for ventral or incisional hernia repair. Cochrane Database Syst Rev. 2011;(3).

[9] Itani KM, Kim LT, Anthony T, Berger DH, Reda D, Neumayer L. Veterans affairs ventral incisional hernia investigators. Comparison of laparoscopic and open repair with mesh for the treatment of ventral incisional hernia: a randomized trial. Arch Surg. 2010;145(4): 322–8.

[10] Ramshaw BJ, Esartia P, Schwab J, Mason EM, Wilson RA, Duncan TD, Miller J, Lucas GW, Promes J. Comparison of laparoscopic and open ventral herniorrhaphy. Am Surg. 1999;65(9):827–31. discussion 831-2 .

[11] Heniford BT, Park A, Ramshaw BJ, Voeller G. Laparoscopic repair of ventral hernias: nine years' experience with 850 consecutive hernias. Ann Surg. 2003;238(3):391–9. discussion 399-400.

[12] Asencio F, Aguilo J, Peiro S, Carbo J, Ferri R, Caro F, Ahmad M. Open randomized clinical trial of laparoscopic versus open incisional hernia repair. Surg Endosc. 2009;23:1441–8.

[13] Eker HH, Hansson BM, Buunen M, Janssen IM, Pierik RE, Hop WC, et al. Laparoscopic vs open incisional hernia repair: a randomized clinical trial. JAMA Surg. 2013;148(3):259–63.

[14] Navarra G, Musolino C, De Marco ML, Bartolotta M, Barbera A, Centorrino T. Retromuscular sutured incisional hernia repair: a randomized controlled trial to compare open and laparoscopic approach. Surg Laparosc Endosc Percutan Tech. 2007;17:86–90.

[15] Olmi S, Scaini A, Cesana GC, Erba L, Croce E. Laparoscopic versus open incisional hernia repair: an open randomized controlled study. Surg Endosc. 2007;21(4):555–9.

[16] Rogmark P, Petersson U, Bringman S, Eklund A, Ezra E, Sevonius D, et al. Short-term outcomes for open and laparoscopic midline incisional hernia repair: a randomized multicenter controlled trial: the ProLOVE (prospective randomized trial on open versus laparoscopic operation of ventral eventrations) trial. Ann Surg. 2013;258(1):37–45.

[17] Lederman AB, Ramshaw BJ. A short-term delayed approach to laparoscopic ventral hernia when injury is suspected. Surg Innov. 2005;12(1):31–5.

[18] Salameh JR, Sweeney JF, Graviss EA, et al. Laparoscopic ventral hernia repair during the learning curve. Hernia. 2002;6(4):182–7.

[19] Burger JWA, Luijendijk RW, Hop WCJ, Halm JA, Verdaasdonk EGG, Jeekel J. Long-term follow-up of a randomized controlled trial of suture versus mesh repair of incisional hernia. Ann Surg. 2004;240(4):578–85.

[20] LeBlanc KA. Laparoscopic incisional and ventral hernia repair: complications—how to avoid and handle. Hernia. 2004;8:323–31.

[21] Carbajo MA, Martın del Olmo JC, Blanco JI, Toledano M, de la Cuesta C, Ferreras C, Vaquero C. Laparoscopic approach to incisional hernia-lessons learned from 270 patients over 8 years. Surg Endosc. 2003;17: 118–22.

[22] Franklin ME, Gonzalez JJ, Glass JL. Use of porcine small intestinal submucosa as a prosthetic device for laparoscopic repair of hernias in contaminated fields: 2-year follow-up. Hernia. 2004;8(3):186–9.

[23] Forbes SS, Eskicioglu C, McLeod RS, Okrainec A. Meta-analysis of randomized controlled trials comparing open and laparoscopic ventral and incisional hernia repair with mesh. Br J Surg. 2009;96:851–8.

[24] Carlson MA, Frantzides CT, Shostrom VK, Laguna LE. Minimally invasive ventral herniorrhaphy: an analysis of 6,266 published cases. Hernia. 2008;12:9–22.

[25] National Nosocomial Infections Surveillance (NNIS) report, data summary from October 1986-April 1996, issued May 1996. A report from the National Nosocomial Infections Surveillance (NNIS) system. Am J Infect Control. 1998;24(5):380–8.

[26] Franklin ME, Dorman JP, Glass JL, Balli JE, Gonzalez JJ. Laparoscopic ventral and incisional hernia repair. Surg Laparosc Endosc [Internet]. 1998;8(4):294–9.

[27] DenHartog D, Dur AHM, Tuinebreijer WE, Kreis RW. Open surgical procedures for incisional hernias. Cochrane Database Syst Rev. 2008;(3). Art. No.: D006438.

[28] Zuvela M, Milićević M, Galun D, Lekić N, Basarić D, Tomić D, Petrović M, Palibrk I. Infection in hernia surgery. Acta Chir Iugosl. 2005;52(1):9–26.

[29] Kensarah AM, Dunne JR, Malone DL, Tracy JK, Napolitano LM. A long-term follow-up: suture versus mesh repair for adult umbilical hernia in Saudi patients. A single center prospective study. Surg Sci. 2011;2(03):155–8.

[30] Chowbey PK, Sharma A, Mehrotra M, Khullar R, Soni V, Baijal M. Laparoscopic repair of ventral / incisional hernias. J Minim Access Surg. 2006;2:192–8.

[31] Perl TM, Golub JE. New approaches to reduce Staphylococcus aureus nosocomial infection rates: Treating S. aureus nasal carriage. Ann Pharmacother. 1998;32(1):S7–16.

[32] Razavi S, Ibrahimpoor M, Sabouri Kashani A, Jafarian A. Abdominal surgical site infections: incidence and risk factors at an Iranian teaching hospital. BMC Surg [Internet]. 2005;5(1):2.

[33] Dunne JR, Malone DL, Tracy JK, Napolitano LM. Abdominal wall hernias: risk factors for infection and resource utilization. J Surg Res. 2003;111(1):78–84.

[34] Malone DL, Genuit T, Tracy JK, Gannon C, Napolitano LM. Surgical site infections: reanalysis of risk factors. J Surg Res. 2002;103(1):89–95.

[35] Anaya DA, Dellinger EP. The obese surgical patient. Surg Infect. 2006;7(5):473–80.

[36] Kurz A, Sessler DI, Lenhardt R. Perioperative normothermia to reduce the incidence of surgical wound infection and shorten hospitalization. N Engl J Med. 1996;334:1209–15.

[37] Cheadle WG. Risk factors for surgical site infection. Surg Infect. 2006;7(Suppl 1):S7–11.

[38] Mangram AJ, Horan TC, Pearson ML, Silver LC, Jarvis WR. The Hospital Infection Control Practices Advisory Committee. Guideline for prevention of surgical site infection, 1999. Infect Control Hosp Epidemiol. 1999;20:247–78.

[39] Boni L, Benevento A, Rovera F, Dionigi G, Di Giuseppe M, Bertoglio C, Dionigi R. Infective complications in laparoscopic surgery. Surg Infect. 2006;7(Suppl 2):S109–11.

[40] Seropian R, Reynolds BM. Wound infection after preoperative depilation versus razor preparation. Am J Surg. 1970;12:251–4.

[41] Hill GE, Frawley WH, Griffith KE, et al. Allogeneic blood transfusion increases the risk of postoperative bacterial infection: a meta-analysis. J Trauma. 2003;54(5):908–14.

[42] Finan KR, Vick CC, Kiefe CI, Neumayer L, Hawn MT. Predictors of wound infection in ventral hernia repair. Am J Surg. 2005;190(5):676–81.

[43] Eriksen JR, Gogenur T, Rosenberg J. Choice of mesh for laparoscopic ventral hernia repair. Hernia. 2007;11:481–92.

[44] Franklin ME Jr, Gonzalez JJ Jr, Glass JL, Manjarrez A. Laparoscopic ventral and incisional hernia repair: an 11-year experience. Hernia. 2004;8(1):23–7. Epub 2003 Sep 20.

[45] Xourafas D, Lipsitz SR, Negro P, Ashley SW, Tavakkolizadeh A. Impact of mesh use on morbidity following ventral hernia repair with a simultaneous bowel resection. Arch Surg. 2010;145(8):739–44. Available from: http://www.ncbi.nlm.nih.gov/pubmed/20713925.

[46] Leber GE, Garb JL, Alexander AI, Reed WD. Long term complications associated with prosthetic repair of incisional hernias. Arch Surg. 1998;133:378–82.

[47] Pierce RA, Spitler JA, Frisella MM, Matthews BD, Brunt LM. Pooled data analysis of laparoscopic vs. open ventral hernia repair: 14 years of patient data accrual. Surg Endosc. 2007;21:378–86.

[48] Morris-Stiff GJ, Hughes LE. The outcomes of nonabsorbable mesh placed within the abdominal cavity: literature review and clinical experience. J Am Coll Surg. 1998;186(3):352–67.

[49] Perrone JM, Soper NJ, Eagon C, Klingensmith ME, Aft RL, Frisella MM, Brunt M. Perioperative outcomes and complications of laparoscopic ventral hernia repair. Surgery. 2005;138:708–16.

[50] Fortelny RH, Petter-Puchner AH, Glaser KS, Offner F, Benesch T, Rohr M. Adverse effects of polyvinylidene fluoride-coated polypropylene mesh used for laparoscopic intraperitoneal onlay repair of incisional hernia. Br J Surg. 2010;97:1140–5.

[51] Aguila B, Chapital AB, Madura JA, Harold KL. Conservative Management of Mesh-Site Infection in hernia repair. J Laparoendosc Adv Surg Tech A. 2010;20(3):249–53.

[52] Trunzo JA, Ponsky JL, Jin J, Williams CP, Rosen MJ. A novel approach for salvaging infected prosthetic mesh after ventral hernia repair. Hernia. 2009;13:545–9.

[53] Saettele TM, Bachmann SL, Costello CR, Grant SA, Cleveland DS, Loy TS, Kolder DG, Ramshaw BJ. Use of porcine dermal collagen as a prosthetic mesh in a contaminated field for ventral hernia repair: a case report. Hernia. 2007;11:279–85.

[54] Sanchez VM, Abi-Haidar YE, Itani KMF. Mesh infection in ventral incisional hernia repair: incidence, contributing factors and treatment. Surg Infect. 2011;12(3):205–10.

[55] Baharestani MM, Gabriel A. Use of negative pressure wound therapy in the management of infected abdominal wounds containing mesh: an analysis of outcomes. Int Wound J. 2010;8(2):118–25.

[56] Tamhankar AP, Ravi K, Everitt NJ. Vacuum assisted closure therapy in the treatment of mesh infection after hernia repair. Surgeon. 2009;5:316–8.

[57] Kaafarani HM, Hur K, Hirter A, Kim LT, Thomas A, Berger DH, Reda D, Itani KM. Seroma in ventral incisional herniorrhaphy: incidence, predictors and outcome. Am J Surg. 2009;198:639–44.

[58] Palanivelu C, Jani KV, Senthilnathan P, Parthasarathi R, Madhankumar MV, Malladi VK. Laparoscopic sutured closure with mesh reinforcement of incisional hernias. Hernia. 2007;11:223–8.

[59] Susmallian S, Gewurtz G, Ezri T, Charuzi I. Seroma after laparoscopic repair of hernia with PTFE patch: is it really a complication? Hernia. 2001;5:139–41.

[60] Prasad P, Tantia O, Patle NM, Khanna S, Sen B. Laparoscopic ventral hernia repair: a comparative study of transabdominal preperitoneal versus intraperitoneal onlay mesh repair. J Laparoendosc Adv Surg Tech A. 2011;21:477–83.

[61] Sodergren MH, Swift I. Seroma formation and method of mesh fixation in laparoscopic ventral hernia repair-highlights of a case series. Scand J Surg. 2010;99:24–7.

[62] Gillian GK, Geis WP, Grover G. Laparoscopic incisional and ventral Hernia repair (LIVH): an evolving outpatient technique. JSLS. 2002;6:315–22.

[63] Kirshtein B, Lantsberg L, Avinoach E, Bayma M, Mizrahi S. Laparoscopic repair of large incisional hernias. Surg Endosc. 2002;16:1717–9.

[64] Lin BHJ, Vargish T, Dachman AH. CT findings after laparoscopic repair of ventral hernias. AJR Am J Roentgenol. 1999;172:389–92.

[65] Chowbey PK, Sharma A, Khullar R, Baijal M, Vashistha A. Laparoscopic ventral hernia repair. J Laparoendosc Adv Surg Tech A. 2000;10:79–84.

[66] Tsimoyiannis EC, Siakas P, Glantzouissis G, Koulas S, Mavridou P, Gossios KI. Seroma in laparoscopic ventral Hernioplasty. Surg Laparosc Endosc Percutan Tech. 2001;11:31–321.

[67] Yavuz N, Ipek T, As A, Kapan M, Eyuboglu E, Erguney S. Laparoscopic repair of ventral and incisional hernias: our experience in 150 patients. J Laparoendosc Adv Surg Tech A. 2005;15:601–5.

[68] Tsimoyiannis EC, Tsimogiannis KE, Pappas-Gogos G, Nikas K, Karfis E, Sioziou H. Seroma and recurrence in laparoscopic ventral hernioplasty. JSLS. 2008;12:51–7.

[69] Rosen M, Brody F, Ponsky J, Walsh RM, Rosenblatt S, Duperier F, Fanning A, Siperstein A. Recurrence after laparoscopic ventral hernia repair. Surg Endosc. 2003;17:123–8.

[70] Parker HH, Nottingham JM, Bynoc RP, Yost MJ. Laparoscopic repair of large incisional hernias. Am Surg. 2002;68:530–4.

[71] DeMaria EJ, Moss JM, Surgerman HJ. Laparoscopic intraperitoneal polytetrafluoroethylene (PTFE) prosthetic patch repair of ventral hernia. Surg Endosc. 2000;14:326–9.

[72] LeBlanc KA, Booth WV, Whitaker JM, Bellanger DE. Laparoscopic incisional and ventral Herniorrhaphy in 100 patients. Am J Surg. 2000;180:193–7.

[73] Wassenaar E, Schoenmaeckers E, Raymakers J, van der Palen J, Rakic S. Mesh-fixation method and pain and quality of life after laparoscopic ventral or incisional hernia repair: a randomized trial of three fixation techniques. Surg Endosc. 2010;24(6):1296–302.

[74] Beldi G, Wagner M, Bruegger LE, Kurmann A, Candinas D. Mesh shrinkage and pain in laparoscopic ventral hernia repair: a randomized clinical trial comparing suture versus tack mesh fixation. Surg Endosc. 2011;25(3):749–55.

[75] Bansal VK, Misra MC, Kumar S, Rao YK, Singhal P, Goswami A. A prospective randomized study comparing suture mesh fixation versus tacker mesh fixation for laparoscopic repair of incisional and ventral hernias. Surg Endosc. 2011;25(5):1431–8.

[76] Schoenmaeckers EJP, de Haas RJ, Stirler V, Raymakers JTFJ, Rakic S. Impact of the number of tacks on postoperative pain in laparoscopic repair of ventral hernias: do more tacks cause more pain? Surg Endosc. 2012;26(2):357–60.

[77] Sharma A, Mehrotra M, Khullar R, Soni V, Baijal M, Chowbey PK. Laparoscopic ventral/incisional hernia repair: a single centre experience of 1,242 patients over a period of 13 years. Hernia. 2011;15:131–9.

[78] Chelala E, Thoma M, Tatete B, Lemye AC, Dessily M, Alle JL. The suturing concept for laparoscopic mesh fixation in ventral and incisional hernia repair: mid-term analysis of 400 cases. Surg Endosc. 2007;21:391–5.

[79] Bansal VK, Misra MC, Babu D, Singhal P, Rao K, Sagar R, Kumar S, Rajeshwari S, Rewari V. Comparison of long-term outcome and quality of life after laparoscopic repair of incisional and ventral hernias with suture fixation with and without tacks: a prospective, randomized, controlled study. Surg Endosc. 2012;26(12):3476–85.

[80] Barbaros U, Asoglu O, Seven R, Erbil Y, Dinccag A, Deveci U, Ozarmagan S, Mercan S. The comparison of laparoscopic and open ventral hernia repairs: a prospective randomized study. Hernia. 2007;11:51–6.

[81] Misra MC, Bansal VK, Kulkarni MP, Pawar DK. Comparison of laparoscopic and open repair of incisional and primary ventral hernia: results of a prospective randomized study. Surg Endosc. 2006;20:1839–45.

[82] Pring CM, Tran V, O'Rourke N, Martin IJ. Laparoscopic versus open ventral hernia repair: a randomized controlled trial. ANZ J Surg. 2008;78:903–6.

[83] Sajid MS, Bokhari SA, Mallick AS, Cheek E, Baig MK. Laparoscopic versus open repair of incisional/ventral hernia: a meta-analysis. Am J Surg. 2009;197:64–72.

[84] Cobb WS, Kercher KW, Heniford BT. Laparoscopic repair of incisional hernias. Surg Clin North Am. 2005;85:91–103.

[85] Müller-Riemenschneider F, Roll S, Fredrich M, Zieren J, Reinhold T, von der Schulenburg JMG, Greiner W, Willich SN. Medical effectiveness and safety of conventional compared to laparoscopic incisional hernia repair: a systematic review. Surg Endosc. 2007;21:2127–36.

[86] Cassar K, Munro A. Surgical treatment of incisional hernia. Br J Surg. 2002;89:534–45.

[87] Baccari P, Nifosi J, Ghirardelli L, Staudacher C. Laparoscopic incisional and ventral hernia repair without sutures: a single-center experience with 200 cases. J Laparoendosc Adv Surg Tech A. 2009;19(2):175–9.

[88] Berger D, Bientzle M, Müller A. Postoperative complications after laparoscopic incisional hernia repair. Incidence and treatment. Surg Endosc. 2002;16:1720–3.

[89] LeBlanc KA, Whitaker JM, Bellanger DE, Rhynes VK. Laparoscopic incisional and ventral hernioplasty: lessons learned from 200 patients. Hernia. 2003;7:118–24. (4).

[90] Heniford BT, Park A, Ramshaw BJ, Voeller G. Laparoscopic ventral and incisional hernia repair in 407 patients. J Am Coll Surg. 2000;190:645–50.

[91] Bamehriz F, Birch DW. The feasibility of adopting laparoscopic incisional hernia repair in general surgery practice: early outcomes in an unselected series of patients. Surg Laparosc Endosc Percutan Tech. 2004;14:207–9.

[92] Wassenaar EB, Raymakers JTFJ, Rakic S. Impact of the mesh fixation technique on operative time in laparoscopic repair of ventral hernias. Hernia. 2008;12:23–5. (4).

[93] Berrevoet F, Fierens K, De Gols J, Navez B, Van Bastelaere W, Meir E, Ceulemans R. Multicentric observational cohort study evaluating a composite mesh with incorporated oxidized regenerated cellulose in laparoscopic ventral hernia repair. Hernia. 2009;13:23–7. (4).

[94] Edwards C, Geiger T, Bartow K, Ramaswamy A, Fearing N, Thaler K, Ramshaw B. Laparoscopic transperitoneal repair of flank hernias: a retrospective review of 27 patients. Surg Endosc. 2009;23:2692–6.

[95] NJH S, Christopher CL, Engledow AH, Menzies D, Motson R. Results of laparoscopic repair of primary and recurrent incisional hernias at a single UK Institution. Surg Laparosc Endosc Percutan Tech. 2011;21:86–9.

[96] Luijendijk RW, Hop WC, van den Tol MP, de Lange DC, Braaksma MM, JN IJ, Boelhouwer RU, de Vries BC, Salu MK, Wereldsma JC, Bruijninckx CM, Jeekel J. A comparison of suture repair with mesh repair for incisional hernia. N Engl J Med. 2000;343(6):392–8.

[97] Hesselink VJ, Luijendijk RW, de Wilt JH, Heide R, Jeekel J. An evaluation of risk factors in incisional hernia recurrence. Surg Gynecol Obstet. 1993 Mar;176(3):228–34.

[98] Barzana D, Johnson K, Clancy TV, Hope WW. Hernia recurrence through a composite mesh secondary to transfascial suture holes. Hernia. 2012;16(2):219–21. Epub 2010 Sep 12

[99] Bencini L, Sanchez LJ, Bernini M, Miranda E, Farsi M, Boffi B, Moretti R. Predictors of recurrence after laparoscopic ventral hernia repair. Surg Laparosc Endosc Percutan Tech. 2009;19(2):128–32.

[100] Ceccarelli G, Casciola L, Pisanelli MC, Bartoli A, Di Zitti L, Spaziani A, Biancafarina A, Stefanoni M, Patriti A. Comparing fibrin sealant with staples for mesh fixation in laparoscopic transabdominal hernia repair: a case control-study. Surg Endosc. 2008;22:668–73. (2b).

[101] Bedi AP, Bhatti T, Amin A, Zuberi J. Laparoscopic incisional and ventral hernia repair. J Minim Access Surg. 2007;3:83–90.

[102] LeBlanc KA. Laparoscopic incisional hernia repair: are transfascial sutures necessary? A review of the

literature. Surg Endosc. 2007;21:508–13.

[103] McKinlay RD, Park AJ. Laparoscopic ventral incisional hernia repair: a more effective alternative to conventional repair of recurrent incisional hernia. Gastrointest Surg. 2004;8(6):670–4.

[104] Wassenaar EB, Schoenmaeckers EJ, Raymakers JT, Rakic S. Recurrences after laparoscopic repair of ventral and incisional hernia: lessons learned from 505 repairs. Surg Endosc. 2009;23(4):825–32. Epub 2008 Sep 24.

[105] Rudmik LR, Schieman C, Dixon E, Debru E. Laparoscopic incisional hernia repair: a review of the literature. Hernia. 2006;10:110–9.

[106] Hawn MT, Gray SH, Snyder CW, Graham LA, Finan KR, Vick CC. Predictors of mesh explantation after incisional hernia repair. Am J Surg. 2011;202:28–33.

[107] Pham CT, Perera CL, Watkin DS, Maddern GJ. Laparoscopic ventral hernia repair: a systematic review. Surg Endosc. 2009;23(1):4–15.

[108] Sains PS, Tilney HS, Purkayastha S, Darzi AW, Athanasiou T, Tekkis PP, et al. Outcomes following laparoscopic versus open repair of incisional hernia. World J Surg. 2006;30(11):2056–64.

[109] Bageacu S, Blanc P, Breton C, Gonzales M, Porcheron J, Chabert M, Balique JG. Laparoscopic repair of incisional hernias. Surg Endosc. 2002;16:345–8.

30 腹壁疝修补的教育与学习曲线
Education and Learning Curve in Ventral Hernia Repair

Davide Lomanto and Sujith Wijerathne
薛　佩　译，李健文　校

　　微创手术的发展旨在最大限度地减少手术创伤并实现更好的术后疼痛控制和更好的美容效果。为了以最少的围手术期并发症和可接受的临床结果实现这些目标，外科医师需要接受充分的培训，积累各类外科手术经验，拥有专业的技能。在某些情况下，达到熟练程度的曲线可能是一个循序渐进的过程。近年来腹壁疝手术不断发展，融合了微创技术，学习曲线仍是当前外科临床的一个技术挑战。

　　1993 年 LeBlanc 和 Booth[1] 成功完成首例腹腔镜腹壁疝修补术后，目前的一些报道成功地显示在并发症和复发率方面，腹腔镜修补手术优于开放修补手术[2-5]。腹腔镜腹壁疝修补术是基于开放 Rives-Stoppa 修补术原则和 Pascal 静水力学原理的，原本导致疝的压力如今用来固定补片，从而减少了复发可能，并带来了微创手术的潜在好处，如瘢痕更小、术后疼痛更轻、住院时间更短、感染性并发症更少和总体成本更低[3-6]。腹腔镜腹壁修补术的外科手术基本步骤包括入路、粘连松解、尽可能关闭缺损、腹腔内放置补片（IPOM）和固定补片。对于没有经验的外科医师来说，所有这些步骤都可能是挑战。治疗肥胖患者、复发疝、多发缺损、大于 10 cm 的缺损、上腹部疝或下腹部疝、侧腹壁疝等的策略与标准方法有所不同。当我们讨论整体熟练程度或学习曲线时，应考虑手术时间、复发和术后并发症等参数。

　　较少有文献研究评估腹腔镜腹壁疝的"学习曲线"。

　　在 2004 年发表的一项研究中，Bencini 等[7] 分析了对连续 64 例病例尝试接受腹腔镜腹壁疝修补术的数据。将患者分为两组：第 1 组为前 32 位患者，第 2 组为后 32 位患者。两组的人口统计学特征、疝的类型、术前记录和疝缺损大小的组间匹配良好。第 1 组中有 4 位患者（12%）因肠管损伤中转剖腹手术，第 2 组则未出现中转病例。两组的手术时间和并发症发生率相似，但肠管损伤在第 1 组中更常见（19% vs. 0，P= 0.02）。第 1 组有 3 例复发，而第 2 组无复发。他们据此得出结论，需要通过学习曲线来减少腹腔镜腹壁疝修补术的中转和肠管损伤，更丰富的经验有助于应用腹腔镜技术治疗较大缺损的疝[7]。但该研究并未明确指出，在并发症率最低并可被接受的前提下，达到稳定手术质量所需要的最少病例数。

　　2014 年，我们发表了自己的腹腔镜腹壁疝修补术学习曲线的经验和数据[5]。我们的研究共纳入 181 位患者（141 位女性和 40 位男性），由 3 位外科医师实施腹腔镜腹壁疝修补术。在分析了每位外科医师的手术时间后，我们注意到所有 3 位外科医师的手术时间都会在 20 例手术之内到达平台期。再将每位外科医师的前 20 位患者与研究期间的全部病例进行比较，我们发现前 20 例患者的并发症发生率（5%）显著更高（P < 0.03）。为了评估学习曲线，我们评价了每位外科医师的手术时间并绘制成图。根据该图，大概需要完成 12 例手术方可达到腹腔镜腹壁疝修补术的稳定水平，并且确保相当的临床效果[5]。

教育和培训计划

　　外科教育在 21 世纪正经历模式转型，从传统的基于经验的教学向要求熟练度证明文件的结构化培训转变。中国有句古话"不闻不若闻之，闻之不若见之，见之不若知之，知之不若行之；学至于行之而止矣"。在很久以前就强调了实践学习的重要性。

　　患者获取知识资源日渐丰富，医疗诉讼数量也日渐增多，加之临床上腹壁疝的复杂性，一定要给学员和外科住院医师提供最新知识和妥善架构的培训教育。建立培训计划时应考虑以下几个方面：

　　（1）教学师资。
　　（2）课堂互动教学。
　　（3）外科技术练习。

（4）督导/监督手术。

（5）月度病例报告/研究项目。

（6）住院医师手术日志。

（7）手术培训时长。

（8）国内和国际外科会议/工作坊。

教学师资

医院疝培训项目的教学人员、项目主管或首席教师应经过充分培训，具备普外科医师的丰富经验，并获得公认的国际外科学会的认证。他（她）应具备运用开放和腹腔镜技术开展各类疝手术的资格和经验。他（她）应该热衷于培训年轻医师成为合格的普外科医师。项目主管应安排合格的访问教师，让学员接触来自不同医院的不同外科医师。

课堂互动教学

课堂教学应聚焦于临床和技术方面，举例如下：

（1）开腹和腹腔镜下的详细解剖。

（2）腹壁疝的临床表现。

（3）术前评估。

（4）知情同意。

（5）器械要求。

（6）补片技术及其特性。

（7）无菌技术知识。

（8）并发症及其处理。

外科技术练习（图30-1）

患者希望由经验丰富、训练有素的外科医师治疗。在练习之前，学员应学习由不同外科医师教授

的不同手术技术，包括疝手术该怎么做、做什么和不该做什么等主题。鼓励在活体组织和（或）虚拟现实（VR）模拟器上进行实践操作。两类培训课程都使用无生命的仿真模块，在结构可控的环境中提供学习，而又不危害患者的安全（图30-2）。使用自主的"教学与评估"工作站，可以提高医学教育效率，在更短的时间内培训更多的学员。

在笔者的培训中心，学员动手训练后，可以少花约30%的时间完成预选任务[8]（图30-3和图30-4）。

督导/监督手术

只有在住院医师表现出足够的熟练度后，才能允许他们在顾问医师/外科专家的直接指导下在真

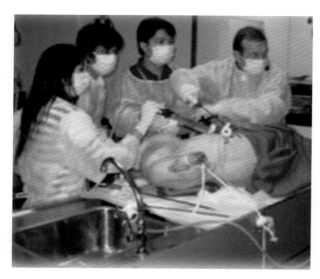

图30-1 在动物模型上练习外科技术

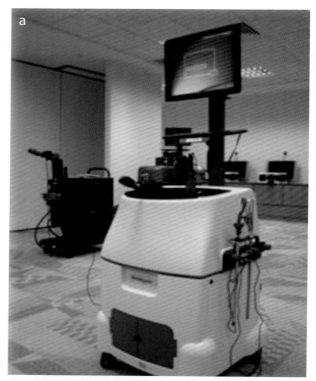

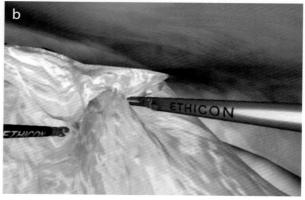

图30-2 a. 虚拟现实模拟器；b. 在虚拟现实模拟器上操作

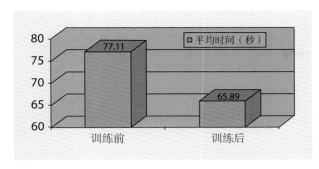

图 30-3 圈套器任务的训练结果

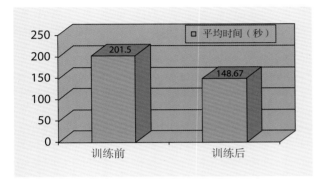

图 30-4 腹腔内缝合任务的训练结果

实的患者身上做手术。据文献报道，学员在专家充分的监督[11-13]下完成的结直肠手术[9]、上消化道手术[10]和胰腺修复手术，可以达到堪比顾问医师们的手术效果。若无监督，初级学员的开放补片修补术和开放缝合修补术的复发率显著高于顾问医师[14]。

月度病例报告 / 研究项目

各级学员如果能自己探索知识，可以更快、更全面地学习。每月的书面案例报告或研究项目可以帮助住院医师找到自己在培训中遇到问题的答案。可以给他们提供参考题目，如比较不同类型的合成材料（固定或不固定），或比较腹腔镜与开放腹壁疝修补术的术后恢复。项目负责人有责任建立一个外科图书馆，配齐必备的教科书和学术期刊，以便住院医师随时阅读和研究。

住院医生工作日志

还应要求住院医师记录他们担任助手、主刀或示教更低年资住院医师的所有疝手术日志（包括开放术式和腹腔镜手术）。这样，项目主管就可以持续跟进需要更多关注的领域。

参加国内和国际外科会议 / 工作坊

参加区域和国际会议，可以帮助学员与其他外科医师建立联系，增加评判呈递论文的经验，发表自己的论文，并向他人学习。这就使精心设计和组织的疝培训项目更加合理，外科医师之间可以分享经验，还能和正在培训的医师相互学习。

讨 论

在过去的 10 年中，从单纯的缝合修补到开放或腹腔镜补片修补，再到最近应用机器人设备，腹壁疝手术取得了跨越式的进展。因此，在如此快速发展的时代，训练和再训练（开放和腹腔镜）的作用变得日益重要。因此要重点强调，妥善架构的疝训练计划应提供充分的腹壁疝修补的见解与挑战的知识。外科工作坊（开放和腹腔镜手术）对外科继续教育是有用、有效且必不可少的工具，但必须予以妥善架构。使用虚拟现实模拟器是评估外科学员的一种客观方法，可以杜绝对真实患者的潜在伤害。新科技手段（OT 套件、远程指导/督导）加上细致和持续的练习，有助于改善治疗结果，这对于克服学习曲线中的初始困难和后续难度至关重要。督导和监督对指导学生和学员操作外科手术步骤及化解手术复杂程度有重要作用，能帮他们在更短时间内达到熟练水平。

腹腔镜腹壁疝修补术有其自身的挑战：微创手术的共性挑战，对新器械的熟悉程度（补片、疝钉、缝合器和能量设备等），以及对腹腔镜解剖结构的熟悉程度（尽管对经验丰富的腹腔镜医师而言，这是最小的挑战）。腹腔镜手术学习曲线的确切定义尚未明确，还需要更多的结构化教育项目来评估和定义。可能影响学习曲线的因素包括外科医师其他腹腔镜手术和器械方面的经验、腹腔镜解剖学知识、手术技术的标准化程度，以及手术时间和并发症发生率的稳定性。

参考文献

[1] LeBlanc KA, Booth WV. Laparoscopic repair of incisional abdominal hernias using expanded polytetrafuoroethylene: preliminary findings. Surg Laparosc Endosc. 1993;3:39–41.

[2] Lomanto S, Iyer G, Shabbir A, et al. Laparoscopic versus open ventral hernia mesh repair: a prospective study. Surg Endosc. 2006;20:1030–5.

[3] Chowbey PK, Sharma A, Khullar R, et al. Laparoscopic ventral hernia repair. J Laparoendosc Adv Surg Tech A. 2000;10:79–84.

[4] Misra MC, Bansal VK, Kulkarni MP, et al. Comparison of laparoscopic and open repair of incisional and primary ventral hernia: results of a prospective randomized study. Surg Endosc. 2006;20:1839–45.

[5] Al-Harazi A, Goel R, Tan CTK, et al. Laparoscopic ventral hernia repair: defining the learning curve. Surg Laparosc Endosc Percutan Tech. 2014;24:475–7.

[6] Sajid MS, Bokhari SA, Mallick AS, et al. Laparoscopic versus open repair of incisional/ventral hernia: a meta-analysis. Am J Surg. 2009;197:64–72.

[7] Bencini L, Sánchez LJ. Learning curve for laparoscopic ventral hernia repair: 1. Am J Surg. 2004;187:378.

[8] Lomanto D, Chua H, Chou P, Aung MM, Salonga MC, So JBY, Cheah WK. Use of virtual reality simulators in pre- and post-training assessment of laparoscopic surgical workshops. Oral presentation during the 8th Asia Pacific meeting of the Endoscopic and Laparoscopic Surgeons of Asia (ELSA), Hyderabad, 17–19 Aug 2007.

[9] Hawkins WJ, Moorthy KM, Tighe D, Yoong K, Patel RT. With adequate supervision, the grade of the operating surgeon is not a determinant of outcome for patients undergoing urgent colorectal surgery. Ann R Coll Surg Engl. 2007;89:760–5.

[10] Paisley AM, Madhavan KK, Paterson-Brown S, Praseedom RK, Garden OJ. Role of the surgical trainee in upper gastrointestinal resectional surgery. Ann R Coll Surg Engl. 1999;81:40–5.

[11] Praseedom RK, Paisley A, Madhavan KK, Garden OJ, Carter DC, Paterson-Brown S. Supervised surgical trainees can perform pancreatic resections safely. J R Coll Surg Edinb. 1999;44:16–8.

[12] Sanjay P, Woodward A. Local anaesthetic inguinal hernia repair performed under supervision: early and long-term outcomes. Ann R Coll Surg Engl. 2009; 91(8):677–80.

[13] Haidenberg J, Kendrick ML, Meile T, Farley DR. Totally extraperitoneal (TEP) approach for inguinal hernia: the favorable learning curve for trainees. Curr Surg. 2003;60(1):65–8.

[14] Robson AJ, Wallace CG, Sharma AK, Nixon SJ, Paterson-Brown S. Effects of training and supervision or recurrence rate after inguinal hernia repair. Br J Surg. 2004;91:774–7.

31 复杂性腹壁疝与切口疝
Complex Ventral and Incisional Hernias

Ferdinand Köckerling, Davide Lomanto, and Pradeep Chowbey
何 凯 姚琪远 译，李健文 校

尽管我们常常会用到"复杂性腹壁疝"这个术语，但迄今尚无明确的定义[1]。此前有共识会议希望能在"复杂疝"的定义上达成标准共识[1]，并就22条有关"复杂疝"患者与疝的参数达成了共识，并分组为以下4个类别：

（1）大小与位置。

（2）污染/软组织情况。

（3）病史/危险因素。

（4）临床情况。

复杂腹壁疝的定义标准见表31-1。

既往补片修补术后的复发疝、缺损宽度≥10 cm或腹壁功能不全（疝囊/腹腔容积比）≥20%的巨大腹壁疝、造口旁疝及肥胖患者，都满足"复杂"腹壁疝的定义标准。

尤其对复杂疝患者的处理，也只是在共识会议上进行了有限的探讨[2]。相关领域缺乏高质量的数据，有赖于专家组达成共识[2]。为了更好地诊治这些复杂腹壁疝和切口疝患者，还需要进一步开展高质量的研究来提供依据[2]。

开放式修补术后复发

尽管治疗方法在不断改进，世界范围内复发性切口疝的手术率仍为10%～15%[3]。传统开放式手术修补初发切口疝的总体失败率为30%～56%，最近的综述指出腹腔镜修补术可能将复发率降低至3%～4%[3]。

腹壁疝或切口疝复发后的再次手术极具挑战[4]。开放式补片修补术后，采用腹腔镜入路再手术具有一定优势[4]。首先，再次手术是在腹壁的不同部位/层面进行[4]。其次，补片可以覆盖患者的全部切口瘢痕，通常不需要取出之前放置的补片，避免了广泛解剖腹壁[4]。基于专家共识会议制定的指南[5]，也推荐采用腹腔镜手术治疗复发性腹壁疝。

Ferrari等[3]报道了69例腹腔镜复发性切口疝

表 31-1 复杂腹壁疝（患者）的定义标准（Slater 等）[1]

1. 大小与位置
   — 巨大腹壁疝，宽度≥10 cm
   — 位于造口旁、腰部、侧腹部和肋缘下
   — 腹壁功能不全≥20%
2. 污染与软组织情况
   — 手术创面环境Ⅲ级（污染）或Ⅳ级（感染）
   — 全层腹壁缺损
   — 缺失组织（如肿瘤切除后、外伤后、感染后）
   — 解剖变异（如既往多次手术史）
   — 失神经性肌肉萎缩
   — 植皮
   — 伤口溃疡或不愈
   — 开放的腹腔
   — 疾病相关因素（脐膨出、坏死性筋膜炎）
   — 存在肠外瘘
3. 病史与危险因素
   — 前期补片修补或组织分离术后复发疝
   — 影响伤口愈合的合并症或危险因素：肥胖、糖尿病、老年、应用类固醇激素、营养状况差（白蛋白＜30 g/dl）
   — 腹内压高：肥胖、COPD
   — 既往伤口裂开史
   — 既往补片感染史
4. 临床情况
   — 急诊手术伴肠管切除
   — 腹膜内补片移除
   — 多发疝缺损（如"战伤腹"）

修补术。手术采用标准化技术，放置ePTFE补片后用钛钉固定。平均手术时间为147.6±71.2分钟，平均住院时间为5.8±1.8天。无中转开腹病例，但发生了5例术中并发症（7.2%）：3例肠管损伤，进行一期腹腔镜缝合；1例大网膜出血和1例腹壁血管损伤。未发生术后死亡，术后总体并发症发生率为13%（9例），其中6位患者（8.7%）出现了持续时间超过8周的血清肿。术后平均随访41个月（6～119个月）的复发率为5.7%（4例）。单因素分析显示缺损宽度和体重指数（BMI）不会显著影响临床疗效[3]。

Uranues等[6]报道了85例连续病例，平均年龄55岁（29～93岁），因既往修补失败而接受腹腔镜复发性切口疝补片修补术。缺损大小为255 cm²（48～416 cm²），补片大小为600 cm²（285～884 cm²），手术时间为145分钟（80～210分钟）。有1例中转为开放式手术。平均住院时间为2天（1～9天）。不良事件发生率为15.2%，其中包括1%的戳孔蜂窝织炎、7%的血清肿和7%的持续性疼痛。随访41个月（24～61个月）的复发率为3.5%。最后得出结论，腹腔镜复发疝补片修补术的不良事件发生率低，且复发风险与初发疝修补手术相当[6]。

McKinlay等[7]的研究将腹腔镜复发性切口疝修补术（n=69）与腹腔镜初发性切口疝修补术（n=101）进行了比较。腹腔镜复发性切口疝修补组患者平均有1.9 ± 1.3次既往修补史，BMI更高（34 ± 6 kg/m² vs. 33 ± 8 kg/m²，P=0.46），缺损更大（123 ± 115 cm² vs. 101 ± 108 cm²，P=0.06），且手术时间更长（119 ± 61 分钟 vs. 109 ± 44分钟，P=0.11）。复发组的并发症发生率更高（28% vs. 11%，P=0.01），但两组的复发率无显著差异（7% vs. 5%，P=0.53）。复发组的平均复发时间显著更快（3 ± 2月 vs. 14 ± 7月，P < 0.000 1）。复发组的术后随访时间为19 ± 18个月，初发组的为27 ± 20个月。尽管腹腔镜复发性切口疝修补术比腹腔镜治疗初发性切口疝的并发症发生率和复发率都更高，但低于传统复发性切口疝修补术报道的数据。作者据此得出结论，腹腔镜修补复发性切口疝技术可以有效替代传统修补术[7]。

Verbo等[8]前瞻性地分析了41位连续的复发性切口疝患者，均接受了腹腔镜膨化聚四氟乙烯Dual Mesh补片修补。所有患者都在术后1个月、6个月、12个月和之后的每一年接受临床随访，术后6个月和12个月时接受腹壁超声检查。研究显示，缺损通常沿中线剖腹切口分布；平均补片大小为400 cm²，平均手术时间为68分钟，平均住院天数为2.7天；17%的患者出现了并发症；平均随访时间为38个月（18～54个月）。仅有1例复发（2.4%），发生在术后6个月内。

作者总结认为，腹腔镜修补复发性切口疝的复发率与并发症发生率都更低，可以有效替代传统术式[8]。

基于国际内镜疝学会（IES）对腹壁疝和切口疝腹腔镜治疗指南[4]的循证医学证据与推荐如下。

腹腔镜修补术后复发

所有的meta分析结果都显示，腹壁疝与切口疝的开放式和腹腔镜修补术后的复发率没有差异[9-12]。IES的腹壁疝和切口疝腹腔镜治疗指南分析了复发的危险因素[13]。现有文献没有发现任何一种补片固定方式在预防复发方面具有优势。疝复发的危险因素包括疝的大小≥ 10 cm、体重指数（BMI）≥ 30 kg/m²、既往开放式修补史或修补失败史，以及含手术区域感染在内的各种围手术期并发症，而与手术技术无关。疝复发的危险因素还包括患者情况、基础疾病和各种围手术期因素，如术式、术后并发症、深部脓肿及早期二次手术。既往修补失败的吸烟者的复发风险更高。术后因补片感染移除补片也是复发的预测因子[13]。

文献报道的腹腔镜腹壁疝和切口疝修补复发机制按降序排列，依次为感染、补片侧方脱落、补片固定不充分、补片不够大、补片重叠覆盖不足、遗漏疝、腹内压升高和外伤[13]。指南推荐严格按照标准化技术手术，避免因补片重叠覆盖小于3 cm、固定不当和补片皱缩陷入疝缺损而导致的手术失败。

丹麦腹壁疝数据库中经过中位数40个月的术后随访观察发现，腹腔镜切口疝修补术的累积复发率在18%～28.5%[14]。

目前，尚无关注二次腹腔镜手术修补腹腔镜腹壁疝和切口疝修补术后复发疝的相关研究或病例系列。Misiakos等[15]报道了他们对复发性腹壁疝和切口疝二次腹腔镜修补的临床经验。术前CT有助于指导手术路径。腹壁化良好的旧补片可留在原位。若补片过大或有卷边，可予部分切除。体表可触及的补片会给患者造成困扰，术者可能需要通过开放式入路移除补片。如果有部分补片与肠管致密粘连，通常经开放式入路将粘连的那一小块补片切下并留在肠管上，以防肠壁浆膜损伤或穿孔[15]。若需移除先前置入的合成补片，这可能是腹腔镜修补的禁忌证了[16]。

巨大疝：腹壁功能不全

IES 的腹壁疝和切口疝腹腔镜治疗指南认为，有症状的切口疝和腹壁疝存在明确的手术指征。腹腔镜技术适用于缺损直径 < 10 cm 的腹壁疝和切口疝[17]。

美国胃肠道和内镜外科医师协会（SAGES）腹腔镜腹壁疝修补指南强烈建议将某些特定情况视为腹腔镜修补的禁忌证，如腹壁功能不全或巨大腹壁缺损[18]。在腹壁功能不全的情况下，腹腔镜腹壁疝修补术可能带来麻烦，中转开放率会较高，还可能导致疗效欠佳[18]。文献报道指出，大缺损（直径 > 10 cm）会增加腹腔镜腹壁疝和切口疝修补术的复杂程度[18]。

Ferrari 等[19] 报道了 36 例腹壁缺损 ≥ 15 cm 的腹腔镜切口疝术后患者情况。其中，有 8 例缺损 ≥ 20 cm、无腹壁功能不全病例，有 18 例体重指数（BMI）≥ 30 kg/m²。平均手术时间为 195 ± 28 分钟（75 ～ 540 分钟）。1 例因回肠损伤和广泛粘连中转开腹。9 例术后并发症中有 6 例为手术并发症。肥胖患者与非肥胖患者的并发症发生率没有统计学差异（P > 0.005）。术后无死亡案例。平均住院时间为 4.97 ± 3.4 天（2 ～ 18 天），平均随访时间为 28 个月（2 ～ 68 个月），只观察到 1 例疝复发。

作者认为微创手术修补巨大切口疝的疗效佳。肥胖不是腹腔镜修补术的禁忌证。有待进一步的研究来证实这些充满前景的结论[19]。

造　口　旁　疝

造口旁疝是指与肠造口相关的切口疝[20]。结肠造口旁疝的发病率为 3% ～ 39%，回肠襻式造口旁疝的发病率则为 0 ～ 6%[20]。造口旁疝多无症状，因此常常可以保守治疗。

手术指征包括不合适的造口袋所致的渗漏、疼痛、不适及不美观。若疝内容物发生嵌顿或绞窄，则必须手术治疗[20]。

比较腹膜外和经腹膜结肠造口的系统综述和 meta 分析显示，腹膜外结肠造口会降低造口旁疝和造口脱垂的发生率[21]。

一项随机试验的 meta 分析评估了预防性应用补片在末端结肠造口中的作用[22]。做造口的同时预防性放置补片似乎可以降低造口旁疝的发生率，以及直肠癌术后因造口旁疝而二次手术的概率，但不能降低造口相关并发症的发生率。然而，由于不同研究之间存在异质性[22]，应当审慎解读上述结果。

Fortelny 等[23] 的系统综述发现，大多数应用生物补片加强腹壁、预防造口旁疝的研究都显著降低了造口旁疝的发生率，且相较而言没有发生任何与补片相关的并发症。

Hansson 等[20] 的系统综述纳入了 30 项研究，大多数为回顾性研究。缝合修补的复发率显著高于补片修补（OR 8.9；95% CI 5.2 ～ 15.1；P < 0.000 1）。补片修补的复发率为 6.9% ～ 17%，之间无显著差异。

在腹腔镜修补组，Sugarbaker 术式的复发率比 Keyhole 术式低（OR 2.3；95% CI 1.2 ～ 4.6；P=0.016）。两种术式的并发症发生率没有差异。两种术式的总体补片感染率都很低（3%）。作者总结认为，腹腔镜修补时选用 Sugarbaker 术式比 Keyhole 术式更好，因为复发率更低[20]。

另一篇 DeAsis 等的关于腹腔镜造口旁疝修补的 meta 分析[24] 发现，腹腔镜改良 Sugarbaker 术式的复发率为 10.2%，而 Keyhole 术式的复发率为 27.9%。作者认为采用腹腔镜腹膜内补片修补术治疗造口旁疝是安全有效的。改良 Sugarbaker 术式的疗效最佳[24]。

分析采用生物补片修补造口旁疝的系统综述指出，应用生物材料加强或桥接修补造口旁疝的复发率与并发症发生率都在可接受的范围内[25]。

IES 指南认为腹腔镜造口旁疝修补术与标准的腹腔镜腹壁疝修补术不同，是一种技术难度更高、手术时间更长、术中并发症更多且粘连松解更困难的手术[26]。由于腹腔镜造口旁疝修补术的复发率与并发症发生率更高，所以不可将其结果与常规腹腔镜腹壁疝修补术进行比较。腹腔镜造口旁疝修补术之所以是更复杂的术式，是因为常常有并存的中线需要一起修补[26]。对于结肠造口、回肠造口、尿路造口、回肠代膀胱术后的造口旁疝，都可以用腹腔镜技术治疗[26]。

由于需要对造口旁疝进行分类，以比较各项试验和队列研究中的不同人群，故欧洲疝学会提出了基于缺损大小的分类标准（≤ 5 cm 为小型，> 5 cm 为大型）[27]。

Muysoms[28] 和 Hansson 等[29] 描述了改良

Sugarbaker术式。

手术时患者取仰卧位，双臂贴在身体两侧。术者与助手立于造口对侧。开放式置入镜头套管后建立气腹，再置入一个5 mm和一个10 mm的操作套管（图31-1）。仔细松解粘连。游离粘连后，将造口肠襻从筋膜和腹膜上完全游离下来（图31-2）。连续缝合关闭小缺损（图31-3）后引出两针贯穿全层筋膜（图31-4），在筋膜处打结，达到最佳缺损关闭效果（图31-5）。腹膜内放置补片覆盖造口开口处（TiMesh strong，pfm medical，Cologne，Germany）。肠管在腹壁和补片之间，从疝囊侧向进入腹腔，这样就在腹壁和补片之间建立了一条隧道（图31-6）。至关重要的是，预防肠管离开隧道进入

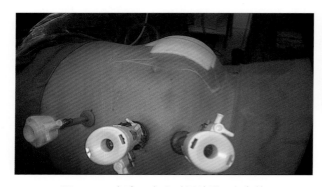

图31-1　在造口旁疝对侧放置3个套管

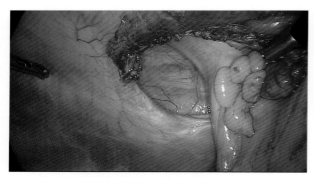

图31-2　将造口肠襻从筋膜和腹膜上完全游离

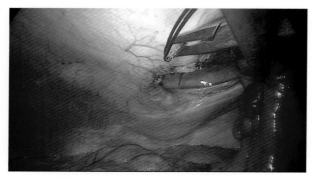

图31-3　连续缝合缩小缺损

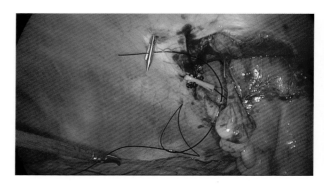

图31-4　经筋膜缝合两针

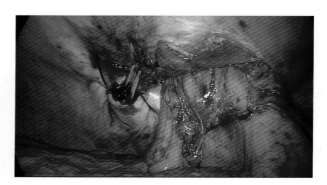

图31-5　缺损关闭的最佳效果

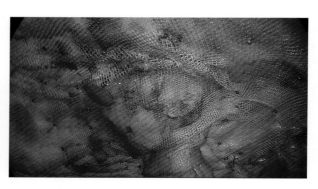

图31-6　腹膜内放置补片覆盖造口开口处（TiMesh strong，pfm medical，Cologne，Germany）

腹腔和疝囊时发生狭窄与成角。采用双圈法把补片固定于腹壁[29]。在腹腔镜腹-会阴联合切除术中，也可用该技术预防造口旁疝[30]。

肥 胖 患 者

在SAGES腹腔镜腹壁疝和切口疝修补指南中，肥胖是文献报道的增加腹腔镜腹壁疝和切口疝修补难度的因素[31]。但是，所有比较开放式与腹腔镜腹壁疝和切口疝修补术的meta分析均明确指出，腹腔镜手术在避免伤口感染和伤口并发症方面具有优势[32-35]。由于可以降低伤口感染率和

并发症发生率，IES 在腹壁疝和切口疝腹腔镜治疗指南[36]中推荐使用腹腔镜手术治疗腹壁疝或切口疝肥胖患者。肥胖患者的缺损会显著增大，选用腹腔镜手术时一定要予以考虑[36]。缺损超过 8～10 cm 的肥胖患者（BMI ≥ 30 kg/m²），接受腹腔镜修补手术时可能需要额外的技术步骤（更好的补片固定、更多的重叠覆盖和缝合关闭缺损）。

基于共识研讨会的指南[37]也推荐用腹腔镜腹壁疝和切口疝修补术治疗肥胖患者。

Pernar 等[38]的研究希望明确导致术后并发症增多的 BMI 阈值。患者根据 BMI 分为 5 组：第 1 组（＜ 25 kg/m²）、第 2 组（25～29.99 kg/m²）、第 3 组（30～34.99 kg/m²）、第 4 组（35～39.99 kg/m²）和第 5 组（≥ 40 kg/m²）。第 5 组患者的并发症发生率调整优势比是第 1 组的 2.89 倍（OR 2.89；95% CI 1.22～6.84），而第 2、3、4 组相比第 1 组的术后并发症发生率并无显著差异。BMI 分组也与腹壁疝复发修补显著相关，第 5 组患者中有 28.7% 接受了复发疝修补，而第 1 组中只有 14%（P=0.03）。

作者推论，腹壁疝修补术后的并发症多发生于BMI ≥ 40 kg/m² 的患者，这组患者因复发疝需要再次手术修补的风险也显著增高[38]。

美国外科医师学院国家外科质量改进计划（ACS NSQIP）的一项分析纳入了 12 004 例接受腹壁疝修补的患者。在 BMI ＞ 30 kg/m² 的患者中，开放式腹壁疝修补组有 3%～4% 发生了术区浅表感染，而腹腔镜腹壁疝修补组只有 0.72%（P ＜ 0.01）[39]。

另一项研究基于美国外科医师学院国家外科质量改进计划（ACS-NSQIP）数据库，将择期腹壁疝修补术患者按照 BMI 进行了分组（20～25、25～30、30～35、35～40 和 ≥ 40 kg/m²），并评估开放式手术和腹腔镜腹壁疝修补术后 30 天手术部位事件在不同 BMI 组的发生情况[40]。共有106 968 位患者符合入组标准，其中 60% 为肥胖患者。腹腔镜腹壁疝修补术降低了所有患者的手术部位事件发生率（OR 0.4，95%CI 0.19～0.60）。开放式腹壁疝修补组 I 级 / II 级 / III 级肥胖患者的手术部位浅表感染、深部感染及伤口裂开的风险都高于腹腔镜组。作者推论腹壁疝修补术中肥胖患者更多见。BMI 越高，术后 30 天伤口并发症的发生率也会越高。腹腔镜腹壁疝修补术可同时降低手术部位感染和不良事件的发生率，尤其在肥胖等级高的患者中（图 31-7 ～图 31-12）。

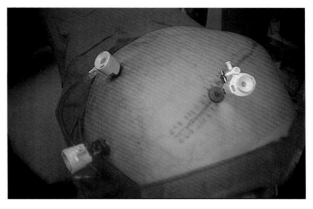

图 31-7　腹腔镜切口疝修补术治疗胃十二指肠穿孔开放式修补术后肥胖患者（BMI 45 kg/m²）

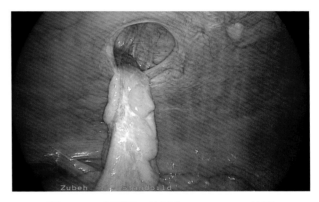

图 31-8　水平切口的侧方 4 cm×4 cm 缺损

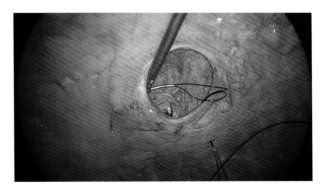

图 31-9　不可吸收线连续缝合关闭缺损

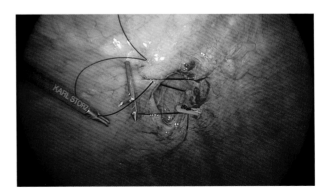

图 31-10　引出经筋膜缝合的缝线两端

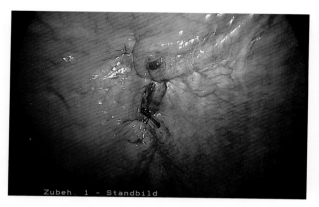

图31-11 连续缝合线的两端在筋膜上打结，关闭缺损

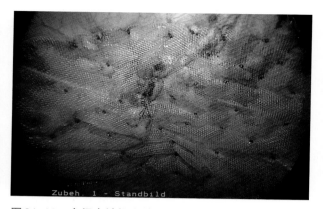

图31-12 在闭合缺损上放置20 cm×15 cm的合成补片（TiMesh strong，pfm medical，Cologne，Germany），并且用可吸收疝钉固定

参考文献

[1] Slater NJ, Montgomery A, Berrevoet F, Carbonell AM, Chang A, Franklin M, Kercher KW, Lammers BJ, Parra-Davilla E, Roll S, Towfigh S, van Geffen E, Conze J, van Goor H. Criteria for definition of a complex abdominal wall hernia. Hernia. 2014;18:7–17. https://doi.org/10.1007/s10029-013-1168-6.

[2] Liang MK, Holihan JL, Itani K, Alawadi ZM, Gonzales JRF, Askenasy EP, Ballecer C, Chong HS, Goldblatt MI, Greenberg JA, Harvin JA, Keith JN, Martindale RG, Orenstein S, Richmond B, Roth JS, Szotek P, Towfigh S, Tsuda S, Vaziri K, Berger DH Ventral hernia management expert consensus guided by systematic review. Ann Surg. 2016. Epub ahead of print. https://doi.org/10.1097/SLA.0000000000001701.

[3] Ferrari G, Bertoglio C, Magistro C, Girardi V, Mazzola M, Di Lernia S, Pugliese R. Laparoscopic repair for recurrent incisional hernias: a single institute experience of 10 years. Hernia. 2013;17:573–80. https://doi.org/10.1007/s10029-013-1098-3.

[4] Bittner R, Bingener-Casey J, Dietz U, Fabian M, Ferzli GS, Fortelny R, Köckerling F, Kukleta J, LeBlanc K, Lomanto D, Misra MC, Bansal VK, Morales-Conde S, Ramshaw B, Reinpold W, Rim S, Rohr M, Schrittwieser R, Simon T, Smietanski M, Stechemesser B, Timoney M, Chowbey P. Guidelines for laparoscopic treatment of ventral and incisional abdominal wall hernias (International Endohernia Society (IEHS)) – part 1. Surg Endosc. 2014;28:2–29. https://doi.org/10.1007/s00464-013-3170-6.

[5] Silecchia G, Campanile FC, Sanchez L, Ceccarelli G, Antinori A, Ansaloni L, Olmi S, Ferrari GC, Cuccurullo D, Baccari P, Agresta F, Vettoretto N, Picolli M. Laparoscopic ventral/incisional hernia repair: updated guidelines from the EAES and EHS endorsed consensus development conference. Surg Endosc. 2015;29:2463–84. https://doi.org/10.1007/s00464-015-4293-8.

[6] Uranues S, Salehi B, Bergamaschi R. Adverse events, quality of life, and recurrence rates after laparoscopic adhesiolysis. And recurrent incisional hernia mesh repair in patients with previous failed repairs. J Am Coll Surg. 2008;207(5):663–9. https://doi.org/10.1016/j.jamcollsurg.2008.06.330.

[7] McKinlay RD, Park A. Laparoscopic ventral incisional hernia repair: a more effective alternative to conventional repair of recurrent incisional hernia. J Gastrointest Surg. 2004;8(6):670–4. https://doi.org/10.1016/j.gassur.2003.11.006.

[8] Verbo A, Petito L, Manno A, Coco C, Mattana C, Lurati M, Pedretti G, Rizzo G, Sermoneta D, Lodoli C, Nunziato J, D'Ugo D. Laparoscopic approach to recurrent incisional hernia repair: a 3-year experience. J Laparoendosc Adv Surg Tech A. 2007;17(5):591–5.

[9] Sauerland S, Walgenbach M, Habermalz B, Seiler CM, Miserez M. Laparoscopic versus open surgical techniques for ventral or incisional hernia repair. Cochrane Database Syst Rev. 2011;(3):CD007781. https://doi.org/10.1002/14651858.CD007781.pub2.

[10] Zhang Y, Zhou H, Chai Y, Cao C, Jin K, Hu Z. Laparoscopic versus open incisional and ventral hernia repair: a systematic review and meta-analysis. World J Surg. 2014;38(9):2233–40. https://doi.org/10.1007/s00268-014-2578-z.

[11] Chalabi AI, Larkin J, Mehigan B, McCormick P. A systematic review of laparoscopic versus open abdominal incisional hernia repair, with meta-analysis of randomized controlled trials. Int J Surg. 2015;20:65–74. https://doi.org/10.1016/j.ijsu.2015.05.050. Epub 2015 Jun 12.

[12] Awaiz A, Rahman F, Hossain MB, Yunus RM, Khan S, Memon B, Memon MA. Meta-analysis and systematic review of laparoscopic versus open mesh repair for elective incisional hernia. Hernia. 2015;19(3):449–63. https://doi.org/10.1007/s10029-015-1351-z.

[13] Bittner R, Bingener-Casey J, Dietz U, Fabian M, Ferzli GS, Fortelny R, Köckerling F, Kukleta J, LeBlanc K, Lomanto D, Misra MC, Morales-Conde S, Ramshaw B, Reinpold W, Rim S, Rohr M, Schrittwieser R, Simon T, Smietanski

M, Stechemesser B, Timoney M, Chowbey P. Guidelines for laparoscopic treatment of ventral and incisional abdominal wall hernias (International Endohernia Society [IEHS]) – part 2. Surg Endosc. 2014;28:353–79. https://doi.org/10.1007/s00464-013-3171-5.

[14] Christoffersen MW, Brandt E, Helgstrang F, Westen M, Rosenberg J, Kehlet H, Strandfelt P, Bisgaard T. Recurrence rate after absorbable tack fixation of mesh in laparoscopic incisional hernia repair. Br J Surg. 2015;102(5):541–7. https://doi.org/10.1002/bjs.9750. Epub 2015 Feb 19.

[15] Misiakos EP, Patapis P, Zavras N, Tzanetis P, Machairas A. Current trends in laparoscopic ventral hernia repair. JSLS. 2015; 19(3):e2015.00048. https://doi.org/10.4293/JSLS.2015.00048.

[16] Earle D, Roth JC, Saber A, Haggerty S, Bradley JF, Fanelli R, Price R, Richardson WS, Stefanidis D, SAGES Guidelines Committee. SAGES guidelines for laparoscopic ventral hernia repair. Surg Endosc. Published online: 12 July 2016. https://doi.org/10.1007/s00464-016-5072-x.

[17] Bittner R, Bingener-Casey J, Dietz U, Fabian M, Ferzli GS, Fortelny R, Köckerling F, Kukleta J, LeBlanc K, Lomanto D, Misra MC, Bansal VK, Morales-Conde S, Ramshaw B, Reinpold W, Rim S, Rohr M, Schrittwieser R, Simon T, Smietanski M, Stechemesser B, Timoney M, Chowbey P. Guidelines for laparoscopic treatment of ventral and incisional abdominal wall hernias (International Endohernia Society [IEHS]) – part 1. Surg Endosc. 2014;28:2–29. https://doi.org/10.1007/s00464-013-3170-6.

[18] Earle D, Roth JS, Saber A, Haggerty S, Bradley JF, Fanelli R, Price R, Richardson WS, Stefanidis D, SAGES Guidelines Committee. SAGES guidelines for laparoscopic ventral hernia repair. Surg Endosc. Published online: 12 July 2016. https://doi.org/10.1007/s00464-016-5072-x.

[19] Ferrari GC, Miranda A, Sansonna F, Magistro C, Di Lernia S, Maggioni D, Franzetti M, Pugliese R. Laparoscopic management of incisional hernias ≥ 15 cm in diameter. Hernia. 2008;12:571–6. https://doi.org/10.1007/s10029-008-0410-0.

[20] Hansson BME, Slater NJ, Schouten van der Velden A, Groenewoud HMM, Buyne OT, de Hingh IHJT, Bleichrodt RP. Surgical techniques for Parastomal hernia repair. Ann Surg. 2012;255:685–95. https://doi.org/10.1097/SLA.0b013e31824b44b1.

[21] Kroese LF, de Smet GHJ, Jeekel J, Kleinrensink GJ, Lange JF. Systematic review and meta-analysis of Extraperitoneal versus Transperitoneal colostomy for Prevention Parastomal hernia. Dis Colon Rectum. 2016;59:688–95. https://doi.org/10.1097/DCR.0000000000000605.

[22] Wang S, Wang W, Zhu B, Song G, Jiang C. Efficacy of prophylactic mesh in end-colostomy construction: a systematic review and meta-analysis of randomized controlled trials. World J Surg. Published online: 23 May 2016. https://doi.org/10.1007/s00267-016-3576-0.

[23] Fortelny RH, Hofmann A, May C, Köckerling F, BioMesh Study Group. Prevention of a Parastomal hernia by biological mesh reinforcement. Front Surg. 2015;2:53.

https://doi.org/10.3389/fsurg.2015.00053.eCollection2015.Review.

[24] DeAsis FJ, Lapin B, Gitelis ME, Ujiki MB. Current state of laparoscopic parastomal hernia repair: a meta-analysis. World J Gastroenterol. 2015;21(28):8670–7. https://doi.org/10.3748/wjg.v21.i28.8670.

[25] Slater NJ, Hansson BM, Buyne OR, Hendriks T, Bleichrodt RP. Repair of parastomal hernias with biologic grafts: a systematic review. J Gastrointest Surg. 2011;15(7):1252–8. https://doi.org/10.1007/s11605-011-1458-8.

[26] Bittner R, Bingener-Casey J, Dietz U, Fabian M, Ferzli G, Fortelny R, Köckerling F, Kukleta J, LeBlanc K, Lomanto D, Misra M, Morales-Conde S, Ramshaw B, Reinpold W, Rim S, Rohr M, Schrittwieser R, Simon T, Smietanski M, Stechemesser B, Timoney M, Chowbey P. Guidelines for laparoscopic treatment of ventral and incisional abdominal wall hernias (International Endohernia Society [IEHS]) – part Ⅲ. Surg Endosc. 2014;28:380–404. https://doi.org/10.1007/s00464-013-3172-4.

[27] Smietanski M, Szczepkowski M, Alexandre JA, Berger D, Bury K, Conze J, Hansson B, Janes A, Miserez M, Mandala V, Montgomery A, Morales-Conde S, Muysoms F. European hernia society classification of parastomal hernias. Hernia. 2014;18:1–6. https://doi.org/10.1007/s10029-013-1162-z.

[28] Muysoms F. Laparoscopic repair of Parastomal hernias with a modified Sugarbaker technique. Acta Chir Belg. 2007;107:476–80.

[29] Hansson BME, Morales-Conde S, Mussack T, Valdes J, Muysoms FE, Bleichrodt RP. The laparoscopic modified Sugarbaker technique is safe and has a low recurrence rate: a multicenter cohort study. Surg Endosc. 2013;27:494–500. https://doi.org/10.1007/s00464-012-24644-4.

[30] Lorez-Cano M, Serra-Aracil C, Mora L, Sanchez-Garcia JL, Jimenez-Gomez LM, Marti M, Vallribera F, Fraccalvieri D, Serracant A, Kreisler E, Biondo S, Espin E, Navarro-Soto S, Armengol-Carrasco M. Prevention Parastomal hernia using a modified Sugarbaker technique with composite mesh during laparoscopic Abdominoperineal resection. Ann Surg. 2016. Epub ahead of print. https://doi.org/10.1097/SLA.0000000000001684.

[31] Earle D, Roth JS, Saber A, Haggerty S, Bradley JF, Fanelli R, Price R, Richardson WS, Stefanidis D, SAGES Guidelines Committee. SAGES guidelines for laparoscopic ventral hernia repair. Surg Endosc. Published online: 12 July 2016. https://doi.org/10.1007/s00464-016-5072-x.

[32] Sauerland S, Walgenbach M, Habermalz B, Seiler CM, Miserez M. Laparoscopic versus open surgical techniques for ventral or incisional hernia repair. Cochrane Database Syst Rev. 2011;(3):CD007781. https://doi.org/10.1002/14651858.CD007781.pub2.

[33] Zhang Y, Zhou H, Chai Y, Cao C, Jin K, Hu Z. Laparoscopic versus open incisional and ventral hernia repair: a systematic review and meta-analysis. World J Surg. 2014;38(9):2233–40. https://doi.org/10.1007/s00268-014-2578-z.

[34] Al Chalabi H, Larkin J, Mehigan B, McCormick P. A sys-

tematic review of laparoscopic versus open abdominal incisional hernia repair, with meta-analysis of randomized controlled trials. Int J Surg. 2015;20:65–74. https://doi.org/10.1016/j.ijsu.2015.05.050.

[35] Awaiz A, Rahman F, Hossain MB, Yunus RM, Khan S, Memon B, Memon MA. Meta-analysis and systematic review of laparoscopic versus open mesh repair for elective incisional hernia. Hernia. 2015;19(3):449–63. https://doi.org/10.1007/s10029-015-1351-z.

[36] Bittner R, Bingener-Casey J, Dietz U, Fabian M, Ferzli GS, Fortelny R, Köckerling F, Kukleta J, LeBlanc K, Lomanto D, Misra MC, Bansal VK, Morales-Conde S, Ramshaw B, Reinpold W, Rim S, Rohr M, Schrittwieser R, Simon T, Smietanski M, Stechemesser B, Timoney M, Chowbey P. Guidelines for laparoscopic treatment of ventral and incisional abdominal wall hernias (International Endohernia Society [IEHS]) – part 1. Surg Endosc. 2014;28:2–29. https://doi.org/10.1007/s00464-013-3170-6.

[37] Silecchia G, Campanile FC, Sanchez L, Ceccarelli G, Antinori A, Ansaloni L, Olmi S, Ferrari GC, Cuccurullo D, Baccari P, Agresta F, Vettoretto N, Picolli M. Laparoscopic ventral/incisional hernia repair: updated guidelines from the EAES and EHS endorsed consensus development conference. Surg Endosc. 2015;29:2463–84. https://doi.org/10.1007/s00464-015-4293-8.

[38] Pernar LI, Pernar CH, Dieffenbach BV, Brooks DC, Smink DS, Tavakkoli A. What is the BMI threshold for open ventral hernia repair?. Surg Endosc. 2016. Epub ahead for print.

[39] Fekkes JF, Velanovich V. Amelioration of the effects of obesity on short-term postoperative complications of laparoscopic and open ventral hernia repair. Surg Endosc Percutan Tech. 2015;25(2):151–7. https://doi.org/10.1097/SLE.0000000000000100.

[40] Regner JL, Mrdutt MM, Munoz-Maldonado Y. Tailoring surgical approach for elective ventral hernia repair based on obesity and National Surgical Quality Improvement Program outcomes. Am J Surg. 2015;210(6):1024–1029.; discussion 1029-30. https://doi.org/10.1016/j.amjsurg.2015.08.001.

腹壁疝和切口疝补片修补术
Ventral and Incisional Hernias Mesh Technology

Ferdinand Köckerling and Bruce Ramshaw
汪 雪 译，乐 飞 校

纯聚丙烯（PP）、聚酯、聚偏二氟乙烯、聚四氟乙烯、钛化聚丙烯、合成可吸收材料和生物材料

在美国胃肠道和内镜外科医师协会（SAGES）的腹腔镜腹壁疝修补指南[1]中，未推荐某种特定的修补材料，因为缺乏直接比较不同修补材料在人体内长期结果的数据[1]。修补材料的选择主要依赖于手术医师的经验、材料的术中操作特性及宣传的材料特性[1]。因此，需要在上市后，以患者结局为中心，持续评估所有的修补材料[1]。

因为腹腔镜腹腔内补片置入修补术（IPOM）中放入腹腔的补片，会与肠管直接接触，因此必须达到严格的要求[2]。

Eriksen等[3]对腹腔镜腹壁疝和切口疝修补的理想补片提出了以下特征要求：

（1）粘连形成少。

（2）组织长入好。

（3）皱缩率低。

（4）无感染或瘘管形成。

（5）疼痛率低。

（6）血清肿形成少。

（7）不改变腹壁顺应性。

（8）价格低廉。

（9）易于操作。

补片的基础材料具有代表性的包括聚丙烯（PP）、聚酯、聚偏二氟乙烯（PVDF）或聚四氟乙烯（PTFE）。不推荐在腹腔镜IPOM术中使用纯聚丙烯和聚酯补片[2-5]。如果在聚丙烯或聚酯补片表面包被保护层或（可吸收或不可吸收的）保护膜或钛层（图32-1和图32-2）保护腹腔脏器，那么这种补片就可被接受了[2]。正如大家所知，通常被推荐在腹腔内选用复合材料补片和膨化聚四氟乙烯（ePTFE）补片[2-4, 6, 7]。人们认为使用这类补片能够减少粘连，因此可降低肠管损伤和瘘管

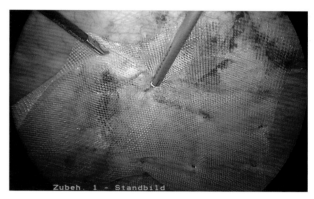

图32-1　腹腔镜IPOM术中应用镀钛复合材料补片（TiMesh strong）

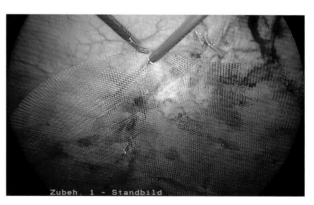

图32-2　腹腔镜IPOM术关闭缺损后，用可吸收疝钉固定镀钛复合材料补片（TiMesh strong）

形成的风险（表32-1）。因此，国际内镜疝学会（IES）在他们的指南中依据C级证据推荐，只可使用获准用于腹腔内的材料（PTFE、PVDF和复合材料补片）[2]。Shankaran等[4]在一篇研究用于治疗切口疝和腹壁疝植入物的系统综述中，将生物补片也列为可选方案。就这点来说，生物补片既可被用于腹膜外和也可被用于腹膜内[2]。生物补片的主要优点是适用于污染和感染的手术野[2, 8]（表32-2）。

根据IES指南的循证证据和推荐如下：

表 32-1 经过批准可置入腹腔内的补片

分　　组	补片名称	材　　料	公司名称
PTFE	Mycromesh	ePTFE	W. L. Gore
	DualMesh	ePTFE	W. L. Gore
	Dulex	ePTFE	C. R. Bard
	MotifMESH	ePTFE	Proxy Biomedical
	Omyramesh	cPTFE	Aesculap AG
PVDF	Dynamesh	PP/PVDF	FEG Textiltechnik/Dahlhausen
包被可吸收屏障涂层的复合材料补片	Glucamesh	PP 包被 β-葡聚糖	Genzyme
	Proceed	PP 包被 ORC 层	Ethicon
	Sepramesh	PP 包被可吸收层	Genzyme
	Parietene composite	PP 包被胶原蛋白	Medtronic
	Parietex composite	聚酯包被胶原蛋白	Medtronic
	Symbotex	聚酯包被胶原蛋白	Medtronic
	Ventralight ST	PP 包被可吸收水凝胶屏障	C. R. Bard
包被永久屏障涂层的复合材料补片	TiMesh	PP 包被钛层	pfm medical AG
	Composix	PP/ePTFE	C. R. Bard
	Ventrio hernia patch	PP/ePTFE	C. R. Bard
	Intramesh T1	PP/ePTFE	Cousin Biotech
	Intramesh W3	聚酯补片包被硅树脂层	Cousin Biotech

注：根据 Eriksen 等人的结果修改[11]。PTFE：聚四氟乙烯；ePTFE：膨化聚四氟乙烯；cPTFE：浓缩聚四氟乙烯；PVDF：聚偏二氟乙烯；PP：聚丙烯；ORC：氧化再生纤维素。

表 32-2 已上市的生物补片

名　　称	制　造　商	组织来源	材　　料	交　联
AlloDerm	LifeCell	人	脱细胞真皮	否
AlloMax	Bard	人	脱细胞真皮	否
FlexHD	Ethicon/MTF	人	脱细胞真皮	—
DermaMatrix	MTF	人	脱细胞真皮	否
Permacol	Covidien	猪	脱细胞真皮	是
CollaMend	Davol/Bard	猪	脱细胞真皮	是

名　　称	制　造　商	组织来源	材　　料	交　联
Fortiva	Tutogen	猪	脱细胞真皮	否
Strattice	KCI/LifeCell	猪	脱细胞真皮	否
XenMatrix	Brennan Medical	猪	脱细胞真皮	否
Surgisis	Cook	猪	小肠黏膜下层	否
Surgisis Gold	Cook	猪	小肠黏膜下层	否
Lyosis	Cook	猪	冻干的小肠黏膜下层	否
FortaGen	Organogenesis	猪	小肠黏膜下层	是
SurgiMend	TEI bioscience	牛	胎儿真皮	否
Periguard	Synovis	牛	心包膜	是
Veritas	Synovis	牛	心包膜	否
Tutomesh	Tutogen	牛	心包膜	否
Tutopatch	Tutogen	牛	心包膜	否

观点

— 1B级：在择期施行腹腔镜腹壁切口疝桥接修补术中使用非交联生物补片会导致高复发率[2]。

— 4级：腹腔镜修补切口疝和腹壁疝时，可以在感染或污染的手术野使用非交联生物补片，但对于缺损应予以缝合关闭[2]。

推荐

— A级：推荐择期施行腹腔镜腹壁切口疝和腹壁疝桥接修补术时，不可使用非交联生物补片[2]。

— D级：若可以一期关闭疝缺损，则在腹腔镜切口疝和腹壁疝修补术中感染或潜在污染的手术野选用非交联生物补片是可行的。但是生物补片昂贵的价格限制了其常规临床应用（图32-3～图32-5）。

生物合成可吸收补片在未来可能会替代生物补片，被应用于腹壁疝和切口疝的污染或潜在污染区域。目前，尚缺少相关腹腔镜腹壁疝和切口疝修补术中该补片应用的研究。在首个多中心前瞻性纵向

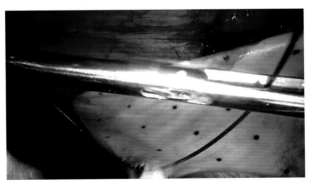

图32-3　采用腹腔镜IPOM术关闭缺损并使用生物补片修补嵌顿性上腹壁疝。经筋膜缝合固定

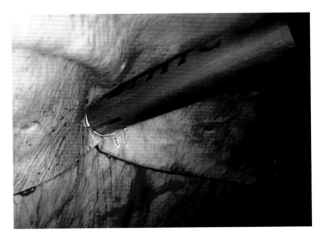

图32-4　用可吸收疝钉固定生物补片

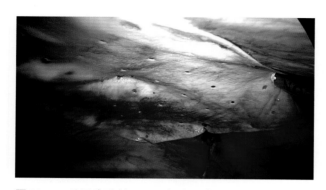

图32-5 采用腹腔镜IPOM术关闭缺损后使用生物补片修补的最终效果

研究中，入组104位患者，疝缺损至少9 cm²，术野为污染或清洁-污染状态，关闭缺损后接受生物合成补片修补（开放入路、Sublay、腹直肌后或腹腔内）[9]。在这种复杂的情况下，生物合成可吸收补片在长期复发率和生活质量方面的表现堪比生物补片和合成永久补片[9]。

补片感染：应该做什么

与开放式腹壁疝和切口疝修补术相比，腹腔镜腹腔内补片置入（IPOM）术的一个重要优势是伤口和补片的感染率低[10]。meta分析结果证实，腹腔镜切口疝和腹壁疝修补术后伤口感染率显著降低，移除补片的必要性也显著降低（1A级）[11-16]。

Sauerland等[14]的meta分析显示，腹腔镜组的局部感染率为3.1%，而开放组为13.4%（$P < 0.000 01$）；腹腔镜组需移除补片的局部感染率为0.7%，开放组则为3.5%（$P = 0.009$）。最终只有三分之一的伤口感染导致补片取出[10]。因此，IES指南中的观点是，腹腔镜腹壁疝和切口疝修补术后补片感染率低至1%。对于腹腔镜腹壁疝和切口疝修补术后的伤口感染，并不都需要移除补片[10]。

文献中有治疗腹腔镜腹壁疝和切口疝修补术后补片感染的案例报道，讨论了移除补片和保留补片的方案[17-19]。

采用介入和保守治疗腹腔镜腹壁疝和切口疝修补术后补片感染。作者倡导经皮引流积聚在补片周围的脓液，再插入一根引流管，将80 mg庆大霉素溶解于20 ml生理盐水中经引流管进行冲洗，每日3次。同时给予静脉抗生素治疗[18, 19]。

对补片感染的治疗还依赖选用的补片材料[10]。Hawn等[20]的比较研究证实，因补片感染需要移除的聚丙烯补片少于PTFE补片（$P < 0.000 1$）。

Petersen等[21]发现切口疝补片修补术后，使用ePTFE补片的感染发生率为8.1%，聚丙烯补片为3.9%，而且ePTFE补片一旦感染就无法保留，而感染的聚丙烯补片都能成功地被保留下来[10]。

依据IES指南的循证医学证据和推荐如下：

观点

— 1A级：对于腹腔镜腹壁疝和切口疝修补术后的伤口感染，并不都需要移除补片[10]。
— 2B级：因补片感染需要移除的聚丙烯补片少于PTFE补片。

推荐

— B级：对腹腔镜腹壁疝和切口疝修补术后发生感染的ePTFE补片均应移除。
— D级：可以尝试运用经皮引流、庆大霉素冲洗引流和静脉应用抗生素等方法治疗腹腔镜腹壁疝和切口疝修补术后感染的复合材料补片[10]。

如果尝试保守治疗不成功，还可使用以下其他多种方案[22-25]。

（1）移除补片并一期缝合皮肤切口，6～9个月后再行修补术。

（2）使用组织结构分离技术取出补片，对于开放切口并用负压吸引辅助伤口闭合，或者用开放伤口敷料。

（3）取出补片，用生物补片修补缺损，对于开放切口用负压吸引辅助伤口闭合或用开放伤口敷料。

（4）取出补片，在腹腔内置入生物补片修补缺损，在生物补片上关闭缺损，缝合皮肤切口（图32-6～图32-10）。

（5）保留补片，保持切口开放，用负压吸引辅助伤口闭合或用开放伤口敷料。

由于文献报道的治疗方案只针对个案或小宗病例，目前尚无基于确凿循证依据的最佳治疗方案[10]。桥接修补时使用生物补片会导致复发率增高。只有在关闭筋膜后，方可选用生物补片[26]，但是昂贵的价格限制了生物补片在临床的常规使用。

腹腔镜腹壁疝补片修补术的长期结果

由于使用合成材料修补腹壁疝可以降低疝的复

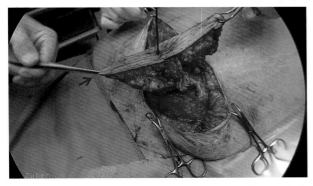

图 32-6 腹腔镜 IPOM 术后补片感染形成瘘管。切除瘘管和慢性感染的软组织

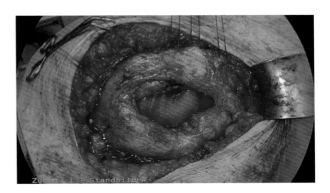

图 32-9 开放式 IPOM 术中用猪真皮生物补片（Fortiva）修补切口疝缺损

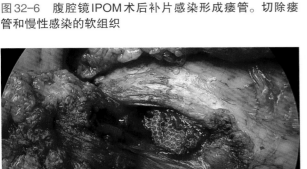

图 32-7 切口疝缺损和依然在原位的感染的复合材料补片

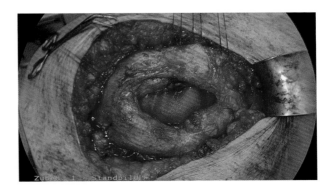

图 32-10 不可吸收线连续缝合关闭切口疝缺损并一起缝合皮肤

Sasse 等[28]对 225 例腹腔镜腹壁疝修补术病例进行研究后，报道了在 42 个月的随访中，有 9.7% 的患者因为补片异物感和疼痛而对手术结果不满意。14 位患者（6.22%）发生了需要住院治疗超过 48 小时的肠梗阻。

在一项随机对照试验中，入组了 194 例腹腔镜或开放式切口疝修补术病例，平均随访时间为 35 个月，结果显示腹腔镜组的复发率为 18%，而开放组的复发率为 14%[29]。

另一项前瞻性比较研究报道，腹腔镜组在平均随访 30 个月后的复发率为 12%，开放组在平均随访 36 个月后的复发率为 9%[30]。切口疝修补术后 65% 的复发出现在术后前 3 年，所以腹腔镜切口疝修补术后的最终复发率预期可达到 30%[31]。

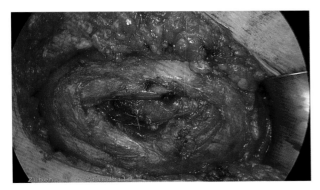

图 32-8 移除慢性感染的软组织和补片后的切口疝缺损

发风险，因此全世界每年都会消耗大量的补片。市场上所有类型的补片都可能导致某些并发症，如瘘管形成、补片移位、补片感染或排异反应[27]。

参考文献

[1] Earle D, Roth S, Saber A, Haggerty S, Bradley JF, Fanelli R, Price R, Richardson WS, Stefanidis D. SAGES guidelines for laparoscopic ventral hernia. Repair Surg Endosc. 2016;30(8):3163–81.
[2] Bittner R, Bingener-Casey J, Dietz U, Fabian M, Ferzli G,

Fortelny R, Köckerling F, Kukleta J, LeBlance K, Lomanto D, Misra M, Morales-Conde S, Ramshaw B, Reinpold W, Rim S, Rohr M, Schrittwieser R, Simon T, Smietanski M, Stechemesser B, Timoey M, Chowbey P. Guidelines for laparoscopic treatment of ventral and incisional abdominal wall hernias (International Endohernia Society [IEHS]) – Part III. Surg Endosc. 2014;28:380–404. https://doi.org/10.1007/s00464-013-3172-4.

[3] Eriksen JR, Gögenur I, Rosenberg J. Choice of mesh for laparoscopic ventral hernia repair. Hernia. 2007;11(6): 481–92.

[4] Shankaran V, Weber DJ, Reed RL 2nd, Luchette FA. A review of available prosthetics for ventral hernia repair. Ann Surg. 2011;253(1):16–26. https://doi.org/10.1097/SLA.0b013e3181f9b6e6.

[5] Halm JA, de Wall LL, Steyerberg EW, Jeekel J, Lange JF. Intraperitoneal polypropylene mesh hernia repair complicates subsequent abdominal surgery. World J Surg. 2007;31(2):423–9.

[6] Deeken CR, Faucher KM, Matthews BD. A review of the composition, characteristicts, and effectiveness of barrier mesh prostheses utilized for laparoscopic ventral hernia repair. Surg Endosc. 2012;26(2):566–75. https://doi.org/10.1007/s00464-011-1899-3.

[7] Huber A, McCabe GP, Boruch AV, Medberry C, Honerlaw M, Badylak SF. Polypropylene-containing synthetic mesh devices in soft tissue repair: a meta-analysis. J Biomed Mater Res B Appl Biomater. 2012;100(1):145–54. https://doi.org/10.1002/jbm.b31932.

[8] Franklin ME Jr, Trevino JM, Portillo G, Vela I, Glass JL, Gonzalez JJ. The use of porcine small intestinal submucosa as a prosthetic material for laparoscopic hernia repair in infected and potentially contaminated fields: long-term follow-up. Surg Endosc. 2008;22(9):1941–6. https://doi.org/10.1007/s00464-008-0005-y.

[9] Rosen MJ, Bauer JJ, Harmaty M, Carbonell A, Cobb WS, Matthews B, Goldblatt MI, Selzer DJ, Poulose BK, Hannsson BME, Rosman C, Chao JJ, Jacobsen GR. Multicenter, prospective, longitudinal study of the recurrence, surgical site infection, and quality of life after contaminated ventral hernia repair using biosynthetic absorbable mesh: the COBRA study. Ann Surg. 2015. https://doi.org/10.1097/SLA.0000000000001601.

[10] Bittner R, Bingener-Casey J, Dietz U, Fabian M, Ferzli GS, Fortelny RH, Köckerling F, Kukelta J, LeBlanc K, Lomanto D, Misra MC, Morales-Conde S, Ramshaw B, Reinpold W, Rim S, Rohr M, Schrittwieser R, Simon T, Smietanski M, Stechemesser B, Timoney M, Chowbey P. Guidelines for laparoscopic treatment of ventral and incisional abdominal wall hernias (International Endohernia Society [IEHS]) – part 2. Surg Endosc. 2014;28:353–79. https://doi.org/10.1007/s00464-013-3171-5.

[11] Goodney PP, Birkmeyer CM, Birkmeyer JD. Short-term outcomes of laparoscopic and open ventral hernia repair: a meta-analysis. Arch Surg. 2002;137(10):1161–5.

[12] Forbes SS, Eskicioglu C, RS ML, Okrainec A. Meta-analysis of randomized controlled trials comparing open and laparoscopic ventral and incisional hernia repair with mesh. Br J Surg. 2009;96(8):851–8. https://doi.org/10.1002/bjs.6668.

[13] Sajid MS, Bokhari SA, Mallick AS, Cheek E, Baig MK. Laparoscopic versus open repair of incisional/ventral hernia: a meta-analysis. Am J Surg. 2009;197(1):64–72. https://doi.org/10.1016/j.amjsurg.2007.12051.

[14] Sauerland S, Walgenbach M, Habermalz B, Seiler CM, Miserez M. Laparoscopic versus open surgical techniques for ventral or incisional hernia repair. Cochrane Database Syst Rev. 2011;16(3):CD007781. https://doi.org/10.1002/14651858.CD007781.pub2.

[15] Awaiz A, Rahman F, Hossain MB, Yunus RM, Khan S, Memon B, Memon MA. Meta-analysis and systematic review of laparoscopic versus open mesh repair for elective incisional hernia. Hernia. 2015;19:449–63. https://doi.org/10.1007/s10029-015-1351-6.

[16] Al Chalabi H, Larkin J, Mehigan B, McCormick P. A systematic review of laparoscopic versus open abdominal incisonal hernia repair, with meta-analysis of randomized controlled trials. Int J Surg. 2015;20:65–74. https://doi.org/10.1016/j.ijsu.2015.05.050.

[17] Fortelny RH, Petter-Puchner AH, Glaser KS, Offner F, Benesch T, Rohr M. Adverse effects of polyvinylidene fluoride-coated polypropylene mesh used for laparsocopic intraperitoneal onlay repair of incisional hernia. Br J Surg. 2010;97(7):11.40–5. https://doi.org/10.1002/bjs.7082.

[18] Aguilar B, Chapital AB, Madura JA 2nd, Harold KL. Conservative management of mesh-site infection in hernia repair. J Laparoendosc Adv Surg Tech A. 2010;20(3):249–52. https://doi.org/10.1089/lap.2009.0274.

[19] Trunzo JA, Ponsky JL, Jin J, Wiliams CP, Rosen ML. A novel approach for salvaging infected prosthetic mesh after ventral hernia repair. Hernia. 2009;13(5):545–9. https://doi.org/10.1007/s10029-009-0470-9.

[20] Hawn MT, Gray SH, Snyder CW, Graham LA, Finan KR, Vick CC. Predictors of mesh explantation after incisional hernia repair. Am J Surg. 2011;202(1):28–33. https://doi.org/10.1016/j.amjsurg.2010.10.011.

[21] Petersen S, Henke G, Freitag M, Faulhaber A, Ludwig K. Deep prosthesis infection in incisional hernia repair: predictive factors and clinical outcome. Eur J Surg. 2001;167(6):453–7.

[22] Saettele TM, Bachman SL, Costello CR, Grant SA, Cleveland DS, Loy TS, Kolder DG, Ramshaw BJ. Use of porcine dermal collagen as a prosthetic mesh in a contaminated field for ventral hernia repair: a case report. Hernia. 2007;11(3):279–85.

[23] Sanchez VM, Abi-Haidar YE, Itani KM. Mesh infection in ventral incisional hernia repair: incidence, contributing factors, and treatment. Surg Infect. 2011;12(3):205–10. https://doi.org/10.1089/sur.2011.033.

[24] Baharestani MM, Gabriel A. Use of negative pressure wound therapy in the management of infected abdominal wounds containing mesh: an analysis of outcomes. Int Wound J. 2011;8(2):118–25. https://doi.org/10.1111/j.1742-481X.2010.00756.x.

[25] Tamhankar AP, Ravi K, Everitt NJ. Vacuum assisted closure therapy in the treatment of mesh infection after hernia repair. Surgeon. 2009;7(5):316–8.

[26] Montgomery A, Kallinowski F, Köckerling F. Evidence for replacement of an infected synthetic by a biological mesh in abdominal wall hernia repair. Front Surg. 2015;2:67. https://doi.org/10.3389/fsurg.2015.00067.

[27] Seker D, Kulacglu H. Long-term complications of mesh repairs for abdominal wall hernias. J Long-Term Eff Med Implants. 2011;21(3):205–18.

[28] Sasse KC, Lim DCL, Brandt J. Long-term durability and

comfort of laparoscopic ventral hernia repair. JSLS. 2012;16:380–6. https://doi.org/10.4293/108680812X1 3462882736097.

[29] Eker HH, Hansson BME, Buunen M, Janssen IMC, Pierik REGJM, Hop WC, Bonjer J, Jeekel J, Lange JF. Laparoscopic vs open incisional hernia repair. JAMA Surg. 2013;148(3):259–63. https://doi.org/10.1001/jama- surg. 2013.1466.

[30] Bingener J, Buck L, Richards M, Michalek J, Schwesinger W, Sirinek K. Long-term outcomes in laparoscopic vs open ventral hernia repair. Arch Surg. 2007;142(6): 562–7.

[31] Köckerling F, Koch A, Lorenz R, Schug-Pass C, Stechemesser B, Reinpold W. How long do we need to follow-up our hernia patients to find the real recurrence rate? Front Surg. 2015;2:24. https://doi.org/ 10.3389/ fsurg. 2015.00024.

33

微小切口开放式肌后（MILOS）技术在微创切口疝和腹壁疝腹膜外合成补片植入术中的应用

Incisional and Abdominal Wall Hernia Repair with Minimally Invasive Extraperitoneal Synthetic Mesh Implantation Using MILOS Technique (Mini and Less Open Sublay Surgery)

Wolfgang Reinpold

黄永刚 译，乐 飞 校

切口疝是腹部手术后最常见的并发症，世界范围内的发生率高达10%～30%[1,2]。腹壁疝永远无法自愈，每年发生嵌顿和绞窄的风险为1%～2%。主要原因似乎是由遗传决定的胶原蛋白分子之间的交联不足。

自从合成补片出现后[3]，复发率从25%～60%下降至15%以下。

开放式肌后（sublay）补片修补术是基于Jean

Rives和René Stoppa的技术，腹腔镜腹腔内补片成形术（laparoscopic intraperitoneal onlay mesh plasty，lapIPOM）是目前国际上治疗切口疝的主流术式[4-7, 11-16]（图33-1）。

开放式肌后修补术通过巨大的皮肤切口，在腹膜和腹壁之间的腹膜外植入稳定的合成补片。根据文献报道，该术式的缺点是手术入路的创伤性更大，感染率也更高。

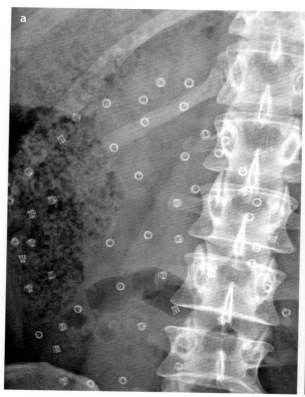

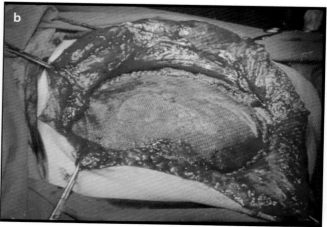

图33-1　a. 大量疝钉固定腹腔镜IPOM补片；b. 开放式肌后手术的巨大切口

尽管lapIPOM手术的优势是皮肤切口小，但术后疼痛程度并不轻。同时，还需要进一步关注腹腔内植入的异物，因为它是肠粘连和内脏损伤的危险因素[16]。此外，必须用许多U形钉、夹子、疝钉或大量的缝线将补片固定在对疼痛敏感的腹膜上[8-11]（图33-1a），还要用昂贵的补片防粘连层朝向肠管。再次手术时发现，所有IPOM术植入的补片都能导致广泛粘连，无法确保避免。lapIPOM修补术的另一个缺点是常常不能完全关闭疝缺损，只能通过补片进行桥接。这通常导致持续性腹壁膨出，常常是慢慢回缩甚至不回缩。目前来自德国疝注册平台"Herniamed"的数据显示，与开放式肌后修补手术相比，lapIPOM术后1年的复发率明显更高。

由于现有的术式存在缺点，为了减少腹壁疝修补术的并发症和疼痛，我们发展了一种新的微创概念——微小切口开放式肌后（mini and less open sublay，MILOS）修补术。MILOS修补术可以在肌后/腹膜前间隙放置大补片，并通过一个经疝小切口完成腹壁解剖重建。采用MILOS技术，避免了腹壁严重损伤和进入腹腔。MILOS手术可以通过微小切口在直视或内镜辅助下，用带光源的腹腔镜器械进行操作。目前我们团队依循MILOS概念，完成了所有的原发性腹壁疝和切口疝手术。但疝缺损直径＜2 cm的小疝和超大疝除外。

MILOS手术开始时在疝缺损中心的正上方作长2～6 cm切口（图33-2）。用拉钩提起腹壁。在直视或内镜辅助下以"微小-开放"切口技术进行分离（图33-3和图33-4）。经疝微小切口分离至少8 cm直径的腹膜前间隙并关闭腹腔，然后使用标准套管（图33-5）或经疝单孔套管系统（图33-6）[17, 18]，继续建立人工气腹，实施完全腹膜外的腹壁TEP术［内镜下微小开放式肌后修补术（endoscopic minimally open sublay repair，EMILOS）］。

MILOS/EMILOS技术能够建立整个腹直肌肌后和两侧腹膜前间隙。可以根据疝缺损大小的需要，经微创入路植入巨大的合成补片（参见图33-12）。

手术步骤如下：

（1）在疝缺损中心正上作小切口（图33-2）。

（2）游离疝囊。

（3）用小切口打开腹膜，进行诊断性腹腔镜探查。

（4）切除疝囊。

（5）完全且精准地显露疝环处的筋膜边缘。

（6）用方头拉钩提起腹壁，使用Wolf公司和我们专门设计的带光源套管的腹腔镜器

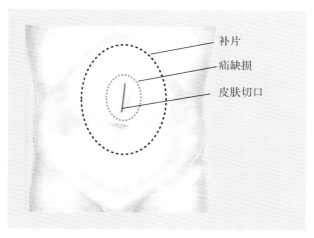

图33-2　疝缺损上作长2～6 cm切口。黑色虚线为补片范围，绿色虚线为疝缺损，红线为切口

械（Endotorch™，图33-3和图33-4），进行疝缺损周围腹膜前间隙分离。通过一个4 cm的切口，Endotorch™可以在疝缺损周边分离多达20 cm的腹膜外间隙平面。根据补片尺寸，经疝纵向切开腹直

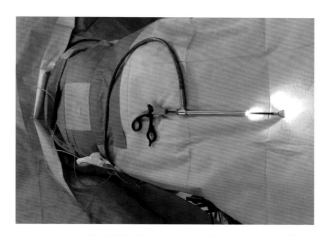

图33-3　带光源套管的腹腔镜分离钳Endotorch™

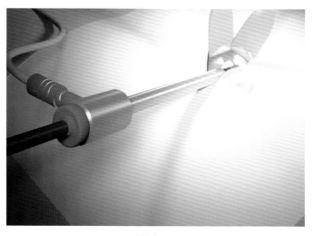

图33-4　用Endotorch™经疝切口在直视下进行解剖

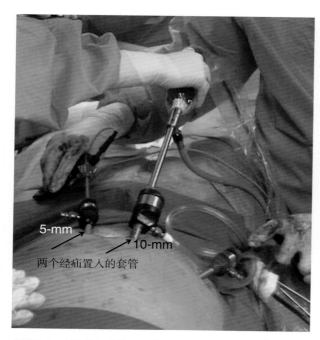

图 33-5　MILOS 手术：用标准套管实施气腹下内镜操作

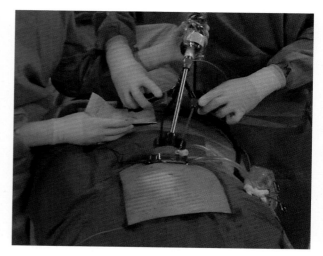

图 33-6　MILOS 手术：用单孔套管系统实施气腹下内镜操作

肌后鞘的 4 个象限（图 33-7 和图 33-8）。图 33-9 所示为内镜下切开左侧腹直肌后鞘头侧。

（7）用腹膜缝线关闭腹腔。

（8）经疝表面皮肤切口在腹膜前间隙植入合成补片。补片在中线处位于腹膜前间隙，在两侧则位于肌后间隙（图 33-10）。

（9）只有当疝缺损无法在低张力下关闭（桥接巨大疝缺损）时，才需要固定补片。腹内压将补片固定于腹膜和腹壁之间。我们根据疝缺损尺寸，使用标准聚丙烯或聚偏二氟乙烯大网孔补片，覆盖半径为 5～20 cm 的疝缺损（图 33-11 和图 33-12）。

（10）用不可吸收线或慢吸收线解剖学关闭疝缺损。

MILOS 技术也适用于侧腹壁疝。如果是大切口疝，可以用"小-开放"切口技术实施手术（皮肤

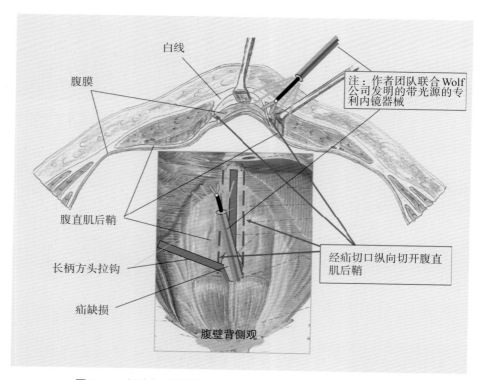

图 33-7　经疝切口用带光源的腹腔镜剪刀纵向切开腹直肌后鞘

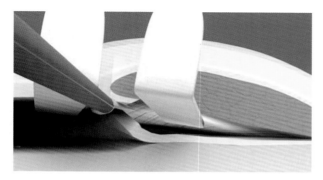

图33-8　于腹直肌内侧界外缘1 cm处切开后鞘

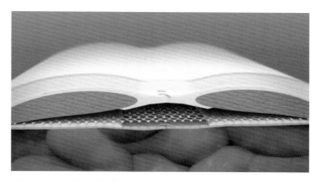

图33-10　将补片放置于腹直肌后/腹膜前间隙，解剖学关闭疝缺损

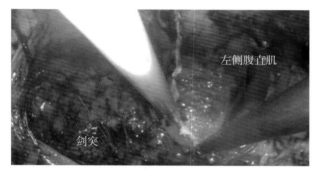

图33-9　单孔TEP：切开左上腹直肌后鞘

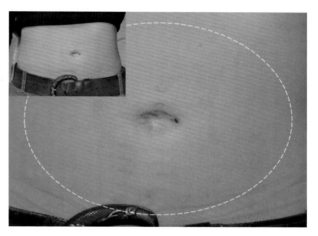

图33-11　年轻女性患者，脐疝缝合修补术后发生切口疝，缺损3 cm。使用3 mm操作器械、5 mm内镜镜头和长2 cm切口进行MILOS手术。置入15 cm×15 cm标准合成补片

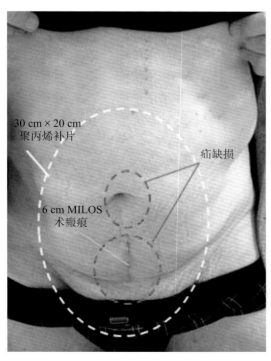

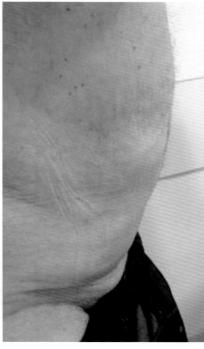

图33-12　开放式前列腺切除术后切口疝第4次复发，MILOS术后腹壁。红色虚线标记多发缺损15 cm×9 cm的疝环，白色虚线标记30 cm×20 cm的聚丙烯补片

切口介于6～12 cm）。

从2010年1月到2015年12月，我们完成了715例MILOS手术治疗切口疝和数量大致相当的原发性腹壁疝。所有患者的数据均已被录入"Herniamed"注册平台。

表33-1和表33-2分别列出了疝环的大小和补片的尺寸。术后镇痛剂用量相对较少。标准的术后镇痛药是口服安乃近4×1 g。只有10%的患者需要额外的阿片类药物。即使是大切口疝手术，硬膜外导管镇痛也并非必须。

在36例手术中，MILOS技术联合了内镜后组织结构分离或前组织结构分离技术（联合手术），以便在腹膜前间隙放置大尺寸的合成补片后，可以

实现在低张力下解剖学关闭疝缺损。

MILOS修补术的平均手术时间为103分钟，分别比开放式sublay修补术（95分钟）和lapIPOM修补术（82分钟）长8分钟和21分钟。MILOS切口疝修补术后并发症的发生率非常低（表33-3和表33-4）。只有1例肠段切除；2例浅表伤口感染，已治愈，并未累及补片；4例因血肿行再次清创手术。为了得到具备统计学意义的可比性疝和合并症的结果，将德国Herniamed注册平台中601例MILOS、lapIPOM和开放式sublay修补手术进行倾向评分匹配，发现MILOS组的术后并发症发生率、出血再手术率、一般并发症和慢性疼痛的发生率均显著低于lapIPOM组和开放sublay组。

表33-1　切口疝的疝缺损尺寸（MILOS-OP；*n*=715）

面积（cm²）	0～5	5～10	10～20	20～50	50～100	100～200	＞200
例　　数	79	55	91	137	112	150	91

表33-2　切口疝手术的补片尺寸（MILOS-OP；*n*=715）

面积（cm²）	0～50	50～100	100～200	＞200
例　　数	0	8	77	630

表33-3　Gross-Sand医院切口疝MILOS修补术（*n*=715）与Herniamed疝注册平台全部切口疝手术（*n*=23 682）的比较

项　　目	切口疝MILOS手术（*n*=715）（%）	Herniamed疝注册平台全部切口疝（*n*=23 682）（%）
无并发症	96.0	86.0
总并发症率	4.0	14.0
手术并发症	2.3	9.6
出血/术后出血	0.7	1.9
肠管损伤/缝合不全	0.1	0.5
切口愈合不良	0.3	0.7
血清肿	0.8	4.1
感染	0.3	1.2
肠梗阻	0.1	1.2
再次手术	1.8	4.1
一般并发症	1.6	4.1
病死率	0.1	0.3

术后1年，MILOS修补术后患者体力活动引起的慢性疼痛的发生率明显低于开放式sublay术后和lapIPOM术后患者。MILOS修补术后患者的感染率也明显低于开放式sublay修补术后患者。MILOS术后患者的感染率甚至低于lapIPOM术后患者，但并无统计学显著性意义。

总 结

根据我们1 400多例腹壁疝和切口疝MILOS手术的经验，发现应用该技术有如下优点：

（1）在腹膜前间隙微创植入（大的）标准合成补片，无需创伤性补片固定。

（2）关闭疝缺损并解剖学重建腹壁时，应尽可能地保护包括神经在内的腹壁结构。

（3）与开放式sublay修补术和lapIPOM修补术相比，MILOS手术的术后并发症发生率、一般并发症和慢性疼痛的发生率均明显减少。MILOS修补术的术后感染明显少于开放式sublay修补术，复发率明显低于lapIPOM修补术（Herniamed注册平台）。

（4）MILOS技术可以微创治疗腹直肌分离。

（5）MILOS技术可与内镜下前、后组织结构分离技术相结合。

（6）美容效果好。

（7）与lapIPOM手术相比，每台手术可节约1 200欧元左右的耗材费。

表33-4 Gross-Sand医院切口疝MILOS手术（n=600）与Herniamed疝注册平台有1年随访记录的全部切口疝手术（n=12 621）的比较

项　　目	切口疝 MILOS 手术（n=600）（%）	Herniamed 注册平台切口疝手术（n= 12 621）（%）
1 年复发率	1.3	5.5（lapIPOM 6.8；开放式 sublay 3.9）
静息疼痛	3.8	10.0（lapIPOM 9.9；开放式 sublay 10.1）
慢性应激疼痛	6.5	18.5（lapIPOM 19.9；开放式 sublay 17.1）
需治疗的慢性疼痛	3.0	7.3（lapIPOM 7.7；开放式 sublay 6.9）

参考文献

[1] Seiler CM, Deckert A, Diener MK, Knaebel HP, Weigand MA, Victor N, et al. Midline versus transverse incision in major abdominal surgery: a randomized, double-blind equivalence trial (POVATI: ISRCTN60734227). Ann Surg. 2009;249(6):913–20.

[2] Seiler CM, Bruckner T, Diener MK, Papyan A, Golcher H, Seidlmayer C, et al. Interrupted or continuous slowly absorbable sutures for closure of primary elective midline abdominal incisions: a multicenter randomized trial (INSECT: ISRCTN24023541). Ann Surg. 2009;249(4):576–82.

[3] Usher FC, Ochsner J, Tuttle LL Jr. Use of marlex mesh in the repair of incisional hernias. Am Surg. 1958;24(12):969–74.

[4] Rives J, Pire JC, Flament JB, Convers G. Treatment of large eventrations (apropos of 133 cases). Minerva Chir. 1977;32(11):749–56.

[5] Stoppa R, Warlaumont C, Chantriaux JF. Prosthetic surgical treatment of inguinal hernias. Parietalization of the spermatic cord. Presse Med. 1984;13(38):2317–8.

[6] Stoppa RE, Rives JL, Warlaumont CR, Palot JP, Verhaeghe PJ, Delattre JF. The use of Dacron in the repair of hernias of the groin. Surg Clin North Am. 1984;64(2):269–85.

[7] Conze J, Binnebösel M, Junge K, Schumpelick V. Narbenhernie – Wie ist zu verfahren? Chirurgische Standardversorgung. Chirurg. 2010;81(3):192–200.

[8] Forbes SS, Eskicioglu C, McLeod RS, Okrainec A. Meta-analysis of randomized controlled trials comparing open and laparoscopic ventral and incisional hernia repair with mesh. Br J Surg. 2009;96(8):851–8.

[9] Sajid MS, Bokhari SA, Mallick AS, Cheek E, Baig MK. Laparoscopic versus open repair of incisional/ventral hernia: a meta-analysis. Am J Surg. 2009;197(1):64–72. Epub 2008 Jul 9. Review.

[10] Kapischke M, Schulz T, Schipper T, Tensfeldt J, Caliebe A. Open versus laparoscopic incisional hernia repair: something different from a meta-analysis. Surg Endosc. 2008;22(10):2251–60. Epub 2008 Mar 5. Review.

[11] Muysoms FE, Miserez M, Berrevoet F, Campanelli G, Champault GG, Chelala E, et al. Classification of primary and incisional abdominal wall hernias. Hernia. 2009;13(4):407–14. Epub 2009 Jun 3.

[12] Amid PK, Lichtenstein IL. Retromuscular alloplasty of large scar hernias: a simple staple attachment technique. Chirurg. 1996;67(6):648–52.

[13] Rosen MJ, Jin J, McGee MF, Williams C, Marks J, Ponsky JL. Laparoscopic component separation in the single-stage treatment of infected abdominal wall prosthetic removal. Hernia. 2007;11(5):435–40. Epub 2007 Jul 24.

[14] den Hartog D, Dur AH, Tuinebreijer WE, Kreis RW. Open surgical procedures for incisional hernias. Cochrane Database Syst Rev. 2008;(3):CD006438. Review.

[15] Schroeder AD, Debus ES, Schroeder M, Reinpold WM. Laparoscopic transperitoneal sublay mesh repair: a new technique for the cure of ventral and incisional hernias. Surg Endosc. 2013;27(2):648–54.

[16] Bittner R, Bingener-Casey J, Dietz U, Fabian M, Ferzli GS, Fortelny RH, Köckerling F, Kukleta J, Leblanc K, Lomanto D, Misra MC, Bansal VK, Morales-Conde S, Ramshaw B, Reinpold W, Rim S, Rohr M, Schrittwieser R, Simon T, Smietanski M, Stechemesser B, Timoney M, Chowbey P, International Endohernia Society (IEHS). Guidelines for laparoscopic treatment of ventral and incisional abdominal wall hernias (International Endohernia Society (IEHS)-part 1). Surg Endosc. 2014;28(1):2–29. Epub 2013 Oct 11.

[17] Reinpold W. Endoskopisch totalextraperitonealer transhernialer Sublay –Bauchwand-Hernienverschluss in Single-Port-Technik. In: Schumpelick V, Arlt G, Conze J, Junge K, editors. Hernien. 5th ed. Stuttgart: Thieme; 2015: 301–4.

[18] Schwarz J, Reinpold W, Bittner R. Endoscopic mini/less open sublay technique (EMILOS)—a new technique for ventral hernia repair. Langenbeck's Arch Surg. 2017;402(1):173–180. doi: 10.1007/s00423-016-1522-0. Epub 2016.

内镜微小切口开放式肌后补片（EMILOS）技术：MILOS 术治疗原发性和继发性腹壁疝的衍变术式

Endoscopic Mini/Less Open Sublay (EMILOS) Technique: A Variation of the MILOS Operation in the Therapeutic Spectrum of Primary and Secondary Ventral Hernias

Reinhard Bittner and Jochen Schwarz

乐　飞　译，李健文　校

引　言

对治疗原发性和继发性腹壁疝的最佳术式迄今仍存在争论。传统开放式式一直被高感染率所困扰[1]，腹腔镜腹腔内补片植入（Laparoscopic intraperitoneal onlay mesh，IPOM）技术则存在术中肠管损伤、粘连和肠梗阻风险升高的问题[2-4]。尽管补片技术取得了巨大进展，较贵的补片可以与肠管形成更少粘连，但对腹腔内异物的潜在风险尚无法彻底解决[5]。此外，IPOM 技术通常还需要较昂贵的固定器械，更为重要的是，疝钉或缝合固定可能会导致严重的急、慢性疼痛。为了避免当下开放和腹腔镜技术的弊端，W. Reinpold 教授遂提出了微小切口开放式肌后补片（mini/less open sublay，MILOS）修补概念（参见专题33）。该项新技术的目标是将补片置于腹腔外。遵循MILOS概念，术者能够通过皮肤的微小切口（2～6 cm 为微开放式切口；6～12 cm 为小开放式切口）将大张补片置入到肌后层面。MILOS 术是一种开放术式，应用了内镜解剖器械和一种全新设计的专用光棒来帮助显露、成像和牵拉（Endotorch，Wolf™）。尽管有革新的设备，这项在专题33中已经详尽描述的技术依然可能存在技术挑战，尤其是一助医师的视野显著受限。因此，为了拓展"MILOS概念"的临床应用，内镜微小切口开放式肌后补片（EMILOS）修补手术应运而生，本质上是逆向完全腹膜外（total extraperitonea，TEP）式[6]。这种从原始MILOS衍生而出的术式，是一种真正的联合技术，由两部分组成。第一部分（第1至第4步）与MILOS术完全一致，在打开腹直肌后鞘后，立刻转为"逆向

TEP"术式，在内镜下解剖全部肌后间隙。

手 术 技 术

全身麻醉效果满意后，患者取平卧分腿位（图34-1）。

在手术内镜操作阶段，术者立于患者的双腿之间。除了要自主创建一个气囊以外[7, 8]，像TEP一样拓展腹膜前间隙至耻骨水平，无需其他特殊器械。手术的第1步至第4步与MILOS手术完全一致（参见专题33）。

第1步　MILOS术的内镜操作部分，从一侧腹直肌后鞘的小切口开始。筋膜切口的边缘以固定缝线标记。

第2步　用弯头海绵钳（Kornzange钳）沿后鞘后方向下游离至耻骨联合。

第3步　移除海绵钳，换用在TEP术中使用的自制球囊扩张器[7, 8]。在5 mm冲洗吸引器上套一个8号乳胶手套的中指部分（图34-2）。用线将指套牢牢地绑在冲洗吸引器头端。冲、吸生理盐水，检查指套的通畅性且无侧漏后，将自制球囊置入肌后/腹膜前间隙。

第4步　将球囊推入腹膜外间隙（图34-3）至耻骨联合水平，冲入约300 ml生理盐水建立空间，用于后续安全建立12 mm镜头孔套管。吸出生理盐水，撤除冲洗吸引器，换为镜头孔套管并置入10 mm镜头（图34-4）。

第5步　在之前操作的腹膜前间隙注入二氧化碳。为了在本步骤避免漏气，可以将之前提到的后鞘入口边缘的固定线固定于套管。

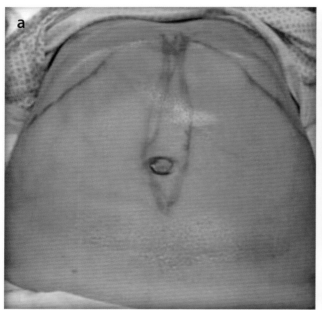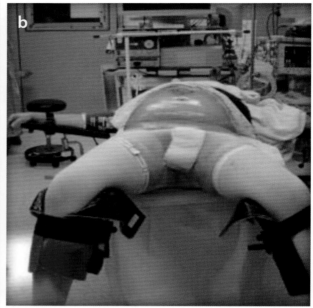

图34-1　a. 接受EMILOS手术的典型患者：脐疝合并腹直肌分离；b. 患者在手术台上的体位

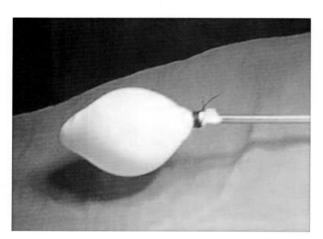

图34-2　自制球囊[7, 8]

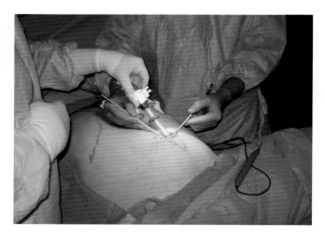

图34-4　移除球囊，换置入10 mm镜头套管

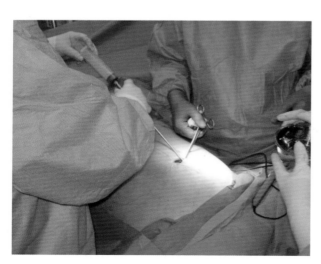

图34-3　将球囊向下推至耻骨上腹膜外间隙

第6步　直视下完成空间拓展（图34-5）后，即可安全地放入12 mm套管，经其放置镜头，以及在完成肌后间隙解剖后放入补片（图34-6）。

第7步　移除脐孔处10 mm套管。游离腹直肌后鞘另一侧。经小切口沿后鞘两侧切口尽可能远地向头侧和尾侧游离。注意：务必保留白线。因此，在纵向游离后鞘前，首先要推下附着在白线处的腹膜前脂肪和腹膜。

第8步　用弯头海绵钳轻柔地尽可能远地钝性分离腹直肌后鞘，非常易于操作。

第9步　临时关闭皮肤切口。经12 mm套管放置10 mm镜头（30°）进入腹膜前间隙到远端的耻骨联合（图34-7）。充入二氧化碳至压力14 mmHg。

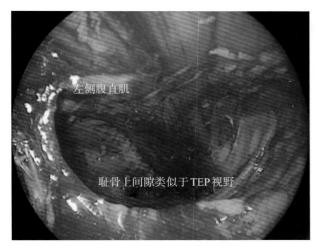

图34-5 耻骨上腹直肌后层面

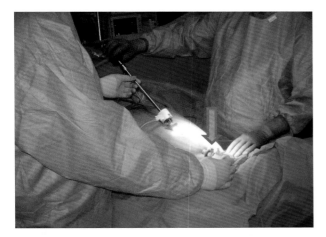

图34-6 置入耻骨上镜头套管（箭头所示处）

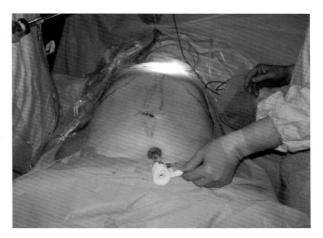

图34-7 临时关闭脐孔处的皮肤切口

第10步 术者站在患者双腿之间，将屏幕置于患者头端，展示腹直肌后间隙的内镜视野。在两侧锁骨中线与脐上3～5 cm水平线交界点置入5 mm操作套管后，即可在直视下开始内镜下解剖了（反向TEP）（图34-8）。

继续向头侧游离后鞘至肋缘和剑突（图34-9）。肋缘后间隙与胸骨后间隙（脂肪三角）可被轻松游离开，便于稍后放置补片。保留白线是十分重要的（图34-9）。从腹直肌上完全钝性分离筋膜，小心保留侧方的血管和神经穿支。

第11步 在经腹直肌的视野下，于操作套管上方5～7 cm处置入5 mm或10 mm镜头套管（图34-8）。然后，继续向下游离后鞘至弓状线，

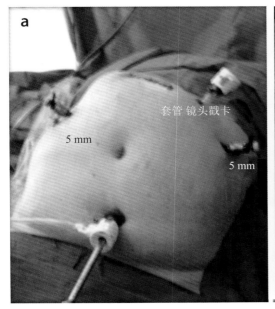

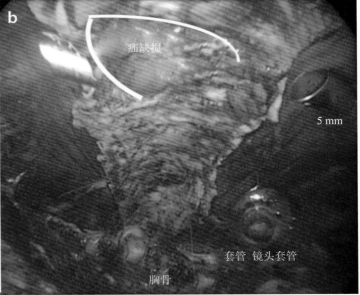

图34-8 置入操作套管，稍后置入第2个镜头套管，以便精准解剖耻骨上区域。a. 外面观；b. 内部观

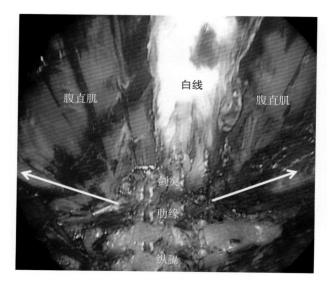

图34-9 完成腹直肌后间隙上部的解剖

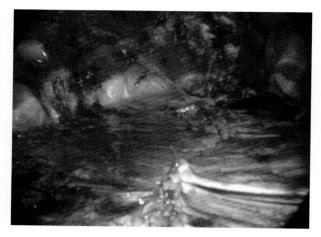

图34-11 缝合腹直肌后鞘

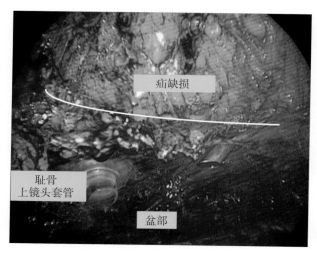

图34-10 解剖耻骨上区域

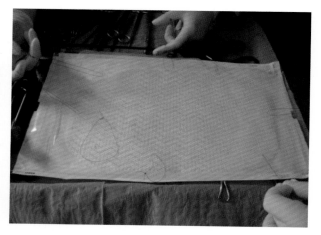

图34-12 缝合悬吊线

Retzius间隙就被打开了,可继续拓展至耻骨和放置12 mm套管的位置以下(图34-10)。

第12步 游离完成肌后间隙后,可以关闭鞘上的切口,使腹壁得到理想重建,后期不会膨出(图34-11)。

第13步 准备一块大补片(20 cm×30/40 cm,大网孔型),在补片中线上下缘和侧方距离边缘1~2 cm处预缝4~6针悬吊线,以便后续放置补片(图34-12)。补片顶端的悬吊线长度约50 cm。将补片从两边卷起,缝3针固定。

第14步 在头侧镜头孔直视下,将头侧悬吊线经12 mm套管引至胸骨水平。用勾线针在剑突和肋缘间引出悬吊线。将补片卷经12 mm套管置入至胸骨后区。

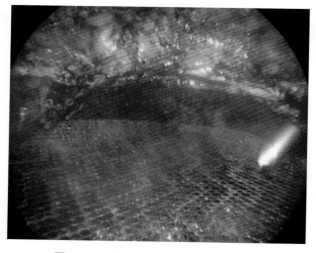

图34-13 置入补片(20 cm×30 cm)

第15步 剪断固定缝线,利用悬吊线在肌后间隙展开和铺平补片(图34-13)。

经两个5 mm操作套管,留置两个Redon负压引流,撤除二氧化碳,拔除套管,剪断固定线。

第16步　重新打开皮肤切口，用抗生素溶液冲洗创面，用不可吸收线小针距连续缝合疝缺损。关闭伤口，覆盖敷料，绑好腹带。

初 步 结 果

2015年6月至2016年9月，已开展33例EMILOS术。其中19位患者的手术指征是脐疝或上腹壁疝合并腹直肌分离，另外14位患者是切口疝。31位患者植入了20 cm×30 cm补片，2位植入了16 cm×30 cm补片。结果见表34-1。未观察到术中并发症。平均住院时间为3.1天（范围2～4天）。观察到两例术后并发症：一位患者出现了浅表伤口的小范围坏死，予以清创切除，后续顺利康复；另一例为血清肿并发严重感染，因此于术后3周移除补片。

术后5～7天进行疼痛视觉模拟（VAS）评分，静息时低于3分，活动时低于3.9分（范围VAS 0～6分）。

后期美容效果突出（图34-14）。

讨 论

这种新手术技术的理想指征为伴发显著腹直肌分离的原发性或继发性腹壁疝（图34-1a）。由于这些患者的复发率高，所以推荐对全腹壁采用中线补片强化[9]。EMILOS技术治疗原发性和继发性腹壁疝的早期结果较理想[6]。发展新微创手术技术的动力在于可帮助外科医师将补片置于腹腔外，这是疝外科令人兴奋的一个新方向。由于结合了开放式腹膜外和肌后修补的优点和内镜手术切口更小、并发症更低的优势，新技术可以扬长避短，相得益彰。

Conze等[10]于2004年指出，为了将补片置于剑突和肋缘后防止复发，开放式肌后补片修补的一个重要步骤是打开后鞘和"脂肪三角"。因此，该技术要求打开腹直肌后鞘上部。但是Reinpold等（参见专题33）在他们开展的大多数MILOS手术中都没有关闭腹直肌后鞘。有鉴于此，完全关闭后鞘似乎并非手术成功的必要条件。但两个团队都分别强调了在开放式肌后补片修补时须重建白线，MILOS手术时保留前鞘也是成功修补不可或缺的步骤。在笔者的大多数EMILOS病例中，未关闭后鞘，但部分患者在上腹壁中线处出现了让其不适的膨出。为了预防膨出，我们在最后7例病例手术时缝合了肌鞘的中下部。随访腹壁外形的结果显示，后期这几位患者比早期患者的腹壁更美观。

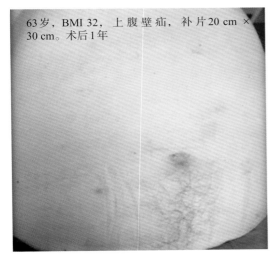
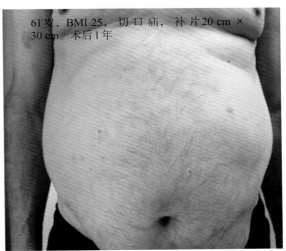

63岁，BMI 32，上腹壁疝，补片20 cm×30 cm。术后1年

61岁，BMI 25，切口疝，补片20 cm×30 cm。术后1年

图34-14　术后1年的美容效果

表34-1　EMILOS手术患者生物学和治疗数据

手　术	年龄（岁）	BMI	缺损（cm²）	切口长度（cm）	手术时间（min）
EMILOS n=33 例	57 (31～76)	30, 1 (24, 3～37, 5)	30, 1 (3～150)	5, 25 (3～8)	157 (90～255)

近期，文献报道了几种为腹直肌分离患者重建中线的技术，采用折叠缝合与补片强化相结合的方法，且未作皮肤大切口[11, 12]。两项研究中第一项的缺点在于补片放在了并不理想的皮下层[11]，第二项研究推荐将补片通过疝缺损置入腹膜前层面，因此能被置入的补片尺寸有限。此外，这些术式的血清肿发生率很高[12]。为了将补片置入腹膜前的肌后层面，其他学者也在践行经腹路径[13, 14]。经腹术式的缺点如下：① 肠管损伤风险增高[13, 14]。② 技术难度高。③ 需使用线性切割器[14]，费用显著增高。④ 需使用大量的疝钉[14]，增加了术后疼痛的可能。⑤ 补片尺寸有限[13, 14]，增加了术后复发风险。我们开展 EMILOS 修补的经验显示，可以有效规避上述缺点。目前 EMILOS 术的最佳适应证是合并腹直肌分离的原发性或继发性腹壁疝。EMILOS 术的每一步都已经妥善标准化，并优化为可供日常临床应用的技术。

总　结

综上所述，MILOS 和 EMILOS 这两种新技术是患者的福音，它们使急、慢性疼痛显著减少，腹壁创伤更小，不需侵袭性补片固定或使用昂贵的补片，并可将补片置于腹腔外。两种术式都是标准化的、可靠的且可重复的。小切口和内镜步骤是 MILOS 理念的补充和不可或缺的部分。未来的研究需要尝试阐释哪种术式最适用于何种个体患者的特定类型的疝。

参考文献

[1] Al Chalabi H, Larkin J, Mehigan B, McCormick P. A systematic review of laparoscopic versus open abdominal incisional hernia repair, with meta-analysis of randomized controlled trials. Int J Surg. 2015;20: 65–74.

[2] Sauerland S, Walgenbach M, Habermalz B, Seiler CM, Miserez M. Laparoscopic versus open surgical techniques for ventral or incisional hernia repair. Cochrane Database Syst Rev. 2011;16(3):CD007781.

[3] Arita NA, Nguyen MT, Nguyen DH, Berger RL, Lew DF, Suliburk JT, Askenasy EP, Kao LS, Liang MK. Laparoscopic repair reduces incidence of surgical site infections for all ventral hernias. Surg Endosc. 2015;29(7): 1769–80.

[4] Awaiz A, Rahman F, Hossain MB, Yunus RM, Khan S, Memon B, Memon MA. Meta-analysis and systematic review of laparoscopic versus open mesh repair for elective incisional hernia. Hernia. 2015;19(3):449–63.

[5] Bittner R, Bingener-Casey J, Dietz U, Fabian M, Ferzli G, Fortelny R, Köckerling F, Kukleta J, LeBlanc K, Lomanto D, Misra M, Morales-Conde S, Ramshaw B, Reinpold W, Rim S, Rohr M, Schrittwieser R, Simon T, Smietanski M, Stechemesser B, Timoney M, Chowbey P. Guidelines for laparoscopic treatment of ventral and incisional abdominal wall hernias (international Endohernia society [IEHS])—part III. Surg Endosc. 2014;28(2):380–404.

[6] Schwarz J, Reinpold W, Bittner R. Endoscopic mini/less open sublay technique (EMILOS)—a new technique for ventral hernia repair. Langenbeck's Arch Surg. 2017;402(1):173–180. doi: 10.1007/s00423-016-1522-0. Epub 2016.

[7] Chowbey PK, Khullar R, Sharma A, Soni V, Baijal M. Totally extraperitoneal repair of inguinal hernia. J Minim Access Surg. 2006;2(3):160–4.

[8] Misra MC, Kumar S, Bansal VK. Total extraperitoneal (TEP) mesh repair of inguinal hernia in the developing world: comparison of low-cost indigenous balloon dissection versus direct telescopic dissection: a prospective randomized controlled study. Surg Endosc. 2008;22(9):1947–58.

[9] Köhler G, Luketina RR, Emmanuel K. Sutured repair of primary small umbilical and epigastric hernias: concomitant rectus diastasis is a significant risk factor for recurrence. World J Surg. 2015;39(1):121–6.

[10] Conze J, Prescher A, Klinge U, Saklak M, Schumpelick V. Pitfalls in retromuscular mesh repair for incisional hernia: the importance of the "fatty triangle". Hernia. 2004;8(3):255–9.

[11] Köckerling F, Botsinis MD, Rohde C, Reinpold W. Endoscopic-assisted linea alba reconstruction plus mesh augmentationfortreatmentofumbilicaland/orepigastricherniasandrectus abdominis diastasis — early results. Front Surg. 2016;3:1–6.

[12] Bellido Luque J, Bellido Luque A, Valdivia J, Suarez Gráu JM, Gomez Menchero J, García Moreno J, Guadalajara Jurado J. Totally endoscopic surgery on diastasis recti associated with midline hernias. The advantages of a minimally invasive approach. Prospective cohort study. Hernia. 2015;19(3):493–501.

[13] Schroeder AD, Debus ES, Schroeder M, Reinpold WM. Laparoscopic transperitoneal sublay mesh repair: a new technique for the cure of ventral and incisional hernias. Surg Endosc. 2013;27(2):648–54.

[14] Costa TN, Abdalla RZ, Santo MA, Tavares RRFM, Abdalla BMZ, Cecconello I. Transabdominal midline reconstruction by minimally invasive surgery: technique and results. Hernia. 2016;20(2):257–65.

腰疝和其他罕见疝
Lumbar and Other Unusual Hernias

Karl A. LeBlanc
吴立胜 译，乐 飞校

引 言

这类疝是普外科医师在临床上较少遇见的。尽管外科医师偶尔有机会修补半月线疝，但多医师没见过腰疝或坐骨孔疝。近期腰疝的发病率有所增加，这是因为经腰入路实施前入路腰椎融合手术病例的增加。然而，这些"疝"多数为假性疝，是肋间神经（T11和T12）损伤后腹壁扁平肌麻痹导致的侧腹壁膨出，治疗难度特别大。

Barbette于1672年首次提出存在腰疝，但直至1731年Garangeot才首次发表了有关腰疝的报道。一般认为，首例绞窄性腰疝的外科修补是由Ravaton于1750年完成的。Petit于1783年首次描述了下腰部的解剖。Grynfeltt在1866年描述了上腰部解剖。正是由于他们的描述，Petit和Grynfeltt的名字才与腰疝密切关联。上腰疝的解剖边界：上界为第12肋上缘，前界为腹内斜肌，后界为竖脊肌（图35-1）。下腰疝的解剖边界：后界为背阔肌，前界为腹外斜肌，下界为髂嵴。

Selby于1906年描述了创伤性获得性腰疝，Kelton于1939年记录了获得性切口腰疝。1951年，Kretchmer报道了11例肾脏手术后切口腰疝的研究[1]。

有80%的腰疝是获得性的，剩余的20%为先天性。这个比例长期保持稳定，但获得性腰疝的病因却发生着变化。感染性病因从17%下降至2%，而切口疝比例从10%上升至31%[2]。1996年，Burick和Paracandola报道了首例采用腹腔镜入路修补腰疝的病例[3]。开放式和腹腔镜修补腰疝都是有效的方法。

类似于腰疝的情况，Spigelian疝的命名是为了纪念van der Spieghel（1578—1625），他阐明了该部位的解剖结构。和腰疝的情况相似，是另一个名为Klinkosch的学者在1764年把名字Spieghel和半月线疝联系了起来。这种疝发生在半月线处，半月线是腹内斜肌筋膜与腹横肌筋膜开始分为两层腹肌的部位。通常情况下，表面的腹外斜肌筋膜保持完整，使得疝位于腹内斜肌和腹外斜肌之间，因而更难诊断（图35-2）。半月线疝比腰疝相对常见，半月线疝占全部腹壁疝的0.12%～1%。

腹腔镜技术

腹腔镜技术治疗腰疝，是基于1993年首次报道的腹壁疝和切口疝体内修补技术[4]。手术时根据手

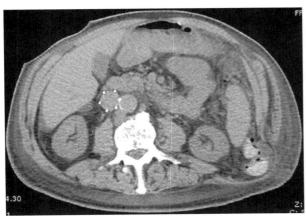

图35-1 左腰疝的CT图像

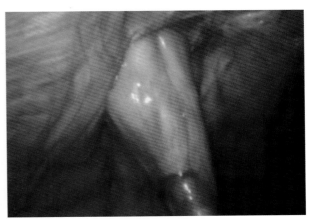

图35-2 伴小肠嵌顿的左侧半月线疝

术医师熟悉和习惯的方法确定腹腔镜套管的布局。对于传统的"筋膜缺损"疝，首先分离腹腔粘连，显露疝及其内容物（图35-3）。必须清除缺损周围筋膜边缘的脂肪组织达足够的范围，以供选用的合成补片重叠覆盖5 cm来修补缺损（图35-4）。完成分离后，必需精确测量缺损。有多种测量方式，可以在腹腔内放入尺子直接测量缺损，也可以在腹壁外触诊疝环或使用针头定位勾勒疝缺损的边缘进行测量。有些外科医师会选择部分释压，也有外科医师不这么做。测量完成后，应在测量长度和宽度的基础上至少增加10 cm，以确保可以超过筋膜缺损

范围重叠覆盖5 cm。这个尺寸也就是选用补片的尺寸。

如果疝缺损不十分大，可以采用经筋膜层缝合关闭的方法。在缺损上方的皮肤切开一个或多个小切口，然后用不可吸收缝线关闭缺损（图35-5a）。缝线打结前，将气腹压力降到接近零（图35-5b）。有一点很重要，就是在放气过程中要保持缝线张力，以免腹腔内容物卡进缝线。然后，再次建立气腹，可以将气腹压力设置为低于缺损关闭前的水平。

无论是否关闭缺损，很多补片产品都可用于覆盖缺损。需要注意的是，在关闭缺损之前要选择好

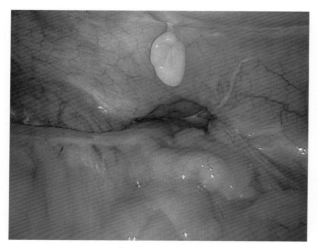

图35-3　疝内容物为结肠的左侧原发性腰疝

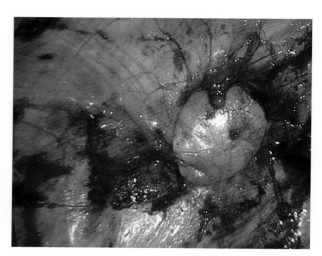

图35-4　解剖分离的疝及其周围大范围的边缘

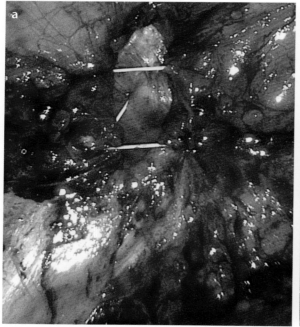

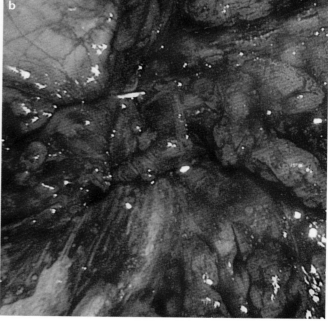

图35-5　a. 经筋膜缝合；b. 经筋膜缝线打结，关闭缺损

补片尺寸。只有这样才能保证，即使关闭的缺损裂开，补片覆盖的范围依然足够。放置补片后，用可吸收钉枪装置将其固定，一般采用双圈固定技术。随后加用全筋膜缝合固定，可根据原始缺损的大小，悬吊2～4针，通常在靠近已关闭缺损的周围，为关闭缝合提供额外的支持（图35-6）。

近年来，手术机器人已被用于这类疝的修补。机器人技术的优点是易于关闭缺损，避免经全筋膜缝合和疝钉固定（图35-7）。尽管有观点认为机器人手术可以减少术后疼痛和慢性疼痛的发生率，但这个显著的优势尚缺乏长期研究证据的支持。

另一类"腰疝"的修复难度更大。如前文所述，假疝是肌肉麻痹的结果，并没有真正的筋膜缺损（图35-8）。过去用肌后（onlay）补片法修补，无论是否折叠肌层，复发率都非常高。为了降低复发率，发明了"三明治"修补术。"三明治"修补术包括使用2层补片，联合应用开放式和腹腔镜修补技术。这样可以发挥不同技术的优势，经腰部切口进腹，松解所有粘连。

首先，置入腹腔内的补片覆盖范围至少向上超过肋缘8 cm，向下超过髂嵴，向前越过半月线，向

后接近椎旁肌。在将补片置入腹腔前，先在下缘预置2～4根悬吊线，用于全筋膜缝合固定。必须这样做，才能确保覆盖全部麻痹的腹壁扁肌。将补片

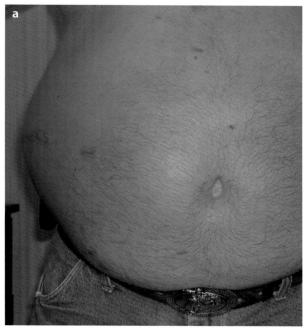

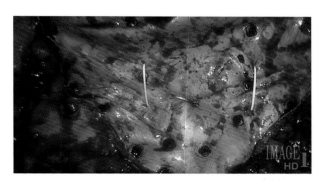

图35-6　用ePTFE补片完成修补，采用双圈"钉"合，经筋膜层缝合

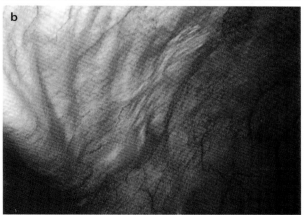

图35-8　a. 患者术前照片；b. 腹腔镜视野下的"膨出"

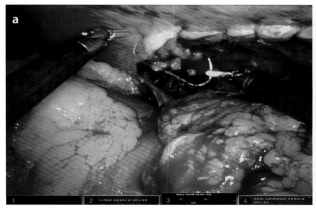

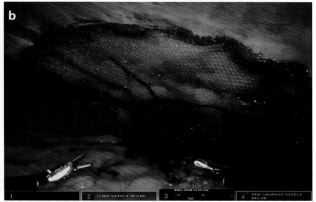

图35-7　a. 机器人关闭筋膜缺损；b. 在关闭缺损上缝合固定补片

置入腹腔后，缝合固定于膈肌，此时先不要收紧预置的全筋膜悬吊线。如果此时收紧，关闭折叠肌肉后，补片会过于松弛。将补片的侧缘和上缘分别缝合固定于腹壁和横膈。将3个套管置于缺损对侧的侧腹部（图35-9）。

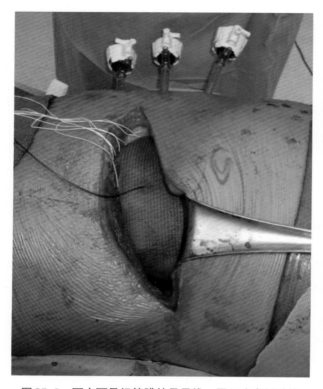

图35-9 下方可见经筋膜的悬吊线，图示为右侧肋缘

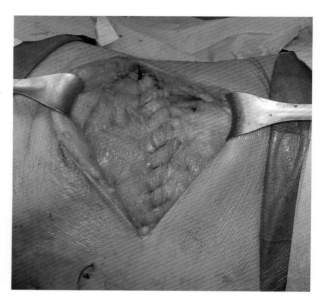

图35-10 折叠后的肌层组织

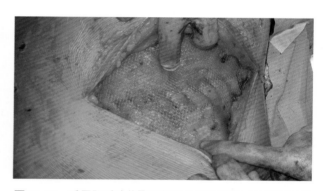

图35-11 采用肌后法将聚丙烯补片覆盖折叠后的肌层组织

将松弛的肌肉按"上衣扎进裤子"的方式进行折叠关闭（图35-10），再使用大网孔轻量聚丙烯补片覆盖。游离出足够大的皮肤和皮下组织层很重要，这样补片才能覆盖向上高过肋缘、向下低于髂嵴、向前越过腹直肌鞘、向后抵达椎旁肌的范围，确保补片在前方支撑麻痹的肌肉（图35-11）。最后留置引流管，关闭皮下组织和皮肤。

重建气腹，开始腹腔镜操作部分。抽紧经全筋膜的悬吊线固定补片，使其保持拉紧状态。手术的最后一步是用可吸收疝钉采用双圈法进行最后的固定（图35-12）。腹腔镜手术的优势在于确保补片不发生相对于腹壁的松弛，从而保持对肌肉的完全支撑。

坐骨孔疝非常罕见，可发生在梨状肌的上方、下方或骶棘韧带下方（图35-13）。尽管采用开放术式也可以修补，但应优先选用腹腔镜修补术。关闭缺损后，放不放置补片均可。

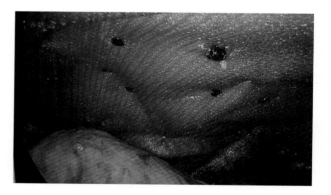

图35-12 完成补片固定后的腹腔镜视野

证 据

由于坐骨孔疝很罕见，相关的文献报道极少。但是探讨腰疝和半月线疝的论文比比皆是。最近IES的指南为这类疝和其他类型的疝提供了循证医学证据和推荐意见[5]。在该指南中，Moreno-

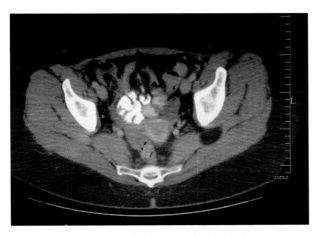

图35-13　左侧梨状肌上坐骨孔疝

Egea等开展了一项入组16位患者的前瞻性（非随机）研究[2]，结果显示开放术式修补的手术时间更长、住院时间更长、并发症发生率更高，7例病例中有3例复发，而腹腔镜组无复发。该论文提供了支持腹腔镜修补的证据，证据等级为2级。

还有12篇论文提供了两种术式用和不用补片的4级证据[5]。然而，这些患者随访时间的差异非常大，从1个月至40个月。基于不同时段的差异和前述论文的证据，倾向于首选腹腔镜补片修补术。

关于半月线疝开放式与腹腔镜修补术的前瞻性随机试验的论文仅有1篇[6]。该研究中每组纳入11位患者，除腹腔镜组的3例外，所有补片均被置于腹膜外平面。两组均无复发病例，但腹腔镜组的并发症发生率更低（$P < 0.05$），住院时间更短（$P < 0.001$）。研究者认为，应首选腹腔镜腹膜外补片修补术，推荐等级为2B级。

Bittner等此前的一篇论文也研究了半月线疝[5]，共检索到15篇4级证据的论文。318位患者中，开放式组织修补术的复发率为4.6%，但无论是开放组还是腹腔镜组放置补片后的复发率均为零。因此，认为在半月线疝修补术中应该使用补片。

指南中B级推荐采用腹腔镜手术修补半月线疝和腰疝，因为可以降低并发症发生率。无论选用何种修补方式，均推荐使用补片。

总　　结

不论采用何种手术方式修补腰疝和其他罕见疝，都建议使用补片预防复发。由于腹腔镜手术的发病率更低和住院时间更短，因此腹腔镜手术更受青睐。非常罕见的疝类型鲜见或根本没有文献报道，因此无法依照循证医学方法制定治疗策略。鉴于腰疝和半月线疝的手术治疗效果，我们推断腹腔镜补片修补术可能是个更好的选择。

参考文献

[1] Kretchmer HL. Hernia of the kidney. J Urol. 1951;65:944–9.

[2] Moreno-Egea A, Baena EG, Calle MC, Martınez JAT, Albasini JLA. Controversies in the current Management of Lumbar Hernia. Arch Surg. 2007;142: 82–8.

[3] Burick AJ, Parascandola SA. Laparoscopic repair of a traumatic lumbar hernia: a case report. J Laparoendosc Surg. 1996;6:259–62.

[4] LeBlanc KA, Booth WV. Laparoscopic repair of incisional abdominal hernias using expanded Polytetrafluroethylene: preliminary findings. Surg Laparosc Endosc. 1993;3(1):39–41.

[5] Bittner R, Bingener-Casey J, Dietz U, Fabian M, Ferzli G, Fortelny R, et al. Guidelines for laparoscopic treatment of ventral and incisional abdominal wall hernias (International Endohernia Society (IEHS)) — part Ⅲ. Surg Endosc. 2014;28:2.

[6] Moreno-Egea A, Carrasco L, Girela E, Martín JG, Aguayo JL, Canteras M. Open vs laparoscopic repair of Spigelian hernia. A prospective randomized trial. Arch Surg. 2002;137:1266–8.

36 单孔技术和机器人在腹壁疝修补中的应用
Single-Port Technique and Robotics in Ventral Hernia Repair

Davide Lomanto and Sujith Wijerathne

吴卫东 译，李健文 校

原则和概念

腹壁疝大致可分为原发性和继发性两类。继发性疝主要为切口疝，这些疝的复杂性对外科医师来说仍然是一种挑战。对于这些复杂疝，开放入路可能与长期住院和疼痛控制不良有关。腹腔镜手术减少了手术创伤，降低了术后疼痛和并发症，给这类特殊患者群体带来了希望。

在过去的10年中，腹腔镜手术在微创外科领域取得了许多里程碑式的进展，包括腹壁疝修补在内的许多专业领域。但随着微创腹腔镜技术的发展，腹壁疝也变得越来越复杂和更具挑战性。随着新型生物材料和新技术的产生，疝修补术已成为外科实践中一个不断变化和升级的领域。

单纯出现的腹壁疝/切口疝不是手术适应证。"择期"修补的目标是减轻症状（疼痛和不适）和预防并发症（绞窄/嵌顿）[1]。与开放式手术相比，腹腔镜手术更易于达到这些目标。近期的一项meta分析，基于入组880例病例的10个比较腹腔镜和开放腹壁切口疝修补的随机对照研究，结果显示腹腔镜手术在缩短住院时间和降低伤口感染率方面具有优势[2]。由于增强了可视化技术，腹腔镜可以提供完全高分辨率的缺损全图，包含了可能在临床上不常被重视的小缺陷，并可以让补片钉合于健康组织[3]。

目前，可接受的腹腔镜腹壁疝/切口疝修补的指征是至少2 cm或更大的缺损，因为更小的缺损可在局部麻醉下通过缝合修补治愈[1, 4–6]。

由于腹壁的完整性较差，腹腔镜腹壁疝修补术使用补片加固腹壁必不可少。同样的原理该技术也适用于减孔腹壁疝修补术。首选的补片放置方法是腹腔内放置补片（intraperitoneal onlay mesh，IPOM）技术，采用贯穿缝合法[6]，将补片超出缺损边缘重叠3～4 cm后用双圈固定。

标准腹腔镜手术也有其缺点。根据文献报道，腹腔镜术后发生套管部位疝的风险（1%～22%）仍然是个值得关注和不可忽视的问题。影响套管部位切口疝发生率的负面因素有：套管大小、筋膜闭合方式和套管滑动[7]。已有研究表明，原发性疝或切口疝患者更容易出现进一步疝的原因，是其细胞外基质和创伤愈合存在缺陷[8]。更多的外科创伤可能进一步破坏腹壁结构，并可能导致腹壁进一步薄弱和缺损。在此种情况下微创手术可以发挥重要作用，但此类病例往往复杂，对手术医师依然存在挑战。与多套管手术相比，单孔手术的缺点之一是缺失三角布局，但这可以通过提升经验、改进解剖技术、使用更细长的镜头、应用成角或可转头的器械来克服。

只要单孔切口不太大，对切口疝高风险患者而言可以减少切口数量，因此单孔腹壁疝修补术可能是有优势的[7]。单孔腹壁疝修补术较多孔腹腔镜手术的另一个主要优点是减少了手术套管的数量，从而减少了腹壁创伤和瘢痕[9]。但应用该项技术的挑战之一，是通过筋膜和皮肤上的小孔实施复杂腹壁疝手术时面临学习曲线的克服。这可能是有关该技术文献不多的原因[3, 7, 9–13]。该方法可以对原发性疝患者进行手术而只留一个小疤。因为可减少筋膜切口数量，因此更适合易发切口疝的患者。根据国际内镜疝学会（IEHS）腹腔镜腹壁疝和切口疝治疗指南的文献综述表明，单孔腹壁疝修补术是可行的、安全的，而且结果具备可重复性。在已发表的研究中未观察到术中并发症。手术时使用的是标准器械，患者于术后第一天出院[14]。

近期，达·芬奇机器人的应用范围拓展到包括腹壁疝修补术在内的许多普外科手术，很可能是因为它具有以下优点：放大的三维高清视野、计算机辅助滤除震颤、7个自由度的器械远端所具备优越操控性[15]。在腹壁疝修补过程中，机器人可以相对容易地接近前腹壁，使得外科医师可以关闭原发缺损、在腹直肌后置入补片、进行体内缝合和同期后组织成分分离，可对患者进行理想的个体化修补。

2007 年，Tayar 等[16] 发表了他们使用达·芬奇机器人进行机器人辅助腹腔镜切口疝修补术的初步经验，对 11 位患者都只进行了体内缝合固定补片。中位手术时间为 180 分钟，总并发症发生率为 27%。结果表明该技术是可行的，可能与术后慢性疼痛无关联。术后中位随访 25 个月，无复发报道。2012 年另一项对 13 例病例的回顾性研究，使用了达·芬奇机器人关闭筋膜缺损，并对补片进行环形缝合固定[17]。平均手术时间为 131 分钟，总并发症发生率为 13%。在术后中位时间 23 个月的随访期内，患者均无缝合部位慢性疼痛或不适，仅有一例复发。

机器人技术的易用性会缩短外科医师克服学习曲线的时间，遵循开放修补的原则[15]，可以让优秀的腹腔镜外科医师发挥得更好。但是仍需更多妥善设计的随机研究的长期结果，去描绘机器人在腹壁疝修补中的未来。

参考文献

[1] Silecchia G, Campanile FC, Sanchez L, Ceccarelli G, Antinori A, Ansaloni L, et al. Laparoscopic ventral/incisional hernia repair: updated guidelines from the EAES and EHS endorsed consensus development conference. Surg Endosc. 2015;29(9):2463–84.

[2] Sauerland S, Walgenbach M, Habermalz B, Seiler CM, Miserez M. Laparoscopic versus open surgical techniques for ventral or incisional hernia repair. Cochrane Database Syst Rev. 2011;16(3):CD007781. https://doi.org/10.1002/14651858.CD007781.pub2.

[3] Dapri G, Bruyns J, Paesmans M, Himpens J, Cadière G. Single-access laparoscopic primary and incisional prosthetic hernia repair: first 50 patients. Hernia. 2013;17(5):619–26.

[4] Alder AC, Alder SC, Livingston EH, Bellows CF. Current opinions about laparoscopic incisional hernia repair: a survey of practicing surgeons. Am J Surg. 2007;194:659–62.

[5] De Beaux AC, Tulloh B. Laparoscopic ventral hernia repair. Br J Surg. 2012;99:1319–21.

[6] Bittner R, Bingener-Casey J, Dietz U, Fabian M, Ferzli GS, Fortelny RH, et al. Guidelines for laparoscopic treatment of ventral and incisional abdominal wall hernias (International Endohernia Society (IEHS))—part 1. Surg Endosc. 2014;28(1):2–29.

[7] Bucher P, Pugin F, Morel P. Single-port access prosthetic repair for primary and incisional ventral hernia: toward less parietal trauma. Surg Endosc. 2011;25(6):1921–5.

[8] Franz M. The biology of hernia formation. Surg Clin North Am. 2008;88(1):1–15.

[9] Bucher P, Pugin F, Morel P. Single port laparoscopic repair of primary and incisional ventral hernia. Hernia. 2009;13(5):569–70.

[10] MacDonald E, Pringle K, Ahmed I. Single port laparoscopic repair of incarcerated ventral hernia: re: laparoscopic repair of incarcerated ventral abdominal wall hernias, Shah RH et al. (2008) hernia 12(5):457–63. Hernia. 2009;13(3):339.

[11] Podolsky ER, Mouhlas A, Wu AS, Poor AE, Curcillo PG II. Single port access (SPA™) laparoscopic ventral hernia repair: initial report of 30 cases. Surg Endosc. 2010;24(7):1557–61.

[12] Bower CE, Love KM. Single incision laparoscopic ventral hernia repair. JSLS J Soc Laparoendosc Surg/Soc Laparoendosc Surg. 2011;15(2):165–8.

[13] Tsivian A, Tsivian M, Sidi AA. Laparoendoscopic single site repair of incisional hernias after urological surgery. Urology. 2011;78(3):715–8, 730.

[14] Bittner R, Bingener-Casey J, Dietz U, Fabian M, Ferzli G, Fortelny R, et al. Guidelines for laparoscopic treatment of ventral and incisional abdominal wall hernias (international Endohernia society [IEHS])—part Ⅲ. Surg Endosc. 2014;28(2):380–404.

[15] Vorst AL, Kaoutzanis C, Carbonell AM, Franz MG. Evolution and advances in laparoscopic ventral and incisional hernia repair. World J Gastrointest Surg. 2015;7(11):293–305.

[16] Tayar C, Karoui M, Cherqui D, Fagniez PL. Robot-assisted laparoscopic mesh repair of incisional hernias with exclusive intracorporeal suturing: a pilot study. Surg Endosc. 2007;21:1786–9.

[17] Allison N, Tieu K, Snyder B, Pigazzi A, Wilson E. Technical feasibility of robot-assisted ventral hernia repair. World J Surg. 2012;36:447–52.

第三部分

食管裂孔疝

Hiatal Hernias

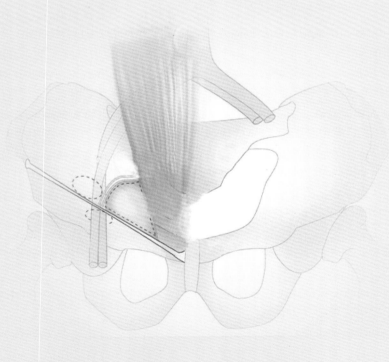

37 食管裂孔疝总论
General Issues of Hiatal Hernia

Burkhard H. A. von Rahden, Sumeet K. Mittal, and Ellen Morrow
赵学飞 杨慧琪 陈 杰 译

食管裂孔疝的解剖：裂孔疝手术最重要的是什么

胃食管连接部与食管裂孔可作为一个功能单元，它在功能上与食管下括约肌（lower esophageal sphincter，LES）相似[1, 2]。食管下括约肌、管状食管与食管上括约肌（upper esophageal sphincter，UES）三者也被看作一个功能单元。认识这些功能单元对于裂孔疝手术至关重要，因其对食管功能有着重要影响，包括对食管的排空功能和抗反流机制的影响。

❶ 要点：裂孔疝手术是功能性食管手术！

食管上括约肌位于环状软骨水平且与环咽肌相似。自此肌向下为管状食管的起始。食管壁的构成包括内层环行肌、外层纵行肌与黏膜层。胃食管连接部的肌层结构更复杂，卡环纤维与套索纤维是食管下括约肌的重要组成部分[1]。膈肌周围的肌肉结构，即左、右膈角，也参与构成括约肌复合体并参与维持食管下括约肌的压力。

食管裂孔是位于膈肌靠后的解剖裂孔，由左、右两侧膈脚及前连合构成。食管经此裂孔进入腹腔，由胸段食管延续为腹段食管。对于胃食管连接部的手术，最重要的是要保留长2～3 cm的腹段食管，所有裂孔疝手术的目的就是要恢复这一解剖关系。在Ⅲ型食管裂孔疝中，由于胃食管连接部移位，食管缩至纵隔内（见本专题的分型）。

❶ 要点：食管裂孔疝手术的主要目的是恢复足够长度的腹段食管！

主动脉裂孔紧邻食管裂孔后方，主动脉经此处进入后腹膜。在巨大食管裂孔疝的病理生理改变中，食管裂孔有时与主动脉裂孔合并成一个裂孔。

在食管裂孔疝手术中，保留迷走神经的前、后干支对维持正常胃肠功能至关重要，迷走神经紧贴食管前后壁，伴随其走行。术中并不需要显露迷走神经，在巨大食管裂孔疝中也很难将其显露，但术者必须注意其走行，以免损伤。

是否保留迷走神经肝支仍存在争议（参见专题4）。迷走神经肝支起始于胃食管连接部水平的迷走神经前干，穿过小网膜向肝脏走行。在肝脏水平，迷走神经肝支发出幽门分支，后者经肝十二指肠韧带分布于幽门。这些分支被认为参与幽门的松弛作用，从而完成胃的排空。

在作分离操作或膈脚修补时一定要避免损伤紧邻裂孔的膈静脉，否则将造成大出血，这是由于其汇入肝左静脉、下腔静脉或与之存在的交通血管。

在大约12%的患者中，可发现起源于胃左动脉的变异肝左动脉或副肝左动脉[3]。这些动脉伴行迷走神经肝支，穿行于小网膜内，手术时应予以保留。

胃底后部附着于左膈脚，位于胃脾韧带内的胃短血管在胃大弯处进入胃壁。进行无张力胃底折叠术时需切断部分胃短血管，这不会对胃和脾脏产生影响，因为胃有来自胃网膜左、右动脉和胃左、右动脉（较少来自胃右动脉）的丰富血供。切断胃短血管，脾脏的血供可能会有所减少（对功能无影响）。

肝左叶及其附着于膈的韧带等对于食管裂孔疝手术也是十分重要的解剖结构，因为暴露食管裂孔区时必须将其牵开（使用特殊肝脏牵开器）。此外，在一些病例，尤其是需要放置较大补片时，牵开肝左叶尤其重要。

需更加清楚地了解胸膜与肺，特别是在巨大食管裂孔疝手术时，因为胸膜紧邻甚至附着于疝囊上。要轻柔地钝性分离胸膜，避免损伤，否则会增加发生张力性气胸的风险。

食管裂孔疝的病理生理学与诊断学

在食管裂孔疝中，食管裂孔扩大形成疝环，胃食管连接部或胃经疝环进入纵隔。在巨大食管裂孔疝中，疝环清晰可见，并可见凸入下纵隔的疝囊。

食管裂孔疝的发生机制目前尚不完全清楚，其形成可能是一个多种因素参与的过程。

从鲜有的文献中可找到迫使胃食管连接部或胃向上进入胸腔的3个主要发病原因如下[4]：

（1）腹腔内压力升高。

（2）膈脚肌肉或膈结缔组织因先天性或获得性改变而导致的食管裂孔增大。

（3）食管缩短。

"食管缩短"这一观点备受争议。支持"短食管"病因的学者认为应行食管延长术（Collis胃成形术），而反对者认为充分的纵隔Ⅱ型分离可保证留有足够长度的腹段食管（参见"手术技巧"专题）。

食管裂孔疝分型

一种既简单又常用的分型系统——基于形态学和病理生理学，将食管裂孔疝分为Ⅰ、Ⅱ、Ⅲ型，有时还有Ⅳ型。Ⅰ型轴向疝，贲门/胃食管连接部沿食管轴向通过扩大的裂孔向上"滑入"纵隔，因此这类疝又被称为"滑动疝"，它们是不固定的。Ⅱ型食管旁疝，贲门仍位于膈下，但胃底疝入纵隔，位于食管旁。Ⅱ型疝十分罕见，因为食管旁疝往往伴有不同程度的轴向疝出，即为Ⅲ型疝（混合型）。Ⅱ/Ⅲ型疝的最大特点是胃倒置。伴有其他脏器（结肠、脾、肝脏、胰腺）疝出的，被称为Ⅳ型疝。

尽管这种分型应用广泛，但在临床实践中区分各型疝仍有难度，因为所有的辅助检查（食管胃镜检查、钡餐检查、横断面成像检查）甚至术中评估都可能是不准确的（如Linke等的描述[5]）。然而，这并不重要，因为各型疝的外科处理原则是相同的。对于所有食管裂孔疝的治疗，腹腔镜修补术都较开放手术有优势，即使是复杂的（Ⅳ型）疝也是如此。腹腔镜手术几乎可应对所有情况。

诊 断 检 查

内镜检查是食管裂孔疝最基本的诊断工具。食管裂孔疝的首次诊断大都是通过内镜检查而来，其包含胃食管连接部的前向视图与反转视图。食管裂孔疝的内镜下分型应以Hill分型为依据[6]。

内镜检查的主要目的是排除其他病变（尤其是恶性病变），同时明确疝的大小与分型。Hill分型通过内镜下表现对食管裂孔疝进行分型[6, 7]。

食管炎［糜烂性胃食管反流病（gastroesophageal reflux disease，GERD）］是从内镜检查时得到的另一重要信息——应使用现有分型中的一种（如L.A.评分）对其进行评价——伴有Z线上移的食管柱状上皮化生与肠上皮化生（Barrett食管；推荐使用布拉格CM评分[8]，这与目前的指南一致[9, 10]）。尽管Barrett食管不再是食管裂孔疝手术/胃底折叠术的禁忌证，但手术的目的是控制症状而非预防Barrett食管进展或恶变。

CT或MRI检查也是很好的术前检查手段，其在解剖学和病理解剖学方面获得的形态学信息有助于手术的实施。

食管造影（钡餐）检查是诊断食管裂孔疝的另一个影像学检查。尽管食管造影可很好地显示位于纵隔内的巨大食管裂孔疝，其价值却已受到质疑。虽然多数指南仍建议进行食管造影，但其不能提供更多的重要信息，不可作为常规检查。

对合并Ⅰ型疝的胃食管反流病患者实施功能性食管手术时，术前都应通过测压与反流检测来明确胃食管功能。但对巨大食管裂孔疝（Ⅱ/Ⅲ型）的患者，使用导管进行功能检测是困难的，甚至是不可行的，对于这类患者术前可不进行功能检测。

在实施抗反流手术/Ⅰ型食管裂孔疝手术前应进行测压，其主要目的是排除贲门失弛缓症，这十分重要，因为在实施胃底折叠术前漏诊贲门失弛缓症将给患者带来灾难性的后果。测压在这方面至关重要，因为临床症状与食管胃镜检查的诊断灵敏度太低，不能完全排除贲门失弛缓症。测压的另一个目的是通过辨别食管下括约肌来准确放置pH测定/阻抗导管。

当手术适应证为胃食管反流时，反流检测是必须进行的，因为症状、质子泵抑制剂诊断性治疗（PPI试验）和内镜检查结果的灵敏度都不足以作为诊断依据。

进行何种检测也许并不重要，但多通道阻抗pH检测（停用PPI）具有最高的诊出率，可以明确患者是酸反流还是弱酸反流。

腹腔镜修补术的适应证与限制：
反流病与食管旁疝

所有的食管旁疝/混合型食管裂孔疝（Ⅱ、Ⅲ、Ⅳ型）都是手术的绝对适应证！成为绝对适应证的原因如下：

（1）嵌顿的风险。

（2）食管裂孔疝增大的趋势。

（3）伴随疝增大而潜在增加的手术修补难度。

（4）嵌顿时急诊手术的高死亡率。

然而，人们对于手术治疗仍存在争议和质疑[11-13]。有学者认为上述风险可能低于人们的预估，针对无症状或症状轻微的患者采取观察策略可能更合理。但大多数Ⅱ/Ⅲ型食管裂孔疝的患者都有症状，无症状和症状轻微的患者很少见。

⚠ 要点：Ⅱ/Ⅲ型疝是手术的绝对适应证！

Ⅰ型食管裂孔疝不是手术适应证。但是，在治疗胃食管反流病的抗反流手术中它们会被同时处理，此时的适应证与疝无关（胃底折叠术也在非食管裂孔疝的患者中实施）。这种情况下的手术适应证有以下3个：

（1）诊断明确的胃食管反流病。

（2）症状评分高。

（3）保守治疗（PPI试验、生活方式改变及饮食调整）无效。

诊断明确的胃食管反流病是指已通过反流检测（如pH测定/阻抗）在功能上被证实存在反流。形态学诊断标准（即反流性食管炎）的诊断灵敏度似乎过低，因此必须对糜烂性胃食管反流病的患者进行功能检测。

术 前 处 理

对食管裂孔疝患者手术，除上述诊断检查外，无其他特殊的术前处理。

患者被告知一般和专科手术风险后需签署知情同意书。复发的风险一定要在食管裂孔疝手术前向患者作特殊交代。此外，一些具有争议的术中操作也一定要和患者沟通，尤其是膈脚缝合修补后是否要再放置补片——这取决于术中食管裂孔的具体大小。不使用补片的高复发率和使用补片后的潜在相关风险（补片移位、侵袭、穿孔等）都应予以强调。

参考文献

[1] Korn O, Stein HJ, Richter TH, Liebermann-Meffert D. Gastroesophageal sphincter: a model. Dis Esophagus. 1997;10:105–9.

[2] Liebermann-Meffert D, Allgöwer M, Schmid P, Blum AL. Muscular equivalent of the lower esophageal sphincter. Gastroenterology. 1979;76:31–8.

[3] Hiatt JR, Gabbay J, Busuttil RW. Surgical anatomy of the hepatic arteries in 1000 cases. Ann Surg. 1994;220:50–2.

[4] Weber C, Davis CS, Shankaran V, Fisichella PM. Hiatal hernias: a review of the pathophysiologic theories and implication for research. Surg Endosc. 2011;25:3149–53.

[5] Linke GR, Borovicka J, Schneider P, Zerz A, Warschkow R, Lange J, Müller-Stich BP. Is a barium swallow complementary to endoscopy essential in the preoperative assessment of laparoscopic antireflux and hiatal hernia surgery? Surg Endosc. 2008;22:96–100.

[6] Hansdotter I, Björ O, Andreasson A, Agreus L, Hellström P, Forsberg A, Talley NJ, Vieth M, Wallner B. Hill classification is superior to the axial length of a hiatal hernia for assessment of the mechanical anti-reflux barrier at the gastroesophageal junction. Endosc Int Open. 2016;4:E311–7.

[7] Jobe BA, Kahrilas PJ, Vernon AH, Sandone C, Gopal DV, Swanstrom LL, Aye RW, Hill LD, Hunter JG. Endoscopic appraisal of the gastroesophageal valve after antireflux surgery. Am J Gastroenterol. 2004;99:233–43.

[8] Alvarez-Herrero L, Curvers WL, van Vilsteren FG, Wolfsen H, Ragunath K, Wong Kee Song LM, Mallant-Hent RC, van Oijen A, Scholten P, Schoon EJ, Schenk EB, Weusten BL, Bergman JG. Validation of the Prague C&M classification of Barrett's esophagus in clinical practice. Endoscopy. 2013;45:876–82.

[9] American Gastroenterological Association, Spechler SJ, Sharma P, Souza RF, Inadomi JM, Shaheen NJ. American Gastroenterological Association medical position statement on the management of Barrett's esophagus. Gastroenterology. 2011;140:1084–91.

[10] Wang KK, Sampliner RE, Practice Parameters Committee of the American College of Gastroenterology. Updated guidelines 2008 for the diagnosis, surveillance and therapy of Barrett's esophagus. Am J Gastroenterol. 2008;103:788–97.

[11] Mori T, Nagao G, Sugiyama M. Paraesophageal hernia repair. Ann Thorac Cardiovasc Surg. 2012;18:297–305.

[12] Stylopoulos N, Gazelle GS, Rattner DW. Paraesophageal hernias: operation or observation? Ann Surg. 2002;236:492–500. discussion 500-1.

[13] Wolf PS, Oelschlager BK. Laparoscopic paraesophageal hernia repair. Adv Surg. 2007;41:199–210.

38

食管裂孔疝修补术
Techniques of Hiatal Hernia Repair

Beat Muller-Stich, Philip C. Muller, Rudoph Pointner, Stavros A. Antoniou, Burkhard H. A. von Rahden, and Sumeet K. Mittal
陈富强　杨慧琪　陈　杰　译

目前食管裂孔疝分为4型（图38-1）。Ⅰ型疝，又称为滑动型疝，即胃食管连接部位于膈上，此型最常见，占所有食管裂孔疝的80%～85%。Ⅱ～Ⅳ型疝不常见，统称为食管旁疝。Ⅱ型疝为单纯性食管旁疝，尤为罕见。Ⅲ型疝为Ⅰ型疝和Ⅱ型疝的混合，胃食管连接部与胃底共同经膈肌疝出。如果伴有其他

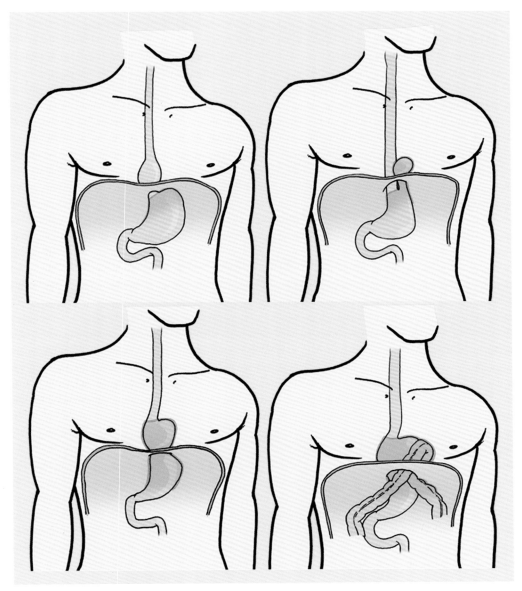

图38-1　食管裂孔疝分类。滑动性裂孔疝（Ⅰ型）；单纯食管旁疝（Ⅱ型）；Ⅲ型为Ⅰ型和Ⅱ型的混合；伴其他腹内脏器疝出的为Ⅳ型疝

腹内脏器疝出，则为Ⅳ型疝。仅当伴随胃食管反流病（gastroesophageal reflux disease，GERD）时，Ⅰ型疝具有手术指征。有症状的食管旁疝有进一步发展和出现并发症的风险，如出现疝嵌顿，因此需要手术治疗。手术治疗的目的是复位疝内容物和修补膈肌裂孔。食管裂孔疝的手术方式包括经腹或经胸的开放手术和微创手术。腹腔镜微创手术可以减少围手术期并发症、缩短住院时间，同时治疗效果等价于开腹手术

和经胸手术。因此，腹腔镜微创手术是绝大多数食管裂孔疝的首选治疗方式。除手术入路之外，理想的食管裂孔疝手术还需要考虑疝囊的处理、膈肌脚修补类型、补片的使用及胃底折叠术的实施。本专题将基于美国胃肠与内镜外科医师学会（Society of American Gastrointestinal and Endoscopic Surgeons，SAGES）指南和最新的文献回顾，提供具有循证医学证据的手术方法的选择和建议（表38-1和表38-2）。

表38-1　牛津循证医学中心关于证据级别和推荐等级的标准[40]

证据级别	分级标准	推荐等级
1A	随机对照的系统评价，包括 meta 分析	A
1B	可信区间较窄的单个随机对照研究	A
2A	队列研究的系统评价	B
2B	单个队列研究和低质量随机对照研究	B
2C	"结果"研究	C
3A	病例对照研究的系统评价	C
3B	单个病例对照研究	C
4	单个病例系列研究、低质量队列研究和病例对照研究	C
5	专家意见	D

表38-2　根据证据级别和推荐等级对食管裂孔疝修补术中不同步骤的建议

手术步骤	作者推荐（2017）	证据级别/推荐等级*	SAGES 指南推荐	证据级别/推荐等级*
完整切除疝囊	是	3B/C	是	3B/C
离断胃短血管	是	—	否（如可获得无张力的胃底折叠时）	1A/A
胃短血管的离断程度	有限离断	—	否	—
保留迷走神经	是	3B/C	否	—
膈肌脚成形术类型	经食管前或经食管后	1B/A	经食管前或经食管后	1B/A
胃底折叠术	是	1B/A	否，如无反流史	—
胃底折叠术类型	部分胃底折叠（或短 Nissen 手术）	1A/A**	部分胃底折叠（或短 Nissen 手术）	1A/A**
补片加强	是***	1A/A	否	—
补片材料	合成补片****	4/C	否	—
补片固定	前入路，胶水；后入路，胶水/钉合/缝合	4/C	否	—

注：*如果推荐等级不同，仅显示最高级别的可用证据；**推荐部分胃底折叠术；***巨大裂孔疝（大于5 cm）；****无聚四氟乙烯。

疝囊的处理

SAGES指南指出，食管裂孔疝修补术中将疝囊自纵隔中剥离的推荐等级为"强"，而切除疝囊的推荐等级为"弱"。此两条建议的证据级别不高（图38-2）。

在食管旁疝（Ⅱ～Ⅳ型）中，疝囊与食管及胃相附着。在纵隔中剥离疝囊可以松解张力，这种张力会将胃向上拽回原来的位置。当疝囊完全从纵隔中游离后，可以消除张力，从而使胃在腹腔内保持无张力状态（图38-2）。此外，可以更好地显露纵隔结构（尤其是食管）和充分游离食管，减少术后发生短食管的风险。而且未切除的疝囊夹在胃底折叠和食管之间可能会导致持续性吞咽困难。大多数关于裂孔疝修补术的文献均提到了疝囊的完全剥离，并推荐完全切除疝囊[1, 10, 16, 17, 31, 34]。关于比较完全剥离疝囊和不完全剥离疝囊的数据很少，尤其缺乏前瞻性或随机对照试验的研究数据。Edye等在一项原发性食管旁疝的病例对照研究中发现，前25例未完全切除疝囊的病例在术后前6个月内有5例复发，这个结果使得他们改变了手术策略。对于接下来的30例病例采用完全切除疝囊的方法后，未再观察到早期复发[10]。Watson等在另一篇关于巨大裂孔疝（缺损＞10 cm）的回顾性病例系列研究中报道了前40例不完全疝囊剥离病例的中转开放手术率为40%。中转手术的主要原因是在不剥离疝囊的情况下不能安全地游离出食管。而当完全剥离疝囊后，接下来46例病例的中转率降至9%

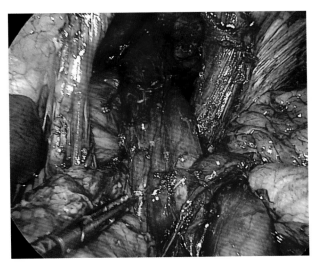

图38-2　完全游离和切除疝囊可以更好地定位裂孔，降低食管损伤的风险

（$P < 0.001$）。作者的结论认为，将手术策略改为完全剥离是改善腹腔镜成功率的主要原因，并可以提高食管游离程度和充分评估食管长度[54]。

总之，现有的文献推荐完全地剥离并切除疝囊，这样可以使食管更好地暴露和游离，并使胃在腹腔内保持无张力状态（表38-2）。

胃短血管的处理

关于胃食管反流病的治疗，SAGES指南建议，如果胃底能够在没有明显张力的情况下包绕食管，则无须离断胃短血管。该推荐的证据级别很高。如果无法实施无张力的胃底折叠术，则应实施胃短血管的离断。这条建议来源于中等质量的证据。指南中提到没有关于胃短血管离断程度的推荐。另外，该指南特别指出，北美的专家意见主张常规离断胃短血管以减少张力（表38-2）。

文献中可搜索到5个不同随访时限的随机对照试验，涉及离断胃短血管对抗反流手术的影响[3, 7, 12, 26, 56]。Markar等最近的一项meta分析纳入了以上5个随机对照试验，结果显示是否离断胃短血管对再手术率和术后吞咽困难或反流没有显著影响。但是，离断胃短血管会延长手术时间（平均25.6分钟，95% CI 14.18～37.05，$P < 0.001$），降低术后食管下括约肌压力（平均3.69 mmHg，95% CI −4.11～3.26，$P < 0.001$）。而住院时间、术后并发症、气顶综合征（gas bloat syndrome）及DeMeester评分方面没有差异[29]。不同研究的血管离断程度差异很大，从2根到4根甚至离断所有胃短血管，这项meta分析没有将这种异质性纳入分析。目前，没有比较胃底折叠术中有限离断和广泛离断胃短血管的临床研究。在两项随机对照试验中，对170位患者随访了10～12年[3, 62]，结果没有观察到吞咽困难、烧心、咳嗽或呕吐情况，以及抗分泌药物使用的差异，但离断胃短血管的腹胀症状发生率较高（74% vs. 48%，$P=0.002$）[11]。

由于广泛离断胃短血管可能导致不良的临床结果，因此不作为常规推荐。而有限离断胃短血管可能有助于实施无张力的胃底折叠术。

迷走神经的处理

SAGES指南中没有提供关于食管裂孔疝修补术中迷走神经保留问题的建议。相关的证据质量较低，并且食管裂孔疝修补术中有关切断迷走神经的数据有限（表38-2）。

迷走神经负责控制消化道的副交感神经并加强胃肠动力。该神经纤维沿食管的左、右两侧下行，延伸至胃分为前、后两支。迷走神经的副交感神经纤维支配胃、肾、胰腺、肝脏、胆囊及Cannon点以上的肠管（Cannon点位于横结肠的左三分之一处）。神经损伤或完全神经切断的后果仍未完全知晓。迷走神经切断术后综合征一般表现为胃排空延迟、腹泻、复发性溃疡，以及胆汁淤积形成胆结石。通常认为，应该小心保留迷走神经，但是切断迷走神经可能有助于游离胃食管连接部，而且有报道称切断迷走神经后食管可延长3～4 cm[10, 16, 21, 28, 59]。仅有3个回顾性病例系列研究具有相关的随访数据。

Vansant等的研究中纳入311例食管裂孔疝病例，159例接受了迷走神经切断术联合抗反流手术，与152例未进行迷走神经切断的患者进行对比。迷走神经切断组腹泻的发生率是对照组的2倍（34% vs. 17%，P < 0.005），迷走神经切除后患者发生恶心、呕吐的情况更加常见（7% vs. 0，P < 0.005；13% vs. 1%，P < 0.005）。此外，迷走神经切断组的长期症状（超过3个月）发生率更高（26% vs. 1%，P < 0.005）[52]。

Oelschlager等对巨大、复发性食管裂孔疝患者的治疗经验进行了介绍，这些患者在进行广泛的食管游离后，均无法在没有张力的情况下将胃食管连接部松解至腹腔。对此他们首先进行了后迷走神经切断术，如果仍无法充分松解，则另行前迷走神经切断术。对比了30例行迷走神经切断术患者与72例未行迷走神经切断术患者的情况，发现两组在烧心、反流、腹痛、吞咽困难、胸痛、腹胀、恶心和腹泻的严重程度上无显著差异，但迷走神经切断术后的酸暴露情况较少。作者总结认为，与双侧迷走神经切断术相比，单侧迷走神经切断术不增加倾倒综合征的发生率[45]。

在Trus等的研究中，76位食管旁疝修补术的患者中有3位发生了迷走神经损伤。共两位患者出现了明显的胃瘫，对其中一位患者进行了腹腔镜下幽门成形术，对另一位行了部分胃切除、Billroth Ⅱ式重建术。第三位患者出现了胃扩张，通过鼻胃管减压治愈[51]。

Jordan等报道胃底折叠术同期行壁细胞迷走神经切断术（parietal cell vagotomy，PCV）具有三大优势：① PCV可永久性地减少胃酸分泌，是抗酸

反流的基础。② PCV术后胃食管连接部暴露较好。③ 当包绕胃食管连接部时，经迷走神经干内侧的肝胃网膜穿过比经迷走神经干外侧的肝胃网膜穿过更加合适，因为前者阻断迷走神经至壁细胞团的分支，而后者容易损伤肝神经。他们对188位患者进行了PCV手术，在随访期间没有观察到任何胃部症状[24]。这些发现在一项针对49例胃束带手术中行前后迷走神经切断术的研究中得到了进一步证实。平均随访5.7年后，没有一例病例出现胃出口梗阻或腹泻并发症。作者认为，其他研究报道的胃出口梗阻问题不是由单纯迷走神经切断引起的，可能与溃疡病或胃食管反流导致的慢性炎症和幽门部瘢痕形成有关[30]。

从现有资料可以看到，在食管裂孔疝的手术过程中应特别注意保护迷走神经的完整性。如果食管游离不充分，可以另行后迷走神经切断术。但更多的时候，在完全剥离疝囊后，就能沿着食管向上分离到气管杈位置，很容易将食管拉至腹腔，从而不用进行迷走神经切断术（表38-2）。

膈肌脚成形术

膈肌脚成形术是食管裂孔疝修补术中的关键步骤，可以行经食管前修补或经食管后修补。胃食管反流病的SAGES治疗指南建议，在抗反流手术中裂孔较大时，可以关闭膈肌脚，其推荐等级为"强"，证据级别为"中等"。一项比较经食管前、后膈肌脚修补疗效的随机对照试验的结果显示，经食管前膈肌脚关闭可能具有减少术后吞咽困难的作用（表38-2）。

Watson等对102位胃食管反流病患者行腹腔镜经食管前、后膈肌脚成形术加Nissen胃底折叠术后研究发现，两组患者术后出现吞咽困难、烧心及6个月的总体满意度均无差异。虽然吞咽困难的发生率相似，但更多的经食管后膈肌脚成形组的患者需要接受二次手术（15% vs. 0，P=0.03）[58]。在许多关于食管裂孔疝修补术的报道中，并未明确膈肌脚成形术的方式。一些作者采用经食管后修补方式[1, 9, 16, 18, 20, 51]，或者二择其一[10]，一些作者在经食管后修补的基础上选择性地增加经食管前修补[41, 44, 55, 63]。

总之，膈肌脚成形术是食管裂孔疝修补术中的关键步骤。膈肌脚成形术的方式选择（经食管前或经食管后）是相对次要的（表38-2），重要的是无

张力修补，没有食管的偏移或狭窄。此外，经食管后膈肌脚成形术中应尤其注意修补得是否对称（图38-3）。

胃底折叠术

SAGES指南建议在修补滑动型裂孔疝时必须进行胃底折叠术，以解决酸反流的问题。对于食管旁疝来说，胃底折叠术同样重要，但根据当时的数据，不建议常规行胃底折叠术。在低质量证据级别和"弱"等级推荐中，指南提出在没有贲门失弛缓症的情况下，根据术前压力测定来选择性进行胃底折叠可能是不必要的。关于胃底折叠的方式，建议部分折叠为首选，以减少术后吞咽困难和再手术率，并可获得与完全胃底折叠相似的患者满意率及反流症状控制率。这条声明的证据级别较高。但由于手术疗效的长期随访数据有限，部分胃底折叠的长期疗效可能弱于完全胃底折叠，因此指南没有给出"强"推荐。指南建议在食管内置入一个56号探条后进行部分胃底折叠或短松型（1～2 cm）完全胃底折叠（弱推荐），以尽量减少术后吞咽困难发生。若要获得最大化的手术效果，则要行完全胃底折叠或较长（> 3 cm）的部分胃底折叠（弱推荐）。需要指出，临床实践和专家意见存在地区差异。由于考虑到其他方式的疗效性，北美的专家们更推荐完全胃底折叠术（表38-2）。

SAGES指南发表在Müller-Stich等人的研究之前。在他们的研究中，40位食管旁疝患者被随机分为两组：一组采用腹腔镜补片加强裂孔成形术+心包膈肌固定术（laparoscopic mesh-augmented hiatoplasty with cardiophrenicopexy，LMAH-C），另一组采用腹腔镜补片加强裂孔成形术+胃底折叠术（laparoscopic mesh-augmented hiatoplasty with fundoplication，LMAH-F）（图38-4）。在3个月的随访中，LMAH-C组的DeMeester评分结果较LMAH-F组高（分别为40.9 ± 39.9 vs. 9.6 ± 17，P=0.048）。同样，LMAH-C组在术后12个月具有较高的反流综合征评分（分别为1.9 ± 1.2 vs. 1.1 ± 0.4，P=0.020）；

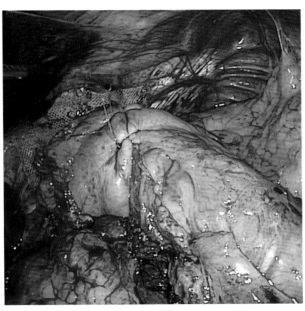

图38-4　腹腔镜补片加强裂孔成形术联合Nissen式胃底折叠术

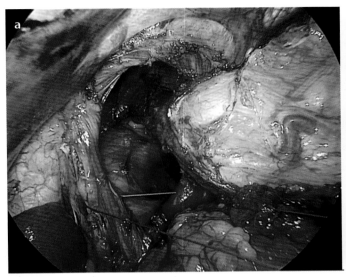
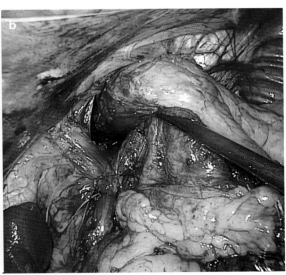

图38-3　a. 经食管后膈肌脚成形术中对称缝合膈肌脚；b. 完成后的膈肌脚成形术，未见食管狭窄

术后食管炎的发生率为57% vs. 17%，结果有利于行胃底折叠术的患者（P=0.026）[34]。这些数据表明，无论术前是否存在GERD的证据，食管裂孔疝修补术都应该联合胃底折叠术。其他作者[50，60]也支持常规实施胃底折叠术，并用了不同的论据来证明这点。食管裂孔疝患者术前合并GERD的患病率高达80%。食管裂孔疝术后反流风险增加30%[34]。另外，由于解剖因素，食管旁疝患者术前获得可靠反流证据的能力有限，如果进行食管压力测定和pH监测，则很难对结果进行恰当的解释。即使是没有反流病史的患者，由于在疝修补中对其进行了广泛的分离解剖，也很容易导致其术后酸反流。除了以上支持常规进行抗反流手术的原因之外，胃底折叠术被认为有助于将贲门固定于膈肌下方，从而降低复发的风险。但到目前为止，由于样本量有限或随访时间过短，Müller-Stich等的随机对照试验研究尚未证实这一假设。关于生活质量方面，Mittal等比较了进行胃底折叠术和未行胃底折叠术的食管裂孔疝修补患者，发现他们长期的生活质量没有差异[49]。常规的胃底折叠术被证明可以减少严重的术后食管炎[34]而不降低生活质量[34，49]，因此建议在食管裂孔疝修补术中常规使用胃底折叠术。

传统的方法将贲门固定于膈肌下方，有后入路胃固定法（Hill修补术）、胃底膈肌固定术及圆韧带贲门固定术[22，27，39]。虽然这些方法具有良好的短期效果，但复发率高，尤其到了微创手术时代，胃固定术已经被淘汰[8]。因此，从当前的角度来看，胃底折叠术似乎是能够持久预防术后反流的唯一有效方法。

许多随机对照试验和meta分析比较了不同类型的胃底折叠术治疗胃食管反流病的效果。Varin等的meta分析纳入11项随机对照试验，比较了部分胃底折叠术与完全胃底折叠术的效果[53]。完全胃底折叠术导致术后较高的吞咽困难（OR 1.82 ～ 3.93；P < 0.001）、气顶综合征（OR 1.07 ～ 2.56；P < 0.02）及胀气（OR 1.66 ～ 3.96；P < 0.001）的发生率。而两组的食管炎、烧心、持续酸反流的发生率均没有差异。值得注意的是，与部分胃底折叠术相比，完全胃底折叠术后的再手术率明显更高（OR 1.13 ～ 3.95；P < 0.02）。此外，患者满意度没有差异。作者得出结论，部分胃底折叠术是一种安全有效的选择，可以代替完全胃底折叠术，具有潜在的优势，但由于纳入分析的研究质量不高，仍需谨慎看待结果。

Boreders等对全后入路胃底折叠术与部分后入路胃底折叠术进行了系统评价和meta分析。分析纳入了7项随机对照试验[4]。完全胃底折叠术具有较高的术后吞咽困难（RR 1.61，95% CI 1.06 ～ 2.44；P=0.02）、再手术（RR 2.19，95% CI 1.09 ～ 4.40；P=0.03）、打嗝障碍（RR 2.04，95% CI 1.19 ～ 3.49；P=0.009）及气顶综合征（RR 1.58，95% CI 1.21 ～ 2.05；P=0.001）的发生率。两者的复发性病理性酸反流、食管炎、院内并发症或患者满意度均没有差异。但也应谨慎解释这些结果。因为该分析中纳入的最大的研究是Strate等人发表的，其结果与其他纳入分析的研究结果相矛盾，后者更倾向于完全胃底折叠术，特别是在酸暴露和食管炎方面更具有优势[48]。

Broeders等进一步做了关于腹腔镜前入路180°部分胃底折叠术与Nissen胃底折叠术的系统评价和meta分析。其中纳入了5项随机对照试验，共458位患者[6]。两组的手术时间、院内并发症率及住院时间相似。吞咽困难的患病率分别为15% vs. 27%（RR 0.56，95%CI 0.38 ～ 0.81；P=0.002），前入路部分胃底折叠术后的Dakkak吞咽困难评分（2.8 vs. 4.8，WMD−2.25，95%CI−2.66 ～−1.833；P < 0.001）、气顶综合征发生率（11% vs. 18%，RR 0.59，95%CI 0.36 ～ 0.97；P=0.04），以及打嗝困难发生率（19% vs. 31%，RR 0.63，95%CI 0.40 ～ 0.99；P=0.05）均低于Nissen胃底折叠术。两组的食管酸暴露情况、食管炎、烧心、腹胀率、再手术率、质子泵抑制剂使用、食管下段括约肌压力以及患者满意度均无明显差异。随访5年后，腹腔镜前入路部分胃底折叠术后的Dakkak吞咽困难评分和打嗝困难仍低于Nissen胃底折叠术。这项研究支持采用前入路部分胃底折叠术治疗胃食管反流病。但必须强调，该研究中的180°前入路胃底折叠术是一个复杂的手术，必须区别于单纯的Dor胃底折叠术或Thal胃底折叠术。根据Watson等的说法，术中必须用5 ～ 6根缝线将胃底缝合于腹段食管右侧壁和右膈肌脚，以及腹段食管左侧壁和左膈肌脚。

在第三项系统评价和meta分析中，Broeders等比较了腹腔镜前入路胃底折叠术和后入路胃底折叠术的结果[5]。其中纳入了5项比较前入路和后入路全胃底折叠术的随机对照试验，以及2项比较前入路和后入路部分胃底折叠术的随机对照试验。在6 ～ 12个月的短期随访中，腹腔镜前入路胃底折叠术后食管酸暴露（3.3% vs. 0.8%，WMD 2.04，95%CI 0.84 ～ 3.24；$P < 0.001$）、烧心（21% vs. 8%，RR 2.71，95%CI 1.72 ～ 4.26；$P < 0.001$）以及再手术（8% vs. 4%，RR 1.94，95%CI 0.97 ～ 3.87；$P=0.06$）的发生率较高。但前入路手术的Dakkak吞咽困难评分较低（2.5 vs. 5.7，WMD −2.87，95%CI −3.88 ～ −1.87；$P < 0.001$）。短期随访中，食管炎、反流症状、围手术期临床结果均没有差异。在2 ～ 10年的长期随访中，腹腔镜前入路胃底折叠术后烧心的发生率较高，且质子泵抑制剂的使用率较高。前入路胃底折叠术后胃食管反流病复发的远期再手术率是后入路胃底折叠术的两倍（10% vs. 5%，RR 2.12，95%CI 1.07 ～ 4.21；$P=0.03$）。长期随访中，Dakkak吞咽困难评分、打嗝困难、气顶综合征和患者满意度数据均没有差异。

总之，由于反流的复发率高，所有以胃固定术作为单一治疗的方式均不可取。由于食管旁疝术前反流情况难以客观反映，术前反流发生率高，且裂孔疝修补术后易发生反流，因此食管旁疝修补术应常规联合胃底折叠术，以预防术后反流。现有的数据支持将腹腔镜后入路胃底折叠术作为手术治疗的选择。可必须考虑的是，后入路部分胃底折叠术和适当的180°前入路胃底折叠术仍具有一定的需求。它们应该留给那些训练有素的外科医师，因为他们对这种方法的经验更丰富。否则，做得好的Nissen式胃底折叠术也能在患者满意度较高的情况下取得良好的效果，或许比做得差的部分胃底折叠术更好。也就是说，外科医师应该做他们熟悉的胃底折叠术式。另外，与完全胃底折叠术相比，部分胃底折叠术的长期效果数据较少（表38-2）。

补 片 加 强

SAGES指南指出，没有足够的长期数据可以支持或反对在裂孔疝修补术中使用补片（表38-2）。

但如今有证据表明，使用补片加强修补巨大食管旁疝（大于5 cm）可以减少中远期的复发率和再手术率。

Memon等在一项纳入4个随机对照试验的meta分析中，比较了单纯缝合（$n=186$）和补片修补（$n=220$）的结果。认为补片植入后的再手术率显著降低（OR 3.73，95%CI 1.18 ～ 11.82；$P=0.03$），而手术时间（SMD −0.46，95%CI −1.16 ～ −0.24；$P = 0.19$）和并发症发生率（OR 1.06，95%CI 0.45 ～ 2.50，$P=$

0.90）无差异[33]。最近发表的一项采用Markov Monte Carlo决策-分析模型的meta分析和风险-效益分析发现，有了更多理由在修补大型裂孔疝（大于5 cm）时常规放置补片。在915位患者中，与单纯缝合对比，补片修补术后3年随访期的复发率从20.5%减至12.1%。相当于复发率的绝对风险降低了8.4%，需治疗人数为12。在仅分析随访时间超过2年（补片修补为11.5%，单纯缝合为25.4%，$P=0.007$）和人工合成补片（补片修补为9.9%，单纯缝合为19.0%，$P=0.005$）的亚组的比较中，复发率的降低更为显著[35]。Memon等的meta分析显示减少复发风险可以降低再手术率。Müller Stich等的风险-效益分析显示，通过补片修补减少再手术率的绝对风险降低了5.6%，需治疗人数为18（95%CI 13.3 ～ 27.3）。这是非常重要的结果，因为裂孔处的再手术是非常危险的，病死率是初次手术的10倍[51]。此外，补片相关并发症的发生率也非常低，仅1.9%。因此，补片相关的并发症并没有导致更高的手术相关并发症发生率（补片修补为15.3%，单纯缝合为14.2%）。相比之下，即使假设再次手术与初次手术的风险相同，补片修补术也能降低终身手术相关病死率（补片修补为1.6%，缝合修补为1.8%）。在预防手术相关病死率方面，这相当于绝对风险降低了0.3%，需治疗人数为344（必须考虑到，这一计算是在假定再手术病死率与初次手术病死率相同的情况下进行的，而实际上再手术病死率增加了10倍）[61]。

不同的材料可用于补片加强修补，如聚丙烯、聚酯、聚四氟乙烯或生物材料。此外，补片可按其结构规格（如重量、厚度和孔径）进行分类。材料和结构特性均对补片的生物学行为有影响，而补片的生物学行为应安全稳定。理想的补片能够快速整合长入而不易移位，在Senft等的研究中，大孔聚丙烯补片可满足以上特性[47]。

在Müller Stich等的meta分析中，聚丙烯是最普遍被使用的材料（占所有纳入患者的39.6%），并发症发生率仅为0.8%。其他广泛使用的补片有聚四氟乙烯（占所有纳入患者的31.9%）和生物补片（占所有纳入患者的13.5%），其补片相关并发症的发生率稍高于聚丙烯材料，分别为2.5%和1.3%（图38-5）[2]。

聚丙烯补片的特点是具有很强的组织结合性和很强的黏附性。聚四氟乙烯补片较少形成粘连，而有关食管侵蚀的临床研究常被报道。一个原因可能

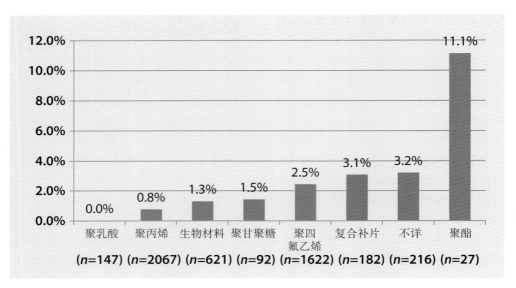

图38-5　不同补片相关并发症的发生风险(Müller-Stich BP, Kenngott HG, Gondan M, Stock C, Linke GR, Fritz F, et al. Use of mesh in laparoscopic paraesophageal hernia repair: a meta-analysis and risk-benefit analysis. PloS One. 2015; 10(10): e0139547.)

是组织整合长入差,导致补片相对活动。在已发表的一个最大病例系列研究中,Müller Stich 等在 306 例病例中使用了圆形聚丙烯补片,其补片相关并发症的发生率为 1%(图38-6)。没有观察到补片移位或食管侵蚀[36]。这一发现进一步得到了大型动物研究的支持,其中聚丙烯补片的皱缩与补片上的食管剪孔扩大有关。考虑到这些发现,在裂孔处应用圆形聚丙烯补片出现狭窄的风险可能被高估了。因为担心合成补片可能出现的并发症[42],Oelschlager 等提出了猪小肠黏膜下层生物补片。在组织重塑过程中,生物补片暂时加强了裂孔疝修补术。生物补片植入6~12个月后被完全吸收,因此,在

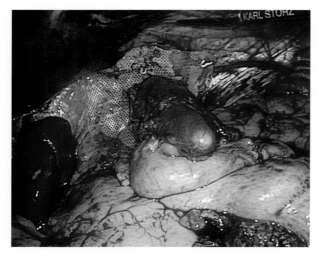

图38-6　将圆形聚丙烯补片置于食管周围,食管内插入56号探条

假设的情况下,降低了补片相关并发症的风险。在 Oelschlager 等的随机对照试验研究中,他们将单纯缝合(n=57)与单纯缝合联合U形生物补片加强(n=51)进行比较。使用U形生物补片的原因是因为他们担心圆形补片纤维化和牵引力会导致术后吞咽困难。术后6个月,单纯缝合组12例(24%)和补片修补组4例(9%)出现了复发疝(P=0.04)[44]。在5年的随访中,59%的单纯缝合组和54%的生物补片组出现了复发性食管裂孔疝,这表明生物补片在长期预防复发中没有作用(P=0.7)[43]。Antoniou SA 等的生物补片meta分析证实了这一发现[2]。因此,对于巨大食道旁疝,使用生物补片似乎是无效的。

使用的补片有不同的形状,包括条形、U形、A形、V形和圆形。到目前为止,还没有比较不同的形状补片的随机对照试验研究。Ganderath 等用不可吸收缝线缝合重建膈肌脚后放置条形补片。他们将 1 cm×3 cm 的补片放在食管后方作肌后(onlay)修补,并在补片的每一边缝一针进行固定。文献中关于条形补片有不同的数据。首先,在一项非随机试验中,胃食管反流病患者接受抗反流手术,在裂孔闭合时进行补片修补(n=170)或单纯缝合修补(n=361)。术后1年,非补片组6.1%的患者出现了折叠瓣移位,相比之下,补片组为0.6%。但补片组在术后3个月的吞咽困难率明显增加(35.3% vs. 19.8%),而术后1年两组的吞咽困难率相等(4.9% vs. 4.4%)[20]。第二个研究是一项随机对照试验,包括100例胃食管反流病病例,采用

360° Nissen胃底折叠术联合单纯缝合或补片修补。术后3个月，单纯缝合组有10%的患者出现折叠瓣移位，而补片组有2%的患者出现折叠瓣移位。在1年的随访中，单纯缝合组该比率增加至26%，而补片组增加至8%。与第一个病例系列研究一样，术后3个月补片组患者的吞咽困难率较高（16% vs. 4%），12个月后两组患者的吞咽困难率均降至4%[19]。Watson等在一项随机对照试验研究中使用了类似的条形补片，但他们使用的补片更大，长2～3 cm，宽4～5 cm。研究中比较了3种方法：缝合修补（n=43）、可吸收补片修补（n=41）与不可吸收补片修补（n=42）。其12个月的随访率达到92%。缝合修补术后的复发率为23.1%，可吸收补片修补术后的复发率为30.8%，不可吸收补片修补术后的复发率为12.8%[57]。三组临床结果相似。Müller-Stich等、Frantzides等和Szold等使用圆形补片修补[13, 25, 36, 38]。Müller-Stich等使用外径为80 mm、中心孔径为18 mm的聚丙烯补片修补。如前所述，在306位患者中，圆形聚丙烯补片的补片相关并发症发生率为1%。根据临床资料和动物实验研究，发现圆形补片在食管周围可保持稳定的位置。由于圆形在一个方向上的每一个运动都可能伴随着一个反向运动，直到与邻近软组织最终融合。作者对圆形补片位置稳定的另一种解释是，圆形补片在修复的裂孔周围区域具有很大的重叠。理论上，大的补片重叠保证了所有相关力的最佳分布。Frantzides等使用了一个椭圆形的聚四氟乙烯补片修补，在补片中心有一个3.5 cm的小孔。72位巨大（＞8 cm）食管裂孔疝患者随机接受Nissen胃底折叠术联合膈肌脚成形术和Nissen胃底折叠术联合膈肌脚成形术、onlay补片修补术。中位随访时间为2.5年，单纯缝合成形组的复发率为22%，而补片组为0（P＜0.006）[14]。

食管裂孔是一个极为动态的区域，因此学者们提出了不同的固定方法。充分的固定至关重要，补片移位可能导致复发，移位的补片可能会侵蚀邻近的结构，如食管、主动脉、胃或心包。钉合固定和缝合固定时应极其小心，因为它们可能会导致致命的心脏和血管损伤（图38-7）[15, 37]。横膈膜中心腱的平均厚度仅3 mm，在这一位置应特别小心。大多数损伤是螺旋钉造成的。因此，用缝线固定可能更有利。但缝合亦会导致心包损伤[37]。对腹腔内的裂孔缝合很困难，会导致手术时间延长，因此最近有学者提出用纤维蛋白胶进行补片固定。当选择

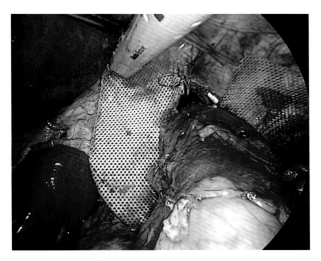

图38-7　裂孔处圆形补片使用内镜下直钉固定

具有快速组织整合长入的大孔圆形聚丙烯补片时，这种固定方式尤其合适。胶水很容易通过补片网孔渗透到下层组织。这种固定方式降低了腹腔镜补片固定的技术难度，消除了缝合或钉合相关的心脏或血管损伤风险。现有的随机对照试验比较了补片放置使用单独缝合与不同补片固定策略：Ganderath和Oelschlager用缝合线固定补片，Frantzides用直钉，Watson用缝线和钉。这些随机对照试验中220位患者没有发生与固定相关的并发症。目前文献中没有关于比较人体中不同固定策略的前瞻性试验研究。Müller-Stich等报道了2例补片固定术后心脏压塞，1例采用螺旋钉固定，1例采用缝线固定。该研究还总结了另外7例因裂孔疝手术引起心脏压塞的病例。Powell等对70例食管旁或巨大滑动疝病例使用纤维蛋白胶固定。从补片放置到固定平均用时5分钟，未出现并发症。有人在动物存活实验中比较了缝合固定与纤维蛋白胶固定治疗食管裂孔疝的疗效，发现纤维蛋白胶固定的手术时间显著缩短（74.7分钟 vs. 127.0分钟；P＜0.01），而在术后30天既没有发现补片移位，也没有发现细胞再增殖或补片周围炎症改变的差异[46]。作者认为纤维蛋白胶的整合强度与标准缝合相似。但在猪和兔的腹壁疝修补术中，补片固定于腹壁的两种方法具有不同的数据。在Melman等人的实验中，缝合线的固定强度明显高于钉合装置和纤维蛋白胶[32]，钉合装置的强度高于纤维蛋白胶。Jenkins同样发现纤维蛋白胶的固定强度不足。缝合加纤维蛋白胶的固定强度相当于或优于单纯钉合的固定强度[23]。

总之，对于大的食管裂孔疝（＞5 cm）伴食管旁受累的患者，应始终放置补片，这对于预防复

发具有积极作用，从而减少了复杂的再次手术。从风险-效益角度考虑，似乎使用补片更有利，因为补片相关并发症是罕见的，而复杂的再手术意味着更高的病死率。使用补片时，应考虑聚丙烯等快速长入的材料。由于聚四氟乙烯补片的组织整合性不好，不推荐使用；生物补片缺少长期有效性，也应避免使用。可以使用不同形状的补片，U形补片和圆形补片在食管周围的稳定性较好，似乎更具有优势。对裂孔前半部分的腱性结构应使用纤维蛋白胶固定，对裂孔后半部分的肌性结构可使用纤维蛋白胶、直钉或缝线固定。在横膈膜前中心腱部不应进行钉合或缝合（表38-2）。

参考文献

[1] Andujar JJ, Papasavas PK, Birdas T, Robke J, Raftopoulos Y, Gagné DJ, et al. Laparoscopic repair of large paraesophageal hernia is associated with a low inci- dence of recurrence and reoperation. Surg Endosc. 2004;18 (3):444–7.

[2] Antoniou SA, Müller-Stich BP, Antoniou GA, Köhler G, Luketina R-R, Koch OO, et al. Laparoscopic augmentation of the diaphragmatic hiatus with bio- logic mesh versus suture repair: a systematic review and meta-analysis. Langenbeck's Arch Surg. 2015;400(5):577–83.

[3] Blomqvist A, Dalenbäck J, Hagedorn C, Lönroth H, Hyltander A, Lundell L. Impact of complete gastric fundus mobilization on outcome after laparo- scopic total fundoplication. J Gastrointest Surg. 2000;4(5): 493–500.

[4] Broeders JA, Mauritz FA, Ahmed Ali U, Draaisma WA, Ruurda JP, Gooszen HG, et al. Systematic review and meta-analysis of laparoscopic Nissen (posterior total) versus Toupet (posterior partial) fundoplication for gastro-oesophageal reflux disease. Brit J Surg. 2010; 97(9):1318–30.

[5] Broeders JA, Roks DJ, Ahmed Ali U, Draaisma WA, Smout AJ, Hazebroek EJ. Laparoscopic anterior versus posterior fundoplication for gastroesophageal reflux disease: systematic review and meta-analysis of randomized clinical trials. Ann Surg. 2011;254(1):39–47.

[6] Broeders JA, Roks DJ, Ahmed Ali U, Watson DI, Baigrie RJ, Cao Z, et al. Laparoscopic anterior 180-degree versus nissen fundoplication for gastroesophageal reflux disease: systematic review and meta-analysis of randomized clinical trials. Ann Surg. 2013;257(5):850–9.

[7] Chrysos E, Tzortzinis A, Tsiaoussis J, Athanasakis H, Vasssilakis J, Xynos E. Prospective randomized trial comparing Nissen to Nissen-Rossetti technique for laparoscopic fundoplication. Am J Surg. 2001;182(3): 215–21.

[8] De Laet M, Spitz L. A comparison of Nissen fund- oplication and Boerema gastropexy in the surgical treatment of gastro-oesophageal reflux in children. Brit J Surg. 1983;70(2):125–7.

[9] Diaz S, Brunt LM, Klingensmith ME, Frisella PM, Soper NJ, Jordan PH. Indications for parietal cell vagotomy (2003) Laparoscopic paraesophageal hernia repair, a challenging operation: medium-term outcome of 116 patients. J Gastrointest Surg. 1989;7(1):59–66. discussion 66–7.

[10] Edye MB, Canin-Endres J, Gattorno F, Salky BA. Durability of laparoscopic repair of paraesophageal hernia. Ann Surg. 1998;228(4):528–35.

[11] Engström C, Jamieson GG, Devitt PG, Watson DI. Meta-analysis of two randomized controlled trials to identify long-term symptoms after division of the short gastric vessels during Nissen fundoplication. Brit J Surg. 2011;98(8):1063–7.

[12] Farah JF, Grande JC, Goldenberg A, Martinez JC, Lupinacci RA, Matone J. Randomized trial of total fundoplication and fundal mobilization with or without division of short gastric vessels: a short-term clinical evaluation. Acta Cirurgica Brasileira. 2007;22(6): 422–9.

[13] Frantzides CT, Carlson MA. Prosthetic reinforcement of posterior cruroplasty during laparoscopic hiatal herniorrhaphy. Surg Endosc. 1997;11(7):769–71.

[14] Frantzides CT, Madan AK, Carlson MA, Stavropoulos GP. A prospective, randomized trial of laparoscopic polytetrafluoroethylene (PTFE) patch repair vs simple cruroplasty for large hiatal hernia. Arch Surg. 2002; 137(6):649–52.

[15] Frantzides CT, Welle SN. Cardiac tamponade as alife-threatening complication in hernia repair. Surgery. 2012;152(1):133–5.

[16] Gantert WA, Patti MG, Arcerito M, Feo C, Stewart L, DePinto M, et al. Laparoscopic repair of para- esophageal hiatal hernias. J Am Coll Surg. 1998;186(4):428–32; discussion 432–3.

[17] Geha AS, Massad MG, Snow NJ, Baue AE. A 32-year experience in 100 patients with giant paraesophageal hernia: the case for abdominal approach and selective antireflux repair. Surgery. 2000;128(4):623–30.

[18] Geißler B, Birk E, Anthuber M. Report of 12 years experience in the surgical treatment of 286 paraesophageal hernias. Chirurg. 2016;87(3):233–40.

[19] Granderath FA, Schweiger UM, Kamolz T, Asche KU, Pointner R. Laparoscopic Nissen fundoplication with prosthetic hiatal closure reduces postoperative intra-thoracic wrap herniation: preliminary results of a prospective randomized functional and clinical study. Arch Surg. 2005;140(1):40–8.

[20] Granderath FA, Schweiger UM, Kamolz T, Pasiut M, Haas CF, Pointner R. Laparoscopic antireflux surgery with routine mesh-hiatoplasty in the treatment of gastro- esophageal reflux disease. J Gastrointest Surg. 2002;6(3):347–53.

[21] Herbella FA. Vagotomy during hiatal hernia repair: anatomic observations. J Gastrointest Surg. 2009;13(2): 393–4. author reply 395.

[22] Hill LD. An effective operation for hiatal hernia: an eight year appraisal. Ann Surg. 1967;166(4):681–92.

[23] Jenkins ED, Lerdsirisopon S, Costello KP, Melman L, Greco SC, Frisella MM, et al. Laparoscopic fixation of bio- logic mesh at the hiatus with fibrin or polyethylene glycol sealant in a porcine model. Surg Endosc. 2011;25(10):3405–13.

[24] Jordan PH. Indications for parietal cell vagotomy without drainage in gastrointestinal surgery. Ann Surg. 1989;210(1):29–41.

[25] Keidar A, Szold A. Laparoscopic repair of paraesophageal hernia with selective use of mesh. Surg Laparosc, Endosc Percutan Tech. 2003;13(3):149–54.

[26] Kösek V, Wykypiel H, Weiss H, Höller E, Wetscher G, Margreiter R, Klaus A. Division of the short gas- tric vessels during laparoscopic Nissen fundoplication: clinical and functional outcome during long-term follow-up in a prospectively randomized trial. Surg Endosc. 2009;23(10):2208–13.

[27] Kümmerle F, Grönniger J. 49. Refluxoesophagitis Operationstaktik beim Erwachsenen: Pexiever- fahren. Langenbecks Arch Chir. 1978;347(1):305–10.

[28] Luketich JD, Raja S, Fernando HC, Campbell W, Christie NA, Buenaventura PO, et al. Laparoscopic repair of giant paraesophageal hernia: 100 consecutive cases. Ann Surg. 2000;232(4):608–18.

[29] Markar SR, Karthikesalingam AP, Wagner OJ, Jackson D, Hewes JC, Vyas S, Hashemi M. Systematic review and meta- analysis of laparoscopic Nissen fundoplication with orwithout division of the short gastric vessels. Brit J Surg. 2011;98(8):1056–62.

[30] Martin MB. Truncal vagotomy without drainage: Are there long-term concerns? Surg Endosc. 2015;29(11): 3086–9.

[31] Maziak DE, Todd TR, Pearson FG. Massive hiatus hernia: evaluation and surgical management. J Thorac Cardiovasc Surg. 1998;115(1):53–60; discussion 61–2.

[32] Melman L, Jenkins ED, Deeken CR, Brodt MD, Brown SR, Brunt LM, et al. Evaluation of acute fixation strength for mechanical tacking devices and fibrin sealant versus polypropylene suture for laparoscopic ventral hernia repair. Surg Innov. 2010;17(4): 285–90.

[33] Memon MA, Memon B, Yunus RM, Khan S. Suture cruroplasty versus prosthetic hiatal herniorrhaphy for large hiatal hernia: a meta-analysis and systematic review of randomized controlled trials. Ann Surg. 2016;263(2):258–66.

[34] Müller-Stich BP, Achtstätter V, Diener MK, Gondan M, Warschkow R, Marra F, et al. Repair of para- esophageal hiatal hernias – Is a fundoplication need- ed? A randomized controlled pilot trial. J Am Coll Surg. 2015;221(2):602–10.

[35] Müller-Stich BP, Kenngott HG, Gondan M, Stock C, Linke GR, Fritz F, et al. Use of mesh in laparoscopic parae- sophageal hernia repair: a meta-analysis and risk- benefit analysis. PLoS One. 2015;10(10):

e0139547.

[36] Müller-Stich BP, Köninger J, Müller-Stich BH, Schäfer F, Warschkow R, Mehrabi A, Gutt CN. Laparoscopic mesh-augmented hiatoplasty as a method to treat gastroesophageal reflux without fundoplication: single-center experience with 306 consecutive patients. Am J Surg. 2009;198(1):17–24.

[37] Müller-Stich BP, Linke G, Leemann B, Lange J, Zerz A. Cardiac tamponade as a life-threatening complication in antireflux surgery. Am J Surg. 2006;191(1): 139–41.

[38] Müller-Stich BP, Linke GR, Borovicka J, Marra F, Warschkow R, Lange J, et al. Laparoscopic mesh-augmented hiatoplasty as a treatment of gastroesophageal reflux disease and hiatal hernias-preliminary clinical and functional results of a prospective case series. Am J Surg. 2008;195(6):749–56.

[39] Narbona B, Olavarrieta L, Lloris JM, de Lera F, Calvo MA. Treatment of gastroesophageal reflux by pexis to the round ligament. Report of 100 operated patients followed-up for 16 to 23 years. Chirurgie. 1990; 116(2):201–10.

[40] OCEBM Levels of Evidence Working Group (2011). The Oxford centre for evidence-based medicine 2011 Levels of evidence. Oxford Centre for evidence-based medicine. http://www.cebm.net/ocebm-levels-of-evidence.

[41] Oddsdottir M, Franco AL, Laycock WS, Waring JP, Hunter JG. Laparoscopic repair of paraesophageal hernia. New access, old technique. Surg Endosc. 1995; 9(2):164–8.

[42] Oelschlager BK, Barreca M, Chang L, Pellegrini CA. The use of small intestine submucosa in the repair of paraesophageal hernias: initial observations of a new technique. Am J Surg. 2003;186(1):4–8.

[43] Oelschlager BK, Pellegrini CA, Hunter JG, Brunt ML, Soper NJ, Sheppard BC, et al. Biologic prosthesis to pre- vent recurrence after laparoscopic paraesophageal hernia repair: long-term follow-up from a multi-center, prospective, randomized trial. J Am Coll Surg. 2011;213(4):461–8.

[44] Oelschlager BK, Pellegrini CA, Hunter J, Soper N, Brunt M, Sheppard B, et al. Biologic prosthesis reduces recurrence after laparoscopic paraesophageal hernia repair: a multicenter, prospective, randomized trial. Ann Surg. 2006;244(4):481–90.

[45] Oelschlager BK, Yamamoto K, Woltman T, Pellegrini C. Vagotomy during hiatal hernia repair: a benign esoph- ageal lengthening procedure. J Gastrointest Surg. 2008;12(7):1155–62.

[46] Powell BS, Wandrey D, Voeller GR. A technique for placement of a bioabsorbable prosthesis with fibrin glue fixation for reinforcement of the crural closure during hiatal hernia repair. Hernia. 2013;17(1):81–4.

[47] Senft J, Gehrig T, Lasitschka F, Linke GR, Shevchenko M, Bruckner T, et al. Influence of weight and structure on biological behavior of polypropylene mesh prostheses placed at the esophageal hiatus. J Laparoendosc Adv Surg Tech Part A. 2014;24(6):383–90.

[48] Strate U, Emmermann A, Fibbe C, Layer P, Zornig

C. Laparoscopic fundoplication: Nissen versus Toupet two-year outcome of a prospective randomized study of 200 patients regarding preoperative esophageal motility. Surg Endosc. 2008;22(1):21–30.

[49] Svetanoff WJ, Pallati P, Nandipati K, Lee T, Mittal SK. Does the addition of fundoplication to repair the intra-thoracic stomach improve quality of life? Surg Endosc. 2016;30(10):4590–7.

[50] Swanstrom LL, Jobe BA, Kinzie LR, Horvath KD. Esophageal motility and outcomes following laparo- scopic paraesophageal hernia repair and fundoplica- tion. Am J Surg. 1999;177(5):359–63.

[51] Trus TL, Bax T, Richardson WS, Branum GD, Mauren SJ, Swanstrom LL, Hunter JG. Complications of laparo-scopic paraesophageal hernia repair. J Gastro- Intest Surg. 1997;1(3):221–7. discussion 228.

[52] Vansant JH, Baker JW. Complications of vagotomy in the treatment of hiatal hernia. Ann Surg. 1976; 183(6):629–35.

[53] Varin O, Velstra B, De Sutter S, Ceelen W. Total vs partial fundoplication in the treatment of gastroeso- phageal reflux disease: a meta-analysis. Arch Surg (Chicago, Ill.: 1960). 2009;144(3):273–8.

[54] Watson DI, Davies N, Devitt PG, Jamieson GG. Impor-tance of dissection of the hernial sac in laparoscopic surgery for large hiatal hernias. Arch Surg (Chicago, Ill.: 1960). 1999;134(10):1069–73.

[55] Watson DI, Jamieson GG, Pike GK, Davies N, Richard-son M, Devitt PG. Prospective randomized double-blind trial between laparoscopic Nissen fundoplication and anterior partial fundoplication. Brit J Surg. 1999;86(1):123–30.

[56] Watson DI, Pike GK, Baigrie RJ, Mathew G, Devitt PG, Britten-Jones R, Jamieson GG. Prospective double-blind randomized trial of laparoscopic Nissen fundo-plication with division and without division of short gastric vessels. Ann Surg. 1997;226(5):642–52.

[57] Watson DI, Thompson SK, Devitt PG, Smith L, Woods SD, Aly A, et al. Laparoscopic repair of very large hiatus hernia with sutures versus absorbable mesh versus nonabsorbable mesh: a randomized controlled trial. Ann Surg. 2015;261(2):282–9.

[58] Watson DI, Jamieson GG, Devitt PG, Kennedy JA, Ellis T, Ackroyd R, Lafullarde T, Game PA. A prospective ran-domized trial of laparoscopic Nissen fundoplication with anterior vs posterior hiatal repair. Arch Surg. 2001;136(7):745–51.

[59] Wiechmann RJ, Ferguson MK, Naunheim KS, McKesey P, Hazelrigg SJ, Santucci TS, Landreneau RJ. Laparo-scopic management of giant paraesophageal hernia-tion. Ann Thorac Surg. 2001;71(4):1080–6. discus-sion 1086–7.

[60] Wu JS, Dunnegan DL, Soper NJ. Clinical and radio-logic assessment of laparoscopic paraesophageal her-nia repair. Surg Endosc. 1999;13(5):497–502.

[61] Wykypiel H, Kamolz T, Steiner P, Klingler A, Granderath FA, Pointner R, Wetscher GJ. Austrian experiences with redo antireflux surgery. Surg Endosc. 2005;19(10): 1315–9.

[62] Yang H, Watson DI, Lally CJ, Devitt PG, Game PA, GG J. Randomized trial of division versus nondivision of the short gastric vessels during laparoscopic Nissen fundoplication: 10-year outcomes. Ann Surg. 2008; 247(1):38–42.

[63] Zaninotto G, Portale G, Costantini M, Fiamingo P, Ram-pado S, Guirroli E, et al. Objective follow-up after lapa-roscopic repair of large type III hiatal hernia. Assessment of safety and durability. World J Surg. 2007;31(11):2177–83.

39 食管裂孔疝中的补片修补技术
Mesh Technology in Hiatal Hernia

Ferdinand Köckerling, Beat Müller-Stich, and Bruce Ramshaw

邹振玉 杨慧琪 陈 杰 译

缝合修补与补片修补的对比

腹腔镜巨大食管裂孔疝修补术的复发率高[1]。美国胃肠与内镜外科医师学会（Society of American Gastrointestinal and Endoscopic Surgeons，SAGES）食管裂孔疝治疗指南[2, 3]根据中等水平证据指出，对于巨大食管裂孔疝使用补片修补可降低短期复发率。但是长期数据不足，无法建议在食管裂孔疝中使用补片[3]。

Antoniou等[4]对3项随机对照试验进行了meta分析，包括267例病例，随访期为6～12个月。结果表明，食管裂孔疝单纯缝合修补和补片加强修补的加权平均复发率分别为24.3%和5.8%。

Memon等[5]对4项随机对照试验进行了meta分析，共406例病例，其中缝合修补186例，补片修补220例。4项结果中，只有食管裂孔疝补片修补的再手术率（OR 3.73；95%CI 1.18～11.82；P = 0.03）优于缝合修补，两组在复发或补片移位、手术时间和并发症发生率方面的结果相近。

Furnée等[6]的系统评价包括26项研究，共924位患者接受腹腔镜食管裂孔疝修补术并使用补片修补，有340位患者没有使用补片。使用的补片类型多样，包括6种聚丙烯补片、9种生物补片、2种聚四氟乙烯（PTFE）补片、2种膨化聚四氟乙烯（ePTFE）补片和2种聚丙烯-聚四氟乙烯复合补片。影像学和（或）内镜随访的平均时间为25.2 ± 4.0个月。补片组有451位（85.4%）可随访患者，其中，385例没有复发或复发的缺损仅小于2 cm；非补片组有247位（73.7%）可随访患者，其中的182位没有复发或复发的缺损仅小于2 cm。

Müller-Stich等[7]对3项随机对照试验和9项观察性临床研究（补片类型：聚四氟乙烯补片、生物补片、聚丙烯补片和复合补片）进行了meta分析，这项研究囊括了915例病例，结果表明腹腔镜食管裂孔疝补片修补术的复发率明显更低［综合比例为12.1% vs. 20.5%；OR 0.55（0.34～0.89）；P = 0.04］。作者认为腹腔镜食管裂孔疝修补术中应使用补片。

在进一步的系统评价和meta分析中，Tam等[8]分析了13项研究共1 194例病例，其中，521例为缝合修补，673例使用了补片修补。补片修补术后复发（OR 0.51；95%CI 0.30～0.87；总体P = 0.014）但无需二次手术（OR 0.42；95%CI 0.13～1.37；总体P = 0.149）的比例更低。作者认为，支持常规使用补片的证据质量很低。

补片植入的并发症

合成补片修补术后补片侵蚀和移位并不多见，但都是灾难性的并发症[1]。Stadlhuber等[9]报道了约17例腔内补片侵蚀、6例食管狭窄和5例致密纤维化。作者指出，使用合成补片修补食管裂孔疝的相关并发症比以前报道得多。同时，一些病例报道引发了人们对使用合成补片修补食管裂孔疝的术后严重并发症的关注[10, 11]。此外，使用补片修补需要在手术中进行大面积的游离[12]。Müller-Stich等[7]的研究表明，对食管裂孔疝进行腹腔镜补片修补和无补片修补的并发症发生率无统计学差异［综合比例15.3% vs. 14.2%，OR 1.02（0.63～1.65）；P = 0.94］。在那些报道了至少一种补片相关并发症的系列研究中，系统评价数据表明，腹腔镜食管裂孔疝修补的补片相关并发症的发生率为1.9%[7]。对使用生物补片的病例随访6、45和58个月，均未发生侵蚀、狭窄或吞咽困难等并发症[13-15]，系统评价也没有发现生物材料特有的副作用[16]。

生物补片、合成补片与缝合的对比

一项前瞻性随机试验并没有发现缝合修补、可吸收补片修补与不可吸收补片修补在复发率方面有什么显著差异[17]。但是，每组约40例病例的样本量还是相对较小。

一项包含了meta分析[1]的系统评价，囊括了5项相关研究，涉及295例病例的短期随访，结果表明缝合修补的复发率为16.6%，而生物补片修补的复发率为3.5%（P = 0.003）。但并没有在生物补片长期有效性方面得出结论[1]。

补片修补的风险-获益分析

食管裂孔疝修补术中，不使用补片会造成复发风险增加，而使用了补片可能带来侵蚀和移位，必须权衡这两方面的风险[9-12]。Müller-Stich等[7]发现，约3年随访期过后，补片的使用可将复发率从20.5%降到12.1%。补片相关并发症的发生率很低，仅为1.9%，这并不影响整体手术相关并发症。使用补片后复发率从20.5%降到12.1%，相当于绝对风险降低了8.4%，需要治疗的数量减少了12例（95%CI 10.6 ~ 13.5）。"使用补片"和"不使用补片"的再手术率分别为2.4%和8.0%，相当于绝对风险降低了5.6%，需要治疗的数量减少了18例（95%CI 13.3 ~ 27.3）。风险-获益分析显示，腹腔镜食管裂孔疝补片修补的终身手术相关病死率为1.6%，腹腔镜无补片修补的终身手术相关病死率为1.8%（考虑了非常危险的再次手术的手术相关病死率），相当于绝对风险降低了0.3%，需要治疗的数量减少了344例（95%CI 297.6 ~ 406.5）。更有趣的是，聚丙烯补片相关并发症的发生率（0.8%）低于生物补片相关并发症的发生率（1.3%）[7]。其他作者认为[1, 16]使用生物补片似乎不会发生与补片侵蚀和移位有关的严重并发症（图39-1 ~ 图39-3）。短期随访发现生物补片也可以降低复发率[1]，但目前还没有充足的长期随访数据。权衡利弊，已获得的短

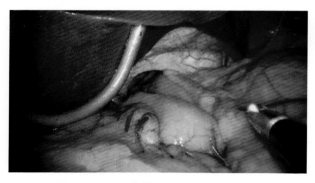

图39-1　巨大食管裂孔旁疝的典型表现

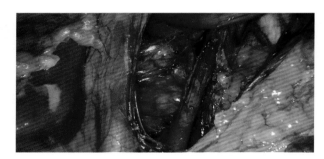

图39-2　将胃复位到腹腔后可以看到巨大食管裂孔缺损

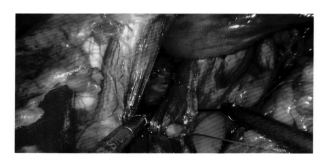

图39-3　用不可吸收缝线关闭食管裂孔

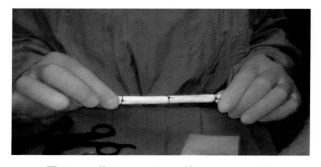

图39-4　将12 cm×8 cm的Tutomesh卷起

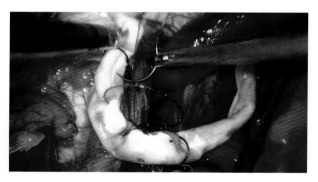

图39-5　将Tutomesh卷进行U形缝合，缝合于食管裂孔脚，加强修补

期数据似乎支持在巨大食管裂孔疝修补手术中使用生物补片。未来应进行更多的大样本随机对照试验来最终确定哪种补片更适合食管裂孔疝修补（图39-4 ~ 图39-6）。

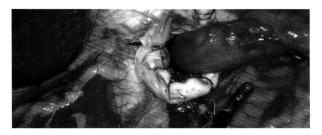

图39-6　食管裂孔疝Tutomesh修补的最终效果图

参考文献

[1] Antoniou SA, Müller-Stich BP, Antoniou GA, Köhler G, Luketina RR, Koch OO, Pointner R, Granderath FA. Laparoscopic augmentation of the diaphragmatic hiatus with biologic mesh versus suture repair: a systematic review and meta-analysis. Langenbeck's Arch Surg. 2015;400(5):577–83. https://doi.org/10.1007/s00423-015-1312.

[2] Stefanidis D, Hope WW, Kohn GP, Reardon PR, Richardson WS, Fanelli RD, The SAGES Guidelines Committee. Guidelines for surgical treatment of gastroesophageal reflux disease. Surg Endosc. 2010;24:2647–69. https://doi.org/10.1007/s00464-010-1267-8.

[3] Kohn GP, Price RR, Demeester SR, Zehetner J, Muensterer OJ, Awad ZT, Mittal SK, Richardson WS, Stefanidis D, Fanelli RD, The SAGES Guidelines Committee. Guidelines for the Management of Hiatal Hernia. Society of American Gastrointestinal and Endoscopic Surgeons. 2013. http:/www.sages.org.

[4] Antoniou SA, Antoniou GA, Koch OO, Pointner R, Granderath FA. Lower recurrence rates after mesh-reinforced versus simple hiatal hernia repair: a meta-analysis of randomized trials. Surg Laparosc Endosc Percutan Tech. 2012;22(6):498.

[5] Memon MA, Memon B, Yunus RM, Khan S. Suture Cruroplasty versus Prosthetic hiatal Herniorrhaphy for large hiatal hernia: a meta-analysis and systematic review of randomized controlled trials. Ann Surg. 2016;263(2):258–66. https://doi.org/10.1097/SLA.000000000001267.

[6] Furnée E, Hazebroek E. Mesh in laparoscopic large hiatal hernia repair: a systematic review of the literature. Surg Endosc. Published online: 21 June 2013. https://doi.org/10.1007/s00464-013-3036-y.

[7] Müller-Stich BP, Kenngott HG, Gondan M, Stock C, Linke GR, Fritz F, Nickel F, Diener MK, Gutt CN, Wente M, Büchler MW, Fischer L. Use of mesh in laparoscopic Paraesophageal hernia repair: a meta-analysis and risk-benefit analysis. PLoS One. 2015. https://doi.org/10.1371/journal.pone.0139547.

[8] Tam V, Winger DG, Nason KS. A systematic review and meta-analysis of mesh vs suture cruroplasty in laparoscopic large hiatal hernia repair. Am J Surg. 2016;211(1):226–38. https://doi.org/10.1016/j. amj-surg.2015.07.007.

[9] Stadlhuber RJ, Sherif AE, Mittal SK, Fitzgibbons RJ BM Jr, Hunter JG, Demeester TR, Swanstrom LL, Smith D, Filipi CJ. Mesh complications after prosthetic reinforcement of hiatal closure: a 28-case series. Surg Endosc. 2009;23(6):1219–26. https://doi.org/10.1007/s00464-008-0205-5.

[10] Hazebroek EJ, Leibman S, Smith GS. Erosion of a composite PTFE/ePTFE mesh after hiatal hernia repair. Surg Laparosc Endosc Percutan Tech. 2009;19(2):175–7. https://doi.org/10.1097/SLE.0b013e3181a11926.

[11] De Moor V, Zalcman M, Delhaye M, El Nakadi I. Complications of mesh repair in hiatal surgery: about 3 cases and review of the literature. Surg Laparosc Endosc Percutan Tech. 2012;22(4):e222–5. https://doi. org/10.1097/SLE.0b013e318253e440.

[12] Parker M, Bowers SP, Bray JM, Harris AS, Belli EV, Pfluke JM, Preissler S, Asbun HJ, Smith CD. Hiatal mesh is associated with major resection at revisional operation. Surg Endosc. 2010;24(12):3095–101. https://doi.org/10.1007/s00464-010-1095-x.

[13] Oelschlager BK, Pellegrini CA, Hunter J, Soper N, Brunt M, Sheppard B, Jobe B, Polissar N, Mitsumori L, Nelson J, Swanstrom L. Biologic prosthesis reduces recurrence after laparoscopic Paraesophageal hernia repair. Ann Surg. 2006;244:481–90. https://doi. org/10.1097/01.sla.0000237759.42831.03.

[14] Oelschlager BK, Pellegrini CA, Hunter JG, Brunt ML, Soper NJ, Sheppard BC, Polissar NL, Neradilek MB, Mitsumore LM, Rohrmann CA. Biologic prosthesis to prevent recurrence after Laparoscopic Paraesophageal hernia repair: long-term follow-up from a multicenter, prospective, randomized trial. J Am Coll Surg. 2011;213:461. ISSN 1072-7515/11. https://doi.org/10.1016/j.jamcollsurg.2011.05.017.

[15] Wassenaar EB, Mier F, Sinan H, Petersen RP, Martin AV, Pellegini CA, Oelschlager BK. The safety of biologic mesh for laparoscopic repair of large, complicated hiatal hernia. Surg Endosc. 2012;26(5):1360–6. https://doi.org/10.1007/s00464-011-2045-y.

[16] Antoniou SA, Pointner R, Granderath FA, Köckerling F. The use of biological meshes in diaphragmatic defects – an evidence-based review of the literature. Front Surg. 2015;2:56. https://doi.org/10.3389/fsurg.2015.00056.

[17] Watson DI, Thompson SK, Devitt PG, Smith L, Woods SD, Aly A, Gan S, Game PA, Jamieson GG. Laparoscopic repair of very large hiatus hernia with sutures versus absorbable mesh versus nonabsorbable mesh: a randomized controlled trial. Ann Surg. 2015;261(2):282–9. https://doi.org/10.1097/SLA.0000000000000842.

40 食管裂孔疝的并发症及预防
Complications of Hiatal Hernia Repair and Prevention

Jelmer E. Oor, Ferdinand Köckerling, Rajesh Khullar, and Eric J. Hazebroek

刘雨辰　杨慧琪　陈　杰　译

实践细节，"我如何处理"日常工作技巧和窍门

引言

通过手术治疗食管裂孔疝是一个相对安全的过程，具有低死亡率和并发症发生率的特点[1, 2]。然而，一旦出现并发症，治疗效果和患者生活质量将受到严重影响。在本专题中，我们介绍了食管裂孔疝术后不同时期可能出现的并发症，并且提供了针对上述并发症的处理方法和管理方案。

术中并发症

食管裂孔疝手术过程中最常见的并发症包括出血、肝脏或脾脏的被膜损伤、食管或胃穿孔及胸膜破损[1]。在解剖疝囊和切除疝囊时，术中并发症通常由致密粘连引起的解剖混乱和操作困难导致。特别在较大的Ⅳ型食道裂孔疝中，以腹腔内脏器迁移入胸腔并与胸内纵隔胸膜广泛粘连为特征，包括网膜、小肠、结肠等，而在解剖分离这些结构时往往存在损伤这些结构或其他结构的风险。

术中出血可以源自疝囊切除时导致的疝囊和裂孔出血，或者源自医源性肝脾损伤。而医源性食管穿孔是一种罕见但可能致命的并发症，严重影响患者的预后。胃探查管在放置过程中的位置和尺寸是否合适及胃底的折叠过程都将增加医源性食管穿孔的风险，因为这些操作相对于其他操作，并不是直视可见的[3]。不过，这种并发症非常罕见。在某些高难度手术后或胃探查置入后，可以采取术后上消化道造影检查来确定是否有早期食管穿孔。如果被证实可使用内镜食管支架治疗。

术后早期并发症

食管裂孔疝手术后最常见的术后早期并发症通常包括肺炎、血栓相关并发症和充血性心力衰竭。而特殊的并发症则较少发生，如食管漏或早期疝复发[1]。吞咽困难可能发生在早期阶段，或者发展成食管裂孔疝修补手术的晚期并发症。在早期发生吞咽困难时，观望策略用于判断吞咽困难是否由于术后早期水肿引起。如果在数周至数月内不存在吞咽困难，持续性阻塞症状和（或）吞咽困难样症状可能由于缺损关闭过紧或重建引起。持续性吞咽困难患者的术后随访至少应包括上消化道造影检查以排除食管狭窄，以及上消化道内镜检查和（或）食管测压以排除食管闭锁。对于存在吞咽困难的患者，必须特别注意热量的摄入，因吞咽困难容易导致营养缺乏[4]。如果存在食管狭窄，内镜下扩张是相对安全的改善吞咽困难的方法[5, 6]。对于某些病因已经明确者，以及保守治疗和内镜治疗无效或效果不佳者，再次手术是一种选择。在这些患者中，症状改善不足和术中严重并发症增加的风险应与患者复发的影响很好地平衡。

术后晚期并发症

术后晚期并发症包括与食管裂孔疝修复相关的并发症。如前所述，吞咽困难是一个较严重且常见的并发症，而复发性手术应该选择那些可能从手术中获益的患者。

一种罕见的并发症由于不可吸收补片侵入胃和食管引起[6, 7]。此种并发症并不常见，但其导致的结果可能是致命的。在专题39中，特别关注了食管裂孔疝补片修补后的并发症问题。对于这种特殊类型的并发症，最重要的预防措施之一是以非圆形的U形来放置补片，同时小心避免网片与胃和食管直接接触。

食管裂孔疝复发是另一个重要的并发症。由于已经证明大多数复发性食管裂孔疝相对较小且（部分）无症状，所以对于那些有症状性和客观存在食管裂孔疝的患者，以及那些在复发修补后功能预后可能改善的患者，应保留进行再次手术的可能[8]。复发性食管裂孔疝的管理将在下文中详细讨论。

避免紧急手术

应尽量避免紧急手术或非择期手术。有多项研究表明，与择期手术相比，急诊手术后病死率和并发症发生率增加，并且延长住院时间[9, 10]。如果患者出现急性梗阻症状，并且有很高的濒死嫌疑，使用鼻胃管放置或内镜抽吸的方法进行紧急减压，通常是奏效的，并为在最佳条件下安排择期或半择期手术提供了准备时间[10]。只有当减压治疗失败、患者病情不稳定，或有胃缺血和（或）食管或胃穿孔的迹象时，才进行急诊手术[11]。

有食管裂孔疝病史和进行性梗阻的患者常因饮食摄入减少而导致营养状况欠佳。胃肠减压的同时应用术前鼻饲或肠外营养可优化患者营养状况，降低术前并发症的发生率。这也解释了慢性阻塞性肺疾病患者可以从术前的肺功能准备中获益的缘由。尤其是老年患者，他们经常合并心脏或肺部合并症，手术应在患者麻醉访视、心脏科或呼吸科医师会诊后进行，以优化患者的手术条件。

腹腔镜手术

与传统的开腹手术相比，腹腔镜手术在降低发病率、避免术后疼痛和减少住院时间方面有显著改善。这些优势同样适用于腹腔镜食管裂孔疝修补手术和抗反流手术[12]。自1992年Concreve等和Cuschieri等引入腹腔镜食管裂孔疝修补术以来，腹腔镜手术逐步取代了传统的开放手术，并且相关报道证明其并发症发病率较低及术后住院时间较短，这对老年患者的治疗特别重要[12-14]。而腹腔镜食管裂孔疝修补术和开放修补手术在症状缓解率和再手术率方面似乎相当，这一情况在过去一直是一个存在争论的问题[8, 15]。此外，与传统手术相比，腹腔镜入路能更好地进入纵隔，利于疝囊的充分分离和切除，并降低因剥离不足而导致的术中并发症和早期复发的风险。

因此，腹腔镜手术已被公认为治疗食管裂孔疝的标准方法。尽管患者既往存在腹部手术史，腹腔镜修补方法也应该是所有患者的主要手术方式。腹腔镜食管裂孔疝修补术的中转开放手术率似乎低于2%，最常见的原因是出血、穿孔、粘连或腹腔镜无法将疝内容物还纳入腹腔[1]。与中转开放手术风险相比，腹腔镜手术因其并发症发生率低的优势而使患者获益程度明显大于中转风险。

食管延长术后消化道漏

术后消化道漏是一种罕见但严重的并发症，其在食管延长术后最常发生，如Collis胃成形术后[1]。"食道过短"问题将在专题41中讨论。鉴于食管漏将导致严重后果，故应尽量避免食管延长手术。食管周围活动度，尤其是纵隔延长活动度对于减少对裂孔的轴向张力至关重要，不仅能够通过胃食管连接处无张力地置于腹腔来防止复发性食管裂孔疝，而且可提供足够的食管长度以防止"短食管"问题。对于有Barrett食管病史并伴有慢性食管损伤而导致食管缩短的患者，应保留食管延长手术，手术方式取决于术中所见和足够的经验[1]。

术后护理

对于大多数手术而言，应让患者术后早期活动，以防止术后并发症，如肺炎和血栓栓塞相关并发症。对已经合并呼吸系统合并症的患者，术后早期雾化吸入和胸部物理治疗有助于预防呼吸系统并发症。为了防止腹内压突然升高及其所致的食管裂孔疝修补失败，对术后早期呕吐、打嗝和咳嗽应采取积极的治疗[4, 16, 17]。鼻胃管放置可能是治疗早期胃扩张的必要措施[4]。如前所述，术后上消化道造影检查可用于诊断较困难的术后医源性食管穿孔的早期检测，或用于术后严重吞咽困难的患者。然而，并没有足够的证据支持术后常规进行上消化道造影检查[7]。

我每天所做的是基于证据的吗

以下建议是SAGES食管裂孔疝管理指南中的意见和修改意见[18]。

推荐

— C级：建议积极治疗术后恶心、呕吐，以减少不良后果。

讨论

腹内压突然增加是容易导致裂孔疝修补术后早期失败的原因[19]。有研究认为术后早期呕吐、打嗝是导致解剖功能丧失的危险因素并建议进行纠正，因此如果发生上述情况，应早期积极治疗[19]。应及早发现胃部膨胀，因为它在术后早期就十分危险，可以放置鼻胃管或在术中放置胃造口管，通过排空胃来成功治疗[20, 21]。

推荐

— D级：由于术后早期吞咽困难较常见，应注意摄入足够的热量和营养。

讨论

由于术后早期吞咽困难的发生率高达50%，一般建议饮食由液体向固体逐渐过渡。术后应注意摄入足够的热量和营养。专家的意见认为，大多数患者在腹腔镜胃底折叠和疝修补术后体重将减轻4.5～7 kg，随后饮食将从液体逐渐变为软固体。如果吞咽困难持续或体重减轻超过9 kg，应考虑对患者的吞咽困难进行评估和干预。

推荐

— B级：无症状患者无需常规进行术后造影检查。

讨论

没有研究支持食管裂孔疝修补术后常规进行造影检查。如果患者出现严重吞咽困难或有穿孔的嫌疑，则应进行消化道造影检查。常规影像学随访显示的复发率高于症状性随访，但由于大多数复发疝较小或为无症状性复发，许多学者认为常规进行影像学随访并没有指征[22, 23]。

推荐

— B级：腹腔镜食管裂孔疝修补术与经腹开放修补术同样有效，但腹腔镜方法能够降低围手术期并发症发病率、缩短住院时间。因此，腹腔镜手术是治疗大多数裂孔疝的首选方法。

讨论

腹腔镜食管裂孔疝修补术与开放手术相比能够减轻术后疼痛。微创手术切口越小，并发切口疝和伤口感染的可能性越小。术后呼吸系统并发症也减少[24]。多个研究的结果是相似的，微创手术的住院时间较短、并发症发生率较低[25-36]，但复发率相当。由于出血、脾脏损伤或致密粘连等原因，有时需要转为开放手术。在需要时，腹腔镜手术中转为开放手术是必要的，外科医师应谨记这一点。

参考文献

[1] Luketich JD, Nason KS, Christie NA, Pennathur A, Jobe BA, Landreneau RJ, Schuchert MJ. Outcomes after a decade of laparoscopic giant paraesophageal hernia repair. J Thorac Cardiovasc Surg. 2010;139(2):395–404.

[2] Lidor AO, Steele KE, Stem M, Fleming RM, Schweitzer MA, Marohn MR. Long-term quality of life and risk factors for recurrence after laparoscopic repair of paraesophageal hernia. JAMA Surg. 2015;150(5):424–31.

[3] Edelman DS, Jacobs M, Lopez-Penalver C, Moses K. Safe esophageal bougie placement for laparoscopic hiatal hernia repair. JSLS. 1998;2(1):31–3.

[4] Kohn GP, Price RR, DeMeester SR, Zehetner J, Muensterer OJ, Awad Z, Mittal SK, Richardson WS, Stefanidis D, Fanelli RD; SAGES Guidelines Committee. Guidelines for the management of hiatal hernia. Surg Endosc. 2013;27(12):4409–28.

[5] Gaudric M, Sabate JM, Artru P, Chaussade S, Couturier D. Results of pneumatic dilatation in patients with dysphagia after antireflux surgery. Br J Surg. 1999;86:1088–91.

[6] Hui JM, Hunt DR, de Carle DJ. Esophageal pneumatic dilatation for postfundoplication dysphagia: safety, efficacy, and predictors of outcome. Am J Gastroenterol. 2002;97(12):972986–91.

[7] Stadlhuber RJ, Sherif AE, Mittal SK, Fitzgibbons RJ Jr, Michael Brunt L, Hunter JG, Demeester TR, Swanstrom LL, Daniel Smith C, Filipi CJ. Mesh complications after prosthetic reinforcement of hiatal closure: a 28-case series. Surg Endosc. 2009;23(6):1219–26.

[8] Hazebroek EJ, Leibman S, Smith GS. Erosion of a composite PTFE/ePTFE mesh after hiatal hernia repair. Surg Laparosc Endosc Percutan Tech. 2009;19(2):175–7.

[9] Jobe BA, Aye RW, Deveney CW, Domreis JS, Hill LD. Laparoscopic management of giant type III hiatal hernia and short esophagus. Objective follow-up at three years. J Gastrointest Surg. 2002;6:181–8.

[10] Poulose BK, Gosen C, Marks JM, Khaitan L, Rosen MJ, Onders RP, Trunzo JA, Ponsky JL. Inpatient mortality analysis of paraesophageal hernia repair in octogenarians. J Gastrointest Surg. 2008;12(11):1888–92.

[11] Jassim H, Seligman JT, Frelich M, Goldblatt M, Kastenmeier A, Wallace J, Zhao HS, Szabo A, Gould JC. A population-based analysis of emergent versus elective

paraesophageal hernia repair using the Nationwide inpatient sample. Surg Endosc. 2014;28(12):3473–8.

[12] Light D, Links D, Griffin M. The threatened stomach: management of the acute gastric volvulus. Surg Endosc. 2015;30(5):1847–52. [Epub ahead of print].

[13] Weber DM. Laparoscopic surgery: an excellent approach in elderly patients. Arch Surg. 2003;138: 1083–8.

[14] Congreve DP. Laparoscopic paraesophageal hernia repair. J Laparoendosc Surg. 1992;2(1):45–8.

[15] Cuschieri A, Shimi S, Nathanson LK. Laparoscopic reduction, crural repair, and fundoplication of large hiatal hernia. Am J Surg. 1992;163(4):425–30.

[16] Mattar SG, Bowers SP, Galloway KD, Hunter JG, Smith CD. Long-term outcome of laparoscopic repair of paraesophageal hernia. Surg Endosc. 2002;16(5): 745–9.

[17] Iqbal A, Kakarlapudi GV, Awad ZT, Haynatzki G, Turaga KK, Karu A, Fritz K, Haider M, Mittal SK, Filipi CJ. Assessment of diaphragmatic stressors as risk factors for symptomatic failure of laparoscopic nissen fundoplication. J Gastrointest Surg. 2006;10(1):12–21.

[18] Kohn GP, Price RR, DeMeester SR, Zehetner J, Muensterer OJ, Awad Z, Mittal SK, Richardson WS, Stefanidis D, Fanelli RD; SAGES Guidelines Committee. Guidelines for the management of hiatal hernia. Surg Endosc. 2013;27(12):4409–28.

[19] Iqbal A, Kakarlapudi GV, Awad ZT, Haynatzki G, Turaga KK, Karu A, Fritz K, Haider M, Mittal SK, Filipi CJ. Assessment of diaphragmatic stressors as risk factors for symptomatic failure of laparoscopic nissen fundoplication. J Gastrointest Surg. 2006;10(1):12–21.

[20] Debray C, Poinsard G, Deporte A. Gastric distension tachycardia syndrome, an occasionally severe complication of operated hiatal hernia. Actual Hepatogastroenterol (Paris). 1965;1:304–12.

[21] Mittal SK, Bikhchandani J, Gurney O, Yano F, Lee T. Outcomes after repair of the intrathoracic stomach: objective follow-up of up to 5 years. Surg Endosc. 2011;25:556–66.

[22] Andujar JJ, Papasavas PK, Birdas T, Robke J, Raftopoulos Y, Gagne DJ, Caushaj PF, Landreneau RJ, Keenan RJ. Laparoscopic repair of large paraesophageal hernia is associated with a low incidence of recurrence and reoperation. Surg Endosc. 2004;18:444–7.

[23] Jobe BA, Aye RW, Deveney CW, Domreis JS, Hill LD. Laparoscopic management of giant type III hiatal hernia and short esophagus. Objective follow-up at three years. J Gastrointest Surg. 2002;6:181–8.

[24] Chrysos E, Tsiaoussis J, Athanasakis E, Zoras O, Vassilakis JS, Xynos E. Laparoscopic vs open approach for Nissen fundoplication. A comparative study. Surg Endosc. 2002;16:1679–84.

[25] Pitcher DE, Curet MJ, Martin DT, Vogt DM, Mason J, Zucker KA. Successful laparoscopic repair of paraesophageal hernia. Arch Surg. 1995;130:590–6.

[26] Cuschieri A, Shimi S, Nathanson LK. Laparoscopic reduction, crural repair, and fundoplication of large hiatal hernia. Am J Surg. 1992;163:425–30.

[27] Congreve DP. Laparoscopic paraesophageal hernia repair. J Laparoendosc Surg. 1992;2:45–8.

[28] Behrns KE, Schlinkert RT. Laparoscopic management of paraesophageal hernia: early results. J Laparoendosc Surg. 1996;6:311–7.

[29] Perdikis G, Hinder RA, Filipi CJ, Walenz T, McBride PJ, Smith SL, Katada N, Klingler PJ. Laparoscopic paraesophageal hernia repair. Arch Surg. 1997;132:586–9.

[30] Edye MB, Canin-Endres J, Gattorno F, Salky BA. Durability of laparoscopic repair of paraesophageal hernia. Ann Surg. 1998;228:528–35.

[31] Schauer PR, Ikramuddin S, McLaughlin RH, Graham TO, Slivka A, Lee KK, Schraut WH, Luketich JD. Comparison of laparoscopic versus open repair of paraesophageal hernia. Am J Surg. 1998;176:659–65.

[32] Oelschlager BK, Pellegrini CA. Paraesophageal hernias: open, laparoscopic, or thoracic repair? Chest Surg Clin N Am. 2001;11:589–603.

[33] Rosen M, Ponsky J. Laparoscopic repair of giant paraesophageal hernias: an update for internists. Cleve Clin J Med. 2003;70:511–4.

[34] Low DE, Unger T. Open repair of paraesophageal hernia: reassessment of subjective and objective outcomes. Ann Thorac Surg. 2005;80:287–94.

[35] Diez Tabernilla M, Ruiz-Tovar J, Grajal Marino R, Calero Garcia P, Pina Hernandez JD, Chames Vaisman A, Morales Castineiras V, Sanjuanbenito Dehesa A, Martinez Molina E, Fresneda MV. Paraesophageal hiatal hernia. Open vs laparoscopic surgery. Rev Esp Enferm Dig. 2009;101:706–11.

[36] Zehetner J, Demeester SR, Ayazi S, Kilday P, Augustin F, Hagen JA, Lipham JC, Sohn HJ, Demeester TR. Laparoscopic versus open repair of paraesophageal hernia: the second decade. J Am Coll Surg. 2011;212:813–20.

41

复杂食管裂孔疝
Complex Hiatal Hernia

Dirk Weyhe and Pradeep Chowbey
聂玉胜　杨慧琪　陈　杰　译

胸 腔 胃

Dirk Weyhe

食管裂孔疝的分型

由于年龄增长和肥胖导致腹腔内压力升高和贲门移位是引起食管裂孔疝的主要原因[1]。根据移位的组织可将食管裂孔疝分为以下4型。

（1）Ⅰ型：滑动型食管裂孔疝。

（2）Ⅱ型：食管旁疝。

（3）Ⅲ型：混合型食管裂孔疝。

（4）Ⅳ型：巨大食管裂孔疝合并腹部器官移位到胸腔。

> 食管裂孔疝的分型：Ⅰ型：滑动型食管裂孔疝；Ⅱ型：食管旁疝；Ⅲ型：混合型食管裂孔疝；Ⅳ型：巨大食管裂孔疝合并腹部器官（除了胃以外）移位到胸腔。

滑动型食管裂孔疝（Ⅰ型）最常见，指贲门在食管裂孔上方沿纵向移位。大多数Ⅰ型食管裂孔疝（80%～90%）是在胃镜检查中被偶然发现的。食管旁疝（Ⅱ型）的特征是部分胃通过较大的裂孔缺损移位进入胸腔，而贲门仍位于膈下。根据定义，膈下贲门是Ⅱ型食管裂孔疝的主要鉴别特征，并且导致或多或少的完整胸腔疝囊。即使在Ⅱ型食管裂孔疝中，胸腔倒置胃也可能是最大的变异。除了胸腔内有移位的贲门外，Ⅲ型食管裂孔疝的特征在于滑动型食管裂孔疝和食管旁疝的混合。Ⅳ型食管裂孔疝是非常罕见的，其定义是除了胃之外的腹部器官如小肠、结肠、胰腺和脾脏的脱位。

腹部脏器移位的患者可能长期无症状，直到他们出现逐渐进展的临床表现，如劳力性呼吸困难或肺纤维化伴慢性复发性静息误吸。吞咽困难、反胃、餐后心血管疾病、心律失常和贫血是巨大食管裂孔疝的典型症状，而反酸是一种不常见的主诉。

所谓的"复杂"或"大"食管裂孔疝的实际患病率尚不清楚，对于"中等"或"大"的疝没有明确定义的标准，因此根据疝大小来分型没有统一的标准。所以，如果忽视以上Ⅰ～Ⅳ分型，那么各项研究之间的比较几乎是不可能的。此外，关于外科手术的过程仍有争议，例如：切除疝囊或单纯胃固定术是否是抗反流手术（360°/270°胃底折叠术）的有效替代方案；另一个尚未解决的核心问题是对于"大"食管裂孔疝应如何用补片修补。

补片修补

补片修补的指征

补片修补对于腹壁或腹股沟疝来说是一个标准的不可或缺的手术步骤，在国际指南中有关传统开放手术和腹腔镜手术都有高级别的文献证据支持[2, 3]。相比之下，指南对于食管裂孔补片修补的建议非常谨慎[4]。美国胃肠和内镜外科医师协会（SAGES）提出，因食管裂孔疝补片修补缺少远期随访证据，存在局部慢性异物反应的潜在风险，以及对补片植入材料研究结果存在差异，尚不能给予补片修补确定性的建议。

> 由于缺少远期随访证据和潜在风险，指南对于食管裂孔疝补片植入修补的建议非常谨慎。

然而，根据Rathore等的说法[5]，在不考虑个人手术学习曲线的情况下，使用单纯缝合修补，预计复发率可达25%以上。相比之下，在使用合成材料或生物材料进行食管裂孔疝修补手术后，由于复发而需要再次手术通常会有很多并发症，包括可能需要进行食管切除手术[6]。鉴于这些论点，个别外科医师可能就风险-效益分析作出不同的决定。这可以解释Pfluke等的问卷调查结果[7]，据称，所有被询问的外科医师中有超过50%的医师表示他们很少或从不使用补片修补来治疗裂孔疝。

补片修补的生物力学原理

与单纯使用缝合技术相比，采用补片修补食管裂孔疝可降低复发风险[8, 9]。自Kuster和Gilroy[10]发表了首个食管裂孔疝补片修补手术以来，人们描述了大量改良的食管裂孔疝补片修补技术。一些外科医师仅实施食管背侧膈肌角的部分修补，而其他外科医师实施食管的环形修补。然而，部分条状或U形补片修补有悖于腹股沟疝或切口疝手术的主要

原则[3, 11]，以及一般的物理定律。根据Pascal的均匀压力分布原理（图41-1），为达到一个彻底的、可持续的修补效果，补片需要覆盖超过缺损边缘位置至少3～5 cm（图41-2）[12, 13]。因此，所有非环形的补片修补都不能覆盖足够的缺损范围，故都不应该实施。

> 根据Pascal的均匀压力分布原理，需要使用圆形补片覆盖缺损位置，至少超过缺损边缘3～5 cm，以彻底地可持续地覆盖缺损。

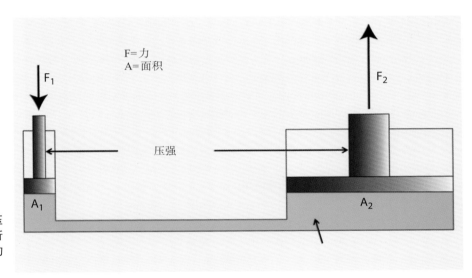

图41-1　Pascal原理：静水压力在流体的每个点处均匀地在所有方向上扩散。因此，利用小的力F1，可以施加大的力F2

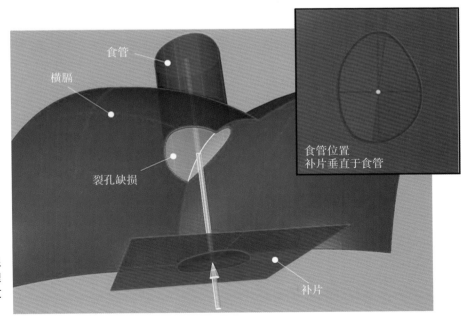

图41-2　补片覆盖示意图，根据Pascal的均匀压力分布原理（图41-1），补片需要覆盖超过缺损位置至少3～5 cm

遵循腹部分区的原则，并且考虑整个腹部的均匀压力分布（容器原则），在广义上可以将食管裂孔疝视为腹壁疝。虽然在食管裂孔区域那些基本生物力学原理的实际实现（如重叠）在某种程度上受到限制，但是仍应尽可能地遵守。

由于复发率随着疝环尺寸的增大而增加[14]，根据上述需要补片重叠的原理，可以根据疝的大小来相应地定制手术方案。Granderath 和 Pointner 的研究（例如，Granderath[15]；Granderath 等[16]）显示，可以通过测量术中疝孔横膈连接处的长度和膈肌脚汇合距离来确定裂孔表面积（hiatial surface

area，HSA）（图41-3）然后在适当的坐标系中绘制测量值（图41-4）。HSA > 5 cm² 的疝被归类为"大"疝，建议进行补片修补。如上所述，补片的覆盖应为环形（图41-5）。此外，如果有足够尺寸的重叠，腹腔内压力可能会分布在更大的组织区域[17]。

HSA > 5 cm² 的食管裂孔疝被归类为"大"疝，建议使用至少3～5 cm重叠的圆形补片修补。

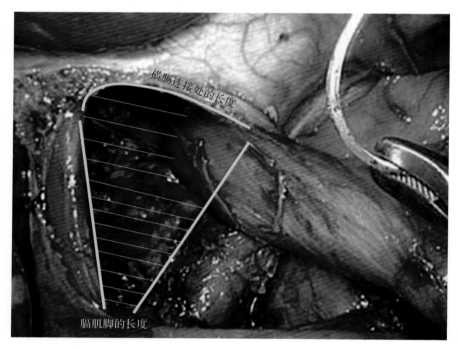

图41-3　测量疝环大小

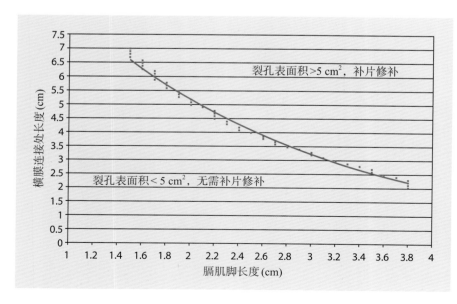

图41-4　确定HSA的大小：在横轴上输入膈肌脚的长度，在纵轴上输入横膈连接处的长度。如果得到的数据点高于蓝线，则HSA > 5 cm²，满足补片修补的指征

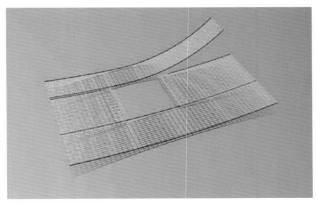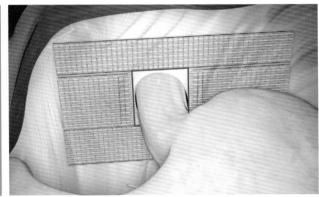

图41-5　将das MRI-可见补片（左）置于食管裂孔周围

补片的选择

合成补片的生物相容性是作为食管裂孔疝补片和所有腹腔植入物的最基本要求。最近，合成补片的孔径被认为是评价理想补片的最佳指标，而不是重量。因此，现行指南推荐的补片为孔径至少1.0～1.5 mm的单丝聚合物，拉伸强度（包括撕裂力）应大于16 N/cm²[18]。此外，在过去的10年中，关于生物相容性的定义已经发生了思维模式的转变。最初偏爱的仿生材料变成了最大限度完整覆盖的补片，它能提供所需的功能，而没有局部或全身的不良反应[19]。如果坚持后一种原则，目前还没有关于合成补片或生物膜补片在并发症方面的指导意见。

> 目前，关于合成补片与生物补片的使用，没有安全的指导意见。

短期结果显示生物补片和合成补片之间没有差异[20, 21]，而从长期结果来看，生物补片的复发率似乎明显更高[4, 22-24]。由于研究的异质性，特别是缺少关于复发的定义（如无症状的与有症状的）、随访持续时间的差异及过多的技术改良，限制了meta分析的有效性，因此外科医师仍然可以自行决定选择哪一种补片。

补片修补的潜在并发症

小型病例系列研究显示，由聚丙烯或聚酯构成的未涂层聚合物存在较高的慢性异物反应，并且具有较高的空腔器官侵蚀或肠瘘的风险[26-28]。涂层聚合物似乎可以降低这些风险（如Köckerling和SchugPass[29]）。由PTFE和聚丙烯组合而成的补片可能无法完全整合于周围组织，从而增加了补片收缩的风险[30, 31]。使用生物补片可能导致更高的复发率和由于纤维化而引起的吞咽困难。

总体而言，如果已发表的并发症数量与用于手术的聚丙烯补片的数量相关，那么与聚丙烯补片材料相关的潜在并发症似乎被高估了（18/2 181≈0.8%）。实际上，聚丙烯补片和完全可吸收聚乳酸补片的并发症发生率似乎最低[32]。

如何做

补片的选择

用环形补片修补食管裂孔缺损时，补片皱缩可能会产生严重的后果，因为补片皱缩可能与术后吞咽困难有关。因此结构稳定性是最重要的，因为高结构稳定性可降低合成补片皱缩的可能性。动物体内试验表明，通过50 N的力而引发的伸长和变形量（图41-6）可预测补片的皱缩率[33]。

> 为避免补片皱缩和随之而来的吞咽困难，应使用具有高度结构稳定性的补片。

因此，在我们临床中心，我们使用具有高度结构稳定性的并且MRI检查可见的合成补片[34]。我们能够观察到由于张力和（或）不完全愈合引起的皱缩，以及远期复发疝的发生（图41-7）。通过MRI检查可见补片与上述圆形重叠的原理一致。测量疝孔大小（就HSA而言），并且在所有方向上被补片覆盖至少2～3 cm。为了防止由狭窄和皱缩引起的吞咽困难，仅使用可吸收的钉枪，固定效果已通过术后直观所见及长期MRI检查随访得到验证。

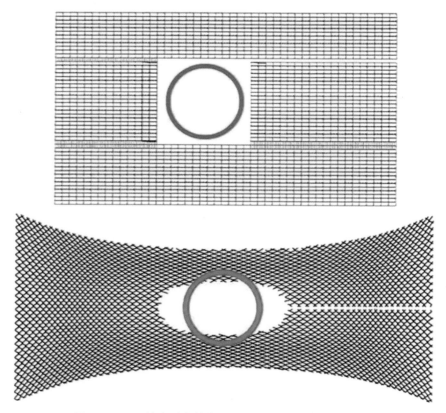

图41-6　5 N的力引发的伸长和变形量可预测补片皱缩率

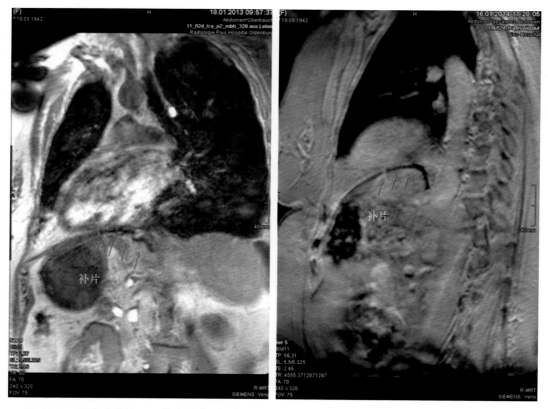

图41-7　围手术期的MRI检查及术后1年随访的MRI检查，可观察愈合过程及潜在的补片皱缩

MRI检查可见补片使我们可以长期观察补片位置。

详细手术步骤

体位和手术准备

手术在"沙滩椅"体位下进行。在置入腹腔镜套管后，用分叶钳将肝脏左叶牵开。探查食管裂孔，并将所有脱位的组织复位到腹腔。切断松弛部，顺时针游离食管裂孔横膈结合部，然后游离胸腔内疝囊。

游离疝囊时最好主要用小棉球钝性分离。

至少游离食管的胸腔内部分5 cm。切除疝囊，以便于胃底折叠。

⊖ 要点：充分游离后，应该在无张力的情况下将贲门置于腹腔内，否则可能发生进一步的胸腔内食管活动（洞穴式循环障碍）。

食管裂孔表面积（HSA）

术中通过测量食管裂孔横膈脚长度和两侧横膈连接处的距离计算裂孔表面积，以评估补片加强的必要性。外科护士将数值复制到上述图表中。HSA > 5 cm^{2}表示需要补片修补。

> 为便于测量，采用长6～8 cm的缝线测量裂孔横膈脚长度和两侧横膈连接处的距离。用第一把钳子持缝合线，用第二把钳子标记连合的长度。缝线标记部分的长度是体外测量的。

食管裂孔重建

背侧食管裂孔成形术是通过使用聚酯缝线单纯间断缝合3针完成的。根据疝孔的解剖结构和尺寸，可能需要额外的腹侧缝合线。HSA > 5 cm^{2}是补片修补的指征。我们使用MRI检查可见的PVDF补片（DynaMesh®可见；尺寸：15 cm×12 cm）。将补片开口从左向右拉到食管下方，并将补片开口置于左上象限。在其静息时，中央补片孔不应接触食管或以任何方式限制食管。使用可吸收钉（AbsorbaTack-Covidien®）将补片固定于膈肌。如有必要，可以使用额外的可吸收缝线固定于中心部位。通常不需要进一步固定，因为腹内压力可将补片均匀地固定在原位。

⊖ 要点：使用过长的钉子或在不正确的位置固定，可能会导致心脏压塞。

胃底折叠

对于较大的疝，我们对每位患者进行360°胃底折叠术。这个过程背后的合理性是食管对裂孔压力的均匀扩散。至少游离长14 cm的胃底，以确保无张力的胃底折叠。

> 打开无损伤钳并沿着贲门，在两倍于钳子开口长度的位置用超声刀移除网膜（如Olympus-Thunderbeat®）。

使用聚酯缝线，用三针单纯间断缝合固定胃底折叠。将中间的缝线缝于贲门区域，以防止折叠瓣滑动。

术后随访

如果没有胃瘫证据，则术后第1天起恢复正常饮食。在术后早期进行MRI检查，用于观察补片的位置（图41-7）。

⊖ 要点：保证手术后不发生餐后呕吐，以防止早期复发。

总结

（1）HSA > 5 cm^{2}的食管裂孔疝称为"大"疝。

（2）仅使用缝合技术的食管裂孔疝修补术的复发率可高达50%。

（3）通过使用环形、非收缩的补片修补，复发率降低至 < 5%。

（4）生物补片与合成补片相比具有更高的复发率。

（5）为避免补片皱缩和随后的吞咽困难，应使用具有高结构稳定性的补片。

（6）应用MRI检查可见补片，使我们可以长期观察补片位置。

短 食 管

Pradeep Chowbey

胃食管反流病（gastroesophageal reflux disease，GERD）与慢性炎症相关，可导致食管内膜缩短，并且导致短食管及短食管型食管裂孔疝。术前难以诊断短食管、术中忽视这个问题，是造成裂孔疝复发的重要原因之一。很多手术方法可处理这种情况。腹腔镜Collis-Nissen手术是最受青睐的手术治疗方案之一。

引言

在Barrett得出结论认为吞咽通道中任何由柱状上皮覆盖的部分都属于胃的时候，创造了"短食管"这个名词[35]。现在，当将胃食管交界处放回到膈肌下方，食管远端出现不可接受的张力时就可诊断为短食管[36]。有10%～15%接受抗反流手术的患者实际上有短食管[37]，其中7%～10%的患者可通过广泛的食管纵隔游离来达到所需的食管长度，其余3%～5%的患者需要积极的手术治疗[38]。手术方案包括胃成形术，创建足够长度的腹段食管，以便进行胃底折叠。

胃食管反流病及其相关的慢性炎症是导致食管缩短最常见的病因[39]。其他相关病因包括Ⅲ型食管裂孔疝、结节病、Barrett化生、腐蚀性物质摄入、硬皮病和Crohn病[38]。

分型[38]

目前没有文献描述恰当的分型，短食管可为以下3型：

（1）Ⅰ型：真正的、不可还原的短食管。
（2）Ⅱ型：真正的、但可以还原的短食管。
（3）Ⅲ型：表观短食管。

围手术期内镜或放射学研究证明，以上所有3种类型均存在胃食管连接处位于食管裂孔处或其上方，区分这些类型的唯一方法是手术中游离纵隔段食管。

诊断

术前诊断短食管是非常困难的，各种检查都不能可靠地预测，但能增加临床医师的怀疑度。短食管的实际诊断只能在手术中明确[36]。

处理

正确的裂孔疝修补手术的关键是常规游离胃短血管，在长度为2.5～3 cm没有张力的腹段食管的情况下进行膈肌脚闭合和修复[40-44]。手术中未被识别的短食管可导致开放或腹腔镜胃底折叠术后20%～33%的手术失败率[38]，原因是胃底折叠"滑动"的风险增加，或者折叠瓣进入纵隔形成疝。这通常需要再次手术，但再次手术也只能获得较差的功能结果。

治疗方法

开放手术　经胸腔Collis-Belsey手术

（1）Collis-Nissen手术
　　—经胸腔切口。
　　—胸腹联合切口。
　　—经腹腔切口。
（2）食管切除术

腹腔镜手术

（1）Collis-Nissen手术。
（2）食管切除术。

经胸廓内胃底折叠术

采用这种方法可以有效控制反流[47-49]，但这种医源性的食管裂孔旁疝是造成上腹部或胸部疼痛、吞咽困难以及绞窄、穿孔、溃疡或出血等严重并发症[47-52]的原因。由于以上这些并发症，通常不建议做胸腔内胃底折叠术[50-52]。

食管切除术

患者出现以下情况可能需要完全食管切除和重建：有非常长的不可扩张的狭窄、与Barrett黏膜伴高度不典型增生相关的狭窄以及多次失败的抗反流手术后的狭窄[36]。

食管加长手术

Collis 手术

该手术通过在接近食管胃角（HIS角）位置切割胃来产生新食管（管状胃）。但是，单独Collis胃成形术没有胃底折叠，不能控制反流[53]。

同时实施Collis-Belsey[54, 55]和Collis-Nissen手术[56, 57]，报道的结果非常好。据报道，胃成形术后消化道瘘、窦道和异位胃黏膜酸分泌[58]等并发症的发生率为10%或更少[51]。已经注意到，Collis新生食管通常缺乏正常动力，并且具有最终扩张的风险，这可能是导致术后吞咽困难的原因。

总　　结

"短食管"作为罕见但是易导致食管裂孔疝复发的不良情况，虽然难以诊断，但可以在术中诊断。一旦确诊，应该进行适当的处理。

参考文献

[1] Wilson LJ, Ma W, Hirschowitz BI. Association of obesity with hiatal hernia and esophagitis. Am J Gastroenterol. 1999;94:2840–4.

[2] Bittner R, Arregui M, Bisgaard T, Dudai M, Ferzli G, Fitzgibbons R, Fortelny R, Klinge U, Kockerling F, Kuhry E. Guidelines for laparoscopic (TAPP) and endoscopic (TEP) treatment of inguinal hernia [International Endohernia Society (IEHS)]. Surg Endosc. 2011;25:2773–843.

[3] Simons M, Aufenacker T, Bay-Nielsen M, Bouillot J, Campanelli G, Conze J, De Lange D, Fortelny R, Heikkinen T, Kingsnorth A. European hernia society guidelines on the treatment of inguinal hernia in adult patients. Hernia. 2009;13:343–403.

[4] Frantzides CT, Carlson MA, Loizides S, Papafili A, Luu M, Roberts J, Zeni T, Frantzides A. Hiatal hernia repair with mesh: a survey of SAGES members. Surg Endosc. 2010;24:1017–24.

[5] Rathore MA, Andrabi SIH, Bhatti MI, Naifi S, McMurray A. Meta-analysis of recurrence after laparoscopic repair of paraesophageal hernia. JSLS. 2007;11:456.

[6] Parker M, Bowers SP, Bray JM, Harris AS, Belli EV, Pfluke JM, Preissler S, Asbun HJ, Smith CD. Hiatal mesh is associated with major resection at revisional operation. Surg Endosc. 2010;24:3095–101.

[7] Pfluke JM, Parker M, Bowers SP, Asbun HJ, Smith CD. Use of mesh for hiatal hernia repair: a survey of SAGES members. Surg Endosc. 2012;26:1843–8.

[8] Frantzides CT, Madan AK, Carlson MA, Stavropoulos GP. A prospective, randomized trial of laparoscopic polytetrafluoroethylene (PTFE) patch repair vs simple cruroplasty for large hiatal hernia. Arch Surg. 2002;137:649–52.

[9] Granderath FA, Schweiger UM, Kamolz T, Asche KU, Pointner R. Laparoscopic Nissen fundoplication with prosthetic hiatal closure reduces postoperative intrathoracic wrap herniation: preliminary results of a prospective randomized functional and clinical study. Arch Surg. 2005;140:40–8.

[10] Kuster GG, Gilroy S. Laparoscopic technique for repair of paraesophageal hiatal hernias. J Laparoendosc Surg. 1993;3:331–8.

[11] Bittner R, Bingener-Casey J, Dietz U, Fabian M, Ferzli G, Fortelny R, Köckerling F, Kukleta J, LeBlanc K, Lomanto D. Guidelines for laparoscopic treatment of ventral and incisional abdominal wall hernias (International Endohernia Society (IEHS)—Part 1). Surg Endosc. 2014;28:2–29.

[12] Binnebösel M, Rosch R, Junge K, Flanagan TC, Schwab R, Schumpelick V, Klinge U. Biomechanical analyses of overlap and mesh dislocation in an incisional hernia model in vitro. Surgery. 2007;142:365–71.

[13] Tulloh B, de Beaux A. Defects and donuts: the importance of the mesh:defect area ratio. Hernia. 2016;20:893–5.

[14] Koch OO, Asche KU, Berger J, Weber E, Granderath FA, Pointner R. Influence of the size of the hiatus on the rate of reherniation after laparoscopic fundoplication and refundopilication with mesh hiatoplasty. Surg Endosc. 2011;25:1024–30.

[15] Granderath FA. Measurement of the esophageal hiatus by calculation of the hiatal surface area (HSA). Why, when and how? Surg Endosc. 2007;21:2224–5.

[16] Granderath F, Carlson MA, Champion J, Szold A, Basso N, Pointner R, Frantzides C. Prosthetic closure of the esophageal hiatus in large hiatal hernia repair and laparoscopic antireflux surgery. Surg Endo. 2006;20(3):367–79.

[17] Cobb WS, Burns JM, Kercher KW, Matthews BD, Norton HJ, Heniford BT. Normal intraabdominal pressure in healthy adults. J Surg Res. 2005;129:231–5.

[18] Bittner R, Montgomery M, Arregui E, Bansal V, Bingener J, Bisgaard T, Buhck H, Dudai M, Ferzli G, Fitzgibbons R. Update of guidelines on laparoscopic (TAPP) and endoscopic (TEP) treatment of inguinal hernia (International Endohernia Society). Surg Endosc. 2015;29:289–321.

[19] Williams D. Revisiting the definition of biocompatibility. Med Device Technol. 2003;14:10–3.

[20] Asti E, Lovece A, Bonavina L, Milito P, Sironi A, Bonitta G, Siboni S. Laparoscopic management of large hiatus hernia: five-year cohort study and comparison of mesh-augmented versus standard crura repair. Surg Endosc. 2016;30(12):5404–9.

[21] Oelschlager BK, Pellegrini CA, Hunter J, Soper N, Brunt M, Sheppard B, Jobe B, Polissar N, Mitsumori L, Nelson J. Biologic prosthesis reduces recurrence after laparoscopic paraesophageal hernia repair: a multicenter, prospective, randomized trial. Ann Surg. 2006;244:481–90.

[22] Huddy JR, Markar SR, Ni MZ, Morino M, Targarona EM, Zaninotto G, Hanna GB. Laparoscopic repair of hiatus hernia: does mesh type influence outcome? A meta-analysis and European survey study. Surg Endosc. 2016;30(12):5209–21.

[23] Oelschlager BK, Pellegrini CA, Hunter JG, Brunt ML, Soper NJ, Sheppard BC, Polissar NL, Neradilek MB, Mitsumori LM, Rohrmann CA, Swanstrom LL. Biologic prosthesis to prevent recurrence after laparoscopic paraesophageal hernia repair: long-term follow-up from a multicenter, prospective, randomized trial. J Am Coll Surg. 2011;213:461–8.

[24] Wang B, Zhang W, Shan CX, Liu S, Jiang ZG, Qiu M. Long-term outcomes of cruroplasty reinforcement with composite versus biologic mesh for gastroesophageal reflux disease. Surg Endosc. 2016;30:2865–72.

[25] Tam V, Winger DG, Nason KS. A systematic review and meta-analysis of mesh vs suture cruroplasty in laparoscopic large hiatal hernia repair. Am J Surg. 2016;211:226–38.

[26] Liang WT, Hu ZW, Wang ZG, Wu JM, Liang Y. Mesh-related complications after hiatal hernia repair: two case reports. Gastroenterol Nurs. 2015;38:226–9.

[27] Stadlhuber RJ, El Sherif A, Mittal SK, Fitzgibbons RJ Jr, Brunt LM, Hunter JG, DeMeester TR, Swanstrom LL, Smith CD, Filipi CJ. Mesh complications after pros-

thetic reinforcement of hiatal closure: a 28-case series. Surg Endosc. 2009;23:1219–26.

[28] Virgilio E, Mercantini P, Cavallini M. Partial transmural gastroesophageal migration of polypropylene mesh after surgery for a recurrent hiatal hernia. Eur Rev Med Pharmacol Sci. 2016;20:3515–6.

[29] Köckerling F, Schug-Pass C. What do we know about titanized polypropylene meshes? An evidence-based review of the literature. Hernia. 2014;18:445–57.

[30] Carpelan-Holmstrom M, Kruuna O, Salo J, Kylanpaa L, Scheinin T. Late mesh migration through the stomach wall after laparoscopic refundoplication using a dual-sided PTFE/ePTFE mesh. Hernia. 2011;15:217–20.

[31] Müller-Stich B, Senft J, Lasitschka F, Shevchenko M, Billeter A, Bruckner T, Kenngott H, Fischer L, Gehrig T. Polypropylene, polyester or polytetrafluoroethylene—is there an ideal material for mesh augmentation at the esophageal hiatus? Results from an experimental study in a porcine model. Hernia. 2014;18: 873–81.

[32] Müller-Stich BP, Kenngott HG, Gondan M, Stock C, Linke GR, Fritz F, Nickel F, Diener MK, Gutt CN, Wente M, Buchler MW, Fischer L. Use of mesh in laparoscopic paraesophageal hernia repair: a meta-analysis and risk-benefit analysis. PLoS One. 2015;10:e0139547.

[33] Weyhe D, Cobb W, Lecuivre J, Alves A, Ladet S, Lomanto D, Bayon Y. Large pore size and controlled mesh elongation are relevant predictors for mesh integration quality and low shrinkage—systematic analysis of key parameters of meshes in a novel minipig hernia model. Int J Surg Case Rep. 2015;22:46–53.

[34] Köhler G, Pallwein-Prettner L, Lechner M, Spaun G, Koch O, Emmanuel K. First human magnetic resonance visualisation of prosthetics for laparoscopic large hiatal hernia repair. Hernia. 2015;19(6):975–82.

[35] Barrett NR. Chronic peptic ulcer of the oesophagus and "oesophagitis". Br J Surg. 1950;38:175–82.

[36] Pickens A, Orringer MB. Reflux strictures and short esophagus. In: Yeo CJ, editor. Shackelford's surgery of the alimentary tract. 6th ed. Philadelphia: Saunders Elsevier; 2007.

[37] Waring JP. Surgical and endoscopic treatment of gastroesophageal reflux disease. Gastroenterol Clin N Am. 2002;31(4 suppl):S89–S109.

[38] Horvath KD, Swanstrom LL, Jobe BA. The short esophagus: pathophysiology, incidence, presentation, and treatment in the era of laparoscopic antireflux surgery. Ann Surg. 2000;232(5):630–40.

[39] Bremner RM, Crookes PF, Costantini M, DeMeester TR, Peters JH. The relationship of esophageal length to hiatal hernia in gastroesophageal reflux disease. Gastroenterology. 1992;102:A45.

[40] Hinder RA, Filipi CJ, Wescher G, et al. Laparoscopic Nissen fundoplication is an effective treatment for gastroesophageal reflux disease. Ann Surg. 1994;220: 472–81.

[41] Cadiere GB, Houben JJ, et al. Laparoscopic Nissen fundoplication: technique and preliminary results. Br J Surg. 1994;81:400–3.

[42] Peters JH, Heimbucher J, Kauer WKH, et al. Clinical and physiologic comparison of laparoscopic and open Nissen fundoplication. J Am Coll Surg. 1995;180:385–93.

[43] Hunter JG, Swanstrom LL, Waring JP. Dysphagia after laparoscopic antireflux surgery: the impact of operative technique. Ann Surg. 1996;224:51–7.

[44] Evangelist FA, Taylor FFH, Alford JD. The modified Collis-Nissen operation for control of gastroesophageal reflux. Ann Thorac Surg. 1978;26:107–11.

[45] Siewert JR, Isolauri J, Feussner H. Reoperation following failed fundoplication. World J Surg. 1989;13:791–7.

[46] Stirling MC, Orringer MB. Surgical treatment after the failed antireflux operation. J Thorac Cardiovasc Surg. 1986;92:667–72.

[47] Moghissi I. Intrathoracic fundoplication for reflux stricture associated with short esophagus. Thorax. 1983;38:36.

[48] Pennell T. Supradiaphragmatic correction of esophageal reflux strictures. Ann Surg. 1981;193:655.

[49] Safaie-Shirazi S, Sike WL, Anuras S, et al. Nissen fundoplication without crural repair. Arch Surg. 1974;108:424.

[50] Burnett HF, Read RC, Morris WB, et al. Management of complications of fundoplication and Barrett's esophagus. Surgery. 1977;82:521.

[51] Mansour K, Burton H, Miller J, et al. Complications of intrathoracic Nissen fundoplication. Ann Thorac Surg. 1981;32:173–8.

[52] Rossman F, Brantigan CO, Sawyer RB. Obstructive complications of the Nissen fundoplication. Am J Surg. 1979;138:360.

[53] Adler RH. Collis gastroplasty: origin and evolution. Ann Thorac Surg. 1990;50:839–42.

[54] Pearson FG. Surgical management of acquired short esophagus with dilatable peptic stricture. World J Surg. 1977;1:463.

[55] Pearson FG, Henderson RD. Long-term follow-up of peptic strictures managed by dilatation, modified Collis gastroplasty and Belsey hiatus hernia repair. Surgery. 1976;80:396.

[56] Henderson RD, Marryatt GV. Total fundoplication gastroplasty (Nissen gastroplasty): five-year review. Ann Thorac Surg. 1985;39:74.

[57] Orringer MB, Orringer JS. The combined Collis-Nissen operation: early assessment of reflux control. Ann Thorac Surg. 1982;33:534.

[58] Martin CJ, Cox MR, Cade RJ. Collis-Nissen gastroplasty fundoplication for complicated gastro-oesophageal reflux disease. Aust N Z J Surg. 1992;62:126–9.

42

复杂病理解剖情况下的食管裂孔疝修补术
Hiatal Hernia Repair in Difficult Pathologic-Anatomic Situations at the Hiatus

Pradeep Chowbey, Alice Chung, and Ellen Morrow
杜华栋　杨慧琪　陈　杰　译

食管裂孔疝复发

Pradeep Chowbey

腹腔镜胃底折叠术是安全有效的手术方式，被认为是目前治疗胃食管反流病（GERD）的"金标准"，有效率达到80% ～ 95%。由于没有准确的定义，故胃食管反流症状的缓解、生活质量的改善、避免术后并发症、患者满意度等都应被认为是手术是否有效的标准。有时患者主诉的明显症状，提示食管裂孔疝复发可能，但根据pH结果又没有反流的客观证据。复发机制是多样的，腹腔镜术后经膈肌形成疝囊是最常见的复发机制。如果质子泵抑制剂（PPI）不能有效地控制症状而影响了患者的生活质量，则应该再次手术。腹腔镜手术的效果与首次手术相比，复发风险几乎没有增加。

引言

充分暴露食管裂孔处、正确解剖胃的范围、在腹部至少2 ～ 3 cm无张力胃食管交界处形成位置最佳的松弛的折叠瓣[1]是手术成功的关键。然而，最佳解剖范围很难定义，可以慢慢地通过经验积累来理解[2]。

有报道称80% ～ 95%的患者通过手术解决了短期和长期的胃反流[3, 4]。然而，由于缺乏动态pH监测等措施进行反流的客观记录，并不能确保结果的真实性，因为患者有时会出现一系列新的术后复发或持续的症状。因此，仅用客观方法来确定手术成功与否是不够的，而且常常与患者主诉的症状和满意度不一致[5]。

由于缺乏胃底折叠术是有效还是无效的合适的定义和标准，因此，胃食管反流症状的缓解、生活质量改善、避免术后并发症以及患者满意度都是评估治疗的标准。患者满意度被认为是治疗有效的重要标准，多项研究报道显示，腹腔镜胃底折叠术的满意率达到了90%甚至更高，症状及生活质量均有明显改善[3, 6, 7]。

从长期来看，有0 ～ 13%的患者会出现反流症状复发[3, 7-9]，其中大多数患者接受了完整的胃底折叠[10, 11]，可以用质子泵抑制剂对其进行有效的治疗。如果反流症状影响了患者的生活质量，可以选择再次手术。

高危因素

被认为是不良预后的特征有以下几个方面[9, 11-14]。

（1）晚期疾病的迹象，如食管括约肌压力过低或丧失。

（2）非常高的DeMeester分数。

（3）出现Barrett上皮化生、狭窄和食管炎。

（4）术前给予抑酸药疗效差。

（5）出现不典型的症状，如咽喉疼、声音嘶哑和咳嗽。

（6）精神症状。

（7）相关的病态肥胖。

（8）短食管。

（9）技术差异。

临床表现

患者可能会出现新的症状。腹胀及吞咽困难是术后最常见的症状（59%），其次是症状复发（23%）和症状持续性（4%）[15]。

发病机制

与食管裂孔疝复发有关的主要机制如下[16]。

（1）滑动或移位的胃底折叠瓣。

（2）胃底折叠瓣不完整。

（3）胃底折叠瓣疝入胸腔。

（4）胃底折叠过长或过紧。

其他相关机制

（1）胃底折叠瓣破坏。

（2）胃底折叠瓣过短 < 1 cm。

（3）胃食管交接处狭窄。

（4）胃底可能由于粘连而折叠，引起梗阻症状。

治疗

当症状与体征相符，而且质子泵抑制剂治疗效果不佳，明显影响生活质量时，应对复发的食管裂孔疝进行手术治疗[17]。有经验的医师可以通过腹腔镜完成手术[17-19]。如果上次手术做了胃底折叠，应先拆除折叠，充分显露膈肌脚，然后切除疝囊。保证足够长度的腹段食管来完成胃底折叠[18]。尽管增加了复发的概率，但腹腔镜食管裂孔疝手术的成功率与初次修补时一样高[20]。

传统的胃底固定术也是减少腹腔镜食管裂孔术后复发的一种方法。包括切除疝囊、修复膈肌脚、抗反流手术、常规进行胃前固定术[21]，该方法特别适用于具有较大疝囊、病史较长及预期长期胃瘫的患者。

肥胖患者的食管裂孔疝的修补

Alice Chung and Ellen Morrow

肥胖正变成全球性问题，特别是在美国。体重指数（BMI）超过30即可定义为肥胖，而病态肥胖指BMI超过35。在最近的一项关于2011—2012年美国人口的研究中，有34.9%的成人和16.9%的儿童及青少年肥胖[22]。欧洲国家也未能幸免，法国有15.5%的成年人肥胖[23]。肥胖可导致腹腔压力增加，容易引起胃食管反流及食管裂孔疝。事实上，肥胖体质人群发生食管裂孔疝的概率是正常体重人群的4.2倍，占总体发病率的40%，而一般人群为12.6%[24]。因此，外科医师所面对的食管裂孔疝患者多数是肥胖人群。

对肥胖患者行腹腔镜抗反流手术（laparoscopic antireflux surgery，LARS）的效果，包括反流症状的复发、疝的复发及再次手术，有研究表明这类患者的治疗效果更差[25-27]，这是普遍的专家意见[28]。最近的一些研究表明，尽管手术可能更加困难（如更长的手术时间、需要更大的游离范围），同正常体重患者相比，中期疗效是类似的[29]。许多研究由于排除了病态肥胖患者（BMI > 35）或平均BMI < 35的患者而受到限制。事实上，这些小组中有几个报道认为，对BMI > 35的患者应进行减重手术，而不是进行LARS术式[27, 30]。

那么，对于患有食管裂孔疝的肥胖患者，最好的治疗方法是什么呢？我们应该如何选择合适的治疗方法呢？对于BMI为30～40的肥胖患者来说，LARS可以获得较好的疗效。对于病态肥胖患者，更好的治疗方法是减重手术，特别是进行腹腔镜胃旁路（laparoscopic Roux-en-Y gastric bypass，LRYGB）手术。减重手术将降低导致胃食管反流病和食管裂孔疝的腹内压力。更重要的是，它可以治疗危及生命的病态肥胖以及由肥胖引起的相关疾病。减肥手术并非没有额外的风险，但对于BMI ≥ 35的患者来说是一个更好的选择。胃食管反流病治疗指南建议，对肥胖患者应考虑进行减重手术，特别是胃旁路手术，但是对合并食管裂孔疝的患者还没有治疗指南方面的建议[31]。

目前在美国流行的减重手术主要是LRYGB及腹腔镜袖状胃切除术（laparoscopic sleeve gastrectomy，LSG）。LRYGB手术被认为是理想的术式，通过减轻体重来减轻胃食管反流，限制胃的容积，减少胆汁反流，几乎消除了胃中的产酸细胞。LRYGB术与食管裂孔疝修补术联合应用，能很好地缓解胃食管反流症状，减轻体重，而不会增加术后发病率和病死率[32-34]。

治疗食管裂孔疝时行腹腔镜胃束带术（laparoscopic gastric banding，LGB）或袖状胃切除术是一个比较有争议的课题。在无胃旁路手术禁忌证的情况下，对于术前诊断食管裂孔疝或严重的胃食管反流的肥胖患者，应采用LRYGB+LSG或LGB术式治疗。LSG或LGB术式对反流的影响是目前研究的热点。这些手术方式会抑制胃食管反流。一些外科医师甚至认为，不应对Barrett食管患者进行LSG术式。难治性反流已成为取出胃束带的指征[35]。有研究表明，LGB可以减少胃食管反流病的症状，只要在初始过程中修补食管裂孔疝，但证据仍有争议[35-37]。关于LSG术式，Mahawar等进行了大量的系统综述，证明了该术式联合裂孔疝修补术的安全性。他们报道术后出现胃食管反流症状的患者占12.6%。然而，他们小组仍然优先推荐LRYGB用于这个人群中符合条件的患者[38]。最近的另一项研究显示，30%的肥胖患者在接受彻底的食管检查后，选择的手术方式变为LRYGB[39]。

目前，还没有随机对照研究来比较每种类型的减重手术与食管裂孔疝修补术，每种手术都有其自身的风险和益处。对于食管裂孔疝肥胖患者，应在对患者进行仔细的风险评估后，选择最佳的手术类型，并优先考虑LRYGB。

对于在减重手术时偶然发现食管裂孔疝的患者，其治疗的重点是减轻体重，而不是有症状的食管裂孔疝，但有证据指出手术时应进行手术修复[28]。国际LSG手术专家共识建议，在手术时如果发现食管裂孔疝应进行修补[40]。

综上所述，合并肥胖的食管裂孔疝是一个具有挑战性且日益常见的问题。我们认为选择合适的手术方式是治疗的关键。虽然这仍然是一个活跃的研究领域，但LRYGB应该被视为BMI≥35的食管裂孔疝和胃食管反流病患者治疗的金标准。对BMI为30～34的肥胖患者采用LARS可以取得良好的治疗效果。

参考文献

[1] Kohn GP, Price RR, DeMeester SR, et al. Guidelines for the management of hiatal hernia. Surg Endosc. 2013;27:4409–28.

[2] Bansal S, Rothenberg SS. Evaluation of laparoscopic management of recurrent gastroesophageal reflux disease and hiatal hernia: long term results and evaluation of changing trends. J Pediatr Surg. 2014;49:72–6.

[3] Vidal O, Lacy AM, Pera M, Valentini M, Bollo J, Lacima G, Grande L. Long-term control of gastroesophageal reflux disease symptoms after laparoscopic Nissen–Rosetti fundoplication. J Gastrointest Surg. 2006;10:863–9.

[4] Salminen PT, Hiekkanen HI, Rantala AP, Ovaska JT. Comparison of long-term outcome of laparoscopic and conventional nissen fundoplication: a prospective randomized study with an 11-year follow-up. Ann Surg. 2007;246:201–6.

[5] Shi G, Tatum RP, Joehl RJ, Kahrilas PJ. Esophageal sensitivity and symptom perception in gastroesophageal reflux disease. Curr Gastroenterol Rep. 1999;1:214–9.

[6] Granderath FA, Kamolz T, Schweiger UM, Pointner R. Quality of life, surgical outcome, and patient satisfaction three years after laparoscopic Nissen fundoplication. World J Surg. 2002;26:1234–8.

[7] Hunter JG, Trus TL, Branum GD, Waring JP, Wood WC. A physiologic approach to laparoscopic fundoplication for gastroesophageal reflux disease. Ann Surg. 1996;223:673–85. discussion 677–85.

[8] Dallemagne B, Weerts J, Markiewicz S, Dewandre JM, Wahlen C, Monami B, Jehaes C. Clinical results of laparoscopic fundoplication at ten years after surgery. Surg Endosc. 2006;20:159–65.

[9] Morgenthal CB, Lin E, Shane MD, Hunter JG, Smith CD. Who will fail laparoscopic Nissen fundoplication? Preoperative prediction of long-term outcomes. Surg Endosc. 2007;21:1978–84.

[10] Soper NJ, Dunnegan D. Anatomic fundoplication failure after laparoscopic antireflux surgery. Ann Surg. 1999;229:669–76. discussion 667–76.

[11] Horvath KD, Jobe BA, Herron DM, Swanstrom LL. Laparoscopic Toupet fundoplication is an inadequate procedure for patients with severe reflux disease. J Gastrointest Surg. 1999;3:583–91.

[12] Ratnasingam D, Irvine T, Thompson SK, Watson DI. Laparoscopic antireflux surgery in patients with throat symptoms: a word of caution. World J Surg. 2011;35:342–8.

[13] Kamolz T, Bammer T, Granderath FA, Pointner R. Comorbidity of aerophagia in GERD patients: outcome of laparoscopic antireflux surgery. Scand J Gastroenterol. 2002;37:138–43.

[14] Kamolz T, Granderath FA, Pointner R. Does major depression in patients with gastroesophageal reflux disease affect the outcome of laparoscopic antireflux surgery? Surg Endosc. 2003;17:55–60.

[15] Humphries LA, Hernandez JM, Clark W, Luberice K, Ross SB, Rosemurgy AS. Causes of dissatisfaction after laparoscopic fundoplication: the impact of new symptoms, recurrent symptoms, and the patient experience. Surg Endosc. 2013;27:1537–45.

[16] Graziano K, Teitelbaum DH, McLean K, Hirschl RB, Coran AG, Geiger JD. Recurrence after laparoscopic and open Nissen fundoplication a comparison of the mechanisms of failure. Surg Endosc. 2003;17:704–7.

[17] Hunter JG, Smith CD, Branum GD, Waring JP, Trus TL, Cornwell M, Galloway K. Laparoscopic fundoplication failures: patterns of failure and response to fundoplication revision. Ann Surg. 1999;230:595–604.

[18] Haider M, Iqbal A, Salinas V, Karu A, Mittal SK, Filipi CJ. Surgical repair of recurrent hiatal hernia. Hernia. 2006;10:13–9.

[19] Chowbey PK, Mittal T, Soni V, Khullar R, Sharma A, Baijal M, Dey A. In support of standard procedure in hiatal hernia repair. In: Schumpelick V, Fitzgibbons RJ, editors. Hernia repair sequelae. Berlin: Springer; 2010. p. 504–12.

[20] Frantzides CT, Madan AK, Carlson MA, Zeni TM, Zografakis JG, Moore RM, Meiselman M, Luu M, Ayiomamitis GD. Laparoscopic revision of failed fundoplication and hiatal herniorraphy. J Laparoendosc Adv Surg Tech A. 2009;19:135–9.

[21] Poncet G, Robert M, Roman S, Boulez JC. Laparoscopic repair of large hiatal hernia without prosthetic reinforcement: late results and relevance of anterior gastropexy. J Gastrointest Surg. 2010;14(12):1910–6.

[22] Ogden CL, Carroll MD, Kit BK, Flegal KM. Prevalence of childhood and adult obesity in the United States, 2011–2012. JAMA. 2014;311(8):806.

[23] Eschwege E, Basdevant A, Crine A, Moisan C, Charles MA. Type 2 diabetes mellitus in France in 2012: results from the ObEpi survey. Diabetes Metab. 2015;41(1):55–61.

[24] Wilson LJ, Ma W, Hirschowitz BI. Association of obesity with hiatal hernia and esophagitis. Am J Gastroenterol. 1999;94(10):2840–4.

[25] Perez AR, Moncure AC, Rattner DW. Obesity adversely affects the outcome of antireflux operations. Surg

Endosc. 2001;15(9):986–9.

[26] Hahnloser D, Schumacher M, Cavin R, Cosendey B, Petropoulos P. Risk factors for complications of laparoscopic Nissen fundoplication. Surg Endosc. 2001;16(1):43–7.

[27] Tekin K, Toydemir T, Yerdel MA. Is laparoscopic antireflux surgery safe and effective in obese patients? Surg Endosc. 2011;26(1):86–95.

[28] Peters JH. SAGES guidelines for the management of hiatal hernia. Surg Endosc. 2013;27(12):4407–8. https://doi.org/10.1007/s00464-013-3212-0.

[29] Anvari M, Bamehriz F. Outcome of laparoscopic Nissen fundoplication in patients with body mass index ≥35. Surg Endosc. 2005;20(2):230–4.

[30] Luketina R-R, Koch OO, Köhler G, Antoniou SA, Emmanuel K, Pointner R. Obesity does not affect the outcome of laparoscopic antireflux surgery. Surg Endosc. 2014;29(6):1327–33.

[31] Katz PO, Gerson LB, Vela MF. Guidelines for the diagnosis and management of gastroesophageal reflux disease. Am J Gastroenterol. 2013;108(3):308–28.

[32] al-Haddad BJS, Dorman RB, Rasmus NF, Kim YY, Ikramuddin S, Leslie DB. Hiatal hernia repair in laparoscopic adjustable gastric banding and laparoscopic roux-en-Y gastric bypass: a national database analysis. Surg Endosc. 2010;24(12):3144–8.

[33] Salvador-Sanchis JL, Martinez-Ramos D, Herfarth A, Rivadulla-Serrano I, Ibañez-Belenguer M, Hoashi JS. Treatment of morbid obesity and hiatal paraesoph-ageal hernia by laparoscopic roux-en-Y gastric bypass. Obes Surg. 2008;20(6):801–3.

[34] Kothari V, Shaligram A, Reynoso J, Schmidt E, McBride CL, Oleynikov D. Impact on perioperative outcomes of concomitant hiatal hernia repair with laparoscopic gastric bypass. Obes Surg. 2012;22(10):1607–10.

[35] Gulkarov I, Wetterau M, Ren CJ, Fielding GA. Hiatal hernia repair at the initial laparoscopic adjustable gastric band operation reduces the need for reoperation. Surg Endosc. 2008;22(4):1035–41.

[36] Ardestani A, Tavakkoli A. Hiatal hernia repair and gastroesophageal reflux disease in gastric banding patients_ analysis of a national database. Surg Obes Relat Dis. 2014;10(3):438–43.

[37] Pilone V, Vitiello A, Hasani A, et al. Laparoscopic adjustable gastric banding outcomes in patients with gastroesophageal reflux disease or hiatal hernia. Obes Surg. 2015;25(2):290–4.

[38] Mahawar KK, Carr WRJ, Jennings N, Balupuri S, Small PK. Simultaneous sleeve gastrectomy and hiatus hernia repair: a systematic review. Obes Surg. 2014;25(1):159–66.

[39] Bradley D, Louie B, Chen J, et al. The effect of concurrent esophageal pathology on bariatric surgical planning. J Gastrointest Surg. 2015;19:111–6.

[40] Rosenthal RJ, Rosenthal RJ, Diaz AA, et al. International sleeve gastrectomy expert panel consensus statement: best practice guidelines based on experience of >12,000 cases. Surg Obes Relat Dis. 2012;8(1):8–19.

43 食管裂孔疝修补方法的比较
Comparisons of Methods at Hiatal Hernia Repair

Sumeet K. Mittal
王宝山 杨慧琪 陈 杰 译

本专题中，我们将回顾有关食管裂孔疝修补技术方面的各种争议。尽管争论并未完全解决，但我们试图通过对文献进行简单的回顾，然后进行简短的评论来阐明我们的观点。

开放与腹腔镜食管裂孔疝修补术的对比

食管裂孔修补联合胃底折叠术被认为是治疗食管裂孔疝的标准术式。有症状的 I 型和几乎所有的 II 型、III 型和 IV 型食管裂孔疝都需要修补。Rudolf Nissen 描述的 Nissen 胃底折叠术首先是通过开放经胸的方式，但经腹进行胃底折叠术也同样是经典的术式。其他的开放经胸（Belsy 修复）和经腹（Toupet）胃底折叠术随后也被报道。20 世纪 80 年代末腹腔镜胆囊切除术的出现为腹腔镜食管裂孔疝手术的产生奠定了基础。腹腔镜胃底折叠术在比利时由 Delmangae 首次报道，并很快在世界范围内开展起来。起初的技术障碍，如光学技术，胃短血管的分离、缝合、打结等，都随着技术的进步被逐步克服，这使得腹腔镜手术甚至可以适用于巨大食管裂孔疝的修补。1992 年，Cuschieri 等首先描述了腹腔镜食管旁疝修补术[1]。20 世纪 90 年代抗反流的手术量也显著增加。

手术效果不佳很快降低了人们对这种手术的热情。腹腔镜胃底折叠术、巨大食管裂孔疝修补术极具挑战性，它需要娴熟的手术技巧，而其学习曲线却很漫长。Hashemi 等报道了难以接受的高复发率（42%），并且质疑腹腔镜食管旁疝修补术的作用，主张坚持采用开放手术[2]。

一项包含 12 项前瞻性试验的 meta 分析发现，腹腔镜抗反流手术发生并发症的风险比开放手术降低了 65%。腹腔镜手术的其他优点是住院时间短（2.68 天）和恢复活动时间快（7.75 天），而两组的治疗失败率相当[3]。其他学者也强调了腹腔镜食管裂孔疝修补手术缩短住院时间和快速恢复

的优势[4]。在 1998 年最早发表的一项研究中，比较了开放和腹腔镜食管旁疝修补术，认为腹腔镜手术患者对重症监护室（ICU）护理和疼痛药物的需求显著降低，并且更早开始进食和出院[4]。然而，作者也报道了腹腔镜手术时间明显长于开放手术[3, 4]。Karmali 等也报道了相似的结果，腹腔镜修补术的手术时间较长，但住院时间短、手术并发症少（22% vs. 53%，$P < 0.01$）[5]。一项纳入了 2 700 多名患者的大型多中心研究报道了相似的结论，同时指出腹腔镜手术可以显著降低 30 天再入院率和总成本[6]。这项研究指出，即使在嵌顿/绞窄性食管裂孔疝患者中，腹腔镜手术患者的住院病死率也明显低于开放手术患者（1.5% vs. 6%；$P < 0.01$）。一些学者研究报道了腹腔镜食管裂孔疝修补术后短期具有良好的效果[4, 7-9]。

据文献报道，腹腔镜修补术的并发症发生率高达 37%[10]，而最近的主要研究却指出：随着腹腔镜技术进步和手术经验的积累，腹腔镜的总体并发症发生率已降至 2.7% ～ 3.8%，而开放手术病例为 8.4%[5, 6, 11]。在对 7 531 例病例的回顾分析后报道，腹腔镜抗反流手术 30 天的总病死率为 0.19%[11]。70 岁以下患者的 30 天病死率几乎可以忽略不计（0.05%），70 岁以上患者的 30 天病死率也可被接受（0.8%，$P < 0.000 1$）。Nguyen 等在对病情严重程度进行校正后对比了两组患者，发现与开放修补组相比，腹腔镜修补组的住院时间（3.1 天 vs. 6.6 天）和转入 ICU 率（10.4% vs. 29.3%）明显降低，30 天再入院率（1.3% vs. 3.1%）也较低[6]。尽管有这些报道，但腹腔镜食管裂孔疝修补术的主要关注点是长期随访中复发率显著增高，再次手术率竟高达 80%[3]。经验丰富的外科医师报道的腹腔镜手术后复发率为 23% ～ 42%[7, 12, 13]。

食管裂孔疝修补术失败（解剖、症状或影像学复发）的风险及漫长的学习曲线是阻碍腹腔镜手术应用的主要因素。文献报道的腹腔镜修补术后复发

率为7%～44%[7, 12, 14, 15]，而同一组外科医师行开放修补术的复发率为9%～23%[7, 12, 15]。2007年发表的一项包含13项研究的关于腹腔镜食管裂孔疝修补术后复发的meta分析显示，所有分型食管裂孔疝的腹腔镜手术后长期随访的临床总体复发率为14%[16]。根据食管造影随访，复发率为25.5%。Maziak等报道的腹腔镜食管裂孔疝修补术后影像学复发率为4%，也有一些学者报道了腹腔镜手术后低于10%的影像学复发率[17]。

作者观点：腹腔镜食管裂孔疝手术自20世纪90年代以来取得了长足进步，这得益于技能的提高、培训课程的改进、技术的进步和围手术期风险因素的控制（如干呕），使得症状复发率显著降低。虽然纯粹主义者可能会使用影像学复发率来反对腹腔镜手术方式，但现实主义者会反驳认为腹腔镜手术对于特定患者有显著优势，无症状的影像学复发与手术并不相关。事实上，作者同意最近发表的美国胃肠和内镜外科医师学会（SAGES）指南，即经验丰富的术者行腹腔镜食管裂孔疝修补术的效果与开放手术相当，并且具有较低的围手术期并发症。在我们看来，当有足够经验时，对于所有的食管裂孔疝都应该首选腹腔镜修补术。

部分与全周胃底折叠术的对比

Demester等推荐将短松的Nissen 360°术作为理想的胃底折叠术，术后患者症状缓解良好，且无过多的吞咽困难发生[18]。由于全周胃底折叠手术存在并发症，如腹胀和吞咽困难等，一些学者建议将部分胃底折叠（前方或后方折叠）作为备选方案。

关于Toupet 270°胃底折叠术与Nissen 360°胃底折叠术的比较，一直存在争议。许多学者支持部分胃底折叠术，因为其有较少的副作用，如吞咽困难[19, 20]；但也有学者担心这会使疝复发的风险增高[21-23]。大多数Nissen360°折叠术和Toupet270°折叠术的对比研究只进行了短期随访[22-24]，但近期两个随机对照试验比较了腹腔镜Nissen 360°折叠术和Toupet 270°折叠术，长期随访后发现在症状改善、复发率和患者满意度方面两者并无显著差异[25, 26]，Nissen组术后较高的折叠瓣压力并未形成较高发的吞咽困难。Fernando等在对206名患者的研究中也得到了类似的早期结果，他们发现与Nissen 360°组相比，Toupet 270°组对质子泵抑制剂的需求明显增高，患者满意度更差，吞咽困难发生率更高[27]。

在Mardani等最近的一项包含137例病例、平均随访18年的随机对照试验的研究中发现[28]，全周折叠术和部分折叠术在控制烧心（80% vs. 87%）和反酸（82% vs. 90%）方面没有显著差异。两组患者的长期副作用发生率相似，包括吞咽困难、腹胀和胀气。随着时间的推移，全周胃底折叠术后早期较高发的腹胀气会逐渐减轻。

Kamolz等对两组患者的术后主、客观生活质量（quality of life，QoL）改善进行了研究。他们发现两种手术对伴有胃食管反流病患者的生活质量都有显著改善，并发现两组之间的生活质量改善没有显著差异。唯一的差异是Nissen组患者短期轻度吞咽困难的发生率较高[29]。

一些学者提出了用一种前胃底折叠（90°～180°）来替代360°折叠或后270°折叠。这种方案是为了减少术后吞咽困难的发生，但研究发现它与术后较高的反流复发有关[30-35]。最近，一项包括5项随机对照临床试验的meta分析，比较了Nissen 360°胃底折叠术与前180°胃底折叠术的短期和长期结果[36]。研究表明在短期内（术后1年）前180°胃底折叠术后吞咽困难、腹胀、胀气和不能打嗝的发生率显著降低，长期随访（术后5年）的并发症发生率仍处于持续较低水平。两组患者在短期和长期随访的胸痛、反流、内镜扩张、再手术率、需服用质子泵抑制剂和患者满意度方面无显著性差异。同一研究组又对7个随机对照试验进行了meta分析，比较了前、后部分胃底折叠后发现，后部分胃底折叠与前部分胃底折叠相比，具有较轻的食管反流症状（8% vs. 21%）、较短的食管酸暴露时间（0.8% vs. 3.3%）以及较少的再手术率（4% vs. 8%）[35]。虽然两组在短期随访结果上没有显著差异，但长期随访结果表明后胃底折叠组患者持续性胸痛的发生率（14% vs. 31%）和再手术率（5% vs. 10%）显著降低，两组的吞咽困难和胀气症状也无差异。

最近，Svetanof等对经胸胃修复时行胃底折叠术和未行胃底折叠术的两组患者进行了队列研究，发现两组患者术后在药物使用、症状和生活质量方面没有差异[37]。

作者观点：多个中心报道了部分和全周胃底折叠术在患者中均取得了良好的结果。我们除了贲门括约肌切开手术，很少行前部分胃底折叠术。具体选择后部分胃底折叠术还是全周胃底折叠术，应根据外科医师的自身经验来决定。

使用补片与不使用补片修补食管裂孔的对比

食管裂孔疝复发是良性疾病手术的缺陷之一。如果进行常规造影检查，会发现在食管旁疝修补术后的患者中有高达40%的患者食管裂孔疝复发。然而，这些患者中的大多数没有症状。但是，有抗反流手术史的患者再次接受手术时，有高达70%～80%的患者会出现食管裂孔疝复发。

鉴于补片在腹股沟疝和腹壁疝修补术中的成功应用，其在食管裂孔疝修补术中的应用也受到了追捧。但由于部分并发症的出现，包括需要食管胃切除的情况，使强化补片作用的观点正在被重新审视。

自从1993年Kuster和Gilroy在第一次描述食管裂孔疝修补时使用合成材料以来[38]，围绕合成材料的使用、选择、补片的形状及放置技术一直存在争议。大多数学者担心的主要问题是：食管裂孔疝修补术中使用合成材料有引起内脏粘连、侵蚀以及补片伴随包裹物进入胸腔的风险[39]。Granderath等报道，使用补片与不使用补片相比食管裂孔疝术后包裹移位率显著降低（0.6% vs. 6.1%），而早期吞咽困难发生率显著增加（35.3% vs. 19.8%）[39]。然而，两组在随访1年以后的吞咽困难发生率无显著性差异。

在Oelschlager等的前瞻性随机试验中，使用生物补片修补组在术后6个月随访时的影像学复发率为9%，未使用补片组的复发率为24%。然而，两组之间5年后的复发率无差异[40]。令人惊讶的是，虽然两组的复发率都大于50%，但大多数复发患者都无症状。另一项对72名患者进行的随机对照试验表明，使用膨化聚四氟乙烯补片与后入路缝合术相比，成本更高，手术时间更长，但住院时间和并发症发生率两组之间没有差异[41]。他们报道所有疝复发的患者均在未使用补片组，补片组无复发患者。由于聚丙烯材料具有引起食管周围侵蚀和狭窄（在开放和腹腔镜条件下）、侵蚀腹腔其他脏器、补片外露和肠瘘的风险，因此作者倾向于使用膨化聚四氟乙烯补片，不鼓励使用聚丙烯补片[10, 42, 43]。

一项由SAGES组织对用于食管裂孔疝修补的各种补片材料进行比较的调查指出，生物材料的手术修复失败率最高，而合成补片的失败率最低[44]。最常见的失败机制是食管裂孔疝修补松弛或补片固定失败。与聚丙烯和生物补片相比，聚四氟乙烯补

片的并发症发生率更高。

SAGES在2012年进行的另一项关于外科医师行食管裂孔疝修补的手术方式、使用补片与未使用补片修补的调查显示，9%的外科医师会对所有患者使用补片[45]，另外15%的医师会对50%以上的患者使用补片。在每年进行20例以上食管裂孔疝修补术的外科医师中，有23%会在大多数病例中使用补片。然而，也有23%的医师从未使用过补片，而有29%的医师对不到10%的患者使用了补片。在使用补片的外科医师中，三分之一的外科医师更喜欢使用不可吸收的补片而不是可吸收的补片。

然而，对比原发食管裂孔疝修补术中使用可吸收补片与不可吸收补片治疗效果的随机对照试验明显缺乏。根据目前的SAGES指南，有强有力的证据表明在巨大食管裂孔疝修补术中使用补片可降低短期复发率[46]。然而，目前还没有足够的长期数据来支持或反对在食管裂孔疝修补中使用补片。关于所有类型的补片都有发生并发症的报道，常见的和最可怕的并发症是补片侵蚀、食管狭窄、心脏压塞和心包积液。SAGES指南建议避免桥接合成补片，因为这会增加补片侵蚀的概率[46]。

作者观点：虽然复发食管裂孔疝继续困扰着外科医师，但大多数患者是无症状的。食管裂孔疝成形术中常规使用补片不是最佳的解决方案。对于补片相关并发症通常需要进行胃食管切除术来处理。如果可以的话，应该限制补片的使用，且只能让在食管裂孔疝手术方面有丰富经验的外科医师实施。

食管前方与食管后方行食管裂孔成形术的对比

食管裂孔成形术的作用是毋庸置疑的，因为在未接受食管裂孔关闭术的患者中，食管旁疝的复发率高得令人难以接受[47-49]。无论经腹或经胸的腹腔镜手术还是开放手术，食管后方裂孔成形术是关闭裂孔的基本术式。然而，关于比较食管前、后方裂孔成形术治疗食管裂孔疝的文献却很少。

食管后方裂孔成形术是大多数外科医师最常用的方法，被认为是食管裂孔疝手术的标准治疗方案，其治疗效果满意，临床症状控制良好[18, 50, 51]。Watson等提出的后方折叠术将食管非生理性前移，易导致术后发生吞咽困难[52]。他们在2002年发表了一项双盲随机对照试验，研究表明接受食管前方

裂孔成形术的患者无须再进行手术干预，而接受食管后方裂孔成形术的患者几乎有10%需要二次手术[53]，两组患者在术后吞咽困难、减轻烧心症状、6个月随访的总体满意度以及术后早期食管旁疝发生可能性方面没有差异。他们还报道，关闭裂孔太紧是比胃底折叠问题更常见的再次手术的原因（2% vs. < 1%）。然而，考虑到同一组学者早期报道食管后方裂孔成形术需再次手术的发生率仅为1%，他们将食管前、后方裂孔成形术的差异归因于可能为第二类错误[54, 55]。同一研究组在2008年发表了这项随机对照试验的长期（5年）随访结果[56]，发现食管前方裂孔成形术组的症状控制得较好，两组患者的总体满意度和术后吞咽困难程度相似。研究还表明，食管后方裂孔成形术组对"吞咽困难相关"再次手术干预的需求更高（14.5% vs. 4.3%，P=NS），两组之间"任何原因"的再干预需求差异显著（4.3% vs. 20%，P=0.011）。在最近的另一项长期随访（93%的患者随访超过10年）的随机对照试验中，与食管后方裂孔成形术相比，食管前方裂孔成形术组发生对块状固体食物产生吞咽困难的发生率显著降低（14% vs. 39.5%，P=0.01）[57]。他们报道两组在反流症状、需要抗反流药物及长期手术的患者总体满意度方面没有任何显著差异。

尽管缺乏这两组的对比数据，但食管前方裂孔成形术与食管后方裂孔成形术组相比在降低术后吞咽困难的发生率方面似乎更有前景。

作者观点：食管后方裂孔成形术是食管裂孔疝修补的标准方案，但该术式的问题是食管前移，易导致吞咽困难。此外，如果不撕裂膈肌脚，有时无法实现裂孔的关闭。在这些情况下，需要进行食管前方裂孔成形术。我们更多地通过裂孔前外侧方向而不是真正的12点钟方向关闭膈肌裂孔来完成手术。这导致最后关闭的裂孔与食管开口的角度看起来像一个倒L。

参考文献

[1] Cuschieri A, Shimi S, Nathanson LK. Laparoscopic reduction, crural repair, and fundoplication of large hiatal hernia. Am J Surg. 1992;163(4):425–30.

[2] Hashemi M, Peters JH, DeMeester TR, Huprich JE, Quek M, Hagen JA, et al. Laparoscopic repair of large type III hiatal hernia: objective follow up reveals high recurrence rate. J Am Coll Surg. 2000;190(5):553–60.

[3] Peters MJ, Mukhtar A, Yunus RM, et al. Meta-analysis of randomized clinical trials comparing open and laparoscopic anti-reflux surgery. Am J Gastroenterol. 2009; 104:1548.

[4] Schauer PR, Ikramuddin S, McLaughlin RH, Graham TO, Slivka A, Lee KK, et al. Comparison of laparoscopic versus open repair of paraesophageal hernia. Am J Surg. 1998;176(6):659–65.

[5] Karmali S, McFadden S, Mitchell P, Graham A, Debru E, Gelfand G, et al. Primary laparoscopic and open repair of paraesophageal hernias: a comparison of short-term outcomes. Dis Esophagus. 2008;21(1):63–8.

[6] Nguyen NT, Christie C, Masoomi H, Matin T, Laugenour K, Hohmann S. Utilization and outcomes of laparoscopic versus open paraesophageal hernia repair. Am Surg. 2011;77(10):1353–7.

[7] Ferri LE, Feldman LS, Stanbridge D, Mayrand S, Stein L, Fried GM. Should laparoscopic paraesophageal hernia repair be abandoned in favor of the open approach? Surg Endosc. 2005;19(1):4–8.

[8] Swanstrom LL, Jobe BA, Kinzie LR, Horvath KD. Esophageal motility and outcomes following laparoscopic paraesophageal hernia repair and fundoplication. Am J Surg. 1999;177:359–63.

[9] Terry M, Smith CD, Branum GD, Galloway K, Waring JP, Hunter JG. Outcomes of laparoscopic fundoplication for gastroesophageal reflux disease and paraesophageal hernia. Surg Endosc. 2001;15:691–9.

[10] Trus TL, Bax T, Richardson WS, et al. Complications of laparoscopic paraesophageal hernia repair. J Gastrointest Surg. 1997;1:221–8.

[11] Niebisch S, Fleming FJ, Galey KM, et al. Perioperative risk of laparoscopic fundoplication: safer than previously reported-analysis of the American college of surgeons national surgical quality improvement program 2005 to 2009. J Am Coll Surg. 2012;215:61.

[12] Hashemi M, Peters JH, DeMeester TR, Huprichi JE, Quek M, Hagen JA, et al. Laparoscopic repair of large type III hiatal hernia: objective follow-up reveals high recurrence rate. J Am Coll Surg. 2000;190:553–60.

[13] Jobe BA, Aye RW, Deveney CW, Domreis JS, Hill LD. Laparoscopic management of giant type III hiatal hernia and short esophagus: objective follow-up at three years. J Gastrointest Surg. 2002;6:181–8.

[14] Luketich JD, Nason JS, Christie NA, et al. Outcomes after a decade of laparoscopic giant paraesophageal hernia repair. J Thorac Cardiovasc Surg. 2010;139:395–404.

[15] Draaisma WA, Gooszen HG, Tournoi JE, Broeders IA. Controversies in paraesophageal hernia repair: a review of literature. Surg Endosc. 2005;19:1300–8.

[16] Rathore MA, Andrabi SI, Bhatti MI, Najfi SM, McMurray A. Metaanalysis of recurrence after laparoscopic repair of paraesophageal hernia. JSLS. 2007;11(4):456–60.

[17] Maziak DE, Todd TR, Pearson FG. Massive hiatus hernia: evaluation and surgical management. J Thorac Cardio-

vasc Surg. 1998;115:53–60;discussion 52–61.

[18] DeMeester TR, Bonavina L, Albertucci M. Nissen fundoplication for gastroesophageal reflux disease: evaluation of primary repair in 100 consecutive patients. Ann Surg. 1986;204:9–20.

[19] Rydberg L, Ruth M, Lundell L. Mechanism of action of antireflux procedures. Br J Surg. 1999;86:405–10.

[20] Zornig C, Strate U, Fibbe C, Emmermann A, Layer P. Nissen vs Toupet laparoscopic fundoplication. Surg Endosc. 2002;16(5):758–66.

[21] Booth MI, Stratford J, Jones L, Dehn TC. Randomized clinical trial of laparoscopic total (Nissen) versus posterior partial (Toupet) fundoplication for gastro-oesophageal reflux disease based on preoperative oesophageal manometry. Br J Surg. 2008;95:57–63.

[22] Horvath KD, Jobe BA, Herron DM, Swanstrom LL. Laparoscopic Toupet fundoplication is an inadequate procedure for patients with severe reflux disease. J Gastrointest Surg. 1999;3:583–91.

[23] Farrell TM, Archer SB, Galloway KD, Branum GD, Smith CD, Hunter JG. Heartburn is more likely to recur after Toupet fundoplication than Nissen fundoplication. Am Surg. 2000;66:229–36.

[24] Coster DD, Bower WH, Wilson VT, Brebrick RT, Richardson GL. Laparoscopic partial fundoplication vs laparoscopic Nissen-Rosetti fundoplication. Short-term results of 231 cases. Surg Endosc. 1997;11(6):625–31.

[25] Shaw JM, Bornman PC, Callanan MD, Beckingham IJ, Metz DC. Long-term outcome of laparoscopic Nissen and laparoscopic Toupet fundoplication for gastro-esophageal reflux disease: a prospective, randomized trial. Surg Endosc. 2010;24(4):924–32.

[26] Hagedorn C, Lonroth H, Rydberg L. Long-term efficacy of total (Nissen-Rosetti) and posterior partial (Toupet) fundoplication: results of a randomized clinical trial. J Gastrointest Surg. 2002;6:540–5.

[27] Fernando HC, Luketich JD, Christie NA, Ikramuddin S, Schauer PR. Outcomes of laparoscopic Toupet compared to laparoscopic Nissen fundoplication. Surg Endosc. 2002;16(6):905–8.

[28] Mardani J, Lundell L, Engström C. Total or posterior partial fundoplication in the treatment of GERD: results of a randomized trial after 2 decades of follow-up. Ann Surg. 2011;253:875.

[29] Kamolz T, Bammer T, Wykypiel H Jr, Pasiut M, Pointner R. Quality of life and surgical outcome after laparoscopic Nissen and Toupet fundoplication: one-year follow-up. Endoscopy. 2000;32(5):363–8.

[30] Kauer WK, Peters JH, DeMeester TR, et al. A tailored approach to antireflux surgery. J Thorac Cardiovasc Surg. 1995;110:141.

[31] Nijjar RS, Watson DI, Jamieson GG, et al. Five-year follow-up of a multicenter, double-blind randomized clinical trial of laparoscopic Nissen vs anterior 90 degrees partial fundoplication. Arch Surg. 2010;145:552.

[32] Khan M, Smythe A, Globe J, et al. Randomized controlled trial of laparoscopic anterior versus posterior fundoplication for gastro-oesophageal reflux disease. ANZ J Surg. 2010;80:500.

[33] Watson DI, Jamieson GG, Pike GK, et al. Prospective randomized double-blind trial between laparoscopic Nissen fundoplication and anterior partial fundoplication. Br J Surg. 1999;86:123.

[34] Engström C, Lönroth H, Mardani J, Lundell L. An anterior or posterior approach to partial fundoplication? Long-term results of a randomized trial. World J Surg. 2007;31:1221.

[35] Broeders JA, Roks DJ, Ahmed Ali U, et al. Laparoscopic anterior versus posterior fundoplication for gastroesophageal reflux disease: systematic review and meta-analysis of randomized clinical trials. Ann Surg. 2011;254:39.

[36] Broeders JA, Roks DJ, Ahmed Ali U, et al. Laparoscopic anterior 180-degree versus nissen fundoplication for gastroesophageal reflux disease: systematic review and meta-analysis of randomized clinical trials. Ann Surg. 2013;257:850.

[37] Svetanoff WJ, Pallati P, Nandipati K, Lee T, Mittal SK. Does the addition of fundoplication to repair the intra-thoracic stomach improve quality of life? Surg Endosc. 2016;30(10):4590–7. [Epub ahead of print].

[38] Kuster GG, Gilroy S. Laparoscopic technique for repair of paraesophageal hiatal hernias. J Laparoendosc Surg. 1993;3:331–8.

[39] Granderath FA, Carlson MA, Champion JK, Szold A, Basso N, Pointner R, et al. Prosthetic closure of the esophageal hiatus in large hiatal hernia repair and laparoscopic antireflux surgery. Surg Endosc. 2006;20(3):367–79.

[40] Oelschlager BK, Pellegrini CA, Hunter J, Soper N, Brunt M, Sheppard B, et al. Biologic prosthesis reduces recurrence after laparoscopic paraesophageal hernia repair: a multicenter, prospective, randomized trial. Ann Surg. 2006;244:481–90.

[41] Frantzides CT, Madan AK, Carlson MA, Stavropoulos GP. A prospective, randomized trial of laparoscopic polytetrafluoroethylene (PTFE) patch repair vs simple cruroplasty for large hiatal hernia. Arch Surg. 2002;137(6):649–52.

[42] Edelman DS. Laparoscopic paraesophageal hernia repair with mesh. Surg Laparosc Endosc. 1995;5:32–7.

[43] Carlson MA, Condon RE, Ludwig KA, Schulte WJ. Management of intrathoracic stomach with polypropylene mesh prosthesis reinforced transabdominal hiatus hernia repair. J Am Coll Surg. 1998;187:227–30.

[44] Frantzides CT, Carlson MA, Loizides S, Papafili A, Luu M, Roberts J, et al. Hiatal hernia repair with mesh: a survey of SAGES members. Surg Endosc. 2010;24(5):1017–24.

[45] Pfluke JM, Parker M, Bowers SP, Asbun HJ, Daniel SC. Use of mesh for hiatal hernia repair: a survey of SAGES members. Surg Endosc. 2012;26(7):1843–8.

[46] Guidelines for the Management of Hiatal Hernia. Society of American Gastrointestinal and Endoscopic Surgeons (SAGES). http://www.sages.org/publications/guidelines/guidelines-for-the-management-of-hiatal-hernia. Assessed on 29 Apr 2016.

[47] Catarci M, Gentileschi P, Papi C, Carrara A, Marrese R, Gaspari AL, et al. Evidence-based appraisal of antireflux fundoplication. Ann Surg. 2004;239(3):325–37.

[48] Watson DI, Jamieson GG, Devitt PG, Mitchell PC, Game PA. Paraoesophageal hiatus hernia: an important complication of laparoscopic Nissen fundoplication. Br J

Surg. 1995;82(4):521–3.

[49] Seelig MH, Hinder RA, Klingler PJ, Floch NR, Branton SA, Smith SL. Paraesophageal herniation as a complication following laparoscopic antireflux surgery. J Gastrointest Surg. 1999;3(1):95–9.

[50] Kelly J, Watson DI, Chin K, et al. Laparoscopic Nissen fundoplication: clinical outcomes at 10 years. J Am Coll Surg. 2007;205:570–5.

[51] Dallemagne B, Weerts J, Markiewicz S, et al. Clinical results of laparoscopic fundoplication at ten years after surgery. Surg Endosc. 2006;20:159–65.

[52] Watson DI, Jamieson GG, Mitchell PC, Devitt PG, Britten-Jones R. Stenosis of the esophageal hiatus following laparoscopic fundoplication. Arch Surg. 1995;130 (9):1014–6.

[53] Watson DI, Jamieson GG, Devitt PG, Kennedy JA, Ellis T, Ackroyd R, et al. A prospective randomized trial of laparoscopic Nissen fundoplication with anterior vs posterior hiatal repair. Arch Surg. 2001;136(7):745–51.

[54] Watson DI, Jamieson GG, Pike GK, Davies N, Richardson M, Devitt PG. Prospective randomized double-blind trial between laparoscopic Nissen fundoplication and anterior partial fundoplication. Br J Surg. 1999; 86(1):123–30.

[55] Watson DI, Pike GK, Baigrie RJ, Mathew G, Devitt PG, Britten-Jones R, et al. Prospective double-blind randomized trial of laparoscopic Nissen fundoplication with division and without division of short gastric vessels. Ann Surg. 1997;226(5):642–52.

[56] Wijnhoven BP, Watson DI, Devitt PG, Game PA, Jamieson GG. Laparoscopic Nissen fundoplication with anterior versus posterior hiatal repair: long-term results of a randomized trial. Am J Surg. 2008;195(1):61–5.

[57] Chew CR, Jamieson GG, Devitt PG, Watson DI. Prospective randomized trial of laparoscopic Nissen fundoplication with anterior versus posterior hiatal repair: late outcomes. World J Surg. 2011;35(9):2038–44.

44

食管裂孔疝新技术：机器人、单孔手术
New Technologies in Hiatal Hernia Repair: Robotics, Single Port

Davide Lomanto, Hrishikesh P. Salgaonkar, and Sujith Wijerathne
曹桢 杨慧琪 陈杰 译

引　言

食管裂孔疝（hiatus hernia，HH）是指腹腔内容物通过横膈进入纵隔形成疝。首次食管裂孔疝的描述可追溯到1853年，由 Henry Ingersoll Bowditch 医师提出[1]。1926年，瑞典放射学家 Ake Akerlund 创造了"食管裂孔疝"这一术语。他将食管裂孔疝分为3型，目前仍在临床使用[2]。食管裂孔疝由于膈孔的增大而形成，随后腹腔内容物被疝入纵隔，最常见被疝入的器官是胃，但结肠或脾脏等其他脏器也可被疝入。直到20世纪50年代，食管裂孔疝与胃食管反流病（gastroesophageal reflux disease，GERD）的关系得到重视。虽然 I 型或滑动型食管裂孔疝通常与胃食管反流病相关，但较大的 II ～ IV 型或食管旁疝（paraesophageal hernia，PEH）与胃扭转相关，导致黏膜缺血、绞窄及梗阻。

对食管裂孔疝、胃食管反流病和其他疾病之间生理联系的认识使得食管裂孔疝手术从简单的修补到恢复解剖位置再到恢复生理功能的改变。从 Nissen 和 Belsey 描述了革命性的技术以来，几项修改和创新已发表于相关文献。这些改变的基本原则是恢复生理功能。

自20世纪80年代腹腔镜胆囊切除术问世以来，较小创伤的理念使微创手术迅速发展。腹腔镜食管裂孔疝修补术是治疗食管裂孔疝的金标准。与开腹手术相比，腹腔镜食管裂孔疝修补术具有微创手术所有公认的优点，如术后疼痛轻、恢复快、住院时间短、伤口感染率低，有利于继续推广。这些优势可以使患者早期恢复日常的生活和工作。较小的手术瘢痕提供了更好的美容效果，进而提高患者的满意度[3-6]。

如今，诊断和治疗方面的技术进步彻底改变了食管裂孔疝的手术方式。为进一步减少手术入路的创伤，并完成更复杂的手术，研究人员和外科医师已经在减孔腹腔镜手术（reduced port laparoscopic surgery，RPLS）、单孔腹腔镜手术（single incision laparoscopic surgery，SILS）、经自然孔腔内镜手术（natural orifice transluminal endoscopic surgery，NOTES）和机器人手术方面投入了大量精力。在食管裂孔疝修补术中也尝试将这些新技术应用于实践。

在本专题中，我们将重点介绍单孔腹腔镜手术和机器人手术在食管裂孔疝术中的应用、适应证、手术器械、手术步骤和术后护理。

适　应　证

微创手术的出现增加了食管裂孔疝的手术量。广泛应用的内镜检查、24小时 pH 测定、测压、阻抗研究和放射学研究相结合，有助于诊断出适合手术的患者。美国胃肠与内镜外科医师学会（SAGES）指南为研究反流性疾病和食管裂孔疝提供了良好的诊断依据[7, 8]。只有那些有助于临床决策或改变治疗方案的研究才能进行。

大多数外科医师认为单孔腹腔镜手术或机器人手术是复杂的手术技术，需要更长的学习曲线。但随着经验的积累，许多外科医师已接受这些新技术。

单孔腹腔镜手术或机器人手术治疗食管裂孔疝的适应证与腹腔镜食管裂孔疝修补术相似。

依据 SAGES 指南，手术适应证如下：

（1）合并胃食管反流病的 I 型食管裂孔疝。

（2）所有的有症状的食管旁疝。

（3）完全无症状的食管旁疝的选择性修补不是常规指征。手术决定是基于患者的年龄和合并症（根据指南，证据的级别较弱）。

（4）急性胃扭转。

（5）合并贫血的无症状食管旁疝。

事实上，仔细询问病史，大多数患者会存在一些反流或梗阻症状。每年约有14%的无症状食管旁疝患者会出现症状[9, 10]，很少出现急性症状，所以

需要行急诊手术的患者低于2%[10-14]。

不适合全身麻醉和顽固性凝血功能障碍的患者是任何腹腔镜手术的禁忌证。机器人手术在巨大的食管裂孔疝和高BMI患者中具有优势。大食管旁疝（Ⅱ～Ⅳ型）、食管缩短、BMI > 30 kg/m²，以及急诊病例不是单孔腹腔镜手术或机器人手术的禁忌证，但应由经验丰富的外科医师操作。

初学者最好选择以下患者手术：

（1）择期食管裂孔疝修补术的患者。

（2）Ⅰ型食管裂孔疝的患者。

（3）BMI < 30的患者。

（4）适合全身麻醉的患者。

（5）能够承受较长手术时间的患者。

初学者最好不要选择以下患者进行单孔腹腔镜手术：

（1）急性发作患者（合并出血、胃扭转、绞窄特征、Ⅱ～Ⅳ型、食管短缩的食管裂孔疝）。

（2）接受过上腹部手术的患者。

（3）肥胖患者（BMI > 30）。

（4）无法承受较长手术时间的患者。

随着单孔腹腔镜技术专业知识的增加，大多数技术困难会得到克服。

近年来，机器人手术作为一种新型技术受到了微创外科医师的广泛欢迎。优点是三维视角、消除手颤和获得更高的自由度。它使外科医师能够进行复杂的操作，而这些操作在腹腔镜手术中是难以完成的。然而，这项技术对患者的益处仍存在争议。对于复杂手术，它的好处显而易见，但对于常规的简单手术，不适合使用。复杂病例，特别是巨大、复杂的食管旁疝修补术和肥胖的食管旁疝患者，被认为是使用这一新技术的手术指征。此外，还可以帮助初学者通过使用机器人克服一些技术上的困难来完成复杂的手术。

术 前 准 备

为患者提供咨询，使他们准确了解疾病及治疗。详细说明各种治疗方法及其好处和风险。向患者解释手术的远期疗效、复发和失败率。

签署单孔腹腔镜手术或机器人手术的知情同意书。建议在手术存在技术困难的情况下，改行腹腔镜/开腹手术，以保证患者的安全和健康。

除常规检查外，须进行凝血功能检查以排除顽固性凝血功能障碍，这是腹腔镜手术的绝对禁忌证。

术前备皮可根据医师个人的习惯进行，但应始终在手术台上进行。如果手术预计时间较长，并且是急诊，需要导尿。在麻醉前预防性使用抗生素。

备皮之前，外科医师、手术室护士和麻醉医师之间互相确认。再次确认患者的姓名、诊断、所需手术器械及计划的手术方案。

单孔腹腔镜食管裂孔疝修补术

手术室的布局

患者仰卧，平卧于手术台。采用分腿位，双臂置于身体两侧。妥善固定。主刀医师站在患者的两腿之间；扶镜助手站在患者右边，显示器放在患者头部左边（图44-1）。如需用两个显示器，可在患者头部的两侧各放一个。器械护士位于患者左边。患者呈反向Trendelenburg位置，有助于暴露裂孔。

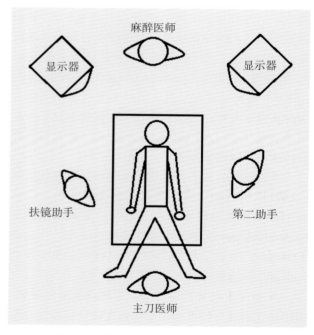

图44-1　单孔腹腔镜手术的手术室布局

手术器械

无论采用哪种手术方法，外科医师都应该使手术安全进行。使用任何设备或器械的关键因素是其对患者的安全性。单孔手术的器械应给予外科医师与标准腹腔镜手术相似的自由活动度。近10年来，研究出各种有角度的器械（预弯、网状、有角度的）（图44-2）。这些器械可以使人们在有限的空间内同时使用更多的器械。其他重要因素包括器械的简单性、成本、易获得性和可重复使用性。

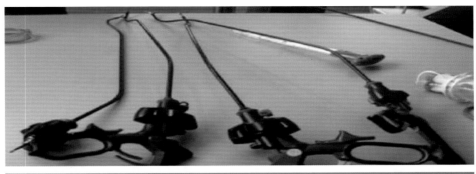

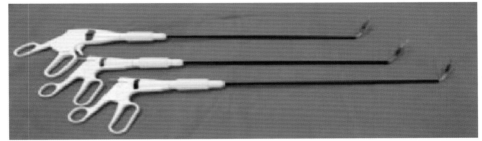

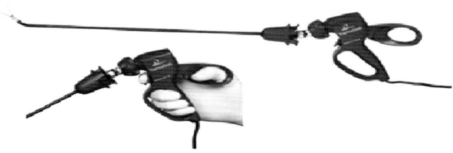

图44-2 单孔腹腔镜手术
的手术器械

有多种单孔设备。这些设备从简单的自制设备
到具有多孔端口接入的复杂设备，包括单孔腹腔镜手
术端口（Covidien，美国）、GelPort（Applied Medical，
美国）、X-Cone（KARL STORZ，德国）、Uni-X
（Pnavel Systems Inc.，美国）、TriPort（Advanced Surgical
Concepts，爱尔兰）、OCTO port（Dalim，韩国）和
SPIDER Surgical System（TransEnterix，美国）（图44-3）。

根据手术需要或根据端口可用的设备，现在的
镜头系统可以是10 mm或5 mm的。与标准腹腔镜
手术相比，由于缺乏成角的空间，单孔腹腔镜手术
的操作范围受到限制。需要训练非惯用手做不同的
动作，比如：交叉的仪器（交叉手技术）和使用网
状或预弯曲仪器的技术改造是一些技巧。当使用常
规仪器时，仪器与镜头的长度不一致，建议使用低
配置套管针和同轴光电缆，以避免器械之间的拥挤。

对于任何单孔腹腔镜手术，有3种进腹方式。

单切口多筋膜穿刺法

局麻药浸润后，经脐部垂直方向切开约2 cm
切口。逐层切开，仔细解剖至筋膜，清除周围2～
3 cm的皮下脂肪。使用气腹针通过筋膜建立气腹。

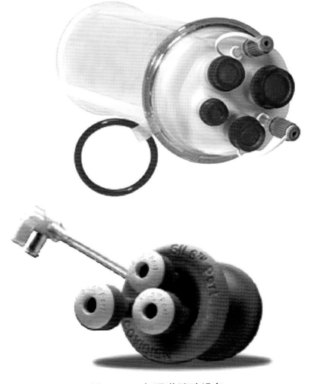

图44-3 多通道端孔设备

维持12～14 mmHg压力。将第一个操作孔（10 mm或5 mm）放置于清除筋膜的脚侧。开放的进入方式也可用于同样的手术，要在套管针周围用荷包缝线缝合。对腹腔进行初步探查，排除任何与进腹相关的损伤。然后在筋膜上插入两个5 mm套管，三个筋膜切口形成了一个三角形。使用不同长度和低轮廓的螺纹套管针，以避免器械碰撞。

自制手套孔法

局麻药浸润后，经脐部垂直方向切开2 cm切口。解剖分离并打开筋膜进入腹腔。筋膜切口约2 cm。准备手套孔时，使用Alexis伤口牵开器（医用的）和无粉外科手套（大小取决于医师的喜好）。将伤口牵开器的远端环置于腹腔内，将近端环连接于手套的手腕部分。手套的手指部分被用作器械和镜头的多个端口。使用3个5 mm套管。

多通道孔法

局麻药浸润后，经脐部垂直方向切开2 cm切口。向下切开约2 cm的筋膜切口进入腹腔。根据医师的个人喜好，多种多通道套管可供选择。

讨论单孔腹腔镜技术

1997年，Navarra首次报道了使用单切口腹腔镜技术切除胆囊[15]。此后在相关文献中多次描述腹部疾病的多种入路及手术方式。腹腔镜手术的基本原则是器械的规范化，但由于技术困难和器械的未规范化，外科界最初不愿意接受单孔腹腔镜手术的概念。但是，随着越来越多的专业知识和新的入路器械和弯曲器械（预弯、网状或成角器械）的发展，越来越多的外科医师开始接受单孔腹腔镜技术。如今，我们已经取得了长足的进步。几乎对每一种腹部疾病都可采用单孔腹腔镜手术治疗，食管裂孔疝也不例外。虽然单孔腹腔镜食管裂孔疝修补术的发现仅在较少的病例报道中被提到，但它提供了治疗的希望。2011年，Barbaros U等报道了使用单孔腹腔镜技术通过胃底折叠术进行食管裂孔疝的修补。他们可以安全地进行手术，并具有标准腹腔镜手术的所有优点，而且瘢痕的整形效果更好。他们报道了牵拉肝左叶显露食管裂孔的解剖的困难性[16]。Fan Y等描述了对7例病例（3例贲门失弛症和4例食管裂孔疝）使用传统腹腔镜器械施行单孔腹腔镜手术。他们还使用了一种新技术，使用氰基丙烯酸酯胶将肝左叶与横膈膜黏合来牵开肝脏[17]。认为单孔腹腔镜技术是一种安全有效的治疗贲门失弛缓症和食管裂孔疝的手术方法。一些病例报道和少数回顾性研究报道了应用单孔腹腔镜手术治疗食管裂孔疝。Barry L等对66例患者的回顾性研究发现，与传统腹腔镜手术相比，腹腔镜单孔手术的手术时间更长，但可以达到类似的症状缓解和患者满意率[18]。对100例贲门失弛缓症患者，Ross等人采用了腹腔镜单孔Heller肌切开加前胃底折叠术。认为在贲门失弛缓症手术中使用单孔腹腔镜技术是安全有效的，在美容效果方面优于传统腹腔镜手术[19]。因此得出结论，对于受过标准腹腔镜良好训练的外科医师，腹腔镜单孔Heller肌切开加前胃底折叠术的学习时间较短、安全、快速。单孔腹腔镜技术已被证明是一种安全有效的上消化道手术方法，包括从胃切除术到减重手术[20-25]。因此，我们认为单孔腹腔镜食管裂孔疝修补术是一种可行、安全和可复制的技术。

技 术 问 题

（1）习惯线性视觉。

— 与标准腹腔镜手术相比，深度知觉降低。

（2）器械的碰撞。

— 更多使用10 mm镜头。

— 由于碰撞，器械会突然晃动，有可能造成意外伤害，特别是在接通电源的时候。

（3）吻合器技术（只适用于需要进行胃成形术的时候）。

— 需要更大的切口。

— 增加了器械的碰撞。

要点和技巧

器械

（1）特殊器械的使用（网状/预弯/成角）。

（2）采用同轴光缆。

（3）交叉器械（交叉手技术）。

（4）为避免器械碰撞，请使用不同长度的器械和镜头。

机器人食管裂孔疝修补术

手术室的布局

患者仰卧，双臂置于两侧。把患者妥善地固定在手术台上。将机器人车停靠在患者头部的前端（图44-4）。一名监护员站在患者的左侧，助手坐在患者右侧的椅子上。麻醉医师站在患者头部的右侧。在患者脐部左侧2 cm处插入一个12 mm的镜

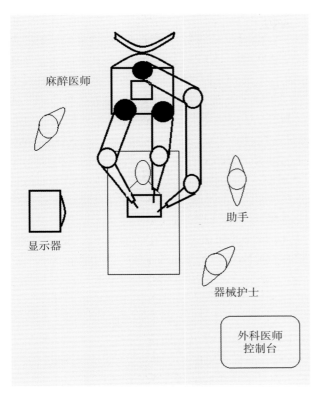

麻醉医师

显示器

助手

器械护士

外科医师
控制台

图44-4 机器人手术的手术室布局

头，在左锁骨中线和右锁骨中线各有两个8 mm的套管，使两个套管与镜头端口至少相距7～8 cm。将另一个5 mm套管插入到右侧季肋部，用来辅助插入蛇形牵开器牵开肝脏。根据病例的复杂程度，可在腋前线增加一个8 mm套管，放置第三个机械臂。注意离左锁骨中线的套管至少8 cm。

手术器械

需要使用机器人8 mm的肠钳和开窗双极。一些外科医师可能使用超声刀（Ethicon，美国）。缝合时需要机器人的持针器。除了蛇形的牵开器，还有助手使用的标准的腹腔镜5 mm肠钳。

讨论机器人技术

目前腹腔镜技术是修补食管裂孔疝的首选方法，但是对某些患者的食管裂孔疝仍可进行开放修补术，尤其是对巨大的、复杂的食管旁疝，食管缩短和进行Collis胃成形术的病例，因为对这些病例应用腹腔镜可能存在技术上的困难。在这种情况下使用机器人手术可能是有益的。如今，机器人技术被用于腹腔和胸腔的各种复杂手术。机器人可以让外科医师在有限空间内3D视觉下进行复杂的操作。使用机器人系统的主要限制因素是其成本和实用性。虽然机器人食管裂孔疝修补术在较少的病例报道和少数回顾性文献中被提及，但它给予了希望。

Braumann[26]、Draaisma[27]和Seetharamaiah等人的[28]回顾性研究表明，机器人手术修补食管裂孔疝是安全有效的。Gehrig[29]比较了机器人与腹腔镜和开放式修补食管旁疝，发现机器人手术方法优于开腹手术，但效果与腹腔镜手术相似。平均随访超过15个月后，机器人组没有复发病例，故认为机器人修补术可降低术后复发的风险。但在得出明确的结论之前，还需要进行随机对照试验。

食管裂孔疝修补术的技巧

牵开肝脏

可以使用各种技术。对于采用简单的单孔腹腔镜手术的病例，可利用弯曲器械的远端曲度来牵开肝左叶。另一种方法是在皮肤上做一个小切口，然后在剑突下方插入一个2～3 mm的抓钳。这个抓钳是用来牵开肝左叶的。经皮置入缝合线也可以做到这一点。在机器人入路中，助手可通过在右季肋区插入蛇形牵开器牵开肝脏。

一旦达到足够的暴露，首先在靠近尾状叶的肝胃韧带上打开一个窗口，以识别和游离右侧膈肌脚。

切除疝囊

要完全游离、还纳疝囊和评估食管缩短。方法是：完全切除疝囊，切开左侧膈胃韧带，显露左侧膈肌脚。为了修补成功，完全还纳疝囊和疝内容物以及远端食管的轴向解剖游离是必要的。从裂孔和纵隔的结构中仔细解剖出疝囊。然后外翻和完全地切除疝囊，因为这样可以消除食管和胃的张力（疝囊倾向于向上牵引），并改善裂孔和胃食管交界处（GEJ）的视觉效果。如果不切除疝囊，可能会干扰膈肌脚的关闭。

游离远端食管

食管远端轴向解剖十分重要。一旦远端食管被游离，可使用纱布或烟卷引流管环绕食管下端。这有助于解剖食管后方。游离纵隔的远端食管，注意保护迷走神经，至少游离3 cm的腹腔段食管。如果未能充分游离远端食管，可能导致食管短缩，这是复发的最常见原因。食管缩短的确切发生率尚不清楚。食管缩短的发生率在许多研究中包括Pearson和Todd[30]报道的为60%到几乎为0[31, 32]。Swanstrom研究发现与反流疾病有关的食管旁疝的发病率为20%[33]。Johnson的研究也发现了相似的发生率[34]。食管裂孔疝的多种因素的相互作用，如胃在纵隔内、与疝囊粘连、长期反流和狭窄的形成可能导致食管缩短。因此，外科医师对食管远端进行充分的游离是很重要的。

对 5 cm 及以上的巨大食管旁疝、Ⅲ型食管旁疝、影像学的胃倒立、长期有反流症状、Barrett 食管改变或内镜下食管狭窄要保持高度怀疑。如果发现，将食管游离到胃底的水平。在某些病例，外科医师可能会切除一条或两条迷走神经，因为这有助于延长食管的长度，但同时有胃排空延迟的风险。如果所有的手术都失败了，那么可以行 Collis 胃成形术。一般经过充分的食管游离、全疝囊切除和迷走神经切除，很少需要行胃成形手术。

关闭膈肌裂孔

关闭膈肌裂孔是食管裂孔疝修补术中最重要的步骤之一。由于横膈膜和膈肌脚的动态特性，闭合的膈肌裂孔总是处于张力状态。长期病史和较大的食管旁疝，使膈肌脚部肌肉被广泛拉伸和薄弱，导致了较大的间隙。单纯缝合关闭的失败率很高。许多技术已被提倡使用，如使用填絮法来减少缝线对右膈肌脚松解切口的切割效果以及使用补片，但人们对确切的优势仍存在争议。作者使用 8 字形缝线与 2-0 Ethibond Excel 缝线（Ethicon，USA）缝合缺损，首选经食管后方。在较大的食管旁疝病例中很少需要在食管前方缝合。

胃底折叠术

在食管裂孔疝修补术中，一定要行抗反流术。大多数文献研究表明，食管裂孔疝患者反流性疾病的发生率较高。其次，游离食管和纵隔的疝囊会破坏食管下端括约肌的正常解剖结构，导致患者术后反流。将胃脾韧带断开，断开第一胃短血管后停止解剖。如果需要进一步游离胃，可以对胃短血管进行进一步的解剖。在完成标准的"擦皮鞋"手法后，作者常规进行松软的胃底折叠术，用三条缝线将胃固定并保持在横膈膜下。再次使用 Ethibond Excel 2-0 缝线缝合（Ethicon，USA），上、下缝合线为胃到胃，中间缝合线同时缝合食管肌肉组织。在术前评估食管运动功能障碍的病例时，我们采用 Toupet 或 Dor 胃底折叠术来避免术后吞咽困难。

补片

对是否使用补片修补食管裂孔疝仍是有争议的，即使在包括人工合成补片和生物补片等多种补片已被用于防止复发的情况下。在裂孔使用补片有发生吞咽困难、狭窄、溃疡和补片侵蚀食管和胃的风险，因此，主张只有在无法关闭膈肌脚或关闭裂孔有张力时才使用补片。作者更喜欢使用聚丙烯（复合材料）合成补片。Oelschlager 等的两项随机试验表明，使用补片可以防止早期复发，但长期随访显示复发率与一期缝合修补相似[35, 36]。Frantzides 等也报道了类似的结果[37]。美国胃肠与内镜外科医师协会指南的观点是，补片可减少早期复发，但没有足够的长期数据来证明补片在食管裂孔疝中的疗效[38]。

对食管旁疝和食管裂孔疝患者再次进行抗反流手术有较高的发病率和死亡率。Tolboom 等[38] 发表了他们在评估采用传统腹腔镜手术与机器人辅助腹腔镜手术再次进行食管裂孔疝修补和抗反流手术的经验。在 75 名患者的单中心队列研究中，再次手术的主要适应证是吞咽困难、烧心，或两者并存并证实解剖异常。其中，45 名接受了机器人辅助手术，30 名接受了传统腹腔镜手术。研究表明，机器人抗反流手术的技术是可行的，可以缩短住院时间。

总　　结

胃食管交界处的手术是很有挑战性的。要想达到最佳结果，详细的检查、正确的诊断和使用适当的手术方式是最重要的。目前，微创手术被认为是食管裂孔疝修补术的标准。虽然有关单孔腹腔镜和机器人手术在食管裂孔疝修补术中的应用仅有少量病例报道和回顾性的文献，但可以合理地、安全地得出结论，单孔腹腔镜技术和机器人手术的新技术可减少术后疼痛、具有更快的术后恢复和达到更好的美容效果。在学习曲线中，正确选择病例是至关重要的。单孔腹腔镜技术和机器人手术都可被安全地应用于食管裂孔疝患者，尤其是对于有丰富经验的医师。随着外科技术和技能的不断进步，手术的创伤更小，有更大的应用前景，但仍需要进一步的随机对照试验来最终确定单孔腹腔镜手术或机器人手术相对于传统腹腔镜食管裂孔疝修补术的优势，并指导未来的手术策略。

参考文献

[1] Bowditch HI. A treatise on diaphragmatic hernia. Buffalo: Jewett Thomas; 1853.

[2] Akerlund A, Onnell H, Key E. Hernia diaphragmatica hiatus oesophageivomanastomischen und roentgenologischengesichtspunkt. Acta Radiol. 1926;6:3–22.

[3] Hashemi M, Peters JH, DeMeester TR, et al. Laparoscopic repair of large type III hiatal hernia: objective followup reveals high recurrence rate. J Am Coll Surg. 2000;190(5):553–60. discussion 560–1.

[4] Maziak DE, Todd TR, Pearson FG. Massive hiatus hernia: evaluation and surgical management. J Thorac Cardiovasc Surg. 1998;115(1):53–60. discussion 61–2.

[5] Luketich JD, Raja S, Fernando HC, et al. Laparoscopic repair of giant paraesophageal hernia: 100 consecutive cases. Ann Surg. 2000;232(4):608–18.

[6] Pierre AF, Luketich JD, Fernando HC, et al. Results of laparoscopic repair of giant paraesophageal hernias: 200 consecutive patients. Ann Thorac Surg. 2002;74(6): 1909–15. discussion 1915–6.

[7] Stefanidis D, Hope WW, Kohn GP, Reardon PR, Richardson WS, Fanelli RD. Guidelines for surgical treatment of gastroesophageal reflux disease. Surg Endosc. 2010;24:2647–69.

[8] Kohn GP, Price RR, DeMeester SR, Zehetner J, Muensterer OJ, Awad Z, et al. Guidelines for the management of hiatal hernia. Surg Endosc. 2013;27:4409–28.

[9] Treacy PJ, Jamieson GG. An approach to the management of para-oesophageal hiatus hernias. Aust N Z J Surg. 1987;57:813–7.

[10] Stylopoulos N, Gazelle GS, Rattner DW. Paraesophageal hernias: operation or observation? Ann Surg. 2002;236:492–500.

[11] Allen MS, Trastek VF, Deschamps C, Pairolero PC. Intrathoracic stomach. Presentation and results of operation. J Thorac Cardiovasc Surg. 1993;105:253–8.

[12] Hallissey MT, Ratliff DA, Temple JG. Paraoesophageal hiatus hernia: surgery for all ages. Ann R Coll Surg Engl. 1992;74:23–5.

[13] Pitcher DE, Curet MJ, Martin DT, Vogt DM, Mason J, Zucker KA. Successful laparoscopic repair of paraesophageal hernia. Arch Surg. 1995;130:590–6.

[14] Gantert WA, Patti MG, Arcerito M, Feo C, Stewart L, DePinto M, et al. Laparoscopic repair of paraesophageal hiatal hernias. J Am Coll Surg. 1998;186:428–32.

[15] Navarra G, Pozza E, Occhionorelli S, Carcoforo P, Donini I. One-wound laparoscopic cholecystectomy. Br J Surg. 1997;84:695.

[16] Barbaros U, Demirel T, Sumer A, et al. Pure SILS floppy Nissen fundoplication with hiatal repair:a case report. ISRN Gastroenterol. 2011;2011:347487.

[17] Fan Y, SD W, Kong J, Su Y, Tian Y. Transumbilical single-incision laparoscopic fundoplication: a new technique for liver retraction using cyanoacrylate. J Laparoendosc Adv Surg Tech A. 2013;23(4):356–60.

[18] Barry L, Ross S, Dahal S, Morton C, Okpaleke C, Rosas M, et al. Laparoendoscopic single-site Heller myotomy with anterior fundoplication for achalasia. Surg Endosc. 2011;25:1766–74.

[19] Ross SB, Luberice K, Kurian TJ, Paul H, Rosemurgy AS. Defining the learning curve of laparoendoscopic single-site Heller myotomy. Am Surg. 2013;79:837–44.

[20] SD W, Kong J, Su Y, Fan Y. Safety and application of transumbilical single-incision laparoscopic gastrectomy for GIST: SILS in benign gastric disease. Surg Innov. 2013;20(4):365–9.

[21] Hirano Y, Watanabe T, Uchida T, Yoshida S, Kato H, Hosokawa O. Laparoendoscopic single site partial resection of the stomach for gastrointestinal stromal tumor. Surg Laparosc Endosc PercutanTech. 2010;20(4):262–4.

[22] Takahashi T, Takeuchi H, Kawakubo H, Saikawa Y, Wada N, Kitagawa Y. Single-incision laparoscopic surgery for partial gastrectomy in patients with a gastric submucosal tumor. Am Surg. 2012;78(4):447–50.

[23] Zepeda Mejia IA, Rogula T. Laparoscopic single-incision gastric bypass: initial experience, technique and short-term outcomes. Ann Surg Innov Res. 2015;9:7.

[24] Rogula T, et al. Laparoscopic bariatric surgery can be performed through a single incision: a comparative study. Obes Surg. 2014;24:1102–8.

[25] Mittermair R, Pratschke J, Sucher R. Single-incision laparoscopic sleeve gastrectomy. Am Surg. 2013;79:393–7.

[26] Braumann C, Jacobi CA, Menenakos C, Ismail M, Rueckert JC, Mueller JM. Robotic-assisted laparoscopic and thoracoscopic surgery with the da Vinci system: a 4-year experience in a single institution. Surg Laparosc Endosc Percutan Tech. 2008;18(3):260–6.

[27] Draaisma WA, Gooszen HG, Consten EC, Broeders IA. Mid-term results of robot-assisted laparoscopic repair of large hiatal hernia: a symptomatic and radiological prospective cohort study. Surg Technol Int. 2008;17:165–70.

[28] Seetharamaiah R, Romero RJ, Kosanovic R, et al. Robotic repair of Giant Paraesophageal hernias. JSLS. J Soc Laparoendosc Surg. 2013;17(4):570–7.

[29] Gehrig T, Mehrabi A, Fischer L, et al. Robotic-assisted paraesophageal hernia repair—a case-control study. Langenbeck's Arch Surg. 2013;398(5):691–6.

[30] Pearson FG, Todd TR. Gastroplasty and fundoplication for complex reflux problems: long-term results. Ann Surg. 1987;206:473–81.

[31] Coster DD, Bower W, Wilson VT, Brebrick RT, Richardson GL. Laparoscopic partial fundoplication vs. laparoscopic Nissen-Rossetti fundoplication: short-term results of 231 cases. Surg Endosc. 1997;11:625–31.

[32] Hill LD, Gelfand M, Bauermeister D. Simplified management of reflux esophagitis with stricture. Ann Surg. 1970;172:638.

[33] Swanstrom LL, Marcus DR, Galloway GQ. Laparoscopic Collis gastroplasty is the treatment of choice for the shortened esophagus. Am J Surg. 1996;171:477–81.

[34] Johnson AB, Oddsdottir M, Hunter JG. Laparoscopic Collis gastroplasty and Nissen fundoplication: a new technique for the management of esophageal foreshortening. Surg Endosc. 1998;12:1055–60.

[35] Oelschlager BK, Pellegrini CA, Hunter J, Soper N, Brunt

M, Sheppard B, et al. Biologic prosthesis reduces recurrenceafter laparoscopic paraesophageal hernia repair: a multicenter, prospective, randomized trial. Ann Surg. 2006;244:481–90.

[36] Oelschlager BK, Pellegrini CA, Hunter JG, Brunt ML, Soper NJ, Sheppard BC, et al. Biologic prosthesis to prevent recurrence after laparoscopic paraesophageal hernia repair: long-term follow-up from a multicenter, prospective, randomized trial. J Am Coll Surg. 2011;213:461–8.

[37] Frantzides CT, Madan AK, Carlson MA, Stavropoulos GP. A prospective, randomized trial of laparoscopic polytetra-fluoroethylene (PTFE) patch repair vs simple cruroplasty-for large hiatal hernia. Arch Surg. 2002;137:649–52.

[38] Tolboom RC, Draaisma WA, Broeders IAMJ. Evaluation of conventional laparoscopic versus robot-assisted laparoscopic redo hiatal hernia and antireflux surgery: a cohort study. J Robot Surg. 2016;10:33–9.

45 食管裂孔疝修补术的教学
Education and Learning in Hiatal Hernia Repair

Davide Lomanto and Hrishikesh P. Salgaonkar

刘亦婷　杨慧琪　陈　杰　译

引　言

食管裂孔疝通常与胃食管反流病（Gastroesophageal reflux disease，GERD）相关，发病率约为5‰。其中95%的患者为Ⅰ型食管裂孔疝，即滑动型食管裂孔疝，通常不伴随严重并发症[1]。其余5%可归类为巨大食管裂孔旁疝（paraesophageal hernia，PEH），Ⅲ、Ⅳ型食管裂孔疝以及同时合并严重并发症的食管裂孔疝[2]。我们对食管裂孔疝的认识经历了数年的发展。起初只停留在解剖病理学的认识，而现在的研究重点已转移至食管生理学方面。对于食管裂孔疝与胃食管反流病之间生理学及其相关问题的正确认识，使得对食管裂孔疝的治疗也发生了范例式的转变。我们试图恢复食管和食管下段括约肌的生理功能，而不仅仅旨在恢复食管下括约肌的解剖。文献中描述了修补食管裂孔疝的多种技术和方法。在过去的20年，食管裂孔疝修补术经历了许多新的进展，如无张力疝修补术、人工补片或新型生物材料的应用、腹腔镜手术的应用，以及最近出现的经自然孔腔内镜手术（natural orifice transluminal endoscopic surgery，NOTES）、单孔腹腔镜手术、机器人手术。

文献研究表明，经验不足的外科医师进行手术会使手术的并发症发生率增加，从而外科医师成为疝修补术是否可取得最佳效果的重要因素[3]，对于食管裂孔疝修补术也是如此[4, 5]。长期以来我们一直认为外科医师的价值取决于他所做的疝修补的术式，而食管裂孔疝修补术则比腹壁疝和腹股沟疝修补术更具挑战性。随着诊断技术的进步，食管裂孔疝的手术量越来越大，患者期望值也越来越高。我们有必要建立一个架构良好的食管裂孔疝培训计划，以提高手术标准。

当代的外科教育经历了从传统经验式教育模式向结构式程序模式的范例性转变，即需要记录操作者的熟练程度和手术技能水平。中国一句古老的谚语说道："听而易忘，看而易记，做而易懂"，这句话就强调了实践中学习的重要性。

目前，食管裂孔疝修补手术训练面临的挑战包括以下内容。

（1）接受新的技术和科技（如腹腔镜手术、单孔腹腔镜手术、机器人手术、补片和生物材料的使用等）。

（2）再培训。

（3）手术时间。

（4）费用，特别是补片、材料来源等。

（5）新技术的可行性、有效性和效率。

Angelo Soresi[6]于1919年在题为《横膈膜疝：未知的发病率、诊断及根治术》的教学文章中首次描述了食管裂孔疝修补手术训练的重要性。文章中提及实习生和外科医师因为没有对食管裂孔疝患者适当的治疗，就认为这种疝的发病率很小……对这种疾病没有引起重视是不可理解的，因为它会引起复杂和严重的症状，如果没有得到适当的治疗，将导致患者生活质量下降或过早死亡。他建议在还纳疝内容物后关闭裂孔开口，在关闭裂孔开口时要特别小心，注意避免压迫穿过裂孔的器官，这可能是对食管裂孔疝修补手术技术的首次描述。他的这种技术在接下来的几十年里经历了各种改良。1951年Allison描述了食管裂孔疝与胃食管反流病之间的生理联系。他与Barrett一起带来了两股思想的融合，即解剖学专注于疝形成，生理学关注酸反流。他们的教学对于现代食管裂孔疝手术的发展至关重要。诊断模式的进展，如测压和食管pH监测的发展，帮助我们准确诊断反流疾病，并为我们提供了客观评估手术指征的工具。自Nissen和Belsey的革命性教学以来，一系列改良和创新技术已在文献中发表，这些改进都是基于恢复食管和食管下段括约肌的生理功能。食管裂孔疝修补术发展历史上几个具有里程碑意义的技术如下。

（1）Belsey在1952年对Mark Ⅳ操作的描述。

（2）Nissen 在1956年对胃底折叠术的描述。

（3）Collis 在1957年发明了食管延长胃成形术。

（4）Dor 和 Toupet 分别于1962年和1963年发明了胃底折叠术。

（5）1991年发明的腹腔镜 Nissen 胃底折叠术。

Nissen 胃底折叠术被认为是胃食管反流病手术治疗的金标准。当我们比较患者因素、外科流行病学、症状以及与反流病的解剖学和生理学相关性时，我们认为食管裂孔疝与胃食管反流病有各种相似之处。大多数时候，它的治疗方法是通过胃底折叠术。食管裂孔疝尤其是较大的 Ⅱ～Ⅳ 型疝可能导致胃肠扭转，出现具有危及生命的并发症或严重症状时，需要早期手术治疗。因此，大多数食管裂孔疝修补术是对 Nissen 手术的改良。

Dallemagne[7] 等在1991年首次阐述了腹腔镜抗反流手术。腹腔镜手术的出现使得器械发展、技术改进、手术时间缩短、术后恢复快及并发症发生率降低。腹腔镜手术的长期学习曲线存在一些问题，我们必须重新认识和克服这些问题。腹腔镜手术是目前疝修补手术的首选方法。在对过去30年文献的回顾中，我们发现多项前瞻性和回顾性研究以及更长随访时间的研究，均证实了腹腔镜手术的安全性和有效性，包括腹腔镜联合胸腔镜手术治疗食管裂孔疝也是安全、有效的[8-10]。早期的一些研究表明采用微创手术方式修补食管裂孔疝的术后复发率要高于开放术式[9-11]。但是腹腔镜补片加固膈肌脚和食管延长术等技术的改良使我们获得了更好的功能效果，减少了术后复发率[12, 13]。腹腔镜手术的安全性、有效性，以及其应用于巨大食管裂孔疝的长期效果都是可观的[14, 15]。

微创手术方式修补食管裂孔疝是当今全世界大多数医学中心的首选手术方式。这种手术方式可以减轻患者疼痛、使伤口更加美观、减少伤口和肺部相关并发症、缩短住院时间、早期恢复肠道功能和提高治疗效率，同时显著降低发病率和病死率，这些优势足以将其视为当今食管裂孔疝治疗标准[16, 17]。

微创手术方式修补食管裂孔疝包括腹腔镜技术、胸腔镜技术、减少操作孔或单孔腹腔镜技术及机器人手术。虽然学习过程困难，但其与开放手术相比，可为患者提供微创手术的所有好处[16, 17]。腹腔镜/微创食管裂孔疝修补术面临的挑战也是任何腹腔镜手术常见的问题，如学习成本、技术、学习曲线和新器械。此外，具体问题还包括对于解剖学的不同观点、技术操作困难（如巨大疝和复发疝

中由于粘连或瘢痕等导致解剖结构紊乱）、狭窄的操作空间、操作区域接近重要组织结构，以及对于助手的要求，需要其提供良好的术野。由于腹腔镜/胸腔镜手术需要的空间感、灵活性和技术技能要求更高，并且需要学习使用新技术，因此大多数外科医师需要不断的重复训练，通常需要初步的训练期，从而熟练地进行食管裂孔疝修补术。

此类外科手术在大批量病例的专科中心进行时有更好的结果，即使是为了教学目的。

培 训 中 心

设立培训中心可以有以下优势。

（1）培训年轻外科医师。

（2）提供最先进的上消化道手术设备，进行简单和复杂的食管裂孔疝手术（巨大食管裂孔疝/复发性食管裂孔疝/急诊手术），提供胃食管反流病外科专业知识。

（3）协调患者治疗。

（4）协调学术、协议、研究和发展活动。

（5）为学员提供专用图书馆及礼堂，供学员学习。

（6）访问医院数据库并进行调查。

（7）促进与世界各地中心的合作。

（8）与公司建立合作关系，协调临床前期研究，开发新产品等。

此外，培训中心应有一个架构良好的计划，内容如下。

（1）教学师资。

（2）互动式课堂教学。

（3）外科技术实践。

（4）动物和尸体训练实验室。

（5）监督指导外科手术。

（6）发病率和病死率回顾。

（7）每月个案报告/研究项目。

（8）住院医师手术日志。

（9）克服学习曲线。

（10）参加国内和国际外科会议/讲习班。

教学师资

任何以医院为基础的培训项目都应该有教学人员、项目主任或主要导师，他们都必须接受过良好的培训，而且是经验丰富的外科医师，具有国际公认外科学会的上消化道外科手术的资格证书。他们应从事全职工作，具备进行各种上消化道手术的资

格和经验，包括开放手术和腹腔镜手术。他们也应具备足够的胸腔镜和内镜操作知识和技能，同时也致力于培养年轻外科医师。项目主任应安排来自不同医院的合格教师访问该中心并进行互动式教学，以便受训者接触到不同的外科医师。

互动式课堂教学

应设有指定教室，配备LED显示屏、投影机等设施。教学应侧重于以下手术技术方面。

（1）开放手术、腹腔镜手术、胸腔镜手术、内镜手术中的上消化道详细解剖学知识。

（2）食管裂孔疝的临床表现。

（3）术前评估。

（4）根据食管裂孔疝修补术制订的知情同意书。

（5）器械和补片的要求。

（6）无菌操作知识。

（7）并发症及其处理。

（8）术后随访和评估。

外科技术实践（另见专题30）

所有患者都希望经验丰富、受过最新技术培训的外科医师给其治疗。在进行任何练习之前，学员应该体会食管裂孔疝手术和上消化道手术中不同的手术技巧，明白应该如何做、该做什么及不该做什么。应鼓励在活体组织和（或）虚拟模拟器上进行实践课程。所有课程都应该使用非活体的方式，在结构化的环境中提供培训，目的是在不损害患者的安全情况下模拟学习。利用自主教学和评估工作站，提高教学效率。我们可以在更短时间内培训更多学员，另见本书专题30。

根据本人在培训中心的经验，受训者在实践培训后完成预定和选定手术所需的时间减少了约30%[18]。

动物和尸体训练实验室

我们缺乏足够的数据来证明动物和尸体训练讲习班的有效性，特别是这些讲习班如何在随后的活体外科手术中提高受训者的手术技能和效率。然而大多数受训人员和评估人员都很重视这类培训方法，认为这类训练有助于提高学员的操作技能[19, 20]。作者认为动物和尸体训练实验室是培训年轻外科医师手术技能的有效辅助手段。通过开发能够使用动物/尸体进行外科手术培训的设施，以确认受训者的潜在优势以及他们是否可将这些手术技能应用于手术室，这应该是一个不难的设计研究。

监督指导外科手术

受训学员只有掌握一定的熟练度和技能后才能对实际患者进行手术操作，而且必须由外科专家直接监督。根据文献回顾，大多数受训学员在外科专家的监督下进行各种手术，如结直肠外科手术[21]、上消化道外科手术[22]和胰腺外科手术[23]等，可表现出与外科专家相似的手术效果。目前，尚无数据描述食管裂孔疝修补术的学习曲线。但是对抗反流手术学习曲线的文献进行回顾后表明，受训学员进行手术对患者早期预后的影响不大，但具有统计学意义。患者接受受训学员手术操作时，手术时间更长、中转开放率更高、住院时间更长、再次手术率更高、术后吞咽困难且需要内镜扩张的发生率更高和患者满意率更低，但是这些结果可以随着经验的积累而改善[4, 5]。有些结果甚至在有经验的外科医师的监督下也可能发生[5]。因此，如果不加以监督，这些结果必然会更加糟糕。虽然每个人的学习曲线可能有所不同，但作者认为教师/监督人是影响受训学员训练效果的最重要因素[24]。

学员需要从简单病例如Ⅰ、Ⅱ型食管裂孔疝修补术开始，逐渐过渡到困难病例，如Ⅲ和Ⅳ型病例、复发病例及急诊病例等。对食管裂孔疝患者进行内镜手术时，也需要遵循同样的方案。定期陪同主治医师在患者床边查房，了解术前及术后护理是最好的学习方式。

发病率和病死率回顾

个性化学习计划，如关于发病率和病死率的讨论可以帮助受训者从错误中吸取教训，受训者也可向资深人士获得建设性意见。

每月个案报告/研究项目和期刊俱乐部

在培训的任何阶段，如果学员能够自己发现问题，那么他们将学习得更快、更透彻。教师的投入是必要的，但每月的书面个案报告/研究项目和期刊俱乐部活动也可以帮助学员找到解决问题的办法，解决他们在培训期间遇到的问题。可以给学员立项去比较不同类型的修补技术、不同类型的修补方法和不同的胃底折叠术，以及是否需要修补材料、是否需要食管延长、腹腔镜与开放食管裂孔疝修补术后如何康复等。项目主任应该建立一个图书馆，配备必要的教科书和期刊，让学员随时访问。

住院医师手术日志

住院医师/受训学员应该记录他们所观察、协助、辅导或教导的所有食管裂孔疝手术（包括开腹手术和腹腔镜手术）。高年资住院医师可以更新项目计划，跟踪年轻住院医师更多关注的领域。

学习曲线

学习曲线被定义为稳定手术时间、术后结果和并发症所需的手术次数[25]。为了评估从开放手术到腹腔镜胃底折叠术的转变，一项由Soot等进行的研究发现，经验丰富的外科医师和实习医师在手术时间、中转开腹率和术中并发症方面都有所改进，即使在100个手术病例之后仍会继续改进。他认为大多数住院医师在上级医师的监督下进行10～15次手术后，能够适应这种手术方式[26]。

很难用数字概括学习曲线，因为每个受训学员/住院医师的学习速度不同，我们知道结果会随着经验积累而改善。不同的研究报道了外科医师在开放或腹腔镜食管裂孔疝修补术后达到一致结果的不同病例数[4, 27-30]（表45-1）。

表 45-1　腹腔镜食管裂孔疝修补术学习曲线

研　　究	腹腔镜食管裂孔疝修补术学习曲线
2011 年 Okrainec 等[28]	20 例
2011 年 Neo 等[4]	40 例
2016 年 Paul 等[29]	25 ～ 46 例

参加国内和国际外科会议/讲习班

学员应参加国家、地区和国际会议。参加会议可以使他们能够与其他外科医师交流，获得有价值的投入、积累修改论文的经验，展示他们自己的论文，并向他人学习。它还可以使构思良好的食管裂孔疝和上消化道培训计划更加合理化，使其他外科医师参与到训练中。

总　　结

在过去的20年中，食管裂孔疝修补手术已经发生了巨大飞跃。当今腹腔镜食管裂孔疝修补手术是治疗食管裂孔疝的标准术式，如SILS、单孔腹腔镜手术和机器人手术等新技术的出现也带来了新的挑战。在这个医疗技术快速发展的时代，培训、再培训（开放术式和腹腔镜术式）的作用将变得更加重要。腹腔镜食管裂孔疝修补术具有更低的伤口感染风险和心肺相关并发症发生率，术后早期即可康复，恢复正常活动更快，术后30天病死率低于开放术式[5, 30, 31]。由于缺乏公开的数据表明开腹或经胸手术后长期效果的改善，因此只要技术上有可行性，我们都应采用腹腔镜食管裂孔疝修补术对食管裂孔疝进行治疗。目前越来越多的外科医师正使用补片来加强膈肌脚的修复，但仍需要继续努力和改进手术技术来降低长期复发率。由于腹腔镜食管裂孔疝修补术需要一个陡峭的学习曲线，我们需要为受训者建立以下结构良好的上消化道培训中心，以尽量减少术后并发症发生率，并满足患者更高的期望。

（1）外科讲习班（开放手术、腹腔镜手术、机器人手术）是外科教育必要的、有效的和不可或缺的工具。

（2）合理的训练结构。

（3）虚拟模拟器是一种可客观评估手术受训者的手段，可以帮助消除潜在的实际患者的发病率。

（4）新技术（OT套件、远程指导、监督）有助于提高训练效果。

（5）持续练习对于克服困难、逾越陡峭的学习曲线是至关重要的。

参考文献

[1] MacArthur KE. Hernias and volvulus of the gastrointestinal tract. In: Feldman M, Scharschmidt BF, Sleisenger MH, Klein S, editors. Sleisenger & Fordtran's gastrointestinal and liver disease. Philadelphia: WB Saunders; 1998: 318–27.

[2] Haas O, Rat P, Christophe M, Friedman S, Favre JP. Surgical results of intrathoracic gastric volvulus complicating hiatal hernia. Br J Surg. 1990;77:1379–81.

[3] Wilkiemeyer M, Pappas TN, Giobbie-Hurder A, Itani KMF, Jonasson O, Neumayer LA. Does resident post-graduate year influence the outcomes of inguinal hernia repair. Ann Surg. 2005;241:879–84.

[4] Neo EL, Zingg U, Devitt PG, et al. Learning curve for laparoscopic repair of very large hiatal hernia. Surg Endosc. 2011;25(6):1775–82.

[5] Brown CN, Smith LT, Watson DI, et al. Outcomes for trainees vs experienced surgeons undertaking laparoscopic antireflux surgery — is equipoise achieved? J Gastrointest Surg. 2013;17(7):1173–80.

[6] Soresi AL. Diaphragmatic hernia: its unsuspected frequency: diagnosis and technique for radical cure. Ann Surg. 1919;69:254–70.

[7] Dallemagne B, Weerts JM, Jehaes C, et al. Laparoscopic Nissen fundoplication: preliminary report. Surg Laparosc Endosc. 1991;1(3):138–43.

[8] Bencini L, Moraldi L, Bartolini I, Coratti A. Esophageal surgery in minimally invasive era. World J Gastrointest Surg. 2016;8(1):52–64.

[9] Dallemagne B, Kohnen L, Perretta S, Weerts J, Markiewicz S, Jehaes C. Laparoscopic repair of paraesophageal hernia. Long-term follow-up reveals good clinical outcome despite high radiological recurrence rate. Ann Surg. 2011;253:291–6.

[10] Zehetner J, Demeester SR, Ayazi S, Kilday P, Augustin F, Hagen JA, Lipham JC, Sohn HJ, Demeester TR. Laparoscopic versus open repair of paraesophageal hernia: the second decade. J Am Coll Surg. 2011;212:813–20.

[11] Ferri LE, Feldman LS, Stanbridge D, Mayrand S, Stein L, Fried GM. Should laparoscopic paraesophageal hernia repair be abandoned in favor of the open approach? Surg Endosc. 2005;19:4–8.

[12] Zehetner J, DeMeester SR, Ayazi S, Costales JL, Augustin F, Oezcelik A, Lipham JC, Sohn HJ, Hagen JA, DeMeester TR. Long-term follow-up after anti-reflux surgery in patients with Barrett's esophagus. J Gastrointest Surg. 2010;14:1483–91.

[13] Petersen LF, McChesney SL, Daly SC, Millikan KW, Myers JA, Luu MB. Permanent mesh results in long-term symptom improvement and patient satisfaction without increasing adverse outcomes in hiatal hernia repair. Am J Surg. 2014;207:445–8. discussion 448.

[14] Luketich JD, Nason KS, Christie NA, Pennathur A, Jobe BA, Landreneau RJ, et al. Outcomes after a decade of laparoscopic giant paraesophageal hernia repair. J Thorac Cardiovasc Surg. 2010;139:395–404. https://doi.org/10.1016/j.jtcvs.2009.10.005.

[15] Le Page P, Furtado R, Hayward M, et al. Durability of giant hiatus hernia repair in 455 patients over 20 years. Ann R Coll Surg Engl. 2015;97(3):188–93.

[16] Molena D, Mungo B, Stem M, Feinberg RL, Lidor AO. Outcomes of operations for benign foregut disease in elderly patients: a National Surgical Quality Improvement Program database analysis. Surgery. 2014;156:352–60.

[17] Mungo B, Molena D, Stem M, Feinberg RL, Lidor AO. Thirty-day outcomes of paraesophageal hernia repair using the NSQIP database: should laparoscopy be the standard of care? J Am Coll Surg. 2014;219:229–36.

[18] Lomanto D, Chua H, Chou P, Aung MM, Salonga MC, So JBY, Cheah WK. Use of virtual reality simulators in pre- and post-training assessment of laparoscopic surgical workshops. Oral presentation during the 8th Asia Pacific meeting of the Endoscopic and Laparoscopic Surgeons of Asia (ELSA), Hyderabad, India, August 17–19 2007.

[19] Gilbody J, Prasthofer A, Ho K, Costa M. The use and effectiveness of cadaveric workshops in higher surgical training: a systematic review. Ann R Coll Surg Engl. 2011;93(5):347–52.

[20] Eaton BD, Messent DO, Haywood IR. Animal cadaveric models for advanced trauma life support training. Ann R Coll Surg Engl. 1990;72(2):135–9.

[21] Hawkins WJ, Moorthy KM, Tighe D, Yoong K, Patel RT. With adequate supervision, the grade of the operating surgeon is not a determinant of outcome for patients undergoing urgent colorectal surgery. Ann R Coll Surg Engl. 2007;89:760–5.

[22] Paisley AM, Madhavan KK, Paterson-Brown S, Praseedom RK, Garden OJ. Role of the surgical trainee in upper gastrointestinal resectional surgery. Ann R Coll Surg Engl. 1999;81:40–5.

[23] Praseedom RK, Paisley A, Madhavan KK, Garden OJ, Carter DC, Paterson-Brown S. Supervised surgical trainees can perform pancreatic resections safely. J R Coll Surg Edinb. 1999;44:16–8.

[24] Ahlberg G, Kruuna O, Leijonmarck CE, et al. Is the learning curve for laparoscopic fundoplication determined by the teacher or the pupil? Am J Surg. 2005;189(2):184–9.

[25] Voitk AJ. The learning curve in laparoscopic inguinal hernia repair for the community general surgeon. Can J Surg. 1998;41:446–50.

[26] Soot SJ, Eshraghi N, Farahmand M, Sheppard BC, Deveney CW. Transition from open to laparoscopic fundoplication : the learning curve. Arch Surg. 1999;134(3):278–81.

[27] Watson DI, Baigrie RJ, Jamieson GGA. Learning curve for laparoscopic fundoplication. Definable, avoidable, or a waste of time? Ann Surg. 1996;224:198–203.

[28] Deschamps C, Allen MS, Trastek VF, Johnson JO, Pairolero PC. Early experience and learning curve associated with laparoscopic Nissen fundoplication. J Thorac Cardiovasc Surg. 1998;115:281–4.

[29] Okrainec A, Ferri LE, Feldman LS, et al. Defining the learning curve in laparoscopic paraesophageal hernia repair: a CUSUM analysis. Surg Endosc. 2011;25:1083.

[30] Paul D P, Rachit D S, Gretchen A, et al. Comparison of early experience and learning curves associated with minimally invasive hiatus hernia repair. Poster Session presented at SAGES 2016 Annual Meeting; Mar 16–19. Boston, MA 2016.

[31] Kubasiak J, Hood K, Daly S, et al. Improved patient outcomes in paraesophageal hernia repair using a laparoscopic approach: a study of the national surgical quality improvement program data. Am Surg. 2014;80:884–9.

46 腹腔镜疝修补术的麻醉
Anesthesiologic Aspects of Laparoscopic Hernia Repair

Claudia Hafner-Chvojka and Wilfried Junginger

邢晓伟 杨慧琪 陈 杰 译

腹腔镜腹股沟疝修补术的麻醉

腹腔镜腹股沟疝修补术（laparoscopic inguinal hernia repair，LIHR）已经成为一种成熟的手术方式。该手术具有创伤小、术后并发症少及住院时间短等优势。腹腔镜手术时，组织水肿程度轻、疼痛减少及术后应激反应轻，该技术已成为一种具有广阔应用前景的手术方式，尤其对于高风险患者更为适用。

但是腹腔镜手术会引起特殊的病理生理学改变，从而出现系统风险和并发症。气腹的应用会导致心肺系统出现变化，从而增加麻醉风险。对呼吸和血流动力学病理生理改变的预防和及时处理，对特定手术步骤的准确理解，都是不可或缺的。只有在此基础上才能针对患者进行个体化麻醉，为外科医师创造理想的手术条件。LIHR手术期间将患者置于头低脚高位也会增加气腹对血流动力学和呼吸的影响。

腹腔镜手术期间的呼吸系统变化

外科气腹会引起呼吸动力学和肺功能的特异性变化。腹内压（intra-abdominal pressure，IAP）升高会导致气道峰压和平台压升高40%[25]，同时气道顺应性降低。进入腹腔的CO_2量与气道峰压的增加并不相关[26]。气腹会导致横膈向头侧移位，最多可达3 cm[2]。麻醉和头低脚高位会进一步加剧这一效果[28]，因此出现肺不张和功能残气量减少的风险也会增加[8, 17, 26]。

尽管头低脚高位和腹内压增加会导致通气/血流灌注比例（V_A/Q）不匹配，但是肺内分流和动脉氧合（PaO_2）仅出现轻度变化。如果出现PaO_2下降和肺不张，可以增加动脉血氧含量，以及使用呼气末正压通气（positive end-expiratory pressure，PEEP）。在动物模型中，建立气腹后肺部V_A/Q低的区域可被转变为正常V_A/Q区域，并且可以通过

PEEP通气（15～20 cm H_2O）改善氧合作用[15, 24, 41]。

用于建立气腹的CO_2通过腹膜吸收，导致血液中CO_2分压升高。通过腹膜吸收的CO_2量取决于手术类型、注入的CO_2量、腹内压及手术时间。腹膜吸收CO_2的程度和时间存在个体差异。Wurst等的研究表明，建立气腹5分钟后，CO_2清除会出现持续的增加。CO_2的吸收可以分为两个阶段：第一个阶段为"不稳定期"，建立气腹后的30分钟，CO_2的吸收速度快速增加30%；第二个阶段为"稳定期"，CO_2的吸收仅增加15%。

CO_2吸收的增加不仅在建立气腹后出现，降低腹内压同样会增加CO_2吸收[3]。腹腔镜手术期间12～20 mmHg的腹内压会导致腹膜静脉血管收缩，从而阻止CO_2吸收的进一步增加。解除气腹后毛细血管血流量增加，腹膜吸收和肺泡清除CO_2的效率再次增加[3, 43]。

正确建立气腹20～30分钟后CO_2的吸收达到稳定阶段，但CO_2注入腹膜外会导致CO_2的吸收率达到或超过50%。如果调整通气模式后患者高碳酸血症发生的速度超过了正常CO_2吸收速度的40%，或者建立气腹30分钟后仍未达到稳定期，则应该考虑出现了腹腔镜手术特有的并发症：腹膜外充气或皮下气肿[19, 30, 42]。

血流动力学变化

腹腔镜手术期间出现的血流动力学变化是机械通气的机械效应、建立气腹的自主效应、患者体位的神经效应及麻醉药反应的体液效应的综合作用结果[12, 16]。

PEEP机械通气会使正常心率时左心室每搏量减少，从而导致健康成年人的心输出量减少[26]。

气腹对血流动力学的影响主要取决于个体的血管容积状态及血流动力学基线情况。

建立气腹后腹内压升高、静脉回流增加会导致静脉血向胸腹移位。在健康的血容量正常的个体

中，这一效应会导致心输出量增加。过度的头低脚高位会加剧这一效果。此外，对合并充血性心力衰竭的患者，前负荷的快速增加会导致急性心室失代偿。因此对这类患者的腹内压应控制在尽可能低的水平（10～14 mmHg），且不应采用过度的头低脚高位。在建立气腹的几分钟内，由于内脏血管收缩及全身血管阻力增加，会出现静脉回流和心输出量的减少。过高的腹内压（> 30 mmHg）会压迫下腔静脉，从而出现静脉回流大幅度受限[41]。

气腹的血流动力学特点为心输出量减少、外周和肺血管阻力增加及动脉血压升高[23, 35, 41]。既往文献报道的心输出量的数据存在矛盾[31]，原因可能是研究设计不同[14, 30]。胸内压增高会影响心输出量的测量。心输出量的改变也可能仅仅是由麻醉反应导致的。

机械因素不是全身血管阻力增加的唯一原因，解除气腹后血管阻力依然增加。由于外科手术及动脉CO_2浓度增加，肾上腺素、去甲肾上腺素和垂体后叶素的分泌水平增加[22, 27, 37]，从而引起肾素-血管紧张素系统活化。

机械、神经及体液等综合效应相叠加，可使全身血管阻力增加40%～50%，从而导致血压升高和心动过速。合并充血性心力衰竭的患者会增加失代偿的风险。因此，必须进行充分的麻醉来预防压力升高导致的损伤。

如果气腹引起呼吸功能改变及通气功能受损，必须使用PEEP通气时，要考虑PEEP会降低心输出量，对血流动力学存在负面影响。

腹腔镜手术的优势

许多研究和meta分析都证明，微创外科手术相比于传统外科手术更具有优势[8, 10, 20, 21, 33, 34]。尽管术中会出现病理生理学的变化，但是从麻醉学角度来看腹腔镜手术仍然具有明显优势。腹腔镜手术和传统外科手术在术中压力反应方面没有明显差异[8, 34]。腹腔镜手术在术后肺功能及术后疼痛控制方面具有明显优势。微创手术的术后疼痛对呼吸的限制最低，从而使术后肺功能恢复得更佳，对肺活量和功能残气量的影响更小[8, 34]。此外，腹腔镜手术患者术后阿片类药物的用量更少，使患者术后恢复得更好，住院时间更短。随机临床试验及meta分析均证实了腹腔镜手术的优势[10, 20, 33]。

从麻醉学角度来看，术后呼吸功能改善及肺部并发症减少使得腹腔镜手术更适合于合并呼吸功能障碍的老年患者。此外，镇痛药物使用量减少和住院时间缩短也是腹腔镜手术的巨大优势。高龄患者离开其熟悉的周围环境进入医院陌生的环境、术后重度疼痛、住院时间长等因素都会对其心理和生理产生巨大影响[11]。笔者通过观察在我院接受LIHR手术的极高龄和高风险患者，同样证实了腹腔镜手术的优势。在124位极高龄（85～97岁）且合并多种疾病的患者中，未出现因麻醉原因终止腹腔镜手术或改为常规开放手术的患者。术后也不需要加强监护及特殊护理。3～16天后，这些患者均可出院。没有患者出现严重的术后并发症[18]。

在我们的研究观察期间（1993年4月至2003年9月），我中心共进行了6 750余例LIHR手术，期间未出现因麻醉原因导致腹腔镜手术终止或改为常规开放手术的病例。

麻 醉 实 践

从理论上来说，简单手术（如绝育、诊断性手术等）可以使用硬膜外或脊髓麻醉，这种麻醉方式可以保持患者清醒且方便移动患者。患者可以通过反射性地增加通气来代偿CO_2水平升高。LIHR手术中，为了能够覆盖所有从腹膜传入的痛觉神经，需要从T3～T4水平进行区域阻滞。考虑到气腹带来的病理生理学改变、患者体位的改变及干预持续时间，局部麻醉对患者的耐受度和接受度要求极高。由于CO_2水平升高，头低脚高位的患者自主呼吸会加深加快，增加了手术难度。此外，对头低脚高位的患者进行镇静会导致患者严重的通气不足、高碳酸血症及缺氧[4]。

LIHR手术时推荐使用气管插管全身麻醉联合机械通气[9]。气管插管可以降低头低脚高位及腹内压增高引起的误吸风险。机械通气可以改善高碳酸血症和缺氧情况。为了维持术中血碳酸水平正常，需要增加每分钟通气量排出腹腔吸收的CO_2，有时需要增加40%。由于CO_2的吸收量存在大幅度波动，需要通过持续的呼吸末CO_2监测进行控制和调节。需要动脉血气分析了解呼吸末CO_2的变化。

可以使用常规的麻醉药进行麻醉诱导[19, 38]。笔者更倾向于使用丙泊酚（1.5～2 mg/kg）联合舒芬太尼5～15 μg进行麻醉诱导。维持麻醉时通常使用七氟醚和地氟醚等起效快的药物。这些药物容易控制且可以使用低流量吸入麻醉。我们将这种麻醉方式与静脉注射阿片类药物（如舒芬太尼或瑞芬太尼）相结合。也可以使用全静脉麻醉。此外还推荐围手术期使用外周性镇痛药。

有效的神经肌肉阻滞不仅有助于人工通气，还可以优化外科医师的操作环境。为了使气腹引起的病理生理学改变最小化，应将腹内压控制在尽可能低的水平（12～18 mmHg）。腹壁的充分放松可以使腹内压保持在较低或中等水平。麻醉可以优化外科操作环境，从而显著增加外科手术成功的概率。所有常规的肌松药物在我们医院均有使用。腹腔镜疝修补手术时我们使用罗库溴铵（0.5～0.9 mg/kg）或顺阿曲库铵（0.15 mg/kg）。术中需要进行持续的肌肉神经检测。

口腔插管后，需要使用胃管引流消化道内的气体和胃肠道分泌物。这样可以降低建立气腹过程中盲插造成胃肠道穿孔的风险。

腹腔镜疝修补手术过程中的麻醉监测、特殊并发症及解决方法

为了及时应对上文中提到的特殊病理生理学变化引起的风险和并发症，需要持续有效的麻醉监测。重复的无创血压监测、持续的 ECG 监测、脉搏血氧测定及 CO_2 监测都是需要的。除了监测通气和心肺参数，还需要通过气腹机监测腹内压情况。即便气管插管获得成功，LIHR 手术时也会出现单侧插管及相关的巨大风险。移动头部可以使气管导管前端在 12～15 cm 长的正常气管中移动 3～4 cm[7]。建立气腹后还会出现横膈移位，两者结合可能会导致已经插入并固定于气管隆突附近的气管插管发生移位，插管前端进入右侧（或左侧）主支气管，出现单侧通气[18, 29]。如果在腹腔镜手术过程中突然出现气道高压和（或）血氧饱和度下降，应该考虑这一并发症。

高风险患者通过腹腔镜手术可以术后获益，但患者颅内压升高则是腹腔镜手术的一个绝对禁忌证。在腹腔镜手术过程中，患者颅内血流增加最高可达50%，因此颅内压会升高。重度充血性心力衰竭、严重的心内分流或视网膜脱落是腹腔镜手术的相对禁忌证。

对于合并心血管疾病的患者（高血压、冠心病、充血性心力衰竭）可以考虑持续的有创血压监测。持续动脉血压监测可以对外周循环的改变快速作出反应，并且有助于动脉血气样本的采集。这一

措施对肺功能受损的患者具有特殊意义，可以验证无创测定的 SpO_2 及呼吸末 CO_2 数据，从而调整通气参数。尤其是对于高龄患者，建立气腹可能导致肺泡气-动脉血 CO_2 差异显著增加。其原因可能是年龄相关的肺气肿改变、肺内无效腔增加或功能残气量减少[39]。对于高龄和（或）通气-血流灌注不匹配的患者，有创监测（动脉或毛细血管血气分析）有助于正确地设定术中通气参数，还可以检测呼吸末 CO_2 水平。对于心功能受损的患者，可以通过 PiCCO 系统（一种经食管的超声心动图）或 Swan-Ganz 导管监测心血管情况。

持续的 CO_2 监测不仅有助于监测 CO_2 吸收水平，调整人工通气参数，还可以发现系统并发症，包括上文提到的皮下气肿。皮下气肿的原因通常是气腹针盲插、置入的套管与穿刺孔不匹配，以及手术时间较长。一旦出现皮下气肿，需要立即处理，更正气腹针或套管位置。某些情况下需要降低气腹，甚至快速终止手术，以避免皮下气肿在颈部区域快速进展，出现术后自主呼吸受限。应给患者机械通气，直至每分钟呼吸容量正常时呼气末 CO_2 和动脉血氧分压达到正常范围或术前水平。术后应持续进行监测，直至皮下气肿完全消退。

CO_2 浓度监测仪对发现致死性并发症气体栓塞具有重要意义。即使在很早期，只有很少量的栓塞气体，CO_2 浓度监测仪也会出现呼气末 CO_2 浓度明显下降，这一现象会在血流动力学显著改变前出现。发生气体栓塞需要立即停止 CO_2 注入和放气。通常情况下，置入中心静脉导管（central venous catheter，CVC）、尝试吸出右心室中的气体，极端情况下还可以建立体外循环。引起气体栓塞所需 CO_2 的量是其他气体的5倍，因为 CO_2 吸收速度快，严重的 CO_2 气体栓塞很少见。此外，LIHR 手术过程中的头低脚高位也不太可能引起气腹中的 CO_2 气泡进入血管。相关的案例报道主要集中在腹腔镜胆囊切除术，因为该术式的患者需要取头高位[1, 32, 36]。在腹腔镜切口疝和腹壁疝手术，尤其在腹腔镜食管裂孔疝手术中，这一并发症更易出现。

曾有几篇文章报道了腹腔镜手术过程中的气胸及 CO_2 气胸并发症[5, 13, 16, 42]。即使技术无误、横膈完好，CO_2 也可能从腹腔进入胸腔。这一现象可以通过横膈的发育与解剖进行解释[40]。但是 CO_2 极佳的弥散特质使得气胸被快速吸收，往往不需要进行胸腔引流。如果监测指数（$ETCO_2$、SpO_2、脉搏、血压）良好且未出现张力性气胸，可以不放置

胸腔导管[13]。上腹部腹腔镜手术出现气胸的可能性更高。我中心分析了 6 750 例病例，共有超过 10 200 例 LIHR 手术（34% 双侧），这一并发症并未出现。

如上文提到的，充分的神经肌肉阻滞有助于外科手术进行。LIHR 手术期间，游离、疝气修补及切口缝合之间间隔的时间很短，这就增加了肌松剂残留的风险，因此推荐使用恢复时间短的肌松剂（罗库溴铵、顺阿曲库铵、米库氯铵）。可以术中监测神经肌肉功能，在拔管前需检测神经肌肉情况，避免神经肌肉阻滞药物残余。

在腹腔镜手术中，用于建立气腹的 CO_2 温度在 20℃。手术时间过长和 CO_2 量摄入过多会导致患者体温过低[14]。除了围手术期给予加热措施（加热毯/加热垫）外，还推荐监测体温，这样可以通过一定的措施避免体温进一步降低，避免术后因颤抖和镇痛药物使用增加而引起的耗氧量不足。

术中患者体位

LIHR 手术期间，头低脚高位会进一步加重气腹建立后腹压升高引起的病理生理学变化。麻醉医师应与外科医师紧密合作，在优化外科操作环境和降低患者心肺系统不良反应之间寻找平衡。手术过程中最好将患者双臂固定于身体两侧，这样如果需要进行双侧疝修补的话，可以节省改变体位的时间。固定体位时要注意保护位于患者前臂的外周静脉通路。如果无法建立外周静脉通路，则需要进行颈静脉置管或放置 CVC。可以使用心电图-CVC 监测系统，该系统可靠性高且花费与放射影像监测相似，还可以减少患者和医师的辐射暴露。

可以在患者手指放置脉搏血氧仪检测外周毛细血管供氧状态，某些情况下也可以在患者耳垂或鼻子上放置特殊的传感器检测 SpO_2。

在神经肌肉监测方面，首推加速度法监测拇内收肌，但术中正确地应用肌松监测仪往往较困难，故联合监测眼轮匝肌和拇内收肌往往可以起到更好的效果。

我们推荐在平卧位建立气腹，气腹建立成功后再将患者改变为头低脚高位。这样可以最大限度地减轻心血管反应。

腹腔镜切口疝和腹壁疝修补术的麻醉

在上文中，我们讨论了腹腔镜疝修补手术需要考虑的基本麻醉问题，此处我们将详细讨论腹腔镜手术中可能出现的麻醉并发症。下文内容仅涉及腹腔镜手术特异性并发症。

与 LIHR 手术不同，腹腔镜切口疝和腹壁疝（laparoscopic incisional and ventral hernia，LIVH）修补手术的套管主要放置于左侧腹壁。将患者左侧手臂固定，使用右侧手臂进行输液和术中监测。

根据疝的位置决定患者术中体位，不需要使用头低脚高位。

气腹建立和套管置入后，需要松解粘连。除了上文中提到的腹腔镜手术麻醉细节以外，麻醉医师还应特别注意粘连松解过程中造成的血管或肠道损伤。在腹直肌头侧松解粘连时可能会导致胸膜损伤。通气压力突然升高表明可能出现了气胸（CO_2 气胸），需要马上处理。如果有明确证据表明发生 CO_2 气胸而患者血流动力学稳定，需要立即降低腹内压，持续 PEEP 通气。如果患者症状未改善（通气压居高不下或持续升高）或出现早期血流动力学不稳定症状，需要立即放气，解除气腹，终止手术。进入胸腔的 CO_2 会很快被吸收。大部分案例中，经过适当的调整，在低腹内压（8 ~ 10 mmHg）的情况下手术都可以继续。CO_2 气胸可以自行吸收，通常不需要放置胸腔导管。需要对患者进行术后监测，直至所有的症状均消失。

如果解除气腹后，症状持续或加重（最高气道压居高不下或持续升高，出现血流动力学不稳定），需要立即放置胸腔导管，维持患者血流动力学稳定。还需要对患者进行有创血压监测及血气分析。应尽快完成以上处理措施，并考虑中转为开放手术。

当患者出现心律失常或心功能不稳定时，如果能够排除 CO_2 气胸或 CO_2 栓塞，则说明出现了纵隔 CO_2 气肿或心包 CO_2 气肿。与 CO_2 气胸不同，这两种情况下的通气压力可能不会发生改变。

纵隔 CO_2 气肿或心包 CO_2 气肿的处理与 CO_2 气胸处理相似，步骤如下。

（1）降低腹内压。

（2）使用 PEEP 及高氧气压力调整人工通气。

（3）将患者从头低脚高位变为平卧位。

（4）解除气腹。

（5）暂停外科手术。

通常情况下，这些措施足以控制并发症[6]。

术中应持续监测动脉血压和血气，术后需要复查胸片，可以考虑转入 ICU 进行观察治疗。

如果心肺不稳定的症状持续或加重，可能需要进行纵隔或心包置管引流。但是在笔者的临床经历及案例报道中均未曾见这种案例。CO_2作为腹腔镜手术中创建气腹用气具有其优势，停止CO_2供气后，进入纵隔的CO_2可以快速地自行吸收，不需要进一步处理。

对患者进行严密的术后监测，直至CO_2被彻底吸收且临床症状完全缓解是必需的。

腹腔镜食管裂孔疝修补术的麻醉

在"腹腔镜腹股沟疝修补术（LIHR）的麻醉"一段中，我们已经详细探讨了腹腔镜疝修补术需要考虑的基本麻醉问题。

与LIVH手术相似，腹腔镜食管裂孔疝修补（laparoscopic hiatal hernia repair，LHHR）手术时患者一侧手臂固定，在另一侧手臂建立静脉通路并进行术中监测。麻醉诱导和气管插管后，需要置入胃管。胃管可以帮助外科医师识别食管和胃。如果食管裂孔疝较大，胃部分或全部疝入胸腔（倒置胃）时，置胃管的难度比较大。不应在有明显阻力的情况下强行插入胃管，此时可以仅将胃管放置在上段食管。建立气腹置入套管后，在外科医师直视及器械辅助下再进一步调整胃管位置。建立气腹后将患者调整为头高脚低位。

在胸腔附近游离组织及头高脚低位会增加患者CO_2气胸或CO_2进入纵隔的风险，在高腹内压下操作更会增加这些风险。因此，将腹内压控制在12 mmHg以下较为理想。如果条件允许（解剖位置、麻醉及放松情况均理想），有经验的医师甚至可以在8～10 mmHg的气腹压下完成手术。胸膜撕裂及CO_2向纵隔腔自发转移均会导致CO_2气胸、纵隔CO_2气肿及心包CO_2气肿[42]。

在上文中，我们已经详细讨论了CO_2气胸的处理方法。如果降低腹内压并调整人工通气后，患者的血流动力学情况稳定，手术可能继续。如果不稳定，则应解除气腹，暂停手术。CO_2会通过胸腔快速吸收。经过短暂休息，降低腹内压（8～10 mmHg）后可以完成手术。术后需要严密监测，直至患者完全康复。

很少需要放置胸腔导管治疗CO_2气胸。但如果暂停腹腔镜手术后气道压力仍然很高或持续升高，则应考虑出现张力性CO_2气胸，患者将很快出现血流动力学不稳定。

当怀疑患者出现张力性气胸时，需要立即进行再评估，包括以下方面：

（1）检查麻醉深度：是否合适。

（2）检查神经肌肉阻滞：是否足够。

（3）检查呼吸音：单侧减弱还是未闻及呼吸音。

（4）单侧叩诊闻及过清音。

（5）超声检查发现CO_2气胸（如果可行）。

张力性CO_2气胸的治疗措施是必须放置胸腔导管，同时进行有创动脉血压监测。当血流动力学稳定后，尽快终止手术。可以考虑将腹腔镜手术中转为开放手术。

纵隔CO_2气肿与CO_2气胸不同，气道压力可能不会改变。其主要表现是心功能不稳定及心律失常，同时没有CO_2气胸或CO_2栓塞的证据。治疗方法与CO_2气胸相同，调整人工通气参数、降低腹内压或解除气腹及将患者变为平卧位是首先需要采取的措施。建议暂停手术一段时间，这样可以有效缓解症状。因为CO_2吸收快，通常不需要进一步的治疗[6]。

出现患者纵隔CO_2气肿后，麻醉医师需要对其进行有创动脉血压监测。术后需要进行胸片检查。当患者的并发症缓解后将其转移至ICU进一步观察治疗。

纵隔CO_2气肿患者的通气压力可能不会发生改变。当排除CO_2气胸或CO_2栓塞后，患者还出现心功能不稳定症状时需要考虑这一并发症。根据我们的经验，降低腹内压，使用PEEP调整人工通气及高压力吸入氧气可以有效控制这一并发症。有些情况下需要降低头低脚高位幅度，解除气腹，暂停手术[6]。需要持续监测动脉血压及血气。术后进行胸片检查，需将患者移入ICU进一步观察治疗。

如果心肺功能不稳定持续未得到缓解，需要放置导管进行纵隔或心包引流。但是笔者在临床及文献中均未见到相关案例。发生纵隔CO_2气肿后，中断CO_2供应后体内剩余的气体会自行快速吸收，通常不需要进一步处理。术后严密监测患者直至CO_2被吸收、临床症状完全缓解。

总　　结

腹腔镜疝修补手术存在特殊的麻醉风险。建立气腹会导致血流和呼吸动力学改变，两者又会互相影响。机械通气过程中峰压和平台压会增加40%，肺顺应性也会相应降低。建立气腹后血流动力学的特征性变化使心输出量降低、全身血管阻力增加及动脉血压增加。LIHR手术中患者的头低脚高位，

LIVH和LHHR手术中患者的头高脚低位均会加重这些变化。

腹腔镜切口疝修补术中需要进行粘连松解，会增加肠管及血管损伤的风险。手术切除头侧腹直肌或在肋缘附近手术会导致胸膜撕裂。呼吸压力突然增加是出现CO_2气胸的最早标志，需要马上处理。

进行腹腔镜食管裂孔疝修补术时，在气管插管后需要放置胃管，通常在外科医师直视下操作。横膈周围的游离、纵隔腔的游离及头高脚底位存在发生CO_2气胸、纵隔CO_2气肿和心包CO_2气肿的风险。

实施腹腔镜疝修补手术的麻醉医师需要对常见并发症及其处理措施有深入的认识。麻醉医师与外科医师的密切合作可以保证腹腔镜疝修补手术顺利进行，降低并发症发生率，尤其是对于高龄和高风险患者。

参考文献

[1] Abut YC, Eryilmaz R, Okan I, et al. Venous air embolism during laparoscopic cholecystectomy. Minim Invasive Ther Allied Technol. 2009;18:366.

[2] Anderson LE, Baath M, Thorne A, et al. Effect of carbon dioxide pneumoperitoneum on development of atelectasis during anesthesia, examined by spiral computed tomography. Anesthesiology. 2005;102:293.

[3] Blobner M, Felber AR, Gögler S, et al. Zur Resorption von Kohlendioxid aus dem Pneumoperitoneum bei laparoskopischen Cholezystektomien. Anästhesist. 1993;42:288.

[4] Bordahl PE, Raeder J, Nordentoft J, et al. Laparoscopic sterilization under local or general anesthesia? A randomized study. Obstet Gynecol. 1993;81:137.

[5] Braun R, Jahn UR, Schuhmacher W, et al. Pneumothorax während laparoskopischer Cholezystektomie. Anaesthesiol Intensivmed Notfallmed Schmerzther. 1994; 29:302.

[6] Chui PT, Gin T, Chung SCS. Subcutaneous emphysema, pneumomediastinum and pneumothorax complicating laparoscopic vagotomy. Anaesthesia. 1993;48:978.

[7] Conradi PA, Goodman LR, Lainge F, et al. Alteration of endotracheal tube position. Crit Care Med. 1976;4:8.

[8] Crozier TA. Anästhesiologische Aspekte der minimal invasiven Chirurgie. Zentralbl Chir. 1993;118:573.

[9] Cunningham AJ, Brull SJ. Laparoscopic cholecystectomy: anesthetic implications. Anesth Analg. 1993;76:1120.

[10] Damiani G, Pinnarelli L, Sammarco A, et al. Postoperative pulmonary function in open versus laparoscopic cholecystectomy: a meta-analysis of the Tiffeneau index. Dig Surg. 2008;25:1.

[11] Doehn C, Fornara P, Jocham D. Urologische Laparoskopie bei marginalen Patienten. Urologe (A). 2002;41:123.

[12] Dorrington KL, Talbot NP. Human pulmonary vascular responses to hypoxia and hypercapnia. Pflugers. 2004;449:1.

[13] Eder F, Putzki H, Tautenhahn E. Rechtsseitiger Pneumozhorax bei laparoskopischer Cholezystektomie. Chirurg. 1994;65:484.

[14] Gehring H, Klotz F, Fornara P, et al. Anästhesie bei minimal invasiven Eingriffen. Anästh Intensivmed. 1994;35:229.

[15] Gerges FJ, Kanazi GE, Jabbour-Kouri SI. Anesthesia for laparoscopy: a review. Anesthesia. 2006;18:67.

[16] Graf A. Kapnothorax und Hautemphysem bei ver-

suchter laparoskopischer Ubernähung eines Ulcus duodeni. Anaesthesiol Intensivmed Notfallmed Schmerzther. 1994;29:304.

[17] Gutt CN, Onlu T, Mehrabi A, et al. Circulatory and respiratory complications of carbon dioxide insufflation. Dig Surg. 2004;21:95.

[18] Hafner C, Schweizer M, Schmedt C, et al. Anästhesie bei der laparoskopischen Hernioplastik: Gibt es eine Altersgrenze? Chir Gastroenterol. 2003;19:142.

[19] Hömme R. Anästhesie bei laparoskopischen Eingriffen. Anästhesist. 2011;60:175.

[20] Jin C, Hu Y, Chen XC, et al. Laparoscopic versus open myomectomy – a meta analysis of randomized controlled clinical trials. Eur J Obstet Gynecol Reprod Biol. 2009;145:14.

[21] Joris J, Cigirani I, Legrand M, et al. Metabolic and respiratory changes following cholecystectomy performed via laparotomy or laparoscopy. Br J Anaesth. 1992;69:341.

[22] Joris J, Lamy M. Neuroendocrine changes during pneumoperitoneum for laparoscopic cholecystectomy. Br J Anaesth. 1993;70(suppl1):A33.

[23] Joris J, Noirot D, Legrand M, et al. Hemodynamic changes during laparoscopic cholecystectomy. Anesth Analg. 1993;76:1067.

[24] Loeckinger A, Kleinsasser A, Hoermann C, et al. Inert gas exchange during pneumoperitoneum at incremental values of positive end-expiratory-pressure. Anesth Analg. 2000;90:466.

[25] Luiz T, Huber T, Hartung H-J. Veränderungen der Ventilation während laparoskopischer Cholezystektomie. Anästhesist. 1992;45:865.

[26] Lücke T, Pelosi P, Quintel M. Hämodynamische Effekte der mechanischen Beatmung. Anästhesist. 2007;56:1242.

[27] Mann C, Boccara G, Pouzeratte Y, et al. The relationship among carbon dioxide pneumoperitoneum, vasopressin release and hemodynamic changes. Anesth Analg. 1999;89:278.

[28] Mäkinen MT, Yli-Hankala A. Respiratory compliance during laparoscopic hiatal and inguinal hernia repair. Can J Anaesth. 1998;45(9):865.

[29] Mendonca C, Baguley I, Kuipers AF, et al. Movement of the endotracheal tube during laparoscopic hernia repair. Acta Anaesthesiol Scand. 2000;44:517.

[30] Mullet C, Viale J, Sagnard T, et al. Pulmonary CO_2-elimination

during surgical procedures using intra- or extraperitoneal CO_2-insufflation. Anesth Analg. 1993;76:622.

[31] Nguyen NT, Ho HS, Fleming NW, et al. Cardiac function during laparoscopic vs open gastric bypass. A randomized comparison. Surg Endosc. 2002;16:78.

[32] Ploner F, Theier T. CO_2-Gasembolie nach akzidenteller Gefäßpunktion bei laparoskopischer Cholezystektomie. Anästhesist. 1999;48:538.

[33] Putensen-Himmer G, Putensen C, Lammer H, et al. Comparison of postoperative function after laparoscopy or open laparotomy for cholecystectomy. Anesthesiology. 1992;77:675.

[34] Rademaker BM, Ringers J, Odoom JA, et al. Pulmonary function and stress response after laparoscopic cholecystectomy: comparison with subcostal incision and influence of thoracic epidural anesthesia. Anaesth Analg. 1992;75:381.

[35] Robotham JL, Wie RA, Bromberger-Barnea B. Effects of changes in abdominal pressure on left ventricular performance and regional blood flow. Crit Care Med. 1985;13:803.

[36] Servais D, Althoff H. Tödliche Kohlendioxid-Embolie als Komplikation bei laparoskopischen Eingriffen. Der Chirurg. 1998;69(7):773.

[37] Struthers AD, Cuschieri A. Cardiovascular consequences of laparoscopic surgery. Lancet. 1998;352:568.

[38] Taeger K. Minimal invasive operative Eingriffe: Geeignete Anästhesieverfahren. Anaesth Intensivmed. 1993;34:195.

[39] Takahata O, Kunisawa T, Nagashima M, et al. Effect of age on pulmonary gas exchange during laparoscopy in the Trendelenburg lithotomy position. Acta Anaesthesiol Scand. 2007;51:687.

[40] Trauner K, Wendler G, Kaufmann E. Pneumothorax während laparoskopischer Cholezystektomie. Anaesthesiol Intensivmed Notfallmed Schmerzther. 1994;29:300.

[41] Vogt A, Eberle B. Pathophysiologie des Peritoneums. Implikationen für Beatmung und Hämodynamik. Anästhesist. 2009;58:520.

[42] Wahba RWM, Tessler MJ, Kleimann SJ. Acute ventilatory complications during laparoscopic upper abdominal surgery. Can J Anaesth. 1996;43:77.

[43] Wurst H, Schulte-Steinberg H, Finsterer U. Pulmonale CO_2-Elimination bei laparoskopischer Cholezystektomie. Anästhesist. 1993;34:195.